Internist Dr. med. Karl F. Maier

Der
Kreislaufkompaß

ISBN 3-900696-65-9

© Verlag des Österreichischen Kneippbundes Ges.m.b.H., Kunigundenweg 10, A-8700 Leoben.
Autor: Dr. Karl F. Maier, A-8344 Bad Gleichenberg 32.
Layout, Fotosatz, technische Bearbeitung: Verlag des Österreichischen Kneippbundes Ges.m.b.H.
Titelbild und Illustrationen: Reinhard Habeck, Fenzlgasse 38/2/4, A-1150 Wien.
Druck: Obersteirische Druckerei, 8700 Leoben.

1. Auflage   Leoben, Juli 1995

Internist Dr. med. Karl F. Maier

Der Kreislaufkompaß

Kneipp-Verlag Österreich

Inhaltsverzeichnis

Vorwort 11

Das Kreislaufproblem in Zahlen 13

Aus der Geschichte des Kreislaufes 15

Die Kreislaufflüssigkeiten 20

  Das Blutplasma 21
  Das Serum 21
  Die Blutkörperchen 21
  Die Lymphe 22
  Die Blutgerinnung 22
  Die Blutgruppen 22

Wie der Kreislauf funktioniert 24

  Der Weg des fließenden Blutes 25
  Die Blutverteilung 27
  Wer steuert den Kreislauf? 28
  Das Lymphgefäßsystem 28

Herz und Gefäße 30

Allgemeines über den Blutdruck 34

  Die Schlagadern (= Arterien) 37
  Die Saug- oder Blutadern (= Venen) 37
  Der Leberkreislauf 38
  Der Kreislauf des im Mutterleib wachsenden Kindes 39
  Besonderheiten des Kreislaufes in verschiedenen Lebensaltern 40

Untersuchungsmethoden des Kreislaufes 41

  Was fühlt man bei »Herzsachen«? 41
  Welche Zeichen sieht man bei Herzkranken? 44
  Was fühlt man bei Durchblutungsstörungen der Arme und Beine? 45
  Welche äußeren Zeichen sieht man bei Durchblutungsstörungen? 48
  Welche Symptome sieht und fühlt man bei gestörtem Hirnkreislauf? . . . 50
  Was kann der Arzt durch die Betastung (Palpation) feststellen? 50
  Die einzelnen Pulse 52
  Die Abklopfung 53
  Das Abhören 54
  Das Abhören von Blutgefäßen 55

Die Blutdruckmessung 55
  Was ist normal? 58
  Sollte man sich ein Blutdruckgerät anschaffen? 59
  Die Blutdruckmessung über 24 Stunden 60

Das EKG 61
  Das Speiseröhren-EKG 63
  Das Belastungs-EKG 63
  Das Langzeit-EKG 66
  Der Herzschall 67
  Der Herzultraschall 67
  Das Herzröntgen 68
  Die radioaktive Untersuchung des Herzmuskels 68
  Die Magnetresonanzuntersuchung des Herzens 70
  Der Herzkatheter 70
  Die Gewebsentnahme aus dem Herzen 71
  Das Kreislauflabor 72

Spezielle Untersuchungsmethoden der Blutgefäße 73
  Die Lagerungsprobe von Ratschow 73
  Faustschlußprobe 74
  Gehtest 74
  Die Pulsdruckmessung 74
  Die Ultraschalluntersuchung der Arterien 75
  Blutdruckmessen an den Beinen 75
  Die Arteriographie 75

Grundsätze der medikamentösen Behandlung 77
  Herzgiftige Medikamente 79

Krankheiten des Herzens 81
  Die Herzschwäche 81

Operationen am Herzen 93
  Wie ein Herz künstlich ruhiggestellt wird 93
  Die künstliche Unterkühlung 94
  Die Herz-Lungen-Maschine 94

Die Herztransplantation 96

Die Entzündung der Herzinnenhaut 98
  Die infektiöse Klappenentzündung 101
  Die schleichende Klappenentzündung 102

Erkrankungen des Herzmuskels ... 103

Die Herzmuskelerweiterung ... 104
Die Herzmuskelverdickung ... 105
Die Herzbeutelentzündung ... 106
Herztumoren ... 107

Herzfehler ... 108

Die wichtigsten Herzfehler ... 111
    Die verengte Zweizipfelklappe ... 111
    Die undichte Zweizipfelklappe ... 112
    Der Vorfall der Zweizipfelklappe ... 112
    Die verengte Aortenklappe ... 112
    Die undichte Aortenklappe ... 113
    Fehler der Dreizipfelklappe ... 114
    Fehler der Lungenschlagader ... 114
Die Operationsverfahren bei Herzklappenfehlern ... 115
Was ist nach einer Klappenoperation zu beachten? ... 116
    Die Hauptschlagaderverengung ... 117
    Der offene Botalli'sche Gang ... 118
    Das Loch in der Scheidewand der Kammern ... 119
    Das Loch in der Scheidewand des Vorhofes ... 120
    Die Eisenmenger-Krankheit ... 120
    Das rechtsliegende Herz ... 122
    Die Trichterbrust ... 122

Die Krankheit der Herzkranzgefäße ... 123

Medikamentöse Infarktvorbeugung ... 138
Wie man die Herzenge operieren kann ... 138
Die Dehnung der Kranzgefäße ... 139
Die Bypass-Operation ... 141
Die Krankheit der kleinen Gefäße ... 142
Die Prinzmetalangina ... 143

Der Herzinfarkt ... 144

Die Behandlung des Herzinfarktes ... 147
Die Wiederbelebung ... 148
Für die Liebe ist kein Herz zu schwach ... 152

Der Schmerz in der Brust ... 154

Die Herzneurose ... 154
Die seelische Atemnotkrankheit ... 156
Herzjagen ... 157
Die Roemheld-Krankheit ... 158
Herzschmerz bei Spondylose ... 159
Der Herzschmerz-Atlas ... 160

Herzferne Erkrankungen 162

    Das Hormonherz 163
    Das Zuckerherz 164
    Das Krebsherz 165
    Das Riesenherz 165
    Das Adrenalinherz 165
    Das Kortisonherz 165
    Das Salzherz 166
    Das Schlappherz 166
    Das Hungerherz 167
    Das Kobalt-Bier-Herz 167
    Das Reis- oder Beriberi-Herz 168
    Das Fettherz 168

Blut und Herz 170

    Das blutarme Herz 170
    Das Vollblutherz 170

Herzrhythmusstörungen 171

    Das Turboherz 172
    Das Dieselherz 173
    Das unruhige Atmungsherz 173
    Der kranke Schrittmacher 174
    Die Halsschlagaderbremse 174
    Die Extraschläge 174
    Das anfallsweise Herzrasen 176
    Herzflimmern und Herzflattern 176
    Der blockierte Herzschlag 177
    Herzschrittmacher 178
    Der Herzblock 181

Das Sportherz — das Faulenzerherz 182
Das Hochdruckherz 185
Das Lungenherz 186
Das Altersherz 188
Der herzkranke »chirurgische« Patient 190
Herz und Schwangerschaft 193
Herz und Autofahren 197
Das verletzte Herz 199

Vorsorge, Vorbeugung und Früherkennung 202

Streß 202
Der Kampf gegen den Streß — das Antistreßprogramm . . . 205
Nikotin — was ich dagegen tun kann 211
Bluthochdruck 214
Bewegungsarmut 215
Alkohol 219

Die Ernährung 221
    Allgemeine Richtlinien für eine gesunde Ernährung 222
    Hinweise zu Cholesterin und Blutfetten 223
    Bemerkungen zu Harnsäure und Gicht 228
    Zuckerkrankheit 231
    Übergewicht 236

Der Risikotest 239

Der Bluthochdruck 242

Der allgemeine Bluthochdruck 244
Der Nierenhochdruck 245

Der Hormonbluthochdruck 246
    Das Phäochromozytom 246
    Die Conn-Krankheit 247
    Die Cushing-Krankheit 247

Der Herzhochdruck 248
Der Nervenhochdruck 248
Der Medikamentenhochdruck 249
Der Schwangerschaftshochdruck 250
Der Kinderhochdruck 251
Der Seniorenhochdruck 252
Der Belastungshochdruck 253
Der bösartige Hochdruck 254
Die krisenhafte Bluthochdruck 255
Bluthochdruck und Arbeitsfähigkeit 256

Die Behandlung des Bluthochdruckes 257

Der milde Hochdruck 257
Der Dauerhochdruck 259
Die Speisekarte bei hohem Blutdruck 262
Einnahme von Blutdrucksenkern 264

Der niedrige Blutdruck 268

Der nervöse Niederdruck 271
Der Niederdruck in der Schwangerschaft 271

Krankheiten der Schlagadern 274

Die verschiedenen Arten der Arterienverschlüsse 274
    Der akute Verschluß 274
    Die chronische Verschlußkrankheit 277

Operationen an Schlagadern 277
    Der Verschluß von Bein- und Beckenschlagadern 280
    Der Verschluß von Darmschlagadern 282

Der Schlaganfall 284

Risikofaktoren für den Schlaganfall 293
Wie kann ich dem Schlaganfall vorbeugen? 296
Die Behandlung des Schlaganfalls 297

Der Verschluß der Wirbelschlagader 301
Der Verschluß der Schlüsselbeinschlagader 301
Der Verschluß im Aortenbogen 302

Die Arteriosklerosebehandlung 303

Die Allgemeinbehandlung 303
Die örtliche Behandlung 307
Die medikamentöse Säule 308

    Gefäßerweiternde Mittel 308
    Flußverbessernde Mittel 308
    Blutverdünnung 308
    Plättchenhemmer 309
    Die Blutgerinnungshemmung 310
    Die Gerinnselauflösung oder »Lyse« 313

Entzündungen der Blutgefäße 314
Die Gefäßneurosen 314
Blaue Hände und Füße 316
Das »Raucherbein« des Armes 317
Der »falsche« Kreislauf in der Nacht 318
Die ausgebeulten Gefäße 319

Tumoren der Blutgefäße 321

Die Erkrankungen der Venen 323

Die akute Venenentzündung 323
Der entzündete Krampfadernknoten 324
Die tiefe Venenentzündung 325
Die Lungenembolie, der Lungeninfarkt 329
Die chronische Venenkrankheit 331
Der »offene« Fuß 332
Krampfadern 333
Der Hochdruck in der Pfortader 336

Wie man Venenkrankheiten im Alltag meistert 339

Die Venen-»Fahrschule« 340

Erkrankungen der Lymphgefäße 347

Die akute Entzündung des Lymphgefäßes 347
Das Lymphödem 348

Kur, Kneipp, Sport 352

Über den Nutzen der Kur bei Kreislaufkrankheiten 353
Kurorte und Heilbäder 356
Kneipp-Kuren 357
Herz-Kreislauf und Sport 364
Sport für Herzkranke 365

      Sport als Medizin bei Bluthochdruck 371
      Urlaub und Bluthochdruck 374
      Sport und niedriger Blutdruck 374
      Urlaub und niedriger Blutdruck 377
      Sport und Durchblutungsstörungen 378
      Urlaub und Durchblutungsstörungen 381
      Sport nach Schlaganfall 382
      Urlaub und Schlaganfall 382
      Venen und Sport 382
      Venen und Urlaub 384

Kreislauf und Naturstoffe 386

Fehler, Fallen, Tips und Tricks 390

Das Kreislauflexikon 401

Nützliche Adressen 409
Literaturverzeichnis 410

VORWORT

Die »alten« Spießgesellen des Sensenmannes — Tuberkulose, Pest und Pocken — sind von der modernen Medizin in »Pension« geschickt worden; AIDS, Krebs und der Kreislauftod sind an ihre Stelle getreten.

In allen zivilisierten Ländern der Welt haben sich der Bluthochdruck und die Arteriosklerose als wahre Geißeln der Menschen entpuppt. Die Folgen des hohen Blutdruckes und der Gefäßverkalkung sind Herzinfarkt und Herzschwäche, Schlaganfall und Raucherbein. Sie dominieren unsere »Gesundheits«statistik.

Jeder 10. Erwachsene hat irgendein gesundheitliches Problem, das unmittelbar mit dem Kreislauf zusammenhängt. Jede 2. Frau leidet an einer Krankheit der Venen. Als Senioren laborieren wir alle an gefäßbedingten Störungen des Gehirns mit Minderung der Aufmerksamkeit, mit Schwindel und Schlafstörungen. Der Schlaganfall als »Rohrbruch« im Gehirn verdüstert unseren Lebensabend, leider wird er auch bei den Jungen immer häufiger.

Herzrasen und Rhythmusstörungen sind vielen Menschen im jugendlichen und mittleren Alter nicht unbekannt. Mehr als ein Drittel der finanziellen Kraft unseres Gesundheitsbudgets wird von kranken Herzen und lädierten Gefäßen in Anspruch genommen.

Zum Vorteil der Menschheit hat die Medizin in den letzten 50 Jahren größere Fortschritte gemacht als in 50 Jahrhunderten zuvor. Den Löwenanteil daran hat die Erforschung von Herz, Gehirn und Gefäßen. Das Wissen darüber ist derart umfangreich geworden, daß es mehr Spezialisten dafür gibt, als wir an zwei Händen zählen können. So existiert ein Spezialist fürs Herz (= Kardiologe), es gibt mehrere für die Gefäße (= Angiologe) bzw. Venen (= Phlebologe), fürs Gehirn (= Neurologe) und eine große Zahl für die Diagnostik und operative Behandlung.

Dem kleinen Mann (und der kleinen Frau!) ist darüber der Überblick verloren gegangen. Hier Orientierung zu schaffen, geht auf eine Idee des Kneipp-Verlages zurück. Der vorliegende Kreislaufkompaß hat die Aufgabe, den Stand des Wissens festzulegen und dem Leser aufzuzeigen, wohin die Richtung geht.

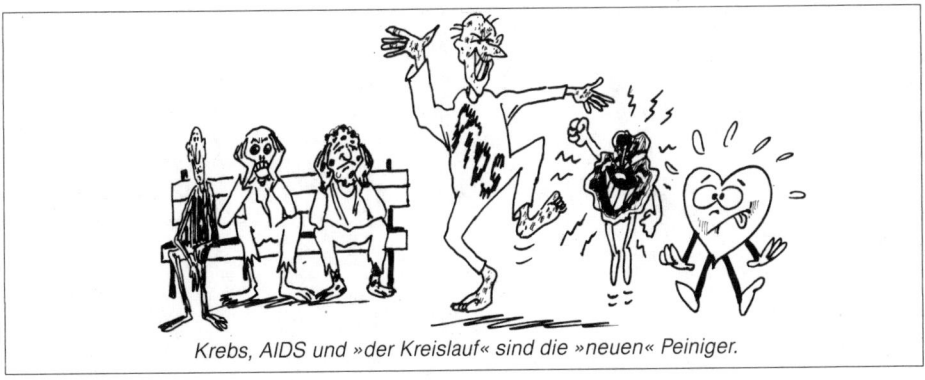

Krebs, AIDS und »der Kreislauf« sind die »neuen« Peiniger.

Das Buch informiert über

- Bau und Funktion des Kreislaufs,
- alle wichtigen Störungen und Leiden,
- Methoden der Untersuchung und Behandlung,
- Vorbeugung und Risikofaktoren.

Der Kreislaufkompaß ist für den Interessierten ein nützliches Lesebuch, für den Kranken eine geistige Brücke zum besseren Verständnis und zum Nachschlagen. Der Kompaß dient allen, denen ihr Herz am Herzen liegt.

Bei der Themenauswahl unterstützt hat mich meine Frau Reinhild; meine drei Lichter Lisa, Philipp und Richard haben zu manchen kritischen Fragen und Antworten beigetragen.

Für die Anfertigung der prächtigen Zeichnungen bin ich dem bekannten Cartoonisten Reinhard Habeck sehr verbunden; es ist dem »Hauskünstler« des Kneipp-Verlages gelungen, schwierige Sachverhalte mit gekonnter Feder auf den — verständlichen — Punkt zu bringen.

Das Korrekturlesen besorgte in souveräner Manier wiederum meine langjährige medizinisch-technische Assistentin Frau Maria Fabian.

Der Geschäftsführung des Kneipp-Verlages in Gestalt von Frau Mag. Waltraud Ruth ist für die verlegerische Arbeit herzlich zu danken; daran schließt sich eine Verbeugung vor ihrer rechten Hand, Frau Alexandra Bürgl.

ZEICHENERKLÄRUNG:

 = DIÄT

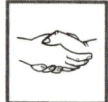 = BEHANDLUNG

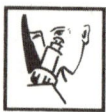 = DIAGNOSE

 = GESUNDHEIT

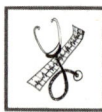 = DIAGNOSE EKG+STETHO

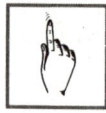 = VORSORGE

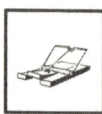 = DIAGNOSE-FALLE

Die Seuche unseres Jahrhunderts
DAS KREISLAUFPROBLEM IN ZAHLEN

Jede Gesundheitsstatistik besteht aus einem Meer von Zahlen. Um darin nicht zu ertrinken, muß man sich an wenigen »harten« Daten anhalten.

Zu welchen Aussagen führt uns das Zählen von
- Beschwerden,
- Spitalsaufnahmen und
- Todesursachen?

Für die Jahre 1991 und 1992 gibt es über österreichische Verhältnisse folgendes zu berichten:

Von 100 Menschen im Alter	klagen über Herzbeschwerden oder Kreislaufstörungen
zwischen 25 und 44 Jahren	10
zwischen 45 und 59 Jahren	23
zwischen 60 und 74 Jahren	30
über 75 Jahre	56

Zählt man an Stelle der geäußerten »Beschwerden« die tatsächlichen Krankheitsfälle zusammen, bleiben die Zahlenverhältnisse praktisch gleich, wobei die eigentlichen Herzerkrankungen mit 120.000 immer an der Spitze stehen. Eine zahlenmäßige Zunahme ist in den letzten Jahren bei den Fällen von Bluthochdruck zu verzeichnen. Wegen einer Erkrankung des Kreislaufsystems wurden 1991 280.413 Patienten in einem Spital aufgenommen; dabei ergibt sich ein leichtes Überwiegen des weiblichen Geschlechts. Der Grund für den »fraulichen Überhang« ist darin zu suchen, daß Frauen zwar länger leben, mit der zunehmenden Dauer des Lebens aber die Wahrscheinlichkeit einer Herz-Kreislauf»geschichte« auch zunimmt. In der Zahl von 280.413 (!) sind viele tausend Schlaganfälle durch eine Gefäßkrankheit allerdings nicht enthalten.

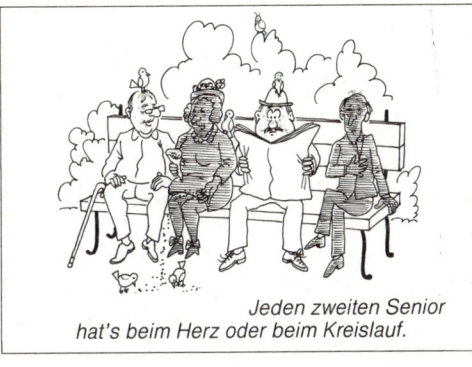
Jeden zweiten Senior hat's beim Herz oder beim Kreislauf.

Nach der Diagnosehäufigkeit wurden von den ca. 1,8 Millionen Patienten 14,4 Prozent wegen Erkrankungen des Herz-Kreislauf-Systems stationär aufgenommen.

Für die Überlassung des Zahlenmaterials sei Frau Hofrat Dr. Vera Mühlpeck vom Österreichischen Statistischen Zentralamt herzlich gedankt!

Sortiert man die Zahlen für die Todesursachen der Österreicher, ergibt sich folgendes Bild: Ca. 30.000 sterben pro Jahr an Herzkrankheiten insgesamt, davon über 9.000 an Herzinfarkt. 11.000 Menschen erliegen einer Hirngefäßerkrankung (z. B. Schlaganfall) und über 4.000 sterben an anderen Gefäßkrankheiten.

In Prozentzahlen bedeutet dies:

52,6 Prozent sind Herz-Kreislauf-Krankheiten; darunter sind

- 35,0 Prozent Herzkrankheiten und
- 12,8 Prozent Hirngefäßkrankheiten.

Interessant ist auch hier wiederum die Verteilung Mann/Frau. Während das weibliche Geschlecht bei allen Gefäßleiden »vorne« liegt, bleibt der Mann beim Herzinfarkt unangefochten der Spitzenreiter. Auf diese Eigentümlichkeit werden wir noch öfter zurückkommen.

Welchen Aussagewert haben nun Zahlen und Prozentsätze, was haben sie uns zu sagen?

1. Schon junge Leute haben mit dem Kreislauf zu tun.
2. In einem hohen Maße führen Kreislaufbeschwerden auch zu Kreislaufkrankheiten.
3. Der häufigste Grund für eine Spitalsbehandlung ist »der Kreislauf«.
4. Von 100 Lebenden werden fast 53 an einer Krankheit des Herzens oder der Gefäße sterben.
5. Frauen sind durchwegs häufiger betroffen, eine Art Erbpacht auf den Herzinfarkt hingegen haben die Männer.

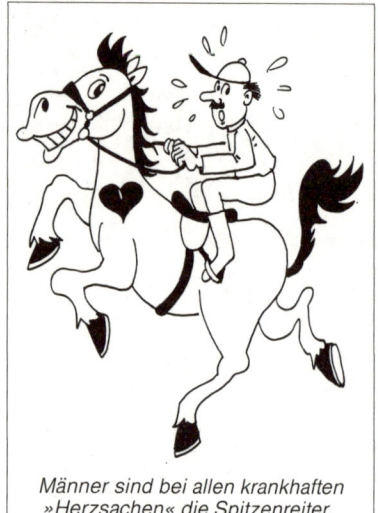

Männer sind bei allen krankhaften »Herzsachen« die Spitzenreiter.

Diese wenigen Zahlen mögen ein Hinweis darauf sein, wie wichtig eine Verbesserung des Wissens und der Kenntnisse über die größte Geißel unserer Gesundheit ist. Solange nämlich der Informationsstand der Bevölkerung auf dem derzeitigen (niedrigen) Niveau verharrt, wird der Kreislauftod auch der Killer Nr. 1 bleiben!

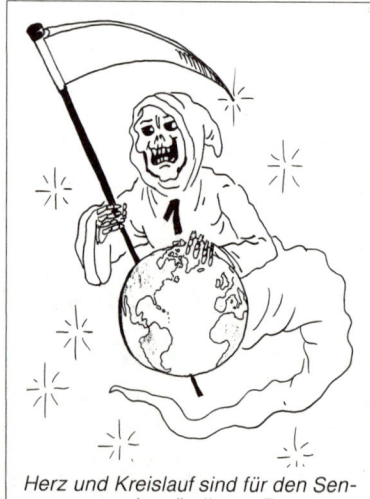

Herz und Kreislauf sind für den Sensenmann ein ständiges »Fressen«.

Wem es dagegen gelingt, Hinweise und Warnzeichen aus dem Kreislaufkompaß in das eigene Leben zu übertragen und die Ratschläge zu einem gesünderen Leben in die tägliche Tat umzusetzen, kann damit rechnen, ein Mehr an Gesundheit und an lebenswerten Jahren zu gewinnen.

Von 1.000 Österreichern — vom Säugling bis zum Greis — nehmen 84 Männer und 56 Frauen Medikamente gegen hohen Blutdruck; 77 Männer und 54 Frauen nehmen Medikamente gegen Herzbeschwerden.

Vom Lebensgeist zum Brustspion
Aus der Geschichte des Kreislaufes

Uns heute Lebenden ist die »Geschichte des Herzens« unverständlich: Bis zum 18. Jahrhundert sind Herzkrankheiten praktisch unbekannt, in medizinischen Abhandlungen wird nicht von ihnen gesprochen, ja selbst geleugnet werden sie!

Für die »alten« Ägypter dagegen war das Herz ein eigenes Lebewesen (!), das nicht mit dem Willen zu beeinflussen war — der Ägypter war nicht Herr über sein Herz! Für ihn besorgte das Herz alles, was der Mensch zum Leben und zur Fortpflanzung brauchte.

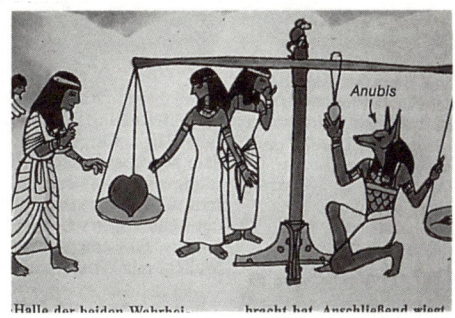

Weiters: Was die Sinnesorgane aufnahmen, wurde an das Herz weitergeleitet, das dann die Beschlüsse (!) faßte; somit war das Herz auch der Sitz des Verstandes.

Der Philosoph Platon vertrat die Meinung einer Dreiteilung:

Im alten Ägypten wurde das Herz des Verstorbenen »gewogen«.

Das Gehirn sei zuständig für die geistigen Eigenschaften, im Herzen säßen die Leidenschaften, und die Leber sei der Sitz der niedrigen, sinnlichen Begierden.

Einer der »Väter der Medizin«, Hippokrates, hatte die Vorstellung, daß sich das Blut wie die Gezeiten des Meeres auf und ab bewege. Er meinte, »die linke Herzhöhle birgt das eingepflanzte Feuer, sie atmet reine Luft ein«.

Er war ebenso wie der Philosoph Aristoteles (384 — 322 vor Christus) von folgender Vorstellung eingenommen: Die Luft gelangt aus der Lunge ins Herz, und das Blut wird von der Leber aus der Nahrung erzeugt.

Aristoteles allerdings nannte das Herz den Mittelpunkt des Menschen, von dem alles ausgehe. Das Herz sei der Sitz des Verstandes (!), der Seele, der Gefühle und der Begierden.

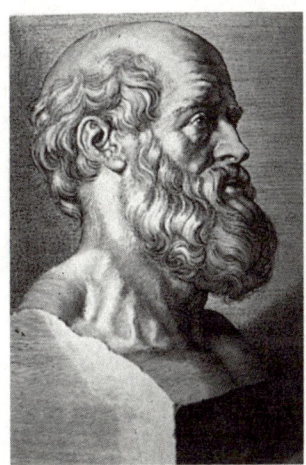

Der römische Naturforscher und Schriftsteller Plinius schreibt noch im 1. nachchristlichen Jahrhundert: »Das Herz ist das einzige innere Organ, das die Krankheit nicht befallen kann und das die Leiden des Lebens nicht vermehrt.«

Hippokrates, 460—377 v. Chr., hatte nur bruchstückhafte Ahnungen vom Herz und der Funktion des Kreislaufes.

Die griechischen Ärzte des Altertums dagegen erkannten schon den Zusammenhang von Puls und Seele.

Ein anschauliches Beispiel für den Zusammenhang zwischen Seele und Kreislauf hat der Maler Ingres dargestellt:

Vom syrischen König Selekos wird der griechische Arzt Erasistratos an den Hof gerufen. Der König bittet den Arzt, sich seines dahinsiechenden Sohnes Antiochus anzunehmen. Der Arzt untersucht den Jüngling genau. Nach einer Weile ersucht der (kluge) Arzt darum, daß alle am Königshof lebenden Frauen am Bett des kranken Königssohnes vorbeigehen sollten. Sobald der Kranke aber seine junge (und sehr schöne!) Stiefmutter Stratonice erblickt, beginnt dessen Puls schnell und unregelmäßig zu schlagen.

Der Arzt berichtet dem 70jährigen König seine Beobachtungen. Der einsichtsvolle und weise König trennt sich von seiner Frau und vermählt diese mit seinem Sohn, der nun in kürzester Zeit gesund wird.

Im 2. Jahrhundert nach Christus wird der Wissensstand über die Wege des Blutes etwas besser. Entscheidend waren die Ansichten Galens (129 — 194 n. Chr.). Er meinte, daß in der linken Herzkammer durch die Mischung von Blut und Luft ein »Lebensgeist« entstehe, der durch den ganzen Körper riesele. In dieser Zeit entstand aber auch die Theorie von den »Körpersäften«.

Danach entwickeln sich Krankheiten durch das (falsche) Zusammenwirken von
- Blut,
- Schleim,
- gelber und schwarzer Galle.

Diese Krankheitstheorie wurde zur Grundlage jeder medizinischen Behandlung bis ins 19. Jahrhundert!

So diagnostizierten die Ärzte im Mittelalter den »Herzspann« — wahrscheinlich mit Angina pectoris oder Herzinfarkt vergleichbar. Bekannt war auch der »Herzwurm«, der am Herzen nagte und die Menschen mißmütig machte. Im arabischen Damaskus des 13. Jahrhunderts galt als sicher, daß sich beim Gesunden das Blut der beiden Herzkammern nicht mischt. Diese Entdeckung des Lungenkreislaufes gerät aber für die nachfolgenden Ärztegenerationen wieder in Vergessenheit.

Viel zum Verständnis des Körperbaues trug der große Leonardo da Vinci bei. In unzähligen, photographisch genauen Skizzen hat er den Aufbau unseres

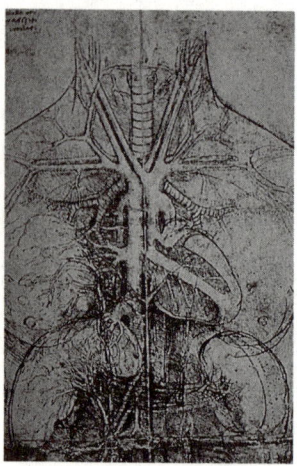

Anatomische Zeichnung von Leonardo da Vinci (um 1505).

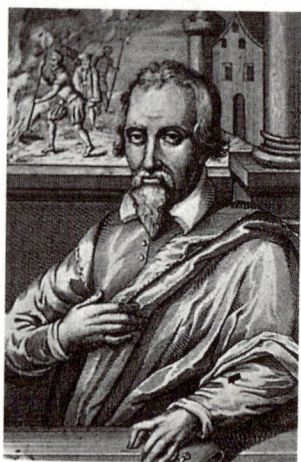

Michel Servet (1511 — 1553), der Erforscher des Lungenkreislaufs.

Körpers dargestellt. So »richtig« erkannt hat den Umweg, den das Blut von der rechten Herzkammer zur Lunge und von dort in die linke Herzkammer macht, der Theologe und Mediziner Michel Servet; er wurde dafür 1553 auf dem Scheiterhaufen verbrannt.

Als **der** Entdecker des Kreislaufes aber gilt William Harvey. Er lebte von 1578 bis 1657 als Arzt in London und veröffentlichte 1628 in Frankfurt am Main seine Entdeckung des Blutkreislaufes. Als erster nahm er die Pumpfunktion des Herzens wahr, und als erster Mensch wußte Harvey, daß das Blut durch eine Zusammenziehung (= Systole) aus der rechten Herzkammer über die Lungenarterie in die Lungen gepumpt wird, während das Blut aus der linken Herzkammer über die Hauptschlagader in den Körper gepreßt wird. Harvey hielt es für unvorstellbar, daß — wie die »alten« Ärzte meinten — das Blut ständig neu gebildet würde. Multipliziert man die Blutmenge, die bei einer Herzzusammenziehung ausgeworfen wird, mit der Zahl der Pulsschläge eines Tages, so ergibt sich eine Gesamtmenge von 7.000 bis 8.000 Liter. Die Folgerung des Engländers, daß sich das Blut im Organismus wie in einem Kreis bewege, mußte daher ohne große Schwierigkeiten rasch Anerkennung finden — würde man meinen. Dennoch verging fast das ganze 17. Jahrhundert, bis sich Harveys Erkenntnisse in den aufgeklärten Teilen der Welt allgemein durchgesetzt hatten.

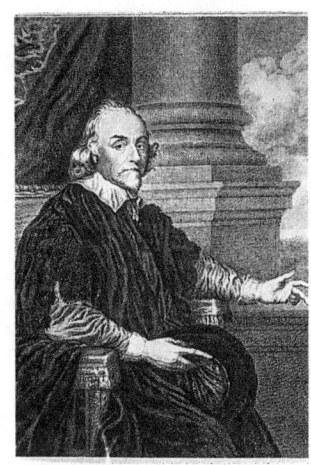
William Harvey
1578 — 1657.

Eine Erkenntnis entging dem englischen Forscher: Auf welche Weise gelangt das Blut von den Schlagadern (= Gefäße, in denen das Blut vom Herzen wegströmt) in die Venen (= Gefäße, in denen das Blut zum Herzen zurückströmt)? Eine Erklärung für diese Wissenslücke Harveys könnte es geben: Zur damaligen Zeit war das Sezieren des menschlichen Leichnams in England verboten. Harvey hatte seine Studien an Hand von sogenannten »Vivisektionen«, also durch Untersuchung von Lebenden, gewonnen.

Erst die Erfindung des Mikroskopes läßt eine Betrachtung kleinster Blutgefäße zu und bringt die Klärung, daß die Verbindung zwischen Schlagadern und Venen durch die »Kapillaren« erfolgt.

Ein Jahr nach dem Tod Harveys veröffentlicht der 38jährige Stadtarzt von Schaffhausen, Jakob Wepfer, sein grundlegendes Buch über den Schlaganfall. Der tüchtige Stadtphysikus führt erstmals die Symptome des Gehirnschlages auf eine Durchblutungsstörung zurück.

Nur sechs Jahre nach Wepfer gelingt dem englischen Arzt Willis die Darstellung der Blutgefäße im Gehirn. Ab nun gehört es gewissermaßen zum normalen Bildungsgut, daß Nerven und nicht »Lebensgeister« unsere Hirnfunktionen beeinflussen.

Trotz des bereits soliden Wissens über den Kreislauf bleiben Herzkrankheiten unbekannt. Diagnostiziert wird nur über den Puls. Ein guter Puls wird als Zeichen für gute Gesundheit gewertet — und dabei bleibt es bis zum 18. Jahrhundert.

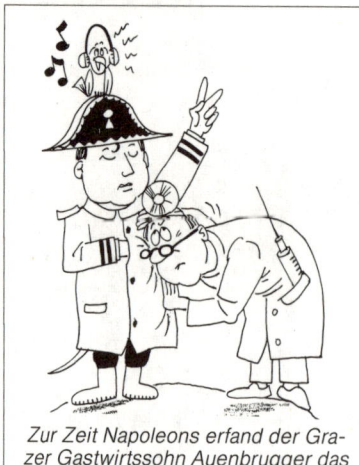

Zur Zeit Napoleons erfand der Grazer Gastwirtssohn Auenbrugger das »Abhören«.

Erstaunt es uns heute nicht, daß bis zur Zeit eines Napoleon niemand daran dachte, das Ohr an die Brust zu legen, um dem Herzen bei dessen Arbeit zuzuhören?

1726 gelingt Stephen Hales erstmals die exakte Blutdruckmessung an einem Pferd!

Der österreichische Arzt Auenbrugger, ein Gastwirtssohn, leitet einen rasanten Fortschritt ein. 1761 erfindet er das »Abklopfen« (= Perkussion). Damit lassen sich Herzerweiterungen und Herzwassersucht feststellen. Der Franzose Corvisart übersetzt Auenbruggers Arbeit und wird dadurch 1807 der Leibarzt Napoleons. Napoleon bewunderte ihn und sagte einmal:

»*Ich glaube nicht an die Medizin, aber ich glaube an Corvisart.*«

Zur damaligen Zeit war es üblich, Patienten nur völlig bekleidet zu untersuchen. Wie aber sollte man unter derartigen Umständen einen Patienten abhören? Ein Schüler von Corvisart hatte den Einfall. Mit einem zylinderförmig zusammengerollten Heft konnte er erstmalig Herztöne auch am bekleideten Menschen feststellen. Er hatte die »Auskultation« (= Abhören) erfunden. Bald vertauschte er die Papierrolle mit einem Holztrichter und nannte das Gerät »Stethoskop« (= griech. »Brustspion«). Dieses Gerät ist mittlerweile — so wie der Ohrenspiegel — zu einem Symbol für den Arzt geworden.

1768 taucht der Name »Angina pectoris« (= Herzenge, Herzkrampf) auf. William Heberden hat die dabei auftretenden Beschwerden genau geschildert, diese aber nicht (!) auf eine Herzerkrankung zurückgeführt. Erst um 1800 wurde der richtige Zusammenhang zum Allgemeinwissen der Ärzte.

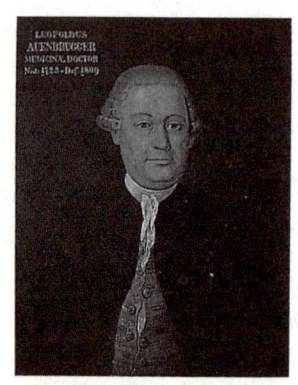

Johann Leopold Auenbrugger, Edler v. Auenbrugg, 1722—1809, der Erfinder des »Klopfens«.

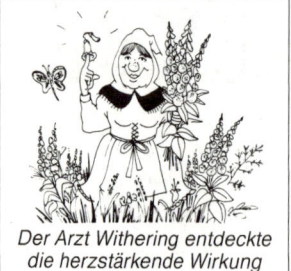

Der Arzt Withering entdeckte die herzstärkende Wirkung des Fingerhutes in der »Bauernmedizin«

Ein wesentlicher Fortschritt in der Behandlung der Herzschwäche gelang dem im Krankenhaus von Birmingham tätigen Arzt Withering: Er wußte die herzstärkende Wirkung der Blätter des Fingerhuts richtig zu deuten; die Anregung dazu war von einer kräutersammelnden Bäuerin gekommen. Diese »Digitalisglykoside« sind bis heute aus der Herzmedizin nicht wegzudenken!

Wichtige Erfahrungen über die »Geräusche des Herzens« haben wir vom österreichischen Arzt Joseph Skoda (1805 — 1881).

Seitdem ist jedem jungen Arzt bekannt, welche Geräusche ein gesundes Herz macht und welche »Melodie« z. B. ein Herzklappenfehler von sich gibt.

1896 setzt Conrad Röntgen die nach ihm benannte Röntgenuntersuchung in der Diagnostik ein — das Herz mit seinen Bewegungen im Körper wird sichtbar!

Zu dieser Zeit wird die Infusion von Kochsalzlösung als Flüssigkeitsersatz nach großen Blutverlusten mit Erfolg angewendet.

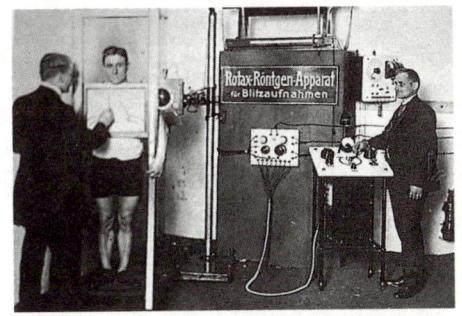

Röntgenuntersuchung 1912 während des Berliner Sechstagerennens.

Gegen Ende des Jahrhunderts erfindet Riva Rocci (daher heute noch für Blutdruck: »RR«) die Blutdruckmessung und in Holland wird das erste Elektrokardiogramm aufgezeichnet.

1901 entdeckt Karl Landsteiner die Blutgruppen — damit werden sichere Blutübertragungen (= Transfusionen) möglich. In einem heldenhaften Selbstversuch (!) gelingt dem 25jährigen Deutschen Forssmann 1928 der Herzkatheter. Erst viele Jahre später bekommt er dafür den Nobelpreis.

Nach der Entwicklung der Herz-Lungen-Maschine in den 50er Jahren werden Operationen am offenen Herzen möglich, die Einpflanzung von künstlichen Herzklappen wird zu einer Routineangelegenheit.

Als weitere »Highlights« im Buch der Medizingeschichte stehen die Technik des Herzschrittmachers, die sogenannte Bypassoperation bei verkalkten Herzkranzgefäßen und schließlich am 3. Dezember 1967 die erste Herzverpflanzung durch Christiaan Barnard (geb. 1922) im Groote-Schuur-Krankenhaus von Kapstadt. Der Empfänger Louis Washkansky lebt 18 Tage mit dem Herz, der 2. Herzempfänger, der 58jährige Zahnarzt Philip Blaiberg überlebt fast zwei Jahre. Schon 1968 — der Bann ist gebrochen — werden weltweit nahezu 100 Herztransplantationen vorgenommen.

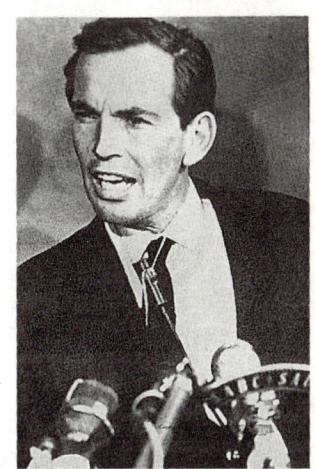

Noch 1980 meint ein (ungenannt bleiben wollender) Kardiologe (= Herzspezialist): »Die Herztransplantation ist so etwas wie ein Flug zum Mond. Sie hat bis zur Stunde keine praktikablen Lösungen gebracht. Die Herzverpflanzung ist keine lohnende Operation.«

Christiaan N. Barnard nach der 2. Herztransplantation am 4. Jänner 1968.

Wir sind 1994 sehr wohl anderer Meinung. Das »neue Herz« ist für viele Patienten eine entscheidende Wende in ihrer »Leidenskarriere«. Keiner der Patienten mit einem fremden Herz hat bisher den Entschluß zum Eingriff bedauert.
Somit hat die Verpflanzungschirurgie in der Behandlung gewisser Herzerkrankungen ihren dauerhaften Platz gefunden.

Allen wissenschaftlichen Erkenntnissen über den Kreislauf zum Trotz hat sich in unserer Sprache die uralte Vorstellung gehalten, daß Seele, Gefühle und Denken ihren Sitz im Herzen haben. Wie oft sagen wir, daß jemand »das Herz auf dem rechten Fleck« habe, man »ein Herz und eine Seele« sei, wir tauschen »herzliche Grüße« aus und schaudern vor dem zurück, »der kein Herz hat«. In allen Kulturkreisen ist dies so — wir als »Aufgeklärte« sollten daran keinen Anstoß nehmen.

Plasma, Serum, Lymphe
Die Kreislaufflüssigkeiten

Das Blut als Sauerstofffrächter, die Lymphe als Schlackenträger.

Das Transportmittel für den Kreislauf heißt Blut. Es trägt alle Stoffe, die vom Körper aufgenommen werden, an den Ort, an dem sie gebraucht werden. Jeglicher Abbau eines Stoffes gleicht einer Verbrennung.

Was braucht man dazu?

Richtig: Sauerstoff. Als Endprodukte der Verbrennung entstehen Kohlendioxid, Wasser und Schlacken. In den Lungen entreißen die roten Blutkörperchen (= Erythrozyten) der eingeatmeten Luft den Sauerstoff und bringen ihn zu den verschiedenen »Lagerfeuern« in unserem Organismus.

Das beim Verbrennungsvorgang entstandene Kohlendioxid (= »CO_2«) wird vom Blut wiederum in die Lungen zurücktransportiert und an die Ausatmungsluft abgegeben.

Der eigentliche Sauerstoff »kuli« in den roten Blutkörperchen ist der auch die Blutfarbe »Rot« spendende Blutfarbstoff »Hämoglobin«. Er verbindet sich mit dem Sauerstoff zum »Oxyhämoglobin«. Oxyhämoglobin ist von hellroter Farbe. Arterielles Blut, das reichlich Oxyhämoglobin enthält, sieht daher hellrot aus, während das venöse Blut, das seinen Sauerstoff zum größten Teil im Gewebe zur Verbrennung abgegeben hat, von dunkelroter bis bläulicher Farbe ist.

Normales Blut ist undurchsichtig und »frisch« noch flüssig. Läßt man es einige Minuten stehen, verklumpt es, es »gerinnt«.

Die Blutmenge schwankt beim Erwachsenen zwischen 5 und 7 Liter. Sie macht ca. 1/13 oder 6 — 8 Prozent des Körpergewichtes aus oder 60 — 98 Milliliter pro Kilogramm Körpergewicht. Anders berechnet, kann man mit 2,8 Liter pro Quadratmeter Körperoberfläche beim Mann und mit 2,4 Liter pro Quadratmeter bei der Frau rechnen. Circa 45 Prozent der Blutmenge entfallen auf die Blutzellen und 55 Prozent auf das Blutplasma. Das Verhältnis zwischen Blutzellen und Blutplasma, also die Blutdicke, nennt man »Hämatokrit«. Dieser Wert beträgt bei Männern zwischen 43 und 49 Prozent, bei Frauen zwischen 39 und 43.

Der Verlust der halben Blutmenge bedeutet Lebensgefahr.

Das Blutplasma

Es ist die eigentliche Blutflüssigkeit. Sie enthält »Fibrinogen«, das ist die Vorstufe eines die Blutgerinnung fördernden Stoffes. Wenn man — im Labor — diesen faserigen Stoff aus dem Plasma absondert, bleibt klares Serum übrig.

Das Serum

Serum enthält zu 90 Prozent Wasser und 10 Prozent sind folgende lebenswichtige Zusätze: Eiweiß (Antikörper), Fett (Cholesterin), Kohlenhydrate (Traubenzucker), Farbstoffe (Galle), Mineralsalze (Kochsalz), Hormone (Insulin), Vitamine und sogenannte Enzyme.

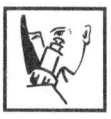

Diese letztgenannten chemischen Substanzen sind wahre Tausendsassa: Sie sind in der Lage, alle biologischen Vorgänge zu beschleunigen, zu verlangsamen oder zu stoppen. Enzyme finden sich als »Transaminasen« in großer Menge auch im Herzmuskel. Nicht nur aus diesem Grund stehen Enzyme im Brennpunkt vieler Wissenschaftszweige.

Die Blutkörperchen

Unter den Blutzellen befinden sich neben den roten noch weiße Blutkörperchen sowie Blutplättchen als geformte Elemente. Die wichtigsten »Sorten« der weißen Blutkörperchen heißen neutrophile, eosinophile und basophile Leukozyten sowie Lymphozyten, Monozyten und Plasmazellen. Allen »Weißen« gemeinsam ist ihre Funktion bei Abwehrreaktionen mit der Bereitstellung von Antikörpern.
Die Blutplättchen oder »Thrombozyten« hingegen sind sehr kleine Scheibchen, deren Lebensaufgabe in der Mithilfe bei der Blutgerinnung besteht. In 1 Kubikmillimeter Blut befinden sich unter normalen Umständen etwa 300.000 Plättchen.

Wegen der Wichtigkeit des Sauerstofftransportes müssen wir uns noch etwas mit den roten Blutkörperchen beschäftigen. Der schon erwähnte Blutfarbstoff Hämoglobin enthält die Hälfte der gesamten im Körper vorhandenen Eisenmenge von 5 Gramm. Die roten Blutkörperchen werden im Knochenmark gebildet, und sie leben 120 Tage lang. Bei ihrem Zerfall entstehen Gallenfarbstoff und Eisen. Männer haben 5 Millionen »Ery« pro Milliliter Blut, Frauen (schon wieder!) um 10 Prozent weniger.

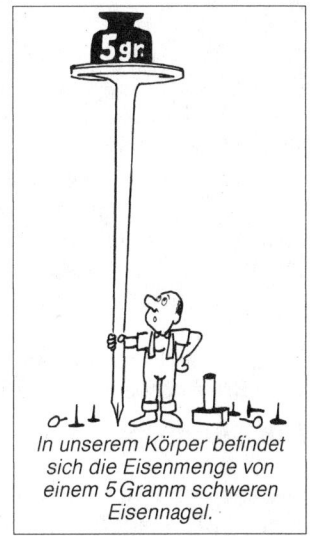

In unserem Körper befindet sich die Eisenmenge von einem 5 Gramm schweren Eisennagel.

<u>Wie sieht nun die tägliche (lebenslängliche) Arbeit des Hämoglobins im Organismus aus?</u>

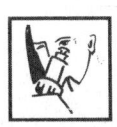

Trifft Hämoglobin in der Lunge mit dem Sauerstoff der eingeatmeten Luft zusammen, so entsteht infolge des hohen Sauerstoffdruckes das Oxyhämoglobin. Es gelangt auf dem Blutweg zum Gewebe und findet hier einen

Ort mit wenig Sauerstoff, also niedrigem Sauerstoffdruck; dadurch zerfällt das Oxyhämoglobin wieder. Der frei gewordene Sauerstoff strömt ins Gewebe. Das hier durch Verbrennung anfallende Kohlendioxid fließt nun seinerseits durch seinen hohen Druck in das Blut ab. Durch Bindungen ans Blutplasma gelangt es in die Lunge zurück. Dort aber fällt es durch den in der Lunge geringen Kohlendioxiddruck wieder vom Plasma ab und gelangt mit der Ausatmungsluft ins Freie.

Die Lymphe

Die »Lymphe« ist das Transportmittel für Stoffwechselprodukte und Antikörper. Die Lymphe selbst ist eine klare Flüssigkeit, die aus dem »Gewebe« stammt.

Anmerkung: Gewebe ist im Körper all das, was zwischen den Blutgefäßen liegt.

Lymphe ist ähnlich zusammengesetzt wie das Blutplasma. Der Gehalt an Eiweiß und Kohlenhydraten ist zwar geringer als im Blut, Lymphe enthält aber viel mehr Fett, besonders solches aus dem Darm. Die Darmlymphgefäße haben vor allem nach einer Mahlzeit einen fettig-milchigen Inhalt. Auch weiße Blutkörperchen, namentlich Lymphozyten, schwimmen in der Lymphe mit; sie werden beim Durchströmen der Lymphknoten abgelöst und mitgeschwemmt. Erythrozyten (= rote Blutkörperchen) kommen nicht vor. »Gerinnen«, also stocken, kann Lymphe ebenso wie das Blut.

Die Blutgerinnung

Solange die Innenhaut eines Blutgefäßes unverletzt ist, gerinnt das Blut nicht. Damit die in mehreren Phasen ablaufende Gerinnung in Gang kommen kann, muß Blut mit einem absterbenden Gewebe in Berührung kommen, oder es muß die Gefäßinnenhaut beschädigt sein. Dies ist der Fall bei einer Thrombose.
Wenn wir dagegen dem Körper entnommenes Blut einige Zeit stehen lassen, bildet sich eine dunkle, elastische Masse, die wir als Blutkuchen bezeichnen. Über dem Blutkuchen scheidet sich eine gelbliche Flüssigkeit, das Serum, ab.

Vier Hauptphasen sind es, die den Gerinnungsvorgang ausmachen. Beteiligt an der Gerinnung sind über ein Dutzend »Faktoren« des Plasmas, Blutplättchen und Kalzium. Dazu kommen noch mechanische und chemische Vorgänge des betroffenen Blutgefäßes selbst. Die Faktoren werden aufsteigend mit römischen Ziffern bezeichnet, alle in der Reihenfolge ihrer Entdeckung. Die meisten Faktoren werden in der Leber erzeugt, manche auch im Knochenmark. Wenn die Gerinnung verzögert abläuft, kann eine Bluterkrankheit (= Hämophilie) vorliegen. Aus Behandlungsgründen verabreichte, bestimmte Medikamente führen zum »künstlichen« Bluter. Jedenfalls können dann auch kleinste Wunden sehr lange bluten.

Drei Buchstaben, die die Welt verändern
Die Blutgruppen

Wesensverwandt mit der Blutgerinnung sind die Blutgruppen. Der Wiener Karl Landsteiner, der Entdecker der Blutgruppen, hat herausgefunden, warum bei einer Blutübertragung von Mensch zu Mensch in gewissen Fällen schwerste, lebensbedrohende Kreislaufstörungen auftreten können. Wenn es zu einer Unverträglichkeit gekommen ist, hat das Serum des einen Blutes die Blutkörperchen des anderen verklumpt. Die Verursacher der Verklumpung heißen »Agglutinine«. Diese Eigenschaften des Serums hat Landsteiner als Merkmal »A« und Merkmal »B« bezeichnet. Es lassen sich damit 4 Gruppen aufstellen:

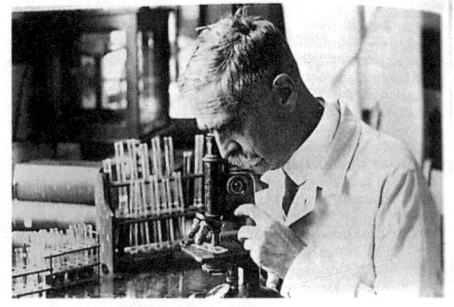

Karl Landsteiner (1868—1943), der Entdecker der Blutgruppen.

1. Beide Merkmale fehlen — wir haben die Blutgruppe 0.
2. Nur das Merkmal B ist vorhanden — wir haben die Blutgruppe B.
3. Nur das Merkmal A ist vorhanden — wir haben die Blutgruppe A.
4. Beide Merkmale treten zusammen auf — wir haben die Blutgruppe AB.

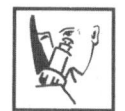 Im Serum der Blutgruppe A befindet sich der Verklumper, das Agglutinin, das gegen die Blutgruppe B gerichtet ist; es heißt Anti B.

Das Serum der Blutgruppe B enthält gegen die Blutgruppe A gerichtetes Agglutinin, das Anti A. Das Serum der Blutgruppe AB enthält keine Verklumper, Serum der Blutgruppe 0 enthält Anti A und Anti B.

Diese Blutgruppeneigenschaften vererben sich und bleiben von Anbeginn des Lebens für den einzelnen Menschen immer gleich.

In Europa haben
- die Blutgruppe A . . . . 46 Prozent
- die Blutgruppe 0 . . . . 43 Prozent
- die Blutgruppe B . . . . 7 Prozent
- die Blutgruppe AB . . . . 4 Prozent

Darüber hinaus hat man bei 80 Prozent der weißen Rasse ein zusätzliches Blutmerkmal gefunden, das sonst nur bei Rhesusaffen vorkommt. Menschen mit diesem Merkmal bezeichnet man als »Rh-positiv« (Rh), diejenigen ohne dieses Merkmal als »Rh-negativ« (rh).

Warum sollen wir das wissen?

Wenn Mann und Frau mit jeweils verschiedenem »Rhesusfaktor« ein Kind zeugen, kann beim ungeborenen Kind ein Blutabbau mit der Folge einer schwersten Blutzerfallsgelbsucht und Hirnschädigung eintreten. Hat die schwangere Mutter einen negativen Rhesusfaktor, das in ihr wachsende Kind aber einen vom Vater vererbten positiven Rhesusfaktor, dann bildet die Mutter gegen ihr eigenes Kind Abwehrkörper (Antikörper), welche die kindlichen roten Blutkörperchen schädigen. In diesem Fall muß beim Neugeborenen ein Blutaustausch erfolgen.

Gibt es eine Vorbeugung vor dieser Komplikation?

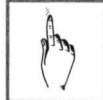

Ja, es soll bei Rh-negativen Schwangeren

1. der Rhesusfaktor des Kindesvaters bestimmt werden; ist er negativ, besteht keine Gefährdung des Kindes,
2. die A/B/0-Kontrolle des Vaters veranlaßt werden,
3. im Verlauf der Schwangerschaft die Antikörperbestimmung regelmäßig durchgeführt werden, die Untersuchung heißt »Coombs-Test«.

Eine Gefährdung des Kindes ist zu erwarten
- bei Rh-negativen Schwangeren mit Rh-positivem Kindesvater,
- bei positivem Antikörperbefund,
- wenn schon vor der jetzigen Schwangerschaft eine Gelbsucht des Neugeborenen aufgetreten war.

Bei Feststellung vorhandener mütterlicher Antikörper wird der Mutter ein »Antikörperfänger« als Injektion (= »Partobulin Inject 250 Mikrogramm/Milliliter = 1250 I.E«) gespritzt. Dadurch kann bei der Rh-negativen Frau die Entwicklung der Antikörperbildung, die nachfolgende Kinder bedrohen könnte, verhindert werden.

Normalerweise wird der Rhesusfaktor bei jeder Blutgruppenbestimmung untersucht, er gehört zur Blutgruppe »dazu«.

Neben dem A/B/0- und dem Rh-System gibt es noch weitere Blutgruppensysteme, z. B. das P-System und das MN-System; sie sind nur unter besonderen Bedingungen, wie z. B. nach mehrfachen Bluttransfusionen, von praktischer Bedeutung.

Pumpe, Blut und Schläuche — im Motorraum des Menschen

Wie der Kreislauf funktioniert

Die Kreislauforgane bestehen aus dem Herz und den Blutgefäßen. Der Motor des Kreislaufes ist das Herz; Blutverteiler sind die Schlagadern oder »Arterien«. Die Rückleitung des Blutes übernehmen die Blutadern oder »Venen«.

Damit im Gewebe zwischen Schlag- und Blutadern ein Sauerstoffaustausch stattfinden kann, sind dünnwandige Haargefäße oder »Kapillaren« zwischengeschaltet.

Ein Teil der Körperflüssigkeiten wird auch in den Lymphwegen transportiert, welche schließlich in die zum Herzen führenden Venen einmünden.

Dieser »große Kreislauf« setzt sich also zusammen aus
- dem Herz als Zentrale,
- dem Schlagadernnetz als Sauerstoffausträger,
- dem Blutadernnetz als »Blutheimholer« und
- dem Lymphnetz als »Entlastungsgerinne«.

Beigeordnet sind diesen vier Säulen des Kreislaufes:

- der Lungenkreislauf für die Atmung,
- der Pfortaderkreislauf für die Verdauung und
- der Hirnkreislauf zur Versorgung des extrem stoffwechselaktiven Gehirns.

Aufgabe aller Kreislauforgane ist es, die Zellen des Körpers ausreichend mit allem zu versorgen, was sie benötigen und ihre Abfälle wegzuschaffen.

Das Transportmittel Blut muß immer wieder aufgefrischt werden. Hiezu wird es durch die Lungen geleitet, wo es Sauerstoff aufnimmt und Kohlendioxid abgibt.

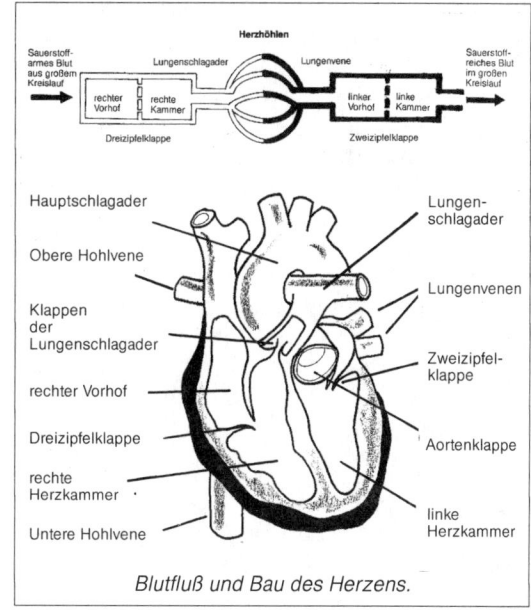

Blutfluß und Bau des Herzens.

Im größten Stoffwechselorgan Leber werden Nährstoffe ergänzt und das Blut von Schlacken und Giften befreit. Die Ausscheidung der Stoffwechselabfälle und die Regelung des Salz- und Wasserhaushaltes erfolgen in den Nieren. »Frischblut« liefert das Knochenmark, während die Milz der Entsorgung überalteter roter Blutkörperchen dient. Die Ableitung überschüssiger Wärme, die bei den Arbeitsvorgängen in der Leber und der tätigen Muskulatur entstanden ist, übernimmt wiederum das Blut: Ein Zuviel an Wärme wird über die Haut nach außen abtransportiert. Durch Veränderung der Hautdurchblutung kann der Körper seine Innentemperatur auf gleicher Höhe halten. Auch werden alle körpereigenen Botenstoffe, die Hormone, vom Blut transportiert.

Betrachtet man die fast unzähligen Funktionen des Kreislaufs, wird verständlich, welche nachteiligen Folgen für den gesamten Organismus eine Störung seiner Funktionen haben muß. Bei allen Operationen und bei jeder schweren Krankheit schließlich spitzt sich alles auf die Kardinalfrage zu: »Spielt der Kreislauf mit?«

Der »Kreislaufexpreß« — ohne Anfang und Ende
Der Weg des fließenden Blutes

Bevor wir uns den Kreislauforganen im einzelnen zuwenden, fahren wir eine »Runde« im »Kreis«lauf mit.

Wir beginnen in der linken Herzkammer und gelangen durch die Klappen der Hauptschlagader (= Aorta) in die Schlagader selbst. Unmittelbar nach Passieren der Klappen sehen wir dort den Ursprung der Herzkranzgefäße (= Koronarien).

Die Schlagader steigt jetzt nach rechts oben auf und krümmt sich dann als Aortenbogen über die linke Lungenwurzel und steigt links von der Wirbelsäule wieder ab.

Aus dem Aortenbogen gehen die großen Schlagaderstämme für Kopf und Arme ab; zuerst der gemeinsame Stamm von rechter Arm- und Halsschlagader, der sich bald darauf in beide Schlagadern teilt; daraufhin die linke Halsschlagader und die linke Armschlagader. Beide Halsschlagadern versorgen das Gehirn mit Blut, dazu kommen noch zwei Wirbelsäulenschlagadern. Alle schließen sich an der Unterseite des Gehirns zu einer »Ringleitung«, dem Circulus Vilisii, zusammen. Wegen der höchsten Organwertigkeit »Gehirn« besteht also eine mehrfache Absicherung der Blutversorgung.

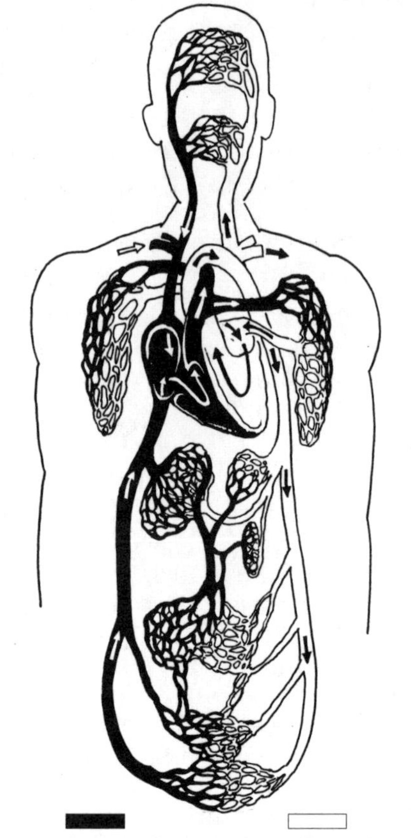

Die nun absteigende Aorta verläuft durch den Brustkorb in den Bauchraum und gibt überall Blutgefäße an Organe und Körpergewebe ab.

Im Bauch werden große Blutstämme — die Bauchhöhlenschlagader sowie die obere und untere Gekröseschlagader — an

- Eingeweide,
- Leber, Bauchspeicheldrüse und Milz sowie
- rechte und linke Niere abgegeben.

Daraufhin teilt sich die Aorta in die beiden Beckenschlagadern, die das Becken und die Beine mit Blut versorgen.

Nach Durchfließen der Kapillaren (das sind die »Blutkuppler« zwischen Schlag- und Blutadern) gelangt das Blut in die kleinstmöglichen Venen, die »Venolen«; diese vereinigen sich zu kleineren Venen und allmählich zu größeren Venenstämmen.

<u>Die Venen haben keine treibende Kraft —
warum fließt dann das Blut überhaupt zurück?</u>

Dafür gibt es 4 Hauptgründe:

1. der Sog des Herzens,
2. der Sog durch das Einatmen,
3. die Pumpfunktion der Muskeln,
4. die »Venenklappen«.

Der ewige Kreislauf des Blutes.

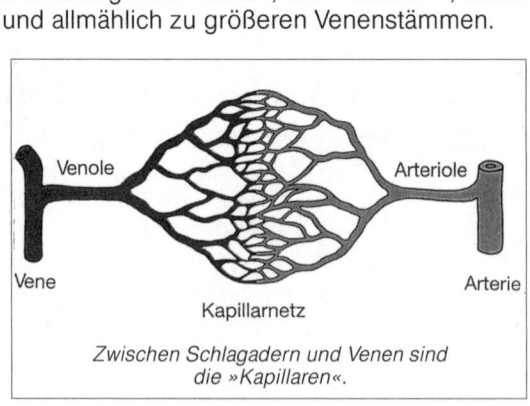

Zwischen Schlagadern und Venen sind die »Kapillaren«.

WIE DER KREISLAUF FUNKTIONIERT

Diese Klappen — ähnlich einer Wehranlage im Flußbett — sind so gebaut, daß sie nur den Blutstrom in Richtung Herz zulassen, einen Rückfluß des Blutes in die Gewebe aber verhindern. Die endgültige Vereinigung der Venen erfolgt in der oberen und unteren »Hohlvene« oder »Vena cava«. Beide Hohlvenen führen das verbrauchte Blut schließlich in den rechten Herzvorhof. Die obere Hohlvene ist der Blutsammler für Kopf, Hals und Arme. Die untere Hohlvene entsorgt den ganzen »übrigen« Körper.

Wie geht's nun weiter?

Vom rechten Herzvorhof strömt das Blut durch die dreizipfelige Herzklappe in die rechte Herzkammer, aus der es bei jeder Zusammenziehung des Herzens (= Systole) über die Lungenschlagadern in die Lungen gepumpt wird.

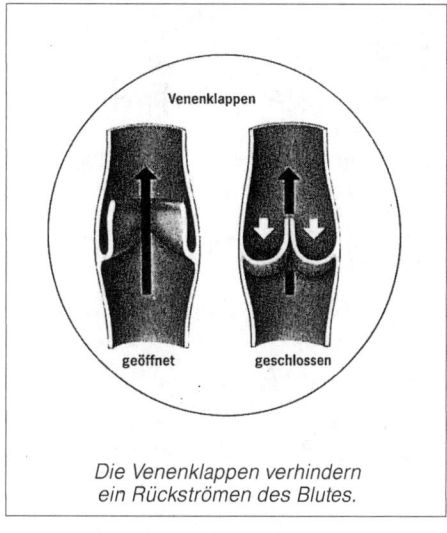

Die Venenklappen verhindern ein Rückströmen des Blutes.

Wichtige Anmerkung:

Alle Gefäße, die vom Herzen wegführen, werden als Arterien oder Schlagadern, alle, die zum Herzen hinführen, als Venen oder Blut- bzw. Saugadern bezeichnet — dies unabhängig vom Sauerstoffreichtum des geleiteten Blutes.

So führen die Nabelarterien des in der Gebärmutter wachsenden Kindes »venöses« Blut, während die Nabelvene »arterielles« Blut leitet.

Damit fließt also auch in der Lungenschlagader des Erwachsenen »venöses« Blut, und die Lungenvenen führen »arterielles« Blut.

Das in den Lungen mit Sauerstoff gesättigte Blut wird nun in den Lungenvenen gesammelt und mündet in den linken Herzvorhof ein.

Die Passage in die linke Herzkammer erfolgt durch die zweizipfelige Herzklappe.

Der Kreis ist nun geschlossen, die Blutreise beginnt von neuem bzw. geht weiter, denn ein Kreis hat ja keinen Anfang und kein Ende.

Wo ist das Blut »daheim«?

Die Blutverteilung

Im Durchschnitt befinden sich
- 12 % im Lungenkreislauf,
- 15 % in den Schlagadern,
- 60 % in den Venen des Körperkreislaufes,
- 4 % in den Kapillaren und
- 9 % im Herzen.

Die Geschwindigkeit des Blutflusses ist nicht überall gleich. Aus dem Herzen rast das Blut mit 33 Zentimetern pro Sekunde in die Hauptschlagader; die Flußgeschwindigkeit reduziert sich dann immer weiter bis auf 3 Millimeter pro Sekunde in den Kapillaren. In den Venen beschleunigt sich der Blutfluß dann wieder umso schneller, je näher der Einstrom in den rechten Herzvorhof kommt. Beim Zufluß durch die untere und obere Hohlvene erreicht das Blut bereits 20 Zentimeter pro Sekunde.

Wer steuert den Kreislauf?

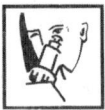 Blutmenge und Blutdruck werden von einem Zentrum im Hirnstamm geleitet. Dieser Bereich heißt das »vasomotorische (= gefäßmotorische) Zentrum«. Auch die Stärke und Dauer der Durchblutung einzelner Gewebe werden vom Gehirn gesteuert.

Für die richtige Steuertechnik bedarf es ausreichender Informationen. Erbracht werden diese durch Druckfühler in der Aorta und Halsschlagader; von dort werden laufend Impulse an die kleinsten Schlagadern weitergegeben.

Das kleine »Helferlein«
Das Lymphgefäßsystem

Dieses Gefäßnetz arbeitet mit den Blutgefäßen zusammen. Es hilft dem großen Kreislauf bei der Abfuhr von Flüssigkeit und Fremdstoffen.

Die in der »Lymphe« kreisenden Lymphozyten spielen eine große Rolle in der Infektabwehr.

<u>Das Lymphnetz besteht aus</u>
- den Lymphgefäßen,
- den Lymphknoten,
- dem Thymus (= »Bries«),
- der Milz und
- den Mandeln.

Die Lymphgefäße selbst verlaufen neben den Blutgefäßen; sie haben eine sehr dünne und durchlässige Wand, außerdem besitzen sie — gleich wie die Venen — Klappen.

Im ganzen Körper gibt es Lymphgefäße; ohne Lymphgefäße kommen Gehirn, Knochen, Knorpel sowie die Zähne aus.

Die Lymphknoten als Filter für Gifte und Bazillen sind wie »Labestationen« im Lymphsystem dazwischengeschaltet.

Alle Lymphgefäße vereinigen sich zu zwei Hauptstämmen: Der größere ist der links von der Wirbelsäule liegende »Brustmilchgang«, der kleinere ist der rechts von der Wirbelsäule liegende »Lymphstamm«.

Beide münden an der jeweiligen Seite in den Venenwinkel an der Kreuzung zwischen großer Hals- und Armvene in das venöse Blut ein.

Ebenso wie das hinter dem Brustbein gelegene Bries gehören die Lymphknoten, die Mandeln und die Milz zu den wichtigsten Abwehrorganen.

Die links, vor der linken Niere und seitlich vom Schwanz der Bauchspeicheldrüse, hinter den Rippen liegende Milz ist einer der Hauptblutfilter des Körpers.

Bei 200 Gramm Gewicht sind ihre Maße 12 x 8 x 3 Zentimeter.

Befestigt ist sie durch Bänder am Zwerchfell und am Magen.

Alle im Blutstrom kreisenden Fremdstoffe werden hier eliminiert.

Die Milz ist auch »das Grab der roten Blutkörperchen«, denn die verbrauchten roten Blutzellen werden hier deponiert.

Die Milz sorgt

1. für die Bildung von Abwehrzellen (Lymphozyten) und Abwehrstoffen,
2. für den Abbau der roten Blutkörperchen und
3. für die Blutspeicherung.

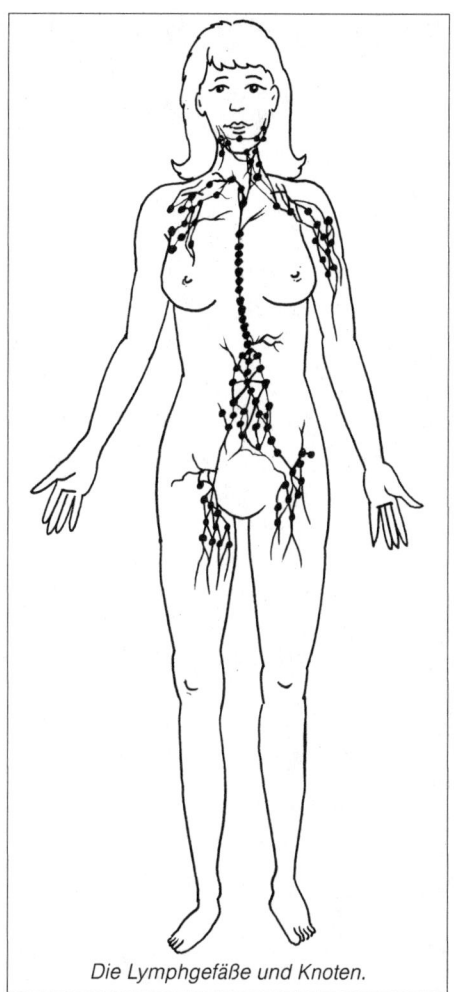

Die Lymphgefäße und Knoten.

Lern' mich kennen! Über den Bauplan

HERZ UND GEFÄSSE

Die Saug- und Druckpumpe Herz, lateinisch »Cor«, liegt im Mittelfellraum des Brustkorbes. Rund 100.000mal am Tag »schlägt« dieses Wunderwerk; in einem 70 Jahre langen Leben ca. 2,500.000.000mal. Es »sitzt« auf dem sehnigen Teil des Zwerchfelles und befindet sich

- zu zwei Dritteln in der linken Brustseite und
- zu einem Drittel in der rechten Brustseite.

Die Längsachse des Herzens geht von hinten oben rechts nach vorne unten links. Normalerweise ist das Herz so groß wie die Faust des betreffenden Menschen.

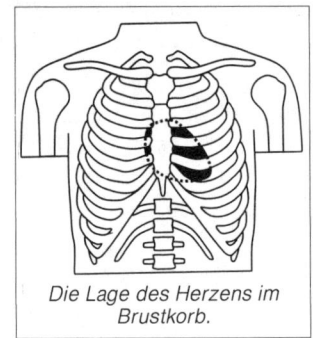

Die Lage des Herzens im Brustkorb.

Durch dauernde Schwerarbeit, Hochleistungssport, aber auch durch Krankheiten kann die Muskelmasse des Herzens beträchtlich zunehmen. Beim Mann beträgt das Herzgewicht ca. 300 Gramm, bei der Frau ist es mit 260 Gramm um rund 10 Prozent geringer.

Herzgewichte	
Männer	300 Gramm
Frauen	260 Gramm
Kind von 10 Jahren	125 Gramm
Neugeborenes	22 Gramm

Das Fassungsvermögen des ganzen Herzens beträgt ca. 260 — 360 Kubikzentimeter. Die Herzwand besteht aus drei Schichten:

- Die Herzinnenhaut, das »Endokard«, kleidet als glänzende, zarte Haut die Innenfläche aus.
- Die Muskelschicht, das »Myokard«, macht das eigentliche Herz aus.
- Der spiegelnde äußere Überzug, die Außenhaut oder »Epikard«, ist mit dem Myokard fest verwachsen.

Das natürliche »Lager«, in dem sich das Herz ungehindert bewegen kann, ist schließlich der Herzbeutel, das »Perikard«. Die einander zugekehrten Flächen von Epikard und Perikard sind mit einer feinsten, völlig glatten Schicht überzogen; zusätzlich sorgt ein dünner Flüssigkeitsfilm dafür, daß die Herzaktion »reibungslos« vor sich gehen kann.

Die Muskelschicht für die Antriebskraft der Herzbewegungen ist spiralig und ringförmig angeordnet. Die Vorhofmuskulatur ist schwächer angelegt als der Kammer-

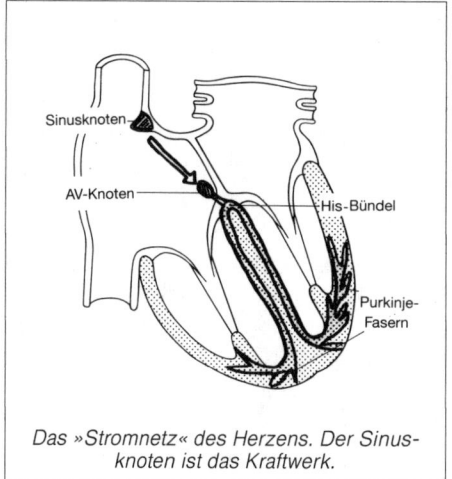

Das »Stromnetz« des Herzens. Der Sinusknoten ist das Kraftwerk.

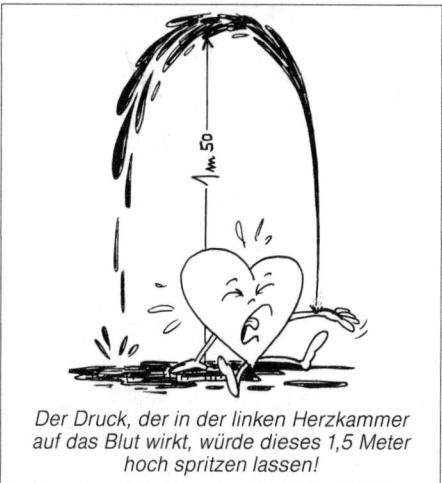

Der Druck, der in der linken Herzkammer auf das Blut wirkt, würde dieses 1,5 Meter hoch spritzen lassen!

muskel. Bei der Zusammenziehung (= Systole, Kontraktion) verkleinert sich der Innenraum des Herzens, und es wird ein Druck auf den Herzinhalt (= Blut) ausgeübt. Das linke Herz ist — unter normalen Umständen — dem rechten an Muskelmasse überlegen.

Die »quergestreiften« (ein Ausdruck aus der Mikroskopie) Herzmuskelzellen stehen durch Fortsätze miteinander in Verbindung und bilden ein Netz. In den Netzlücken liegen Blut- und Lymphgefäße sowie Nerven.

Eine zweite Muskelart im Herz ist dazu befähigt, elektrischen Strom zu leiten. Es handelt sich um netzartige Knoten und Faserstreifen.

Die elektrischen Impulse — 60 bis 80 pro Minute — entstehen während des ganzen Lebens von selbst ohne unser Zutun (= autonom) in einer Gegend des rechten Vorhofes. Dieser Bereich heißt Sinusknoten. Der Sinusknoten ist unser natürlicher Herzschrittmacher.

Vom Sinusknoten geht die elektrische Erregung zum »AV-Knoten« im rechten Vorhof. Von hier fließt der Strom im Stamm des »His'schen Bündels« zu den Kammern. Das Bündel gabelt sich in einen rechten und linken »Schenkel«; diese Schenkel verzweigen sich nunmehr wie feinste Leitungsdrähte als »Purkinje'sche« Fasern unter der Innenhaut (= Endokard) beider Kammern. Wenn die »Batterie« des Sinusknoten — im Alter oder durch Krankheit — »müde« wird, können die tieferen Zentren, wie der AV-Knoten, die Reizbildung selbständig übernehmen.

Die für die Herzaktion nötigen Reize bildet das Herz in einer spezifischen Muskulatur selbst. Wir bezeichnen das als »Automatie des Herzens«. Es ziehen zwar Nervenfasern vom Gehirn zum Herz, dies hat mit der eigentlichen Reizbildung aber nichts zu tun.

Diese Fasern von »oben« spielen nur die Rolle eines Besänftigers oder Aufwieglers. »Parasympathische« Fasern vom Vagusnerv senken die Zahl der Herzschläge und die Kraft der Zusammenziehung. »Sympathische« Nerven beschleunigen den Puls und verstärken den Herzauswurf.

Ein Leben lang

Das Herz kennt das ganze Leben lang nur zwei Bewegungsarten:

1. Die »Systole«: Dabei zieht sich das Herz ruckartig zusammen; bei der Vorhofsystole strömt Blut aus den Vorhöfen in die Kammer; bei der Kammersystole strömt Blut aus den Kammern in die Schlagadern. Der Druck, den die linke Kammer in Ruhe leistet, würde genügen, den Blutstrahl 1,5 Meter hoch, bei Höchstleistung sogar über 2 Meter hoch spritzen zu lassen.
2. Die »Diastole«: Das Herz erschlafft, die Herzhöhlen erweitern sich. Bei der Vorhoferschlaffung fließt — durch den Sog des Herzens! — Blut aus den Hohlvenen in den rechten Vorhof und aus der Lunge in den linken Vorhof. Bei der Kammererschlaffung fließt das Blut aus beiden Vorhöfen in die Kammern.

Achtung: Kammern und Vorhöfe verhalten sich gegensinnig; während beide Kammern sich zusammenziehen, erschlaffen beide Vorhöfe und umgekehrt! Die Aktionen des rechten und linken Herzens erfolgen immer gleichzeitig.

Der rechte Vorhof ist durch die Dreizipfelklappe von der muskelstärkeren rechten Kammer geteilt. Die rechte Kammer hat die Form einer Pyramide. In der Systole ist die Zipfelklappe geschlossen, damit kein Blut in den Vorhof zurückströmen kann. Dagegen ist die »Halbmondklappe« der Lungenschlagader jetzt offen, sie schließt sich erst in der Erschlaffungsphase (Diastole). In dieser Phase ist die Zipfelklappe wiederum offen.

Im linken Herz teilt die »Zweizipfelklappe« Vorhof und Kammer. Die linke Kammer ist von allen vier Herzabschnitten der muskelstärkste. Ihre Form ist der Kegel, und sie bildet auch die Herzspitze. Am Abgang der Hauptschlagader sitzen ebenso Halbmondklappen, die in der Systole offen und in der Diastole geschlossen sind. Geteilt werden die linke und rechte Herzhälfte durch die Herzscheidewand (= Septum). Zu der Zeit, in der wir noch in der Gebärmutter des Mutterleibes sitzen, hat die Scheidewand des Vorhofes notwendigerweise ein Loch, weil sonst der Blutstrom — da die Lunge ja noch nicht für die Atmung zuständig ist — nicht richtig geleitet werden könnte.

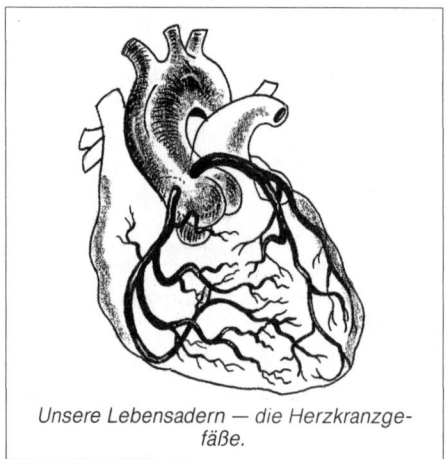

Unsere Lebensadern — die Herzkranzgefäße.

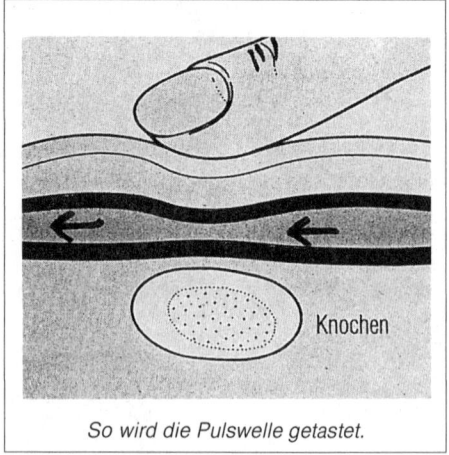

So wird die Pulswelle getastet.

Die Herzkranzgefäße oder Koronargefäße entspringen aus der Aorta unmittelbar oberhalb der halbmondförmigen Aortenklappe. Für die Ernährung des Herzmuskels sind diese Gefäße das Um und Auf.

Es gibt
- die linke und
- die rechte Kranzarterie.

»Kranz« oder »Krone« (= corona, lat.) deshalb, weil sie rund ums Herz herumziehen, es »bekränzen«.

Die rechte Kranzarterie versorgt die vorne rechts und die hinten gelegenen Abschnitte des Herzens sowie die Hinterwand beider Herzkammern. Sie verläuft in einer Furche zwischen Vorhof und Kammer nach rechts hinten und teilt sich in einen absteigenden und einen nach rechts ziehenden Ast.

Die linke Kranzarterie ernährt die vorne und links gelegenen Herzabschnitte; sie teilt sich in einen vorderen absteigenden Ast, der zur Herzspitze zieht, und in einen bogenförmigen, nach links das Herz umspannenden (»bekränzenden«) Ast.

Nach außen »meldet« das Herz seine Arbeit
- sichtbar durch den Herzspitzenstoß,
- hörbar durch die Herztöne und
- fühlbar durch den Puls.

Der Herzspitzenstoß liegt in der Höhe der linken Brustwarze. Er entsteht durch ein »Anklopfen« der linken Herzkammer bei der Zusammenziehung. Krankheiten können die Lage des Herzspitzenstoßes verändern.

Herztöne gibt es beim Gesunden zwei: Der 1. Ton ist ein Muskelgeräusch. Er entsteht durch die Muskelspannung und die Anspannung der Herzklappen in der Systole (= Zusammenziehung). Der 2. Ton wird durch die Anspannung der halbmondförmigen Klappen in der Erschlaffung (= Diastole) gebildet. Alle beiden Herztöne hört man über dem ganzen Herzen; den 1. Herzton hört man über den Herzkammern lauter als den zweiten, den 2. Ton hört man über den Gefäßen lauter.

Krankheiten können sehr typische Geräusche erzeugen, an deren »Geräuschkulisse« der Arzt Art und Ausmaß einer Erkrankung erkennen kann!

Der Puls entspricht der Zusammenziehung des Herzens. Dabei wird ja eine bestimmte Blutmenge unter Druck ausgetrieben. Dieser Druck überträgt sich auf die Schlagadern und wird als Puls gefühlt. Die Geschwindigkeit dieser fortgepflanzten Druckwelle ist etwa 5 Meter pro Sekunde; die Fließgeschwindigkeit des Blutes hingegen ist mit 50 Zentimetern pro Sekunde viel geringer.

Pulszahl und Zahl der Herzaktionen beim Gesunden sind gleich. Beim Erwachsenen sind 70 pro Minute normal. Beim Neugeborenen ist diese Zahl mit 140 doppelt so hoch.

Pro Herzschlag werden 70 — 100 Kubikzentimeter ausgeworfen. Bei 70 Schlägen pro Minute sind das durchschnittlich 5 Liter in der Minute. Die Tagesleistung des Herzens kann man sich auch so vorstellen: Es pumpt den Inhalt von 36 Fässern mit jeweils 200 Litern.

Die Pumpleistung kann sich bei maximaler Belastung auf das Doppelte erhöhen. Für die eigene Versorgung braucht das Herz etwa 1/4 Liter Blut in der Minute.

Das Herz pumpt pro	
Minute	5 Liter
Stunde	300 Liter
Tag	7.200 Liter
Woche	50.400 Liter
Monat	219.000 Liter
Jahr	2,628.000 Liter
und in 70 Jahren	183,960.000 Liter

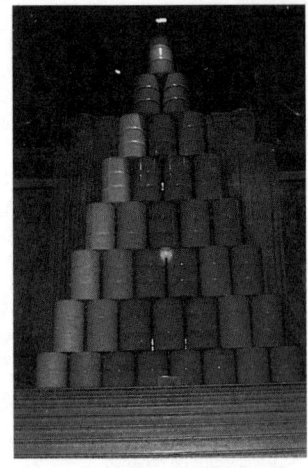

So viele Fässer mit Blut pumpt das Herz in 24 Stunden.

Wenn das Blut aus der linken Herzkammer in die Aorta (= Hauptschlagader) getrieben wird, kommt es zu einer starken Dehnung der Aortenwand — sie erhält eine Spannkraft und die Funktion eines Windkessels, der den stoßweisen Strom des Blutes in eine gleichmäßigere Strömung umwandelt. In der nachfolgenden Erschlaffung des Herzens verengt sich das elastische Aortenrohr wieder und drückt so auf die Blutsäule: Dadurch wird ein gleichmäßiges Weiterfließen der Blutsäule in der Erschlaffungsphase erreicht.

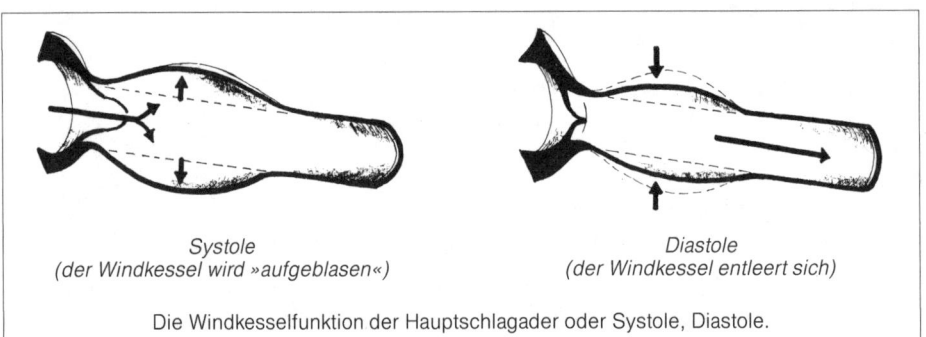

Systole
(der Windkessel wird »aufgeblasen«)

Diastole
(der Windkessel entleert sich)

Die Windkesselfunktion der Hauptschlagader oder Systole, Diastole.

Jeder sollte messen können

Allgemeines über den Blutdruck

Der Blutdruck in der Hauptschlagader liegt bei 120 »mm Hg« (= Millimeter Quecksilbersäule). Offiziell ist diese Einheit seit 1978 ersetzt durch »kPa« (= Kilo-Pascal). Die Bezeichnung »kPa« hat sich im medizinischen Sprachgebrauch aber nicht durchgesetzt. Der Druck nimmt vom Herzen weg immer mehr ab. In den Armschlagadern mißt er noch 120, in den Haargefäßen dagegen nur mehr 20.

In den Blut- oder Saugadern (= Venen) folgt ein weiterer Abfall; herznah in den großen Venen wird der Druck »negativ« — das Blut muß von der Druck- und Saugpumpe »Herz« angesaugt werden.

In der Diastole fällt der Druck um 1/3 ab, um in der folgenden Systole wieder anzusteigen.

In den Lungenschlagadern ist der Blutdruck mit 20/10 wesentlich geringer als in der Hauptschlagader.

Der Blutdruck richtet sich nach
- der Kraft des Herzens,
- der Blutmenge,
- der Fließfähigkeit des Blutes und
- dem Widerstand im Gefäß. Dieser Widerstand ist von der Weite und Nachgiebigkeit der Gefäße abhängig.

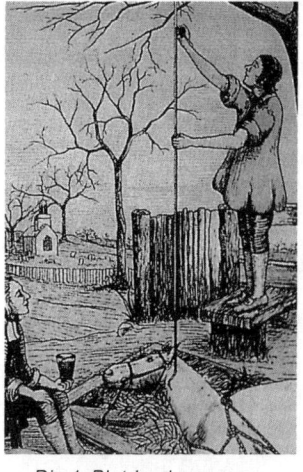

Die 1. Blutdruckmessung. Der britische Geistliche und Naturforscher Stephen Hales (1677–1761) mißt erstmals den Blutdruck an einem Tier.

Bei den meisten Menschen steigt der Blutdruck im Alter an. Zu kurzfristigen Blutdruckänderungen (rauf oder runter) führen

- seelische Aufregungen oder Kummer,
- körperliche Arbeit,
- Schmerzen,
- plötzlicher Lagewechsel wie rasches Aufstehen,
- Schlafen, Essen und vieles andere.

Für die Blutversorgung der inneren Organe muß der Blutdruck eine gewisse Minimalhöhe erreichen. Die meisten Organe erbringen ihre beste Leistung in einem bestimmten Blutdruckbereich.

Nerven und Hormone wirken so zusammen, daß die lebensnotwendigen Ansprüche an den Blutdruck erfüllt werden. Erhöhung oder Senkung des Blutdruckes sind auf mehrere Arten möglich:

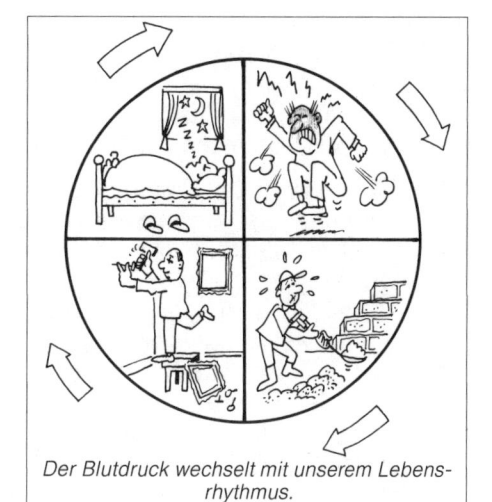

Der Blutdruck wechselt mit unserem Lebensrhythmus.

- Verstärkung oder Abschwächung der Herzleistung,
- Vermehrung oder Verminderung der Blutmenge,
- Engstellung oder Erweiterung der Schlagadern.

»Kontrollstellen« für den Blutdruck befinden sich im Herz, in der Aorta und als »Karotissinus« in den Halsschlagadern. Es handelt sich dabei um kleine Nervengeflechtsknoten in den Gefäßwänden, die als Blutdruckmeßfühler den Blutdruck überwachen.

Die meisten Einflüsse auf den Blutdruck gehen direkt oder indirekt vom Gehirn aus.

Der eine mögliche Weg über Nerven verläuft folgendermaßen:

Großhirnrinde → Hypothalamus (= Zwischenhirn) → Hirnstamm → sympathische und parasympathische Nervenfasern → Nervenfasern der Blutgefäße.

Die direkte Nerveneinwirkung verursacht eine Einengung der Schlagadern oder eine Steigerung der Herzschlagfolge und der Herzkraft: Der Blutdruck steigt an.

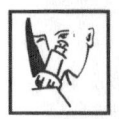

Die gleiche Wirkung kann über Hormone erzielt werden. Der Reiz vom Hypothalamus gelangt zur Hirnanhangsdrüse (= Hypophyse), wo das Hormon ACTH freigesetzt wird. Dieses ACTH ist ein Befehlsgeber für das Nebennierenmark: Adrenalin bzw. Noradrenalin werden ausgeschüttet, was eine starke Zusammenziehung der Schlagadern zur Folge hat; der Blutdruck steigt an. Die Produktion von Adrenalin ist direkt auf einen Nervenreiz hin möglich. Durch Anregung auf dem Nervenweg kann aber auch in den Nebennieren das Hormon Aldosteron freigesetzt werden. Die Folgen sind eine Zurückhaltung von Wasser und Salz und damit eine Zunahme der Blutmenge, was ebenso — etwas langsamer — zu einer Blutdrucksteigerung führt. Eine weitere Möglichkeit ist die Abgabe von Renin aus der Niere. Dieses Renin vermittelt über die sogenannten »Angiotensine« (sie werden in der Leber und in der Blutbahn aufgebaut) eine Anhebung des Blutdruckes. Angiotensine sind die stärksten Gefäßverenger, sie erhöhen den Gefäßwiderstand in den kleinen Blutgefäßen.

Für unseren Körper ist es lebenswichtig, den Blutdruck stabil zu halten oder anzuheben. Ein unkontrolliertes Absinken des Blutdruckes bei einem Schock oder Blutverlust würde uns sofort in höchste Lebensgefahr bringen, weil unsere Organe nur bei einem Mindestdruck richtig funktionieren.

Die schon genannten Blutdruckfühler oder Blutdruckzügler, die »Barorezeptoren«, sind Tag und Nacht aktiv und melden den registrierten Druck innerhalb von Tausendstel Sekunden über das sympathische Nervengeflecht und durch Hormone (= Botenstoffe) an das Hirnzentrum. In der »Zentrale« (im Gehirn) wird augenblicklich entschieden, ob irgendwelche Gegenmaßnahmen erforderlich sind.

Nicht jeder Körperbereich wird zu jeder Zeit mit derselben Blutmenge beschickt. Der Hauptblutstrom wird immer dorthin geleitet, wo die Organtätigkeit gerade am stärksten ist.

Für die ruhenden Organe fährt der Körper eine Art »Sparprogramm«.

Dies bedeutet, daß der körperlich arbeitende Mensch eine intensive Durchblutung der Muskulatur erlebt.

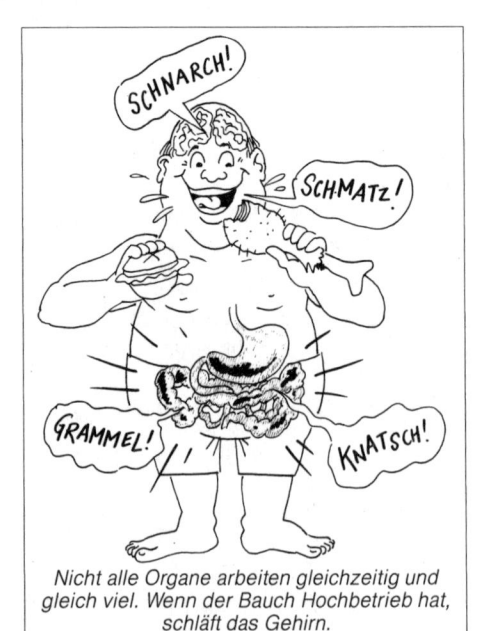

Nicht alle Organe arbeiten gleichzeitig und gleich viel. Wenn der Bauch Hochbetrieb hat, schläft das Gehirn.

Andererseits werden nach einer größeren Mahlzeit Magen und Darm vermehrt mit Blut versorgt, die Muskeln laufen unterdessen im »Sparkreislauf« mit.

Es gibt nur zwei Organe, die ständig und vorrangig mit Blut durchströmt werden: das Gehirn und das Herz.

Wenn der Körper schnell mehr Blut braucht, besteht die Möglichkeit, auf »Depots« zurückzugreifen. In unseren Blutspeichern Leber und Milz wird für den Bedarfsfall Blut zurückgehalten. Bei verstärkter Stoffwechseltätigkeit oder Muskelarbeit entstehen die Schlacken Kohlensäure und Milchsäure. Diese Säuren bewirken aber eine Gefäßerweiterung und somit eine bessere Organdurchblutung. Darüberhinaus wird die Gefäßweite durch Nervenfasern und Hormone wie Adrenalin sowie andere körpereigene Stoffe wie Acetylcholin oder Histamin reguliert.

Die Sauerstoffstraßen des Körpers
Die Schlagadern (= Arterien)

Ihre in der Mitte der Gefäßwand liegende Muskelschicht ermöglicht eine selbständige Erweiterung und Verengung der Gefäßlichtung.

An der Innenseite sind die Gefäße mit einer dünnen glatten Haut ausgekleidet, die man Endothel nennt.

Die Außenhaut oder »Adventitia« hat Nerven und auch selbst wiederum die Arterie ernährende Blutgefäße.

Die zwischen Schlag- und Saugadern eingeschalteten Haargefäße oder Kapillaren besitzen von den drei genannten Schichten nur die innerste, das Endothel. Dies ist auch notwendig, damit die Erzeugnisse des Stoffwechsels leicht durch die Gefäßwand durchtreten können. Durch die Poren der Haargefäße kann Blutflüssigkeit, mit Stoffen beladen, in das Gewebe gepreßt werden. Eiweißstoffe jedoch können wegen ihrer Größe nicht austreten.

Die Länge des Kapillarnetzes mißt 9.600 Kilometer!

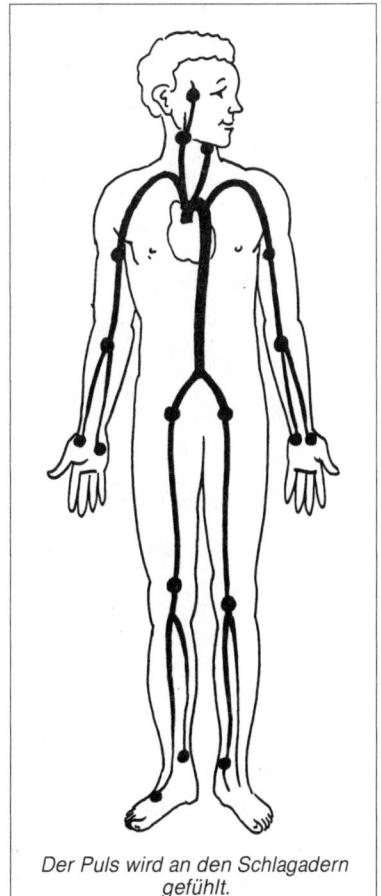

Der Puls wird an den Schlagadern gefühlt.

Arm an Sauerstoff
Die Saug- oder Blutadern (= Venen)

Bis auf die fast fehlende Muskelschicht sind sie gleichartig wie die Arterien aufgebaut. Zusätzlich sind sie jedoch mit Klappen ausgestattet, die in das Gefäß hineinragen und nur in einer Richtung zu öffnen sind. Dadurch wird ein Zurückfließen des Blutes verhindert. Wegen des geringen Blutdruckes in den Venen bezeichnet man diese auch als Niederdrucksystem, im Gegensatz dazu nennt man das arterielle System das Hochdrucksystem.

Die Blutmenge ist in den Venen viel größer, weil deren Wände sehr dehnbar und die Gefäßweite viel größer ist.

Ein zusätzlicher Unterschied ist die Lage: Große Venenstämme verlaufen an der Körperoberfläche und sind dort als bläulich durchschimmernde Stränge zu erkennen. Andere Venen verlaufen aber auch gemeinsam mit den meistens in der Tiefe des Körpers liegenden Schlagadern.

Zwischen den oberflächlichen und tiefen Venen gibt es unzählige Querverbindungen.

Im venösen Abschnitt der Haargefäße — wo der Blutdruck nicht mehr wirksam ist — werden die Flüssigkeiten durch »Osmose« wieder zurückgesaugt.

Osmose — was ist das?

Man versteht darunter einen nur in eine Richtung ablaufenden »Säftesog«, der durch die Kraft der Bluteiweißkörper aufgebracht wird. Dieser Sog entspricht einem Druck von 25 Millimeter Hg.

Die Venen holen das Blut wieder »heim« zum Herzen.

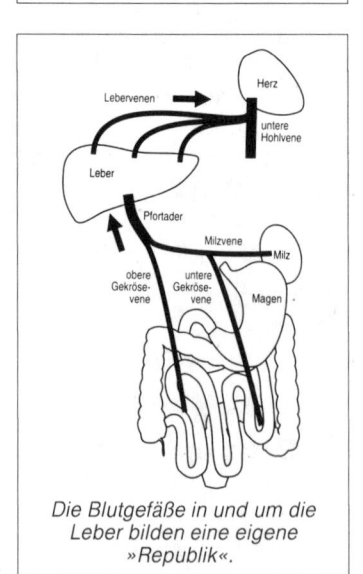

Im großen Laboratorium
Der Leberkreislauf

Zwei große Gefäße bilden im Bauch eine eigene, dem großen Kreislauf beigeordnete »Gefäßrepublik«. Es sind dies die Pfortader und die Leberschlagader.

Alles besonders reich mit Kohlenhydraten und Eiweiß gesättigte Blut von den Eingeweiden sammelt sich in der Pfortader (= Vena portae).

Diese tritt mit zwei Ästen in die Leber ein und teilt sich dort in zahllose Haargefäße. Diese wiederum schmiegen sich an die Leberzellen an und geben ihre Nährstoffe an diese ab.

Nach der Leberpassage sammelt sich das ganze Blut wieder in den Lebervenen, welche in die untere Hohlvene einmünden.

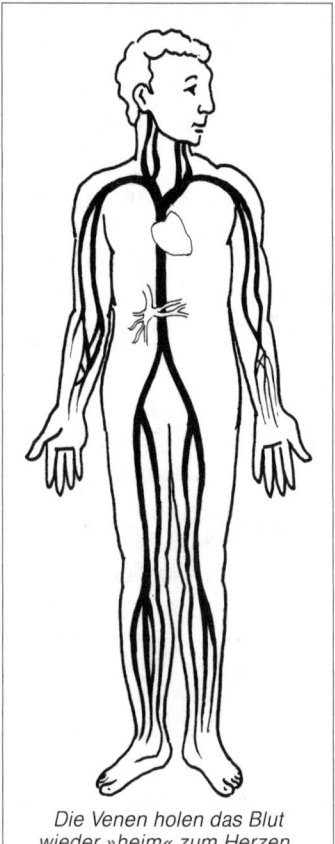

Die Blutgefäße in und um die Leber bilden eine eigene »Republik«.

Sauerstoff aus dem großen Kreislauf bekommt die Leber über die Leberschlagader. Diese spaltet sich gleichfalls in ein Kapillarnetz auf, das die Leberzellen umspannt und ihnen den zur Verbrennung der Nährstoffe nötigen Sauerstoff einhaucht. Das Blut aus diesem Kapillarnetz fließt ebenfalls über die Lebervenen zur unteren Hohlvene.

Der Kreislauf des im Mutterleib wachsenden Kindes

Die Besonderheiten resultieren aus drei Gegebenheiten:

1. Die Lungen des Kindes sind noch nicht entfaltet, das Kind atmet ausschließlich über den Gasaustausch mit der Mutter.
2. Der Blutkreislauf des Kindes erfolgt ausnahmslos über die eigene Herztätigkeit. Das kindliche Herz schlägt »von Anfang an«.
3. Kindliches und mütterliches Blut sind stets getrennt, niemals kommt es zu einer Vermischung von mütterlichem und kindlichem Blut.

Die Zentrale für die Sauerstoff- und Nährstoffversorgung des Kindes ist der Mutterkuchen (= Plazenta). Von dort läuft die 50 Zentimeter lange Nabelschnur zum Kind. Die Nabelvene transportiert Sauerstoff und Nährstoffe vom Mutterkuchen zum Kind. Vom Kind führen die von der kindlichen Aorta abgehenden Nabelarterien verbrauchtes Blut zum Mutterkuchen zurück. Im Kreislauf des ungeborenen Kindes fallen die Lungen als Organ für den Gasaustausch weg; diese Aufgabe übernimmt der Mutterkuchen. Im Lungenkreislauf des Ungeborenen fließt nur soviel Blut wie nötig ist, um das Wachstum der Lunge sicherzustellen. Der kindliche Körper erhält unter Umgehung der Lunge ein Mischblut.

Es strömen nämlich in den rechten Vorhof des Kindes

- Frischblut aus der Nabelvene und
- im kindlichen Körper verbrauchtes Blut aus der oberen und unteren Hohlvene.

Teilweise gelangt dieses Mischblut über die aus der Aorta entspringenden Nabelarterien immer wieder zum Mutterkuchen zurück.

Was bedeutet dies?

Nicht mehr, als daß die Lunge umgangen werden muß.

Möglich gemacht wird dies durch zwei Wege:

1. Das Blut fließt, nachdem es die rechte Herzkammer verlassen hat, aus der Hauptlungenschlagader über ein spezielles Gefäß, den »Ductus arteriosus Botalli« direkt in die Aorta. Dieser Ductus Botalli verödet in den ersten Tagen nach der Geburt und kann dann kein Blut mehr führen. Bleibt er dagegen offen, bedeutet dies einen Herzfehler.
2. Zusätzlich fließt Blut vom rechten Vorhof über ein Loch in der Herzscheidewand direkt in den linken Vorhof. Dieses Loch nennt man auch »Foramen ovale«. Auch diese Öffnung schließt sich unmittelbar nach der Geburt.

Nicht nur der Lungenkreislauf, sondern auch der Leberkreislauf ist bis zur Geburt ausgeschaltet: Die Leber hat ja noch nichts zu »tun«.

Besonderheiten des Kreislaufes in verschiedenen Lebensaltern

1. Beim Neugeborenen schließen sich der Ductus Botalli und das Loch in der Scheidewand. Die Lungen werden entfaltet, und der Leberkreislauf kommt in Gang.
2. Beim Säugling und auch beim Kleinkind ist der Puls noch wesentlich höher als beim Erwachsenen.
3. In der Schwangerschaft ändern sich fast alle »Kreislaufwerte«:
   - Die Blutmenge nimmt um ein Drittel zu.
   - Die pro Minute vom Herzen geförderte Blutmenge wird von 4,5 Liter auf 5,7 Liter gesteigert.
   - Der Puls kann bis auf 100 ansteigen.

   Achtung:

   Der Blutdruck sollte bei Schwangeren nicht in Rückenlage gemessen werden; durch ein Zusammenpressen der Hohlvene kann sonst ein zu niedriger systolischer Blutdruck festgestellt werden.

4. Im Alter verdicken sich die Gefäßwände, die Elastizität nimmt ab.

Beim 85jährigen wird die Aorta zu einem starren Schlauch, die Windkesselfunktion ist praktisch aufgehoben.

Die Empfindlichkeit der Blutdruckfühler nimmt ab.

Schwanger? Blutdruck im Sitzen oder Stehen messen!

Daher läßt die »Antwort« des Kreislaufs auf Blutverlagerungen, wie sie z. B. beim Aufstehen oder Stuhlpressen vorkommen, zu lang auf sich warten — der alte Mensch wird wegen der Blutdrucksenkung akut schwindlig.

In den Venen nimmt das starre Bindegewebe zu, der Schwund von elastischen Fasern begünstigt die Entstehung von Krampfadern.

Die Verdickung der Kapillarwände erschwert den Stoffaustausch zwischen Blut und umgebendem Gewebe.

Auch die herzeigene »Batterie«, der Sinusknoten, läßt nach; die Folge ist ein Absinken der Herzschlagfolge.

Die Anpassung des Herzmuskels an körperliche Anstrengungen geht langsamer vor sich. Da der Herzschlag nicht mehr so gut beschleunigt werden kann, wird die Anpassung der Förderleistung teurer (als in der Jugend) erkauft. Der Herzmuskel muß sich stärker zusammenziehen, um den entsprechenden Druck zu erzeugen. Diese zusätzliche Belastung macht das Herz empfindlicher für Störungen der Durchblutung in den Kranzgefäßen. Ehrgeizige sportliche Aktivität beim untrainierten Senior kann daher das Herzrisiko beträchtlich erhöhen.

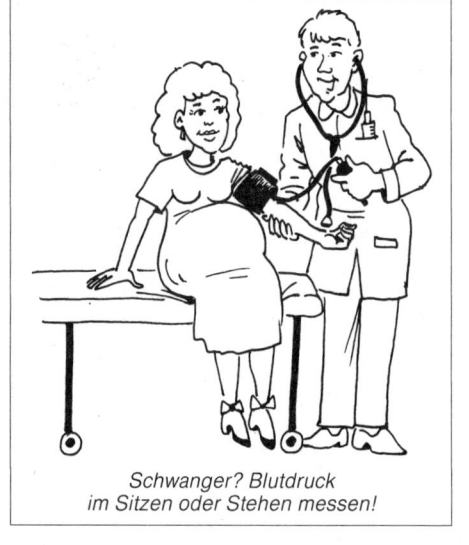

Gewußt wie

UNTERSUCHUNGSMETHODEN DES KREISLAUFES

Wir leben zwar in einer »Welt der Apparate«, umso mehr sollten wir daran denken, daß immer noch 90 Prozent aller Diagnosen mit den 5 Sinnen gestellt werden. Konzentrieren wir uns also zuerst auf die »einfache« (sie ist gar nicht so einfach) körperliche Untersuchung.

Feststellen kann man Krankheiten durch

- Krankheitszeichen, die Symptome, oder die Krankheitsgeschichte, die »Anamnese«,
- äußere Zeichen, die ärztliche »Inspektion«,
- Betasten oder »Palpation«,
- Abklopfen oder »Perkussion« und
- Abhören oder »Auskultation«.

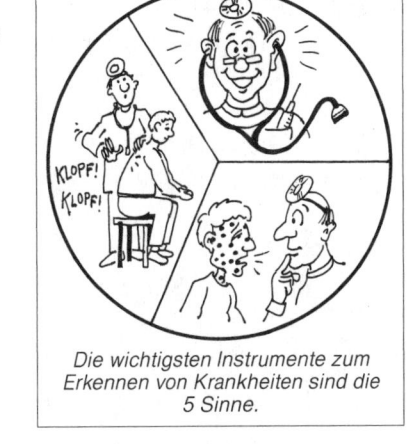

Die wichtigsten Instrumente zum Erkennen von Krankheiten sind die 5 Sinne.

Der »kleine Kreislaufdoktor«

Was fühlt man bei »Herzsachen«?

Der Sinn dieses Kapitels liegt darin, zu beweisen, daß man durch ein gezieltes Frage-Antwort-Spiel (das ja jeder selbst machen kann) schon viele Krankheiten in die nähere Wahl ziehen oder nahezu ausschließen kann.

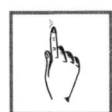

Immer sind drei Fragen ganz besonders wichtig:

- Wann habe ich Beschwerden?
- Werden meine Beschwerden durch körperliche Belastung stärker?
- Wie lange halten meine Beschwerden an?

Entscheidend ist, ob eine körperliche Belastung die Beschwerden auslöst bzw. verschlimmert. Auch die Dauer der Beschwerden ist hinweisend: Schmerzen bei typischer Angina pectoris vergehen nach einer Ruhepause von 20 Minuten, auch lindert Nitroglycerin die Symptome fast schlagartig. Bei nicht organisch bedingten Beschwerden dagegen halten die Symptome stunden- oder tagelang an.

Die Art der Beschwerden kann einen wichtigen Fingerzeig geben: Sind Atemnot oder Herzstolpern mit den Beschwerden verbunden, löst eines das andere aus?

Schließlich: wo tut es weh? Je genauer der Schmerz zu fühlen ist, umso unwahrscheinlicher wird eine Herzerkrankung als Verursacher.

Der Angina-pectoris-Schmerz wird als allgemeiner dumpfer Brustkorbschmerz gefühlt, mit Ausstrahlung in den linken (oder auch rechten) Arm, in den Unterkiefer, zwischen die Schulterblätter oder in den Bauch.

Folgende Beschwerden werden von Herzkranken am häufigsten geäußert:

Organischer Herzschmerz:

- Er ist anfallsweise und kurzdauernd bei Herzenge (= Angina pectoris).
- Anhaltend, mit dem Gefühl vernichtet zu werden, beim Herzinfarkt.
- Abhängig von der körperlichen Belastung.
- Unabhängig von der körperlichen Belastung und vor allem nachts ist er nur bei der sogenannten Prinzmetal-Angina durch Gefäßkrämpfe vorhanden.

Auffälliges Herzklopfen:

- Herzrasen kommt dauernd oder anfallsweise vor bei Bluthochdruck, Überfunktion der Schilddrüse, Verkalkung der Kranzgefäße, Herzmuskelentzündung und nervösen Störungen des Herzens.
- Gespürt wird der Herzschlag bei hohem Blutdruck und Extraschlägen.
- Unregelmäßig ist der Herzschlag bei Rhythmusstörungen und Herzflimmern.

Atemnot:

- In Ruhe bei Schwäche der linken Herzkammer und bei verengter linker Zweizipfelklappe (= Mitralstenose).
- Belastungsabhängig bei Belastungsherzschwäche.
- Nächtliches Herzasthma durch flaches Liegen bei zwischenzeitlicher Herzschwäche.
- Bei Stauungsbronchitis und Lungenwassersucht.
- Akute Atemnot bei Herzinfarkt mit akuter Schwäche der linken Herzkammer.
- Akute Atemnot bei Lungenwassersucht durch Versagen der linken Herzkammer und erhaltener Funktion der rechten Kammer.

Schwindel:

- Dauernd oder anfallsweise bei Bluthochdruck, niedrigem Blutdruck, Herzschwäche und Sauerstoffmangel durch Lungenstauung.
- Anfallsweise bei schneller oder langsamer Rhythmusstörung.
- Bei Lagewechsel, z. B. beim raschen Aufstehen nach längerem Liegen.

Störungen des Bewußtseins:

- Kurzzeitig und anfallsweise bei schnellen oder langsamen Rhythmusstörungen.
- Länger anhaltend, aber mit Rückbildung bei Aortenklappenverengung; auch bei Schlaganfall durch Embolie.
- Andauernd und ohne Rückbildung nach Kreislaufunterbrechung durch Kammerflimmern oder Aussetzen des Herzschlages (= Asystolie).

Bauchschmerzen:

- Bei Stauungen durch Lebervergrößerung, Bauchwassersucht, Blähungen und Stauungsgastritis.
- Bei Durchblutungsstörungen der Bauchgefäße: Auftreten nach dem Essen als »Bauchangina«. Schmerzen auch bei Embolien in die Nieren oder Gefäße der Eingeweide.
- Ein Hinterwandinfarkt macht gelegentlich nur Bauchschmerzen! Vorsicht!

Beinschmerzen:

- Akut durch Embolien bei Gerinnselbildung im Herz.
- Chronisch bei Venenstauung durch Schwäche der rechten Herzkammer.
- Als Schaufensterkrankheit und Raucherbein bei Verschlüssen der Schlagadern.

Alle Symptome bekommen mehr Gewicht, wenn man früher gewisse Vorerkrankungen des Kreislaufs bereits mitgemacht hat.

Die »Vorläufer« einer Herzerkrankung:

- Eitrige Halsentzündungen wie Angina sind mögliche Wegbereiter eines Herzklappenfehlers.
- Rheumatisches Fieber ist ein gefährlicher Schädiger für Herzmuskel und Klappen.

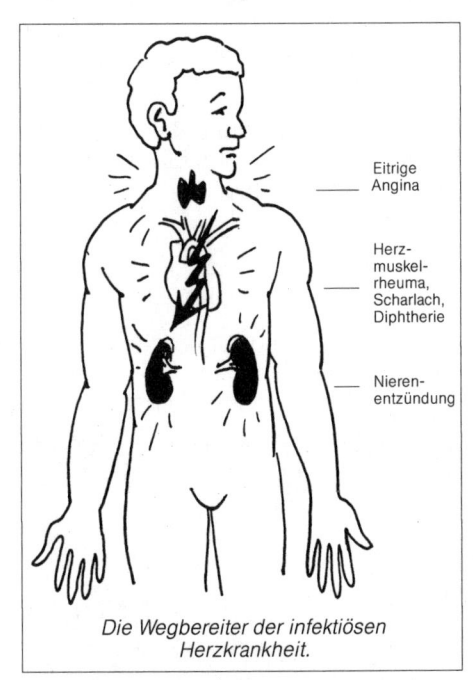

Die Wegbereiter der infektiösen Herzkrankheit.

- Scharlach und Diphtherie sind Verursacher von Reizleitungsstörungen im Herzen.
- Nieren- und Schilddrüsenkrankheiten können für einen Bluthochdruck verantwortlich sein.
- Bronchitis, Tuberkulose, Lungeninfarkte, Entzündungen des Rippenfells und der Lunge vermindern die Sauerstoffaufnahme und schädigen dadurch das Herz.

Natürlich steigt grundsätzlich das Risiko, am Herzen zu erkranken, wenn man einen angeborenen Herzfehler oder hohen Blutdruck hat; die gleichen Verhältnisse gelten für den bereits durchgemachten Herzinfarkt.

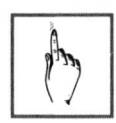

Die meisten von uns kennen schon den Begriff des Risikofaktors. Wir verstehen darunter einen Lebensumstand, der eine besondere Krankheitsgefährdung mit sich bringt. Solche Umstände gibt es auch für das Herz.

Die wichtigsten Risikofaktoren für das Herz sind

- Bluthochdruck,
- Zigarettenmißbrauch,

- Zuckerkrankheit,
- Fett- und Cholesterinblut,
- Übergewicht,
- Bewegungsmangel und
- Streß.

Seit langem wissen wir, daß »Streß« nur im Zusammenhang mit anderen Risikofaktoren bedeutungsvoll ist. Bei der Abwägung von Symptomen ist auch an die erbliche Belastung zu denken.

Dies betrifft vor allem den Herzinfarkt und Schlaganfall bei Verwandten 1. Grades (das sind Eltern, Großeltern und Geschwister).

Es sind aber auch die weiteren familiären Risikofaktoren Bluthochdruck, Zuckerkrankheit und Fett-Cholesterinblut zu berücksichtigen.

Im Zusammenhang mit Herzbeschwerden können Probleme auftauchen, die durch kreislaufwirksame Medikamente mitbestimmt werden.

Auf Substanzen, die das Herz »beleidigen«, kommen wir unter »Herzgiftige Medikamente« zu sprechen.

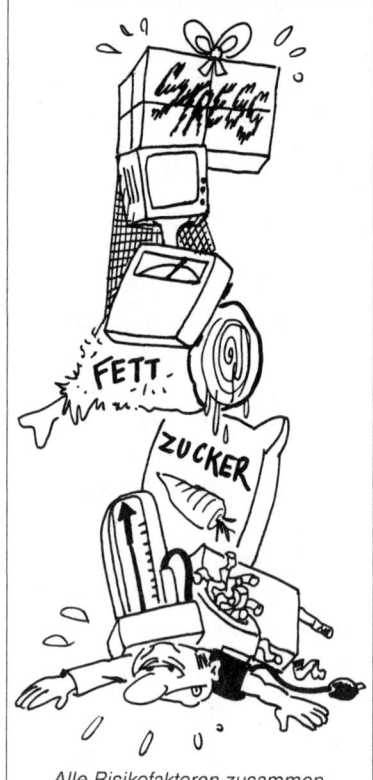

Alle Risikofaktoren zusammen »erdrücken« das stärkste Herz, aber auch einer allein kann gefährlich genug sein.

Welche Zeichen sieht man bei Herzkranken?

Gesichtsfarbe

- Blaß bei Bluthochdruck durch erhöhten Gefäßwiderstand, bei stark erniedrigter Pulsfolge, im Schock und bei Blutarmut.
- Bläulich (= zyanotisch) bei Herzschwäche, Lungenstauung und Herzfehlern.
- Rötliche Wangen, sogenannte »Mitralbäckchen«, hat man bei einer Verengung der linken Zweizipfelklappe.

Halsgefäße

- Venenstauung findet man bei Schwäche der rechten Kammer, Herzbeutelwassersucht und Herzbeutelverkalkung.
- Venenpulsieren bei undichter Dreizipfelklappe.
- Pulsieren der Halsschlagadern bei Bluthochdruck, undichter Aortenklappe und krankhafter Erweiterung der Aorta (= Aneurysma).

Brustkorb

- Pulsieren bei Herzvergrößerung, Herzfehler und Ausbuchtung der Herzwand (= Aneurysma).
- Verformung durch Trichterbrust oder Wirbelsäulenverbiegung.

Bauch

- Pulsieren bei chronischer Herzkrankheit durch ein Lungenleiden (= Cor pulmonale).
- Aussackung der Bauchaorta.
- Wassersucht bei Herzversagen.

Beine

- »Wasser« in den Beinen bei Herzschwäche.

Finger

- Bläuliche Verfärbung von Finger- und Zehenspitzen bei Herzschwäche.
- Trommelschlegelfinger und Uhrglasnägel bei angeborenen Herzfehlern.

Atmung

- Atemnot kann bei verschieden starker Belastung und in Ruhe vorkommen. Bei der »Orthopnoe« hat der Patient das Bedürfnis, aufrecht zu sitzen.
- Atemnot durch Erschwerung der Einatmung oder Ausatmung sind Hinweise auf Bronchial- und Lungenkrankheiten.
- Vertiefte Atmung findet man bei massiver Entgleisung des Zuckerstoffwechsels.
- Wechselnde Atmung ist ein Hinweis auf einen gestörten Hirnkreislauf; man spricht von »Cheyne-Stokes'scher« Atmung.

Was fühlt man bei Durchblutungsstörungen der Arme und Beine?

Im Vordergrund stehen
- Schmerzen,
- kalte Hände, kalte Füße und
- Mißempfindungen.

Ruheschmerzen

Durchblutungsbedingt sind sie nur bei eindeutigen Befunden wie fehlenden Pulsen, kalten Füßen, bläulicher Hautverfärbung und Ernährungsstörungen der Haut.

<u>Achtung:</u> Ein »Durchblutungsfuß« bessert sich beim Herunterhängenlassen des Beines und verschlechtert sich beim Hochlagern. Wenn man nur einen Fußpuls noch sicher tasten kann, ist der Schmerz nicht durchblutungsbedingt!

Fußschmerzen beim Stehen und Gesäßschmerzen beim Sitzen können auf Gefäßverschlüssen beruhen.

Wenn Ruheschmerzen beim Gehen gleich bleiben oder sich bessern, sind sie nicht durch eine Durchblutungsstörung hervorgerufen.

Umgekehrt ist es bei Venen. Schmerzen durch eine Venenentzündung nehmen beim Herunterhängen des Beines zu und werden besser beim Hochlagern. Dazu sind ja meistens weitere Symptome da: Schwellung, Wärme, schmerzhafter Strang und Schmerzen beim Dehnen des Beines.

Schmerzen durch eine Nervenentzündung werden durch die Bettwärme stärker, manchmal auch durch Gehen. Bedeutungsvoll ist dies für zuckerkranke Menschen, bei denen Gefäßverschlüsse und Nervenkrankheiten oft gleichzeitig vorkommen.

Beim Ischias ist zwar die Haut gelegentlich kühler, die Pulse sind aber normal tastbar.

Muskelschmerzen und -krämpfe, vor allem nachts, kommen öfter bei starken Abnützungen der Lendenwirbelsäule und deren Bandscheiben, aber auch bei Venenschwäche und falscher Fußstellung vor.

Von einer Auslage zur nächsten
Schmerzen beim Gehen

Damit die Schaufensterkrankheit (= Claudicatio intermittens) auftritt, muß das Gefäß beträchtlich eingeengt sein. Typisch ist ein verzögerter Schmerz, der erst während des Gehens einsetzt, mit verschiedener Geschwindigkeit zunimmt und nach dem Stehenbleiben innerhalb weniger Minuten wieder verschwindet. Je nachdem, wo der Schmerz auftritt, kann man auf den Ort der Blutunterbrechung schließen.

Schmerzen im Fuß: Die Unterschenkelarterien sind verschlossen.

Auslagenschauen — erzwungen durch die Schaufensterkrankheit.

Schmerzen in der Wade: Das Hindernis sitzt oberhalb der Kniekehle.

Schmerzen im Oberschenkel: Der Verschluß ist oberhalb des Leistenbandes, der Leistenpuls fehlt.

Schmerzen im Gesäß: Die Beckenschlagader oder überhaupt die Körperschlagader ist undurchgängig.

Venenschmerzen treten meistens schon im Stehen auf, nehmen aber beim Gehen ab. Nur bei starken Abflußstörungen der Venen kann beim Gehen der Schmerz zunehmen. Schmerzen durch eine Gelenkabnützung sind besonders stark beim Übergang von Ruhe in Bewegung, bessern sich jedoch dann beim Gehen. Nachts im Bett können die Beschwerden besonders stark sein.

Bei Bandscheibenschäden entsteht verzögert auch ein zunehmender Schmerz, der aber beim Stehenbleiben nicht oder nur sehr langsam abklingt.

Bei Wadenschmerzen durch eine fehlerhafte Fußbelastung ist die Wadenmuskulatur druckschmerzhaft.

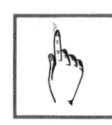

Plötzlicher Schmerz

An zwei sehr gewichtige Ereignisse ist zu denken:

1. Akuter Verschluß einer Arterie durch ein verschlepptes Gerinnsel — der Puls fehlt, der Körperteil ist kühl, blaß oder bläulich.
2. Tiefe Venenentzündung mit Thrombose — der Körperteil ist warm, druckschmerzhaft, örtlich ist Wasser im Gewebe, die Haut ist bläulich, die Venen sind gestaut.

Zu überlegen sind bei plötzlichem Schmerz auch ein Muskelriß, der Plattfuß und eine Knochenkrankheit.

Schmerzen in den Armen

Sie finden sich — gefäßbedingt — nur bei akutem Verschluß der Arterie.

Merke: Wenn bei Armschmerzen ein Puls am Handgelenk tastbar ist, haben die Schmerzen mit einer Durchblutungsstörung nichts zu tun.

Schmerzen in Ruhe haben fast immer ihre Ursache in einer »Nervensache«. Bei langwierigen (= chronischen) Verschlüssen der Schlüsselbein- oder Oberarmarterie ermüdet der betroffene Arm rascher, Schmerzen treten aber keine auf. Fingerschmerzen durch mangelnden Blutzufluß sind nur bei fortgeschrittenen, den ganzen Körper befallenden Gefäßleiden zu erwarten.

Kalte Hände, kalte Füße

Diese häufigen Quälgeister sind so gut wie immer anlagebedingt und basieren nicht auf einer »Durchblutungsstörung« im üblichen Sinn. Die Ursache ist meist eine »Gefäßneurose«, wir kommen im entsprechenden Kapitel darauf zu sprechen. Wer darunter leidet, klagt, daß die Beschwerden typischerweise beidseitig und »schon immer« vorhanden gewesen seien.

Neigt dagegen nur ein Fuß zur Abkühlung, so spricht dies für eine organisch bedingte Störung, kommt aber auch bei Reizungen der Nervenwurzeln vor. Halten wir auf jeden Fall (nochmals!) fest: Ist der Puls eindeutig tastbar, beruht die Kühle nicht auf einer mangelnden Durchblutung.

Insgesamt ist zu sagen, daß die Hauttemperatur der Gliedmaßen für die Erkennung von Krankheiten keine allzu große Bedeutung hat.

Mißempfindungen

Als Folge einer Durchblutungsstörung sind sie selten. Taubheitsgefühl in den Beinen kann bei hochgradiger Minderdurchblutung auftreten. Häufige andere Gründe sind Nervenschäden bei Zuckerkrankheit, Alkohol und Medikamenten. Mißempfindungen an den Händen haben gelegentlich junge Frauen durch nervöse Reizzustände.

Welche äußeren Zeichen sieht man bei Durchblutungsstörungen?

Blässe

Ein wichtiges Symptom ist Blässe nur dann, wenn sie als Leichenblässe (= Blutleere) vorkommt. Dann besteht der dringende Verdacht auf einen Gefäßverschluß.

Hautrötung

Dies ist ein Zeichen für oberflächliche Venenentzündungen. Bei einer Venenentzündung am Unterschenkel ist die ganze Wade verdickt und verhärtet. Wenn Vorfüße im Sitzen rotbläulich verfärbt sind, kann eine langjährig bestehende Mangeldurchblutung angenommen werden.

Blaufärbung

Sind die Beine dabei warm, steckt möglicherweise ein venöses Abflußhindernis, z. B. eine Thrombose der Beckenvenen, dahinter. Kälte + Blau heißt aber meistens Durchblutungsstörung mit teilweisen Verschlüssen kleiner Gefäße.

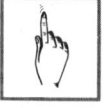

Gefährlich ist eine fleckige Blaufärbung bei sonstiger Leichenblässe: Es droht der Übergang in den »Brand«, das Gewebe beginnt, durch Sauerstoffmangel zu verfaulen.

Braunfärbung

Zu diesen Farbstoffablagerungen kommt es nach wiederholten Hautblutungen: Der häufigste Grund ist eine chronische »Venensache«. Eine streifige Braunfärbung sieht man nach örtlicher Venenentzündung.

Venenerweiterungen

Sogenannte »Besenreiser« (nach dem Aussehen von aus Reisig gemachten Besen benannt) haben nur als Schönheitsmakel eine Bedeutung. Ihr Vorhandensein ist Ausdruck einer allgemeinen Venenwandschwäche.

Prall gefüllte Hautvenen am Unterbauch, in der Leistengegend, am Oberschenkel und im Kniebereich können auf einen Verschluß tiefer gelegener Venen hinweisen.

Krampfadern oder »Varizen« nennt man Venenabschnitte mit unregelmäßigen Aussackungen und Ausbuchtungen.

Ihre Entstehungsgeschichte kann auf zwei Wegen verlaufen:
1. Auf Grund einer Venenwandschwäche. Solche Varizen sieht man dann besonders an der Innenseite des Unter- und Oberschenkels im Verlauf der großen Rosenader.
2. Als Folge des Verschlusses einer tief gelegenen Vene, also einer Venenthrombose.

Isolierte, runde Vorwölbungen der Venen an der Innenseite des Unterschenkels sind anzutreffen, wenn die Klappen der Verbindungsvenen zwischen tiefen und oberflächlichen Venen nicht dicht schließen.

Wassereinlagerung (= Ödeme)

»Wasser in den Beinen« kann bedeuten:
- erhebliche Übergewichtigkeit,
- Herzschwäche oder
- Nierenleiden.

Sind diese Ursachen nicht der Grund für einen »Wasserfuß«, liegt Harmloseres vor:

1. Reiner Wasserdruck (= hydrostatischer Druck) durch langes Sitzen oder Stehen besonders in der warmen Jahreszeit und bei Bindegewebsschwäche.

    Diese Ödeme verschwinden normalerweise wieder über Nacht.

2. Krankhafte Durchlässigkeit der Venen.

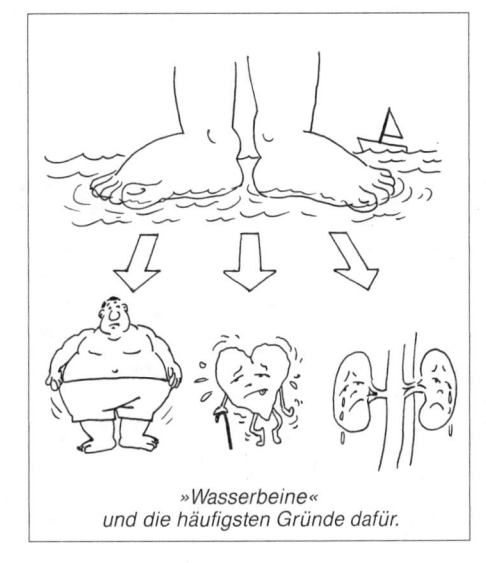

»Wasserbeine« und die häufigsten Gründe dafür.

Auch andere Zeichen einer chronischen Venenerkrankung sind hier zu sehen: Erweiterungen, Krampfadern, Verfärbungen, Stränge und Verhärtungen unter der Haut. Je weicher das Ödem ist, umso frischer ist dessen Entstehung. Schon länger bestehende Ödeme werden immer härter.

Zu unterscheiden von den Schwellungen durch einen Wasserfuß ist das sogenannte »Lymphödem«.
Es ist viel seltener, schwer eindrückbar (das Wassergrübchen beim Wasserfuß ist leicht zu machen!), und es verschwindet nachts nicht! Auch fehlen beim Lymphödem die anderen Venensymptome.

Vom Lymphödem und vom Wasserfuß lassen sich noch die »Sulzbeine« unterscheiden. Sie entstehen durch Zurückhaltung von Wasser im Fettgewebe; es sind keine Dellen eindrückbar.

Wassereinlagerungen bei Arterienverschlüssen kommen selten vor und nur dann, wenn das Bein bei Gefäßverschluß dauernd tiefgelagert wird. Auch handelt es sich dabei um eine entzündliche Einwässerung.

Gewebszerfall (= Nekrose)

Zum Absterben von Zehen kommt es nur bei hochgradiger Durchblutungsstörung mit Gefäßverschluß. Meistens fehlen die Fußpulse, der Fuß ist kalt. Ursächlich verantwortlich sind Gefäßverkalkung, Thrombosen, Embolie (= Gerinnselverschleppung), Zuckerkrankheit, Verletzungen, Erfrierungen und Verbrennungen.

Ein Gewebszerfall am Unterschenkel hat seinen Ursprung meistens in einem Venenleiden.

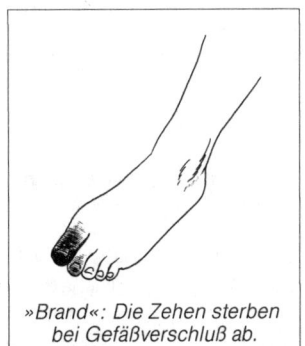

»Brand«: Die Zehen sterben bei Gefäßverschluß ab.

Absterbende Endglieder von Fingern sind nur bei Allgemeinkrankheiten möglich, bei denen die Gefäße des ganzen Körpers befallen werden. Wir kennen das z. B. von der »Schrumpfhautkrankheit« (= Sklerodermie). Bösartige Tumoren und Medikamente können auch zum Auslöser eines absterbenden Fingers werden.

Welche Symptome sieht und fühlt man bei gestörtem Hirnkreislauf?

Möchte man die Symptome eines gestörten Hirnkreislaufes richtig deuten, kommt es besonders auf das Hören an: Ein blinder Nervenarzt ist besser als ein tauber! Das will heißen, es kommt mehr darauf an, Krankheitszeichen zu schildern, als zu zeigen.

Häufige Symptome sind: Kopfweh, Schwindel, Erbrechen, Bewußtseins-, Gefühls-, Seh- und Gehörstörungen und Lähmungen. Einen entscheidenden Einfluß auf die Diagnose hat der Bewegungsablauf. Gelähmte Arme oder Beine werden nachgeschleppt, ruckartig oder nur grobmassig bewegt. Für die Erkennung der Zusammenhänge wichtig sind Unfälle, Operationen, Gifte, Geschlechtskrankheiten, Verdauungs- und Harnentleerungsstörungen sowie Schlaflosigkeit.

Der kleine Kreislaufdoktor wird vom »großen« abgelöst

Was kann der Arzt durch die Betastung (= Palpation) feststellen?

Am Herzen wird der Herzspitzenstoß beurteilt. Normalerweise liegt er im Raum zwischen 5. und 6. Rippe links auf einer Linie, die durch die Mitte des Schlüsselbeines gezogen wird.

Verlagert wird der Herzspitzenstoß
- bei Zwerchfellhochstand,
- Herzvergrößerungen und
- Herzfehlern.

Am Bauch verdient die Leber besondere Aufmerksamkeit. Eine gesunde Leber ist normalerweise nicht tastbar.

Gut und rasch erkannt werden können
- Lebervergrößerungen,
- Bauchwassersucht und
- geblähte Darmschlingen.

Auch eine Aussackung der Aorta (= Aortenaneurysma) kann durch die Pulswelle leicht erfühlt werden.

Eine grobe Aussage über die Lunge (in ihrer Funktion kann man sie als Zwillingsschwester des Herzens auffassen) ist durch »Handauflegen« möglich. Wenn die Schallschwingung, während man »99« sagt, abgeschwächt oder aufgehoben ist, liegt eine Lungenwassersucht vor.

Das wichtigste Tastergebnis von allen aber bringt das Pulsfühlen.

Grundsätzlich fühlt man einen Puls umso besser,
- je größer der Durchmesser einer Arterie ist,
- je fester das Widerlager ist und
- je weniger Gewebe zwischen dem Gefäß und der tastenden Hand ist.

Verstärkt wird ein Puls bei
- hohem Blutdruck und
- Arterienerweiterung (Aneurysma).

Abgeschwächt wird ein Puls durch
- Verengungen (Verkalkung) oder
- Zusammenziehung des Gefäßes (bei Kälte).

Erschwert wird das Pulsmessen bei sehr rascher Herztätigkeit (= Tachykardie) und bei unregelmäßigem Herzschlag, weil dabei sehr große Druckschwankungen vorkommen.

Fehler der Pulsmessung:

1. Ein vorhandener Puls wird nicht getastet, weil an der falschen Stelle gesucht wird.
2. Es wird zu stark oder zu schwach auf die Pulsstelle gedrückt.
3. Man fühlt einen Puls, tatsächlich ist es aber nur der eigene Fingerpuls.

Richtiges Pulsfühlen.

Was heißt das, wenn der Puls »gut« ist?

Ein gut tastbarer Puls heißt (nur), daß sich zwischen Herz und der Taststelle kein Hindernis befindet.

Einseitig abgeschwächte Pulse finden sich
- ohne Krankheitswert bei anders geartetem Gefäßverlauf oder
- mit Krankheitswert bei Gefäßverengung oder Verschluß oberhalb der Taststelle.

Im Verschlußfall müssen natürlich die Engstelle umgehende Gefäße, sogenannte »Kollateralen«, vorhanden sein, damit überhaupt eine Durchblutung zustande kommt.

Welche Aussagen macht ein fehlender Puls möglich?

- Das Gefäß verläuft ungewöhnlich (ist also woanders).
- Das bedeckende Gewebe ist sehr dick (z. B. bei hochgradigen Ödemen).
- Das Gefäß ist verschlossen.

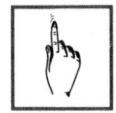

Merke:
Wenn in der Leiste der Puls nicht tastbar ist, kann er am Fuß schon gar nicht tastbar sein. Oder andersherum: Wenn der Fußpuls tastbar ist, kann er an der Leiste nicht fehlen.

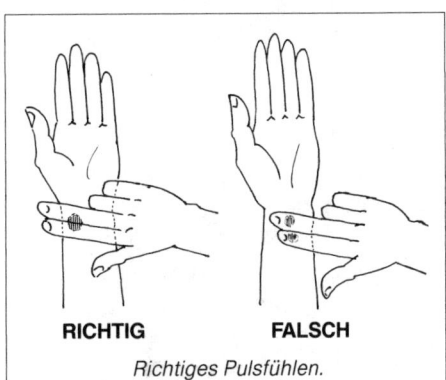

Die einzelnen Pulse

Halsschlagader

Sie ist beiderseits des Kehlkopfes bis zum Kieferwinkel tastbar. Fehlen des Pulses bedeutet hochgradige Einengung oder Verschluß, auch wenn keine Symptome vorhanden sind. Es genügt aber, den vor dem oberen Ohransatz liegenden Schläfenpuls zu suchen; ist dieser tastbar, so handelt es sich um die Pulswelle der Halsschlagader.

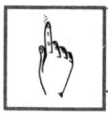

Es ist nämlich Vorsicht geboten:
Stärkerer Druck auf die Halsschlagader kann einen Kollaps auslösen.

Armschlagader

An der Innenseite des Oberarmes, innen vom Bizepsmuskel von der Achselhöhle bis zur Ellenbeuge. Ein Verschluß ist sehr selten.

Speichenschlagader

Am Handgelenk, an der Daumenseite vor dem Übergang zur Handfläche. Ist sie dort nicht fühlbar, kann ein abnormaler Verlauf im Handrücken vorliegen.

Ist der Puls krankhaft-fehlend oder stark abgeschwächt, ist dies ein sicheres Symptom für ein Hindernis in der zuführenden Strombahn.

Verschwindet der Puls beim Armheben, bei Kopfdrehung oder tiefer Einatmung, ist der Grund eine Abklemmung des Gefäßes zwischen Schlüsselbein und erster Rippe.

Die Tastung des Ellenpulses ist unsicher.

Fingerschlagadern

Am Fingergrundglied beidseits des Knochens im Bereich der Handfläche.

Typisch: Fadenförmiger Puls!

Hauptschlagader

In der Körpermitte von der Magengrube bis zum Nabel. Nur tastbar, wenn die Bauchdecke weich und nicht fett ist.

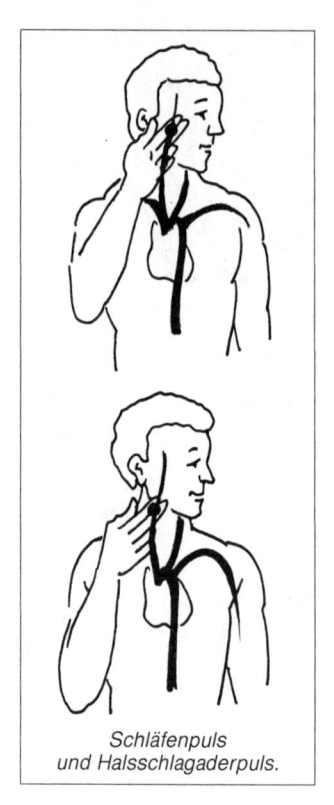

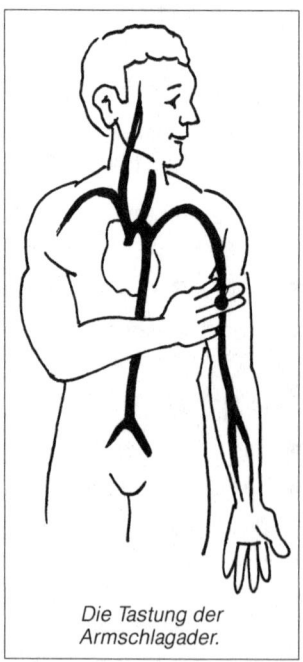

Schläfenpuls und Halsschlagaderpuls.

Die Tastung der Armschlagader.

Oberschenkelschlagader

In der Leistenbeuge unterhalb der Mitte des Leistenbandes.

Fehler: Es wird zu schwach, zu weit außen oder zu weit innen gedrückt. Einseitiges Fehlen bedeutet einen Beckenverschluß, beidseitiges einen Aortenverschluß.

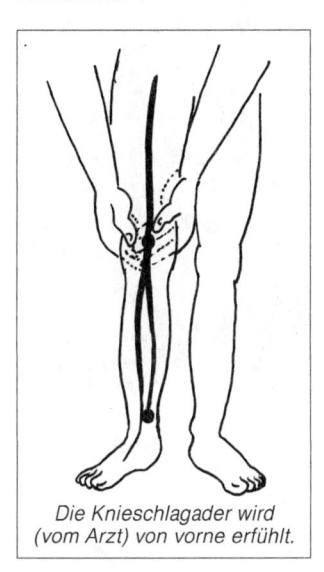

Knieschlagader

Mit beiden Händen tasten! Der Puls liegt in der Kniekehle etwas seitlich außen von der Mittellinie. Der Puls fehlt bei einem Verschluß oberhalb des Gefäßes.

Fußpulse

Sie sind manchmal auch beim Gesunden nicht sicher tastbar.

Die Oberschenkelschlagader kann leicht getastet werden.

Der häufigste Fehler ist der »Eigenpuls«. Der wichtigste Fußpuls ist die hintere Schienbeinarterie hinter dem Innenknöchel.

Die Knieschlagader wird (vom Arzt) von vorne erfühlt.

Der Fußrückenpuls ist für die Eigenbetastung sehr unsicher, er liegt seitlich der Sehne des Großzehenstreckers.

Umgehungspulse oder »Kollateralpulse« können bei Gefäßverschlüssen auftreten. Diese Ersatzgefäße wachsen bei länger dauernder Durchblutungsstörung aus, es sind dann an Körperstellen Pulse tastbar, wo man an sich keine Pulswelle erwartet.

Die Abklopfung

In Anbetracht moderner Geräte zur Darstellung der inneren Organe hat das »Klopfen« keine große Zukunft mehr. Dennoch kann die Klopferei grundlegende Anhaltspunkte bei der Erstuntersuchung, z. B. durch den Hausarzt, liefern. Noch bringt man das Gerät für die Computertomographie ja nicht in die Ärztetasche.

Herz, Lunge und Bauch sind dankbare Klopfgegenden. Am Herzen läßt sich die Herzfigur herausklopfen. Sie ist vergrößert bei starker Herzerweiterung und verkleinert bei Lungenblähung.

Die Lunge ergibt einen abgeschwächten Klopfschall bei Stauung und einen aufgehobenen Klopfschall bei Wassersucht.

Am Bauch hören wir Trommelgeräusche bei Darmblähung und eine seitliche Dämpfung bei Bauchwassersucht.

Das Abhören (= Auskultation)

Das Abhören der Herztöne und -geräusche hat eine ganz überragende Bedeutung in der Herzdiagnostik. Mit dem Stethoskop sucht der Arzt die Vorder- und Hinterfläche des Brustkorbes ab, auch in Seitenlage oder im Stehen und in verschiedenen Atemphasen.

Besondere Beachtung verdienen gewisse Stellen am Brustkorb — dort liegen in der Projektion auf die Haut die Herzklappen.

Beurteilt wird der Herzschall nach einem bestimmten Schema:

1. Herzrhythmus — er kann regelmäßig, leicht oder völlig unregelmäßig sein, sich unabhängig von der Atmung verhalten oder mit Extraschlägen auf Ein- oder Ausatmung reagieren.
2. Herztöne — sie sind laut, leise, paukend, gedoppelt oder gespalten. Normal sind zwei Herztöne, Krankheiten verursachen einen 3. und 4. Herzton, es kann ein »Galopprhythmus« hörbar sein.
3. Herzgeräusche — sie sind weich, rauh oder maschinenartig (bei offenem Ductus Botalli). Ihre Lautstärke wird mit »Sechsteln« angegeben. $1/6$ ist sehr leise, eben noch wahrnehmbar; $6/6$ sind ein Distanzgeräusch, schon ohne Stethoskop hörbar.
4. Geräusch-Ort — es wird der Ort bestimmt, an dem das Geräusch am stärksten hörbar ist, der Arzt nennt dies Maximalpunkt, »Punctum maximum« oder »PM«.
5. Fortleitung des Geräusches — werden Geräusche von ihrem »PM« in andere Gefäßbereiche, z. B. die Halsschlagadern, fortgeleitet, spricht dies für ein organisch (krankhaft) bedingtes Herzgeräusch.

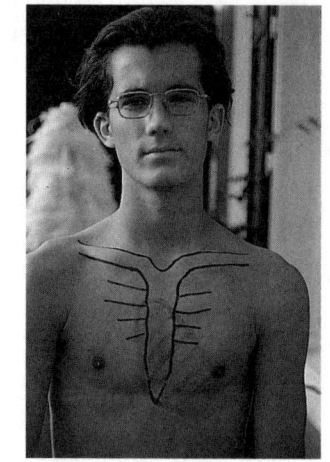

Die Herzsilhouette: So projiziert sich das Herz auf die vordere Brustkorbwand.

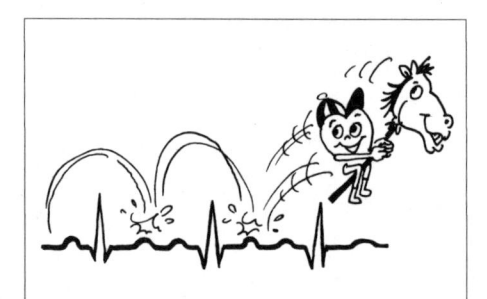

Bei fortgeschrittener Herzkrankheit können dritte und vierte Herztöne auftreten: Wir sprechen vom »Galopp«.

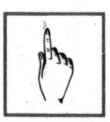

Viele Menschen haben Herzgeräusche, ohne krank zu sein. Dies ist kaum verwunderlich, wenn man bedenkt, mit welcher Geschwindigkeit das Blut im Herzen herumwirbelt. Junge, schlanke Menschen haben sehr oft ein leises Geräusch, und nicht selten bereitet die Entscheidung Schwierigkeiten, ob ein Geräusch als krankhaft zu beurteilen ist oder nicht. Es gibt keine einfache Unterscheidungsmöglichkeit.

<u>Als Regel gilt:</u> Organisch bedingte Geräusche sind lauter, haben eine höhere Frequenz, und sie werden fortgeleitet. Die nicht organisch bedingten Geräusche, also die harmlosen, haben diese Regelhaftigkeit nicht. Sie wechseln ihre Geräuschkulisse auch bei Belastung und Lageänderung.

Das Abhören von Blutgefäßen

Diese Methode erlaubt die Frühdiagnose von verengenden Gefäßprozessen. Unter gesunden Verhältnissen strömt das Blut in den Gefäßen wirbelfrei. Erst gravierende Änderungen des Blutstromes und der Gefäßinnenhaut begünstigen Turbulenzen.

Die wichtigsten Gründe für Gefäßgeräusche sind:

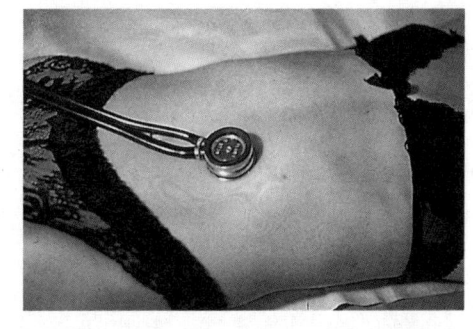

- eine Steigerung der Blutstromgeschwindigkeit,
- Aufrauhungen und Unebenheiten der inneren Gefäßwand durch Ablagerungen und Verkalkungen,
- Einengungen und Erweiterungen des Gefäßes,
- starke Richtungsänderungen der Blutströmung; so z. B., wenn durch eine Verkalkung am Abgang eines Gefäßes der Blutstrom stark abgelenkt wird.

Das Abhören von Blutgefäßen — hier der Bauchhauptschlagader — ist wichtig und einfach.

Allgemein kann eine Verwirbelung umso leichter geschehen, je weiter das Blutgefäß ist. Die Lautstärke eines Geräusches sagt nichts Sicheres über das Ausmaß einer Erkrankung aus. Strömungsgeräusche kommen auch vor, ohne daß die zugehörigen Arterien krank wären.

Wir finden dies bei
- Schilddrüsenüberfunktion,
- hohem Fieber,
- nach Arbeit und
- bei Blutarmut.

Es ist daher immer notwendig, ein Gefäßgeräusch im Hinblick auf den Zustand des ganzen Körpers zu beurteilen und fallweise mehrmals zu kontrollieren, bevor es für eine Diagnose Gewicht bekommt.
Die Stellen, an denen Gefäßgeräusche zu hören sind, entsprechen weitgehend denen der Pulsbestimmung. Hand- und Fußpulse werden nicht abgehört.

Rechtzeitiges Messen rettet Leben

Die Blutdruckmessung

Vor dem ermittelten Wert setzt man die Buchstaben »RR«. Die Buchstaben »RR« sind eine Verbeugung vor dem Erfinder der Blutdruckmessung, dem italienischen Kinderarzt Riva Rocci. Die Manschette soll mindestens 13 Zentimeter breit sein, das Verhältnis Manschettenbreite zum Armumfang soll 0,4:1 sein. Bei sehr dickem Oberarm ab 40 Zentimeter Umfang muß eine Oberschenkelmanschette verwendet werden, da ansonsten mit den üblichen Manschetten der Blutdruck überschätzt wird.

Technik: Manschette fest anlegen, man muß aber noch einen Finger dazwischen schieben können. Der untere Manschettenrand liegt ca. 2 bis 3 Zentimeter oberhalb der Ellenbeugefalte. Der richtige Sitz des Stethoskopes ist dort, wo die Schlagader in der Ellenbeuge zu fühlen ist. Mißt man mit einem eingebauten Mikrophon, also »elektronisch«, ist der richtige Anlegeort die Innenseite des Oberarmes. Der Arm ist entspannt, leicht gestreckt und wird etwas vom Körper weggehalten. Wichtig ist die Erschlaffung der Armmuskulatur.

Gemessen wird bei körperlicher und seelischer Ruhe. Man soll nicht sprechen, entspannt liegen oder sitzen, die Beine nebeneinander. Die Kleidung soll den Arm nicht einschnüren.

Das richtige Anlegen der Blutdruckmanschette ist wichtig; der untere Manschettenrand muß 2,5 cm von der Ellbogenfalte entfernt sein.

Darauf achten, daß Schlauchverbindungen nicht geknickt und gedrückt werden.

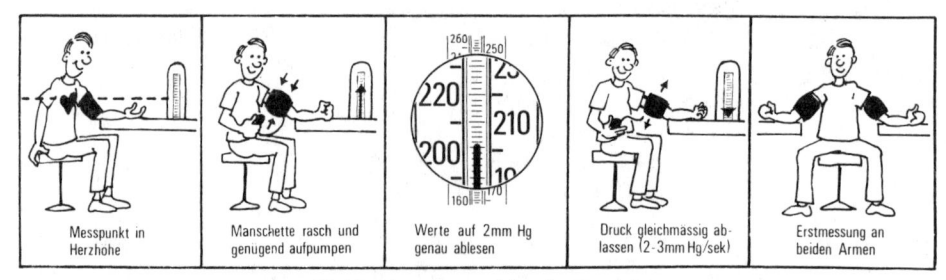

| Messpunkt in Herzhöhe | Manschette rasch und genügend aufpumpen | Werte auf 2mm Hg genau ablesen | Druck gleichmässig ablassen (2-3mm Hg/sek) | Erstmessung an beiden Armen |

Blutdruckmessen muß gelernt sein!

Aufpumpen über 250 Millimeter Hg bzw. um 30 über den zu erwartenden ersten (»systolischen«) Druck. Nun langsam (!) den Druck vermindern. Den ersten Druck ablesen, wenn zwei Schläge hintereinander ein Geräusch verursachen.
Der zweite (»diastolische«) Druck ist erreicht, wenn Schläge nicht mehr hörbar sind.

Die Blutdruckmessung nicht zu früh wiederholen, mindestens 15 Sekunden abwarten.

Man kann den Blutdruck auch nur mit Pulsfühlung messen: Der Druck in der Manschette wird dabei so lange hoch gepumpt, bis der Puls nicht mehr getastet werden kann. Beim Ablassen des Druckes wird der Puls erst bei einem Druck tastbar, der um 5 Millimeter Hg tiefer liegt als der mit dem Stethoskop ermittelte Wert; man muß also, wenn das »Pulsklopfen« beginnt, zum abgelesenen Wert noch 5 dazuzählen.
Den zweiten RR-Wert kann man mit dieser Methode nicht bestimmen.

Bei der Erstuntersuchung den Druck immer an beiden Armen messen. Der höhere Wert gibt den Druck in der Aorta wieder. Bedeutung erlangen kann die Blutdruckdifferenz, wenn sie mehr als 25 bis 30 beträgt.

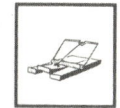

Welche Ursachen gibt es nun für den Blutdruckunterschied zwischen links und rechts?

- Meßfehler: Nochmals und beidseits korrekt messen!
- Unterschiedliche Oberarmdicke beim körperlich arbeitenden Rechtshänder bzw. Linkshänder
- Unregelmäßiger Herzschlag: Öfter beidseits messen, pro Seite den Durchschnitt aus mehreren Messungen berechnen.
- Verengung der Aorta im Bereich zwischen den Blutgefäßabgängen nach links und rechts (= Aortenisthmusstenose): Es muß rechtzeitig die operative Korrektur angestrebt werden.
- Gefäßbaufehler der Aorta: Eventuell Operation
- »Marfan-Krankheit«: Angeborene Krankheit mit Gefäßanomalien
- Verengung der Aortenklappe
- Gefäßverschlüsse der Arterien
- Aussackungen der Aorta (= Aneurysma): Eventuell Operation
- Gefäßentzündungen
- Erkrankungen des Mittelfellraumes
- Kropf mit besonderer Vergrößerung hinter dem Brustbein, sogenannter »Tauchkropf« (notwendig sind Operation oder Behandlung mit radioaktivem Jod)
- Lungentumoren
- Einseitige Lähmung oder Reizung des Sympathicus
- Einseitige Nerven-Gefäßkrankheit
- Einseitige Körperlähmung nach Schlaganfall
- Nervenkrankheiten

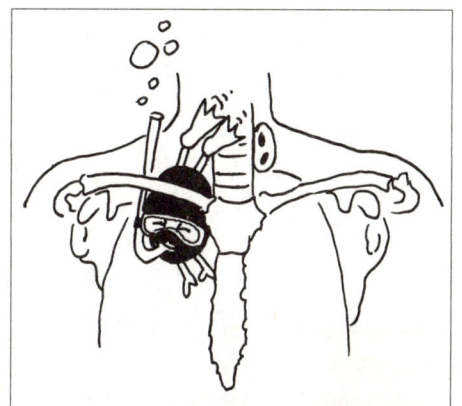

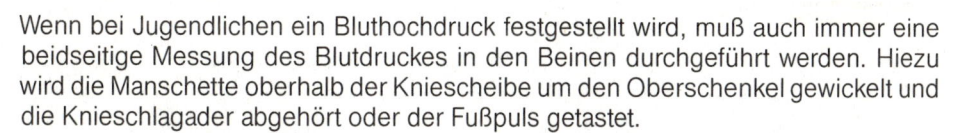

Ein krankhaft vergrößerter Schilddrüsenlappen »taucht« in die Tiefe hinter das Brustbein: Blutdruckdifferenzen zwischen rechts und links können die Folge sein.

Wenn bei Jugendlichen ein Bluthochdruck festgestellt wird, muß auch immer eine beidseitige Messung des Blutdruckes in den Beinen durchgeführt werden. Hiezu wird die Manschette oberhalb der Kniescheibe um den Oberschenkel gewickelt und die Knieschlagader abgehört oder der Fußpuls getastet.

Insgesamt ist die Blutdruckmessung mit mehr Fehlerquellen behaftet, als uns recht ist. Dazu einige Beispiele:

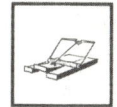

- Nicht geeichte Geräte; sie ergeben falsche Werte.
- Fehlerhafte Meßwertanzeige: Die abgelesenen Zahlen sind Hausnummern.
- Verwendung einer zu schmalen Manschette: Es werden fälschlich zu hohe Drucke gemessen.

- Benutzung einer zu kurzen Manschette: Sie liefert ungenaue Werte.
- Falsch angelegtes Stethoskop (nicht über der Armarterie, sondern über dem Bizepsmuskel). Der 1. RR-Wert wird zu niedrig, der 2. RR-Wert zu hoch bestimmt.
- Zu rasches Ablassen des Luftdruckes: Beide Blutdruckwerte werden zu niedrig abgelesen.
- Fehleinschätzung eines Streßblutdruckes (man ist sehr aufgeregt) als normaler Ruheblutdruck.
- Herzrhythmusstörungen können sowohl zu falsch hohen als auch zu falsch niedrigen Werten führen. Der Bluthochdruck zeigt dann manchmal eine »Abhörlücke«. Um einen Meßfehler von mehr als 40 zu vermeiden, muß die Manschette ausreichend hoch aufgepumpt werden.
- Bei sehr dicken Armen oder nach einem Kollaps kann der 1. Blutdruckwert oft nur durch Tasten des Speichenpulses bestimmt werden.
- Mit dem Alter steigt der Blutdruck pro Jahr um 1 — 2 Millimeter Hg an, um nach dem 70. Lebensjahr wieder abzufallen. Einen das ganze Leben ständig gleichen Blutdruck von 130/80 haben nur wenige Menschen; diese sind dann meistens körperlich sehr aktiv.
- Durch die kalkbedingte Wandstarre wird beim alten Menschen der Blutdruck fälschlich um bis zu 50 zu hoch gemessen. Der Arzt spricht von einer »Pseudohypertonie«. Ein derartiges Vorkommnis ist besonders bei einer medikamentösen Blutdruckbehandlung zu beachten!
- Zu rasch aufeinanderfolgende Messungen: Wird der Blutdruck in kürzester Zeit zu häufig gemessen, so kommt es zu einer venösen Stauung im Arm und damit zu einer Veränderung des gemessenen Blutdrucks.
- Auch mit der Atmung schwankt der Druck um 5 — 10 Millimeter. Weitere Schwankungen und Unterschiede gibt es im Stehen, Sitzen und Liegen. Schmerzen, Kälte, eine volle Blase und seelische Erregung lassen bei den meisten von uns den Blutdruck in die Höhe gleiten. Natürlich ist Schmerz etwas Relatives, denn es kann schon das Aufpumpen der Manschette genügen.

  Tip: Langsames Aufpumpen tut weniger »weh«.

- Bekannt ist auch der »Sprechstunden«- oder »white-collar«-Hochdruck. Der bloße Anblick des weiß bemantelten Arztes läßt den Blutdruck auf 200/110 hinaufschnellen.
  In so einem Fall müssen viele Messungen unter Alltagsbedingungen zu mehreren Tageszeiten und in verschiedenen Situationen wiederholt werden. Die beste Entscheidungshilfe erhält man durch die 24-stündige Blutdruckmessung.

Was ist normal?

Für den Erwachsenen gelten Werte bis zu 140/90 in Ruhe als normal. Ein sogenannter »Grenzwerthochdruck« liegt vor, wenn öfter Werte bis zu 160/95 erhoben werden. Alles was darüberliegt, gilt als Bluthochdruck. Sichere untere Normgrenzen existieren nicht; viele Menschen fühlen sich mit Werten von 90/60 pudelwohl.

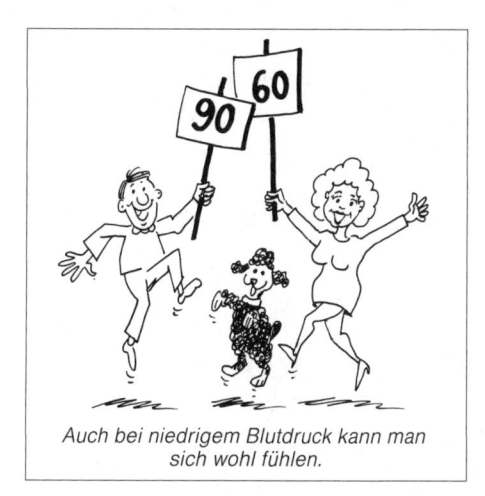

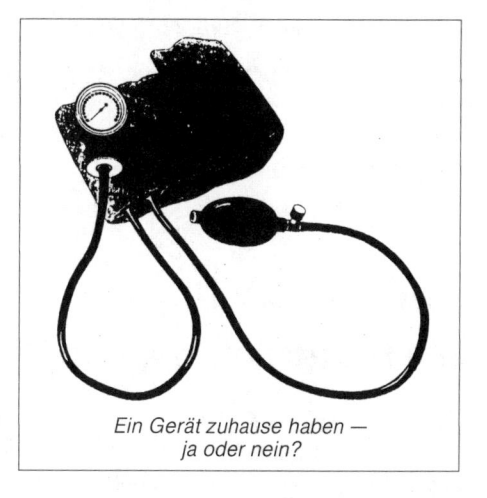

Auch bei niedrigem Blutdruck kann man sich wohl fühlen.

Ein Gerät zuhause haben — ja oder nein?

Alle Werte sind überhaupt mit etwas Zurückhaltung zu sehen. Wir müssen uns ständig bewußt sein, daß viele »Normalwerte« nur Durchschnittswerte sind, die rechnerisch an einer großen Zahl von Gesunden ermittelt wurden.

Der große Durchschnittswert muß daher für den einzelnen durchaus nicht »normal« sein. Trotzdem bleiben wir aus vielen (guten) Gründen beim Begriff »Normalwert«.

Sollte man sich ein Blutdruckgerät anschaffen?

Ja, unbedingt. Für den modernen Menschen gehört ein Meßgerät genauso zur Ausstattung der Hausapotheke wie das Fieberthermometer oder das Verbandspäckchen. Fast jeder kann die Messung rasch erlernen.

Soll man mit dem Stethoskop oder »elektronisch« messen?

Erfahrungsgemäß macht der Umgang mit dem Stethoskop vielen »kleinen Doktoren« doch erhebliche Mühe, sodaß man gerne auf einen elektronischen Apparat zurückgreift. Elektronische Blutdruckmesser mit digitaler Anzeige, teilweise mit elektrischer Pumpe und angeschlossenem Drucker, sind besonders geeignet für händisch ungeschickte und körperlich behinderte Menschen. Die regelmäßige Eichung vorausgesetzt, geben sie die richtigen Werte an. Probleme gibt es bei Herzrhythmusstörungen, hier sind die gemessenen Werte eher zu niedrig. Man kann dies ausgleichen, indem man mehrmals hintereinander mißt und den Durchschnittswert nimmt.

Wie gehe ich nun bei bzw. nach der Anschaffung eines Blutdruckgerätes vor?

1. Der Arzt hat mich untersucht und mir die Anschaffung eines Gerätes — privat oder auf Kosten der Krankenkasse — empfohlen.
2. Mit dem Gerät lasse ich mir die Handhabung und die Technik der Messung genau erklären.
3. In den ersten Tagen und Wochen messe ich täglich zu verschiedenen Zeiten mehrmals. Mit den aufgeschriebenen Blutdruckwerten gehe ich zum Arzt, der mit mir die Werte bespricht und meine Technik der Messung auf ihre Richtigkeit überprüft.

4. Alle 2 Jahre lasse ich das Gerät eichen.

Es ist ein gar nicht hoch genug zu schätzender Vorteil, wenn man seinen Blutdruck selbst mißt. Probleme damit gibt es praktisch nie. Zu den Gerätetypen ist zu sagen, daß alle den Anforderungen entsprechen; für welchen Typ man sich entscheidet, ist eher Geschmackssache.

Kauftip: Das teuerste Gerät ist meistens nicht das am besten geeignete!

Ein Maßanzug für Tag und Nacht
Die Blutdruckmessung über 24 Stunden

Ein kleines tragbares Gerät (mit den Ausmaßen eines Elektrorasierers) macht dies möglich. Im Kästchen befinden sich ein Elektromotor, der die Manschette aufbläst, und eine digitale Einrichtung zum »Merken« der gemessenen Werte. Üblicherweise programmiert man das Gerät auf vier Messungen pro Stunde in der Zeit von 6 Uhr früh bis 21 Uhr abends und auf eine stündliche Messung in den Nachtstunden von 21 Uhr bis 6 Uhr.

Die Zeitintervalle können für alle »Berufstypen« wie Schicht- oder Nachtarbeiter individuell eingestellt werden. Zusätzlich gibt es eine »Erfordernistaste«. Wenn diese gedrückt wird, erfolgt jeweils eine außertourliche Messung.

Die großen Vorteile der 24-Stunden-Messung:

- Die ambulante Dauermessung ist in der gewohnten häuslichen Umgebung möglich.
- Die Dauermessung unter beruflicher Anspannung ergibt Aufschlüsse über die Beanspruchung des Kreislaufes durch den Beruf; das Gerät wird unter der Kleidung unsichtbar getragen; bis auf Schwimmen ist jede körperliche Tätigkeit möglich.
- Die übliche Tagesbelastung ist viel natürlicher feststellbar.
- Jede Blutdruckeinstellung wird wesentlich genauer, der Patient bekommt hinsichtlich der Behandlung einen »Maßanzug«.

Da nicht nur Momentaufnahmen des Blutdruckes vorliegen, ist diese Methode immer dann anzuwenden, wenn einzelne Meßwerte keine ausreichende Klarheit über die Höhe des tatsächlichen Blutdruckes bringen.

Also wenn Selbstmessungen und Messungen beim Arzt große Druckdifferenzen zeigen und wenn ein Mißverhältnis zwischen Blutdruck, gefühlsmäßigem Befinden und sonstigem Organbefund besteht.

Ein häufiges Ergebnis der 24-Stunden-Blutdruck-Messung soll hier nicht verschwiegen werden, sondern hervorgehoben werden: Bei den meisten medikamentös behandelten Blutdruckpatienten kann die Dosis vermindert oder das Mittel überhaupt weggelassen werden.

Bei jedem gemessenen Blutdruckwert sollen wir daran denken: Dieser, der jetzt gemessene Wert, ist nur einer von ca. 120.000 im Zeitraum von 24 Stunden.

Dem Herzstrom auf der Spur

Das EKG (= Elektrokardiographie)

Die Herzstromkurve zeigt den Ablauf der elektrischen Ausbreitung und Rückbildung im Herzen. Das Zusammenziehen des Herzmuskels geschieht durch einen Stromstoß, der sich bis zur Haut fortpflanzt.

Die gemessene Spannung macht weniger als 1/1000stel Volt aus. Dazu ein Vergleich: Eine Taschenlampenbatterie gibt 4,5 Volt ab. Aufgenommen werden die Ströme von den Armen und dem linken Bein; das rechte Bein dient zur Erdung.

Im Routinebetrieb werden auch an der vorderen und linken Brustwand mindestens 6 »Ableitungen« aufgezeichnet.

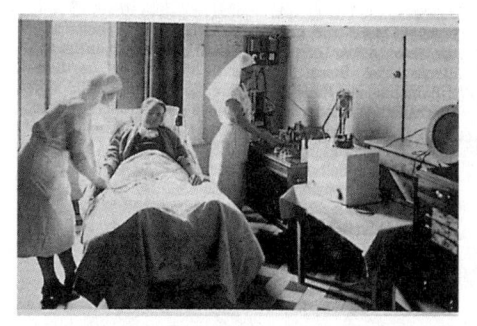

EKG-Untersuchung um 1920 In Paris.

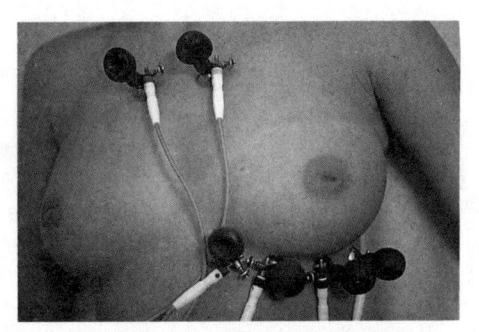

Das EKG zählt zur Grunduntersuchung des Herzens.

Durch Niederschreiben auf einem vorgeschobenen Rasterpapier erhalten wir eine »Kurve«, den sogenannten »EKG-Streifen«. Auf dem EKG-Streifen sehen wir Hügel, Zacken, Täler und Mulden. Die elektrische Tätigkeit der Vorhöfe bezeichnen wir als »P«, die Kammerausschläge als »Q«, »R«, »S«, »T« und »U«.

Worauf achtet der Arzt auf dem EKG?

- Auf den Ort der Rhythmusgebung; ist es der normale Sinusknoten oder wer anders?
- Ist der Rhythmus regelmäßig?
- Wie schnell ist der Herzschlag? »Bradykard« — unter 60 pro Minute. »Tachykard« — über 100 pro Minute.
- Wie ist die »Herzachse«? Aus ihr ist abzuleiten, ob eine Herzkammer stärker bemuskelt ist.
- Wie ist die Gestalt von P, Q, R, S, T, U? Normal? Es lassen sich Schlüsse auf Herzblock und Herzinfarkt ableiten.

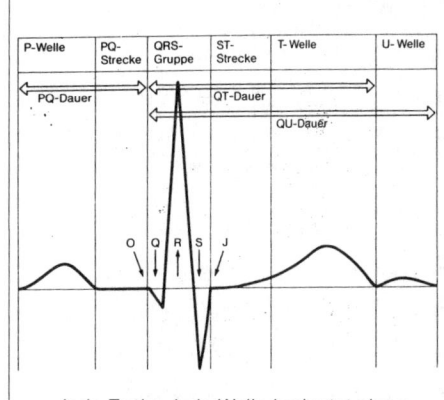

Jede Zacke, jede Welle bedeutet einen gewissen Ort im Herzen, den der Strom gerade durchläuft.

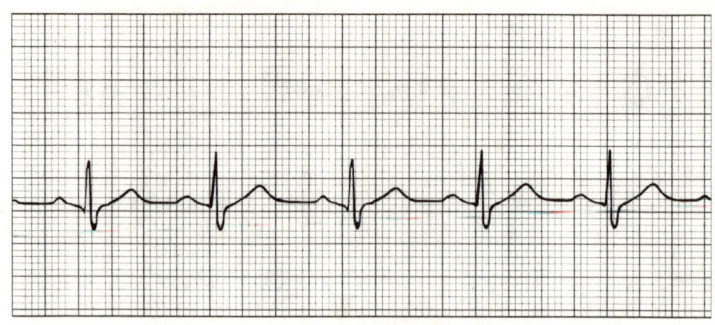

Normales EKG auf dem EKG-Millimeterpapier.

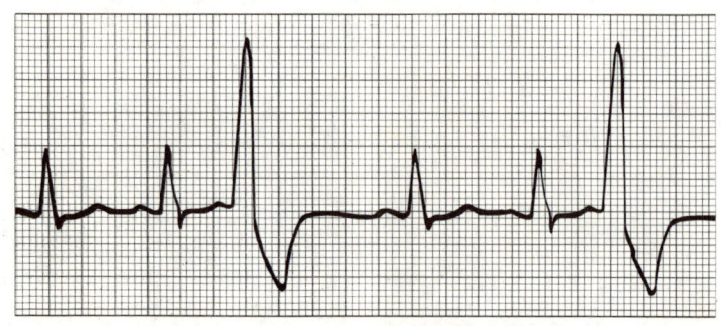

EKG mit »Extraschlägen«.

- Wie lange ist die Zeitdauer der »Buchstaben«? Blöcke und Herzerweiterungen sind ablesbar.
- Sind EKG-Strecken gehoben oder gesenkt? Sauerstoffmängel werden sichtbar.
- Gibt es zusätzliche Zacken? Extraschläge werden aufgedeckt.

Was kann der Arzt aus einem EKG herauslesen?

Eine eigenständige — absolute — Bedeutung hat das EKG bei

- Rhythmusstörungen,
- der Verlaufsdiagnostik des Herzinfarktes,
- Störungen der Reizleitung: Blockierungen des elektrischen Flusses zwischen den verschiedenen Herzanteilen, die »Herzblöcke« lassen sich optimal darstellen.

Diagnostische Hinweise kann das EKG geben auf:

- krankhafte Vergrößerungen der Vorhöfe und Kammern,
- Verkalkung der Kranzgefäße,
- Herzmuskel- und Herzbeutelentzündung,
- Störungen der Mineralsalze,
- Einnahme bzw. Überdosierung gewisser Medikamente, z. B. Digitalis und Psychopharmaka.

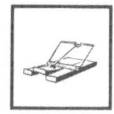

Was kann das EKG nicht?

Die sehr häufige Frage »Ist mein Herz in Ordnung?« läßt sich mit Ja oder Nein nach einer EKG-Untersuchung nicht beantworten. Wir können vor allem keine Aussage über die Pumpleistung des Herzens treffen.

Den EKG-Apparat schlucken?
Das Speiseröhren-EKG

Diese Sonderform eines EKG's wird dann zur Anwendung gebracht, wenn unklare Rhythmusstörungen im Bereich der Herzvorhöfe abzuklären sind. Man muß zur Untersuchung eine Ableitungssonde schlucken, die im unteren Speiseröhrendrittel zu liegen kommen soll. Das gleiche Verfahren läßt sich im Notfall auch zur Stimulation des Herzens durchführen.

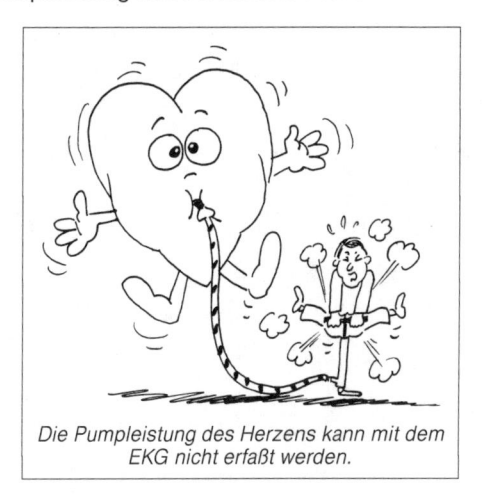

Die Pumpleistung des Herzens kann mit dem EKG nicht erfaßt werden.

Das Herz auf dem Prüfstand
Das Belastungs-EKG

Für die Durchführung eines Arbeits-EKG's gibt es unterschiedliche Belastungsformen; die gängigsten sind Fahrradfahren, Laufen auf einem Laufband, händisches Drehen einer Kurbel, Kniebeugen und Auf- und Absteigen an einer Stufe, der »Kletterstufe«. Alle Verfahren haben Vor- und Nachteile.
Während in den USA das Laufband bevorzugt wird, ist in unseren Breiten die Belastungsprüfung mit dem Fahrrad am gebräuchlichsten. Absolviert werden kann diese Untersuchung im Liegen oder — wie üblich — im Sitzen. Die Aussagekraft des Belastungs-EKG's ist ungleich höher als die des normalen Ruhe-EKG's. Wenn das Herz auf vollen Touren arbeiten muß, treten Schwächen des Organs viel eher zu Tage. Zur Abklärung einer möglichen Herzerkrankung werden daher viele Patienten »belastet«.

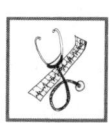

Die wichtigsten Fragen, die zu einer »Ergometrie« (= Belastungsprüfung) führen, sind:

- Leidet das Herz bei einer Belastung unter Sauerstoffmangel?

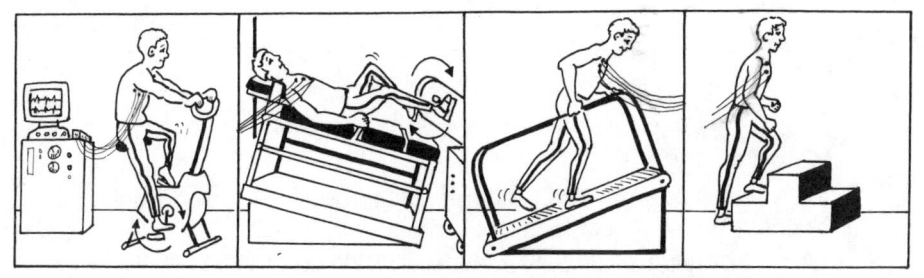

So können Herz und Blutdruck unter Belastung geprüft werden.

- Treten unter Belastung unregelmäßige Herzschläge auf?
- Besteht eine Angina pectoris?
- Wie belastbar ist ein Patient mit Angina pectoris und Herzklappenfehler?
- Wie wirksam war die bisherige Behandlung?
- Wie weit ist die Arbeitsfähigkeit eines Herzkranken eingeschränkt?
- Besteht unter Belastung ein hoher Blutdruck?
- Wie ist der Trainingszustand eines Gesunden?

Ein sehr häufiger Grund in der Praxis ist dann gegeben, wenn ein Mensch über »Herzweh« oder Brustkorbbeschwerden klagt und das EKG in Ruhe normal ist.

Die Belastbarkeit wird in Watt angegeben.

Was entspricht wieviel Watt?

Watt	Leistungsart
25	ebenerdiges Spazierengehen
50	Marschieren 4 km/h Radfahren 10 km/h stetes, langsames Treppensteigen Schwimmen 20 Meter/Minute
65	Radfahren 12 km/h
75	Geschlechtsverkehr Radfahren mit mäßiger Steigung schnelles Treppensteigen
85	Radfahren 15 km/h
100	schnelleres Treppensteigen, 2 Stufen auf einmal, schnelles Laufen
90 – 120	Tanzen
125 – 150	Geländelauf, steiles Bergangehen
150 – 175	Skiwandern 7 – 10 km/h Radfahren 20 km/h
165	Laufen 9 km/h
190	Brustschwimmen 50 Meter/min
225	Fußballspielen, Laufen 15 km/h
230	Kraulschwimmen 50 Meter/min
250	Schwerarbeit im Bergbau

Was ist normal?

Für normaltrainierte, nicht übergewichtige Menschen kann gelten: Kilogramm Körpergewicht x 3,0 (bei Frauen 2,5) minus 10 Prozent für jedes Lebensjahrzehnt ab dem 30. Lebensjahr ergibt die durchschnittlich erreichbare Wattzahl bei voller Ausbelastung.

Was Sie hier sehen,
ist der neue Assistent Ihres Arztes.

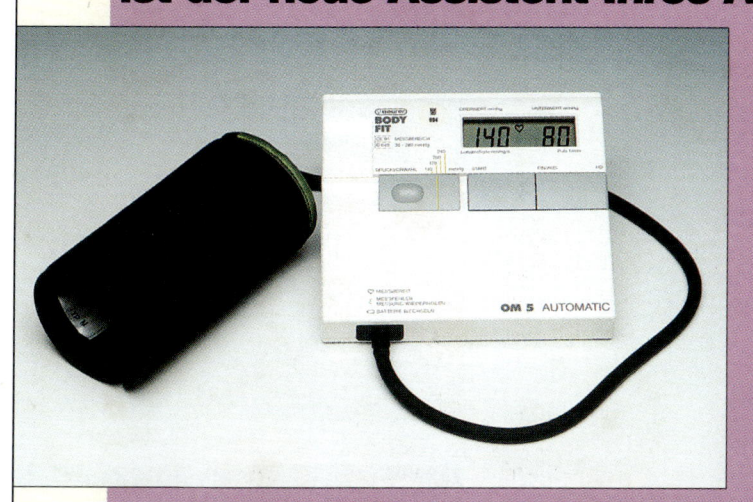

Er hat eine profunde Ausbildung in Sachen Body Check erfahren. Feierlich wurde ihm der Titel eines geprüften **Body-Fit** verliehen. Der ideale Blutdruck-Computer-Assistent für Arzt und Patienten.

Wenn es Ihr Arzt für nötig befindet, mißt Body-Fit rund um die Uhr. Heimmessung heißt den Blutdruck auch dann zu überprüfen, während Sie Dinge tun, die Sie immer tun: So ergibt Body-Fit ein präzises Bild Ihres Blutdrucks.

Der **beurer** **Body-Fit OM5 Automatik** bezieht ein einmaliges Honorar von **öS 2490,–*** und ist im guten Fachhandel erhältlich.

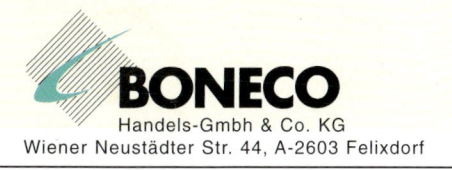

BONECO
Handels-Gmbh & Co. KG
Wiener Neustädter Str. 44, A-2603 Felixdorf

*Unverbindlich empf. Richtpreis

Die Pulse

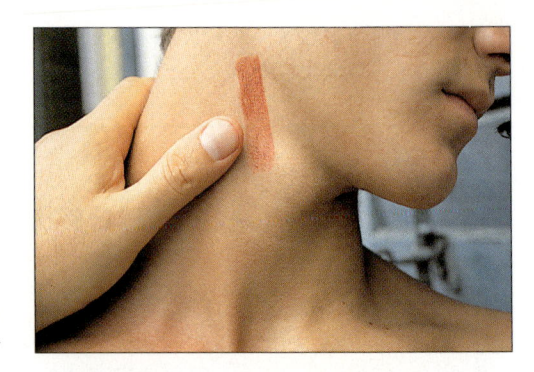

1
Halsschlagader

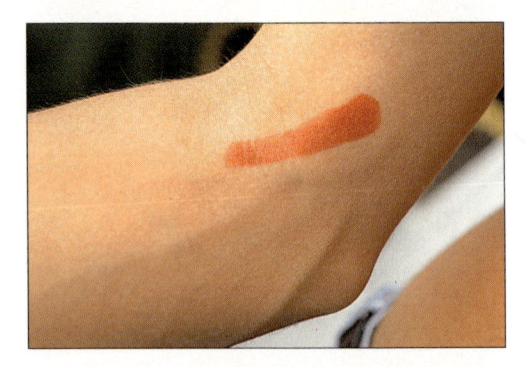

2
Armschlagader

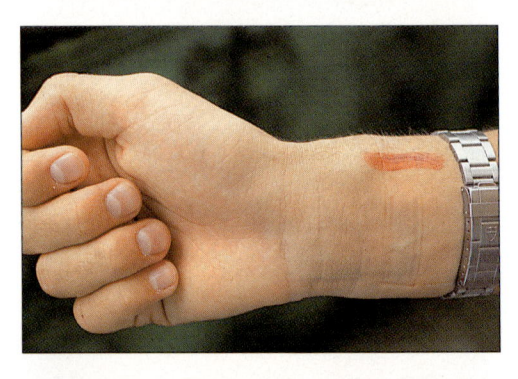

3
Speichenschlagader »Radialispuls«

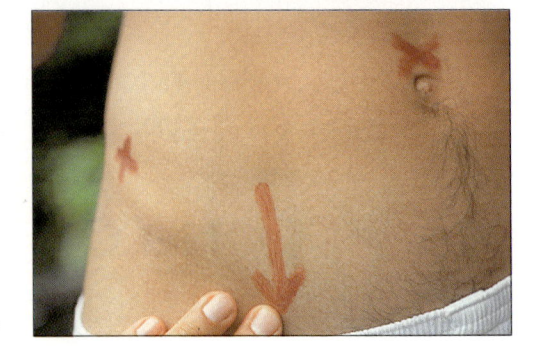

4
Oberschenkelschlagader

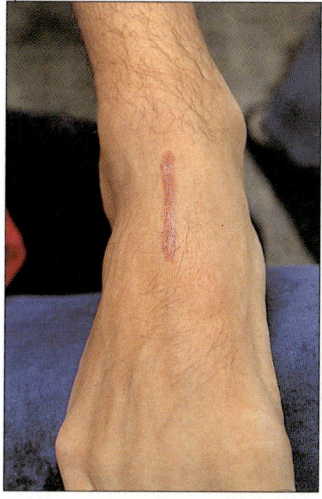

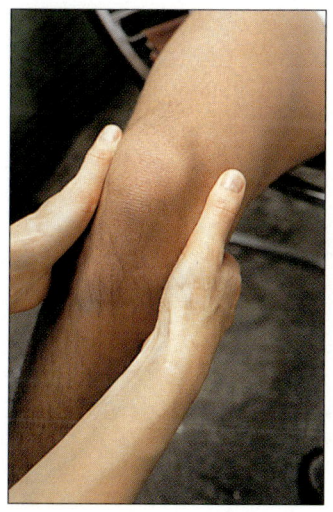

5
Obere Fußschlagader

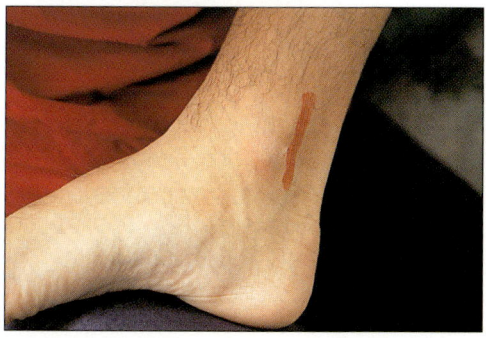

6
Innere Fußschlagader

7
*Knieschlagader —
beim Tasten von vorne das Knie umgreifen!*

8
*Knieschlagader —
sie verläuft an der Hinterseite.*

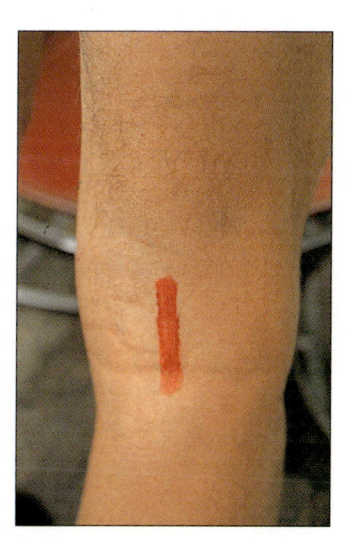

Gesünder mit Kneipp!

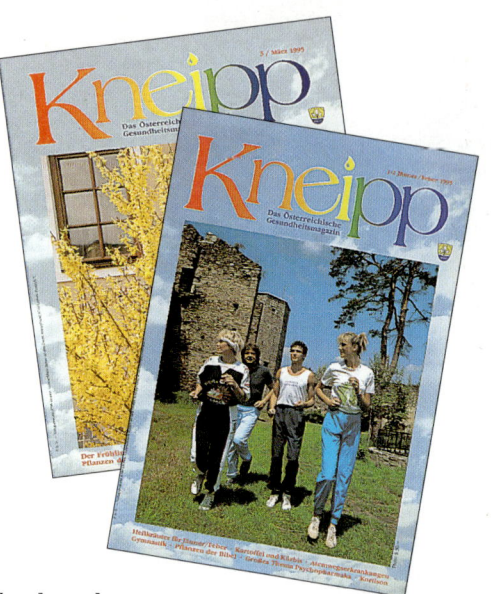

Der Österreichische Kneippbund

ist ein gemeinnütziger Verein, der seine Tätigkeit — Informationen über Abhärtung durch Wasseranwendungen, Gesundheitsvorsorge, moderne Ernährung, Heilkräuter, Bewegung und Lebensordnung sowie ein umfassendes lokales und österreichweites Seminar- und Kursangebot — mit seinen 200 Kneippvereinen in ganz Österreich aus den Mitgliedsbeiträgen bestreitet.

50.000 Mitglieder gehören dem Österreichischen Kneippbund an, sie erhalten monatlich das Kneipp-Gesundheitsmagazin und werden zum aktuellen Vereinsprogramm eingeladen.

Wir laden auch Sie ein, bei uns Mitglied zu werden: Mitgliedsbeitrag ca. S 300.—/Jahr.

Die 200 Kneippvereine bieten:

Kneippgymnastik · Wirbelsäulengymnastik · Anti-Osteoporose-Training · Entspannungstraining · Seniorentanz · Schlank-mit-Kneipp-Gruppen · Vorträge · Diskussionsrunden · Wanderungen · Ausflüge · Kochkurse u. v. m.

ÖSTERREICHISCHER KNEIPPBUND
Kunigundenweg 10 · A-8700 Leoben · Tel. 03842/21682

Meine Wattzahl beträgt: _____

Die pulsabhängige Ausbelastung beträgt 220 minus Lebensalter.

Aussagen über die Leistung der Kranzgefäße sind möglich bei 80 %iger Belastung des Wertes von 220 minus Lebensalter.

Das Belastungs-EKG kann durch persönliche Lebensumstände erheblich verfälscht werden. Alltäglich sind:

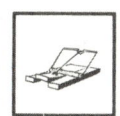

- Schlafmangel,
- Alkohol und Nikotin,
- Trainingsmangel,
- schlechte seelische Verfassung und
- Gelenkbeschwerden.

Auch zu hohe Lufttemperatur und -feuchtigkeit können die Leistungsgrenze fälschlich herabsetzen.

Technik:

Es wird mit einer Anfangsleistung von 50 Watt begonnen, bei gut Trainierten mit 75 — 100 Watt.
Alle 2 — 3 Minuten wird nun die Leistung um 25 Watt, bei Trainierten um 50 Watt gesteigert.
Für das »Wattziel«, also die »passende« Belastbarkeit, gibt es Richtlinien, die sich aus dem Alter, der Größe und dem Gewicht sowie dem Allgemeinzustand und der Art einer eventuell bestehenden Kreislaufkrankheit ergeben.
Die erhaltenen EKG-Aufzeichnungen werden für die Beurteilung der Prüfung umso stichhaltiger, je länger die Belastung gedauert hat.

Es gibt eine Reihe von Gründen, die zum Abbruch der Untersuchung führen.

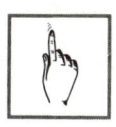

Die wichtigsten davon sind:

- Herzbeschwerden, Atemnot, Blässe, kaltes Schwitzen, Erschöpfung und Muskelschmerzen.
- Blutdruck über 260.
- Plötzlicher Blutdruckabfall um 20.
- Zeichen der Sauerstoffnot im EKG und neu aufgetretene Extraschläge.

Von der Belastung überhaupt Abstand nimmt man bei allen schweren Herz- und Lungenleiden, bei einem Ruheblutdruck von 200/110 und ausgeprägter Blutarmut.

Vereinfacht gesagt, verzichtet der Arzt immer dann auf die Belastung, wenn das kranke Herz schon in Ruhe soviele Krankheitszeichen zeigt, daß die Diagnose und weitere Behandlung auch so gesichert sind.

Einige Medikamente müssen — um nicht zu falschen Schlüssen zu kommen — vorher abgesetzt werden:

Diese Mittel muß ich vor der Ergometrie absetzen	Wie lange vor der Untersuchung
Digitoxin aus dem roten Fingerhut	3 — 4 Wochen
Digitoxin aus dem wollenen Fingerhut	2 Wochen
Betablocker	2 Tage
Nitroglycerin	12 Stunden
Kalziumhemmer	12 Stunden

Weiters können wassertreibende Mittel durch den entstehenden Kaliummangel sowie Psychopharmaka und Medikamente gegen Rhythmusstörungen zu einer Beeinflussung führen.

Wenn es nicht zu verantworten ist, daß Medikamente ausgelassen werden, wird die Ergometrie eben unter der momentan laufenden Behandlung durchgeführt. Es kann aber bei der Bewertung der Ergebnisse Schwierigkeiten geben.

In allen Lebenslagen
Das Langzeit-EKG

Über mindestens 24 Stunden werden die elektrischen Herzströme von Elektroden abgeleitet und in einem kleinen, tragbaren Speichergerät aufgezeichnet. Als »Telemetrie« können die Herzsignale auch mittels Funk in eine beobachtende Zentrale gesendet werden.
Beim Langzeit-EKG kann man die Aufzeichnungen immer mit den allfälligen Beschwerden des Patienten vergleichen.

Ein Beispiel:
Klagt jemand über Schwindelanfälle und zeigt während dieser Zeitspanne das Langzeit-EKG ein normales Bild, so sind Rhythmusstörungen des Herzens als Ursache auszuscheiden.

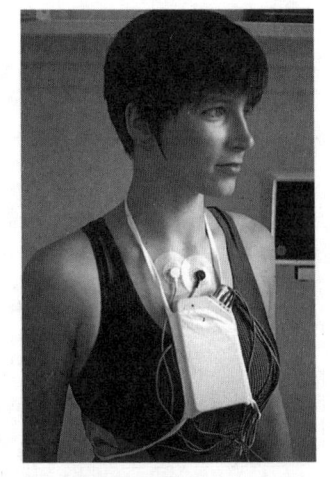

Das Langzeit-EKG dient der genauen Feststellung von Rhythmusstörungen.

Gute Dienste leistet diese Untersuchung zur

- Erkennung und Behandlungskontrolle von Unregelmäßigkeiten des Herzschlages,
- Abklärung von Schwindel und Anfällen kurzer Bewußtlosigkeit,
- Kontrolle von Herzschrittmacherträgern.

Mit einem angelegten Langzeit-EKG ist in den meisten Fällen der normale Berufsalltag ebenso ungestört wie die Nachtruhe. Eines darf man mit dem angelegten Gerät (noch) nicht tun: schwimmen gehen.

Auf Horchposten
Der Herzschall (Phonokardiographie)

Über ein Mikrophon werden Herzgeräusche aufgenommen und auf einem EKG-Gerät aufgezeichnet. Über dem Herzen gehörte Geräusche können durch die gleichzeitige EKG-Schreibung genau den einzelnen Herzphasen »Systole« (= Zusammenziehung) und »Diastole« (= Erschlaffung) zugeordnet werden. Die Beurteilung der Geräusche lautet dann: früh, mittel, spät, zunehmend oder abnehmend, spindel- oder bandförmig. Auch die Lautstärke eines Geräusches kann indirekt am Zeigerausschlag gemessen werden. Durch den modernen Ultraschall und den Herzkatheter hat das »Herzphono« nur mehr geringe Bedeutung!

Moderne Zeiten
Der Herzultraschall (Echokardiographie)

Diese Untersuchung, auch kurz »Herzecho« genannt, nimmt heutzutage eine Schlüsselstellung ein. Gearbeitet wird mit — für den Menschen, nicht für Fledermäuse und Hunde — unhörbaren Schallwellen von über 20.000 Hertz.

Die Untersuchung ist

- unschädlich,
- rasch durchführbar,
- beliebig wiederholbar,
- für den Patienten nicht belastend und
- sehr aussagekräftig.

Technik: Über der Herzgegend wird der Schallkopf in gewissen Richtungen bewegt. Das entstandene Bild vom jeweiligen Herzabschnitt kann sofort ausgewertet werden.

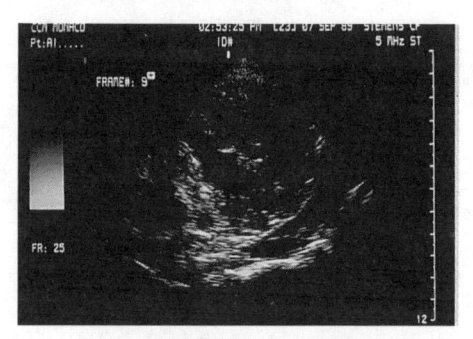

Ultraschallaufnahme des Herzens

Durch einen sogenannten »Farbdoppler« kann man arterielles Blut von venösem unterscheiden: In der Diagnostik von Herzfehlern mit Mischblut ist dies besonders wertvoll. Bei besonderen Fragestellungen kommt auch die Ultraschalluntersuchung durch die Speiseröhre zur Anwendung. Man muß dazu ein Gastroskop schlucken, das einen Schallkopf eingebaut hat.

Wozu dient der Herzultraschall?

Er bietet praktisch ohne Patientenbelastung die beste Möglichkeit, am Herzen folgendes festzustellen:

- Größe des Herzens
- Herzklappenfehler
- Herzwassersucht
- Herztumoren
- Wanddicke der Herzkammern
- Qualität der Pumpfunktion des Herzens
- Beweglichkeit der Herzklappen
- Ablagerungen von Bakterien bei einer Entzündung

Bei der »Streßechokardiographie« wird der Herzultraschall mit der Belastungsprüfung kombiniert. Es werden frühzeitig Schwächen von Herzkammerwänden erkannt, bevor noch Angina-pectoris-Beschwerden oder EKG-Veränderungen auftreten.

Ein Streßultraschall (= »Streßecho«) ist notwendig, wenn

- das Belastungs-EKG die Zweifel über die Erkrankungsart nicht ausgeräumt hat,
- eine Einschätzung des Risikos nach Herzinfarkt gefordert wird und
- eine Kontrolle nach Bypass-Operation oder eine Dehnung der Kranzgefäße ansteht.

Das Herzröntgen

Zwei Aufnahmen, eine von vorne und eine von der Seite, sind erforderlich. Falls vorhanden, sind ältere Aufnahmen immer günstig zum Vergleich mit dem derzeitigen Zustand.

Ein Herz-Lungen-Röntgen ist jeweils dann erforderlich, wenn

- akute Luftnot auftritt,
- der Verdacht besteht, daß sich eine bekannte Herzkrankheit verändert hat,
- eine Schwäche der rechten oder linken Herzkammer vermutet wird,
- die Überprüfung und Kontrolle einer Herztherapie anders nicht möglich ist,
- zusätzlich eine Lungenkrankheit besteht.

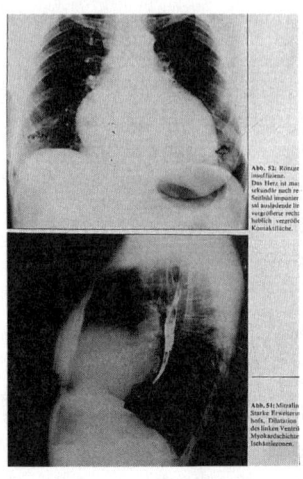

Herzröntgen, von vorne und von der Seite.

Wiederholungsuntersuchungen von Herz und Lunge werden heute wegen der Strahlenschutzbestimmungen zurückhaltender gehandhabt als noch vor einigen Jahren.

Mit dem Geigerzähler
Die radioaktive Untersuchung des Herzmuskels (= Myokardszintigraphie)

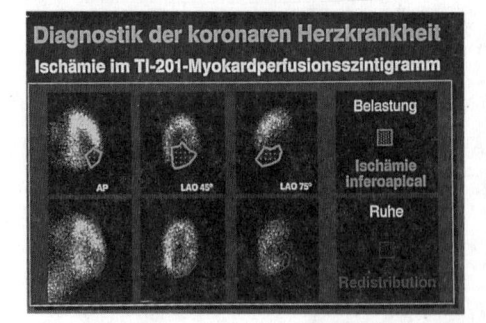

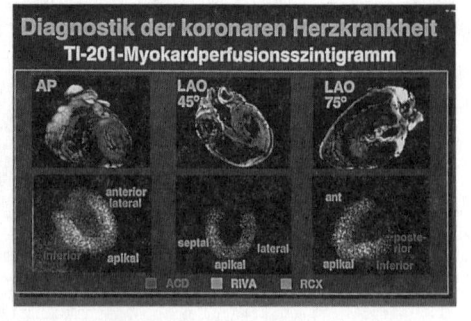

*Die radioaktive Diagnostik des Herzens:
Je weniger sich vom radioaktiven »Isotop« anreichert, umso schlechter ist die Durchblutung.*

Diese Technik beruht darauf, daß radioaktives Thallium oder Technetium — in die Vene als Injektion eingespritzt — von den Herzmuskelzellen angesogen wird. Die Einnistungsstärke dieser »Isotope« kann dann mit dem Geigerzähler nachgewiesen werden. Je nachdem, wie gut oder wie schlecht der Stoffwechsel der Herzmuskelzellen ist, werden viele, wenige oder — bei Narben nach Herzinfarkt — gar keine Teilchen eingelagert. Wo sich keine Isotope im Herzen seßhaft gemacht haben, bleiben sozusagen »weiße Flecken«. Diese weißen Flecken entsprechen meistens dem Gebiet einer verschlossenen Kranzarterie oder einer Narbe nach durchgemachtem Infarkt.

Die »Szintigraphie« wird in Ruhe und unter Belastung durchgeführt. Sinnvollerweise wird sie immer dann eingesetzt, wenn die bisherigen Untersuchungen kein sicheres Ergebnis gezeitigt haben. Die Strahlenbelastung entspricht dem Ausmaß, wie sie auch bei einem Magen-Darm-Röntgen zu erwarten ist.

»SPECT«, die »rotierende Kamera«, ist eine Computertomographie mit Szintigraphie. Eine sogenannte Gammakamera (= Geigerzähler) kreist um das Herz herum und macht Aufnahmen, die computergestützt ausgewertet werden. Dadurch läßt sich räumlich genau der Ort einer fehlerhaften Durchblutung im Herzmuskel feststellen.

Bei der »PET«-Untersuchung werden die Schichten des Herzmuskels genau geprüft. Mit dieser Methode lassen sich krankhafte Stoffwechselvorgänge im Herzmuskel nachweisen.

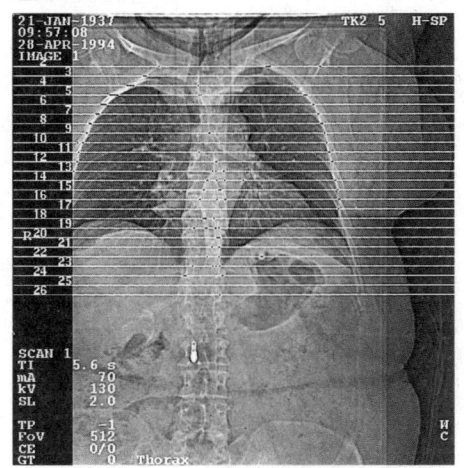

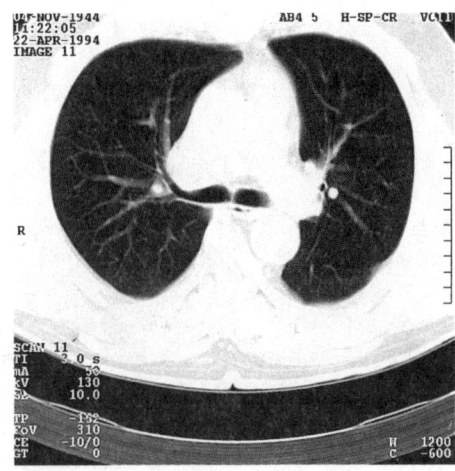

Computertomographie des Herzens und der Brustorgane.

Auch die Herzinnenräume, die Kammern, sind der Untersuchung mit radioaktiven Substanzen zugänglich. Der Test heißt »Radionuklidventrikulographie« und wird vor allem nach Operationen und Infarkten eingesetzt.

Da sich das Herz mit einer Geschwindigkeit von 50 Millimeter pro Sekunde bewegt, ist es für die herkömmliche Computertomographie zu schnell, um »scharfe« Bilder zu gewinnen.
Abhilfe schafft hier eine Art »Turbo«-Computertomographie, die von der Firma Siemens entwickelte »Ultrafast-CT«. Mit dieser Maschine lassen sich auch verengte Kranzgefäße darstellen; möglicherweise wird das ultraschnelle »CT« in der Diagnose eines Tages den Herzkatheter ablösen.

Vorsicht Scheckkarte
Die Magnetresonanzuntersuchung des Herzens (= das »MR« oder die NMR-T)

Das »MR« ist überhaupt das modernste Verfahren, um den Aufbau menschlicher Körperteile sichtbar zu machen. Man arbeitet dabei ohne Röntgen mit einem starken Magnetfeld. Zur besseren Sichtbarmachung wird das Kontrastmittel Gadolinium verwendet. Nach dem derzeitigen Erfahrungsstand ist das MR für den Menschen nicht belastend.

Neben vielen Vorteilen stehen als wenige Nachteile gegenüber:

- Herzklappen werden nicht dargestellt.
- Der Patient darf keine magnetisierbaren Metallteile am oder im Körper haben: Schrittmacher, metallene Herzklappen, Gefäßklipse, Filter, Innenohrimplantate, Prothesen, Insulinpumpen, Granatsplitter, Gelenkteile usw.
  Auch Kredit- und Scheckkarten müssen abgelegt werden, da das Magnetfeld den Magnetstreifen dieser Karten löschen würde.

In der Herzdiagnostik wird das MR zu einer starken Konkurrenz von Ultraschall, Computertomographie und Herzkatheter. Besonders gut erkannt werden mit dem MR angeborene Herzfehler.

Blutig untersuchen
Der Herzkatheter

<u>Methode:</u> Sehr dünne Schläuche (= Katheter) werden in das Herz oder in die Kranzgefäße eingeführt. Ziele sind die Diagnose oder Behandlung.

Beim Herzkatheter der rechten Herzkammer wird der Katheter entlang eines Führungsdrahtes von der Arm- oder Beinvene aus in die rechte Kammer vorgeschoben. Beim Herzkatheter der linken Herzkammer macht man dasselbe von der Arm- oder Beinarterie aus entlang der Aorta (= Hauptschlagader). Den linken Vorhof kann man hierbei meistens nicht erreichen.

In besonderen Fällen — für die Diagnose von Herzfehlern — kann man auch durch die Vorhofscheidewand vom rechten in den linken Vorhof gelangen. Über die Katheterspitze ist die Messung des Blutdruckes in allen Herzabschnitten möglich. Auch eine Spiegelung der Herzkranzgefäße durch sehr dünne Endoskope ist möglich; man nennt dieses Verfahren »Koronaroskopie«. Für die Untersuchung der Herzkranzgefäße sind eigene Katheter nötig, sie werden während der Untersuchung gewechselt.

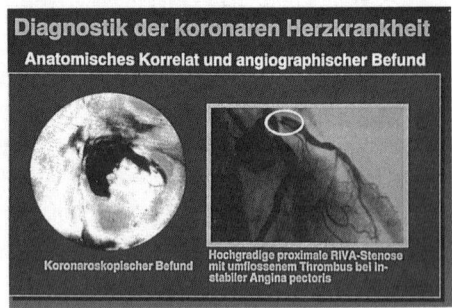

Diagnostik der koronaren Herzkrankheit
Anatomisches Korrelat und angiographischer Befund

Koronaroskopischer Befund | Hochgradige proximale RIVA-Stenose mit umflossenem Thrombus bei instabiler Angina pectoris

»Koronaroskopie« — die Spiegelung der Kranzgefäße; rechts davon das entsprechende Gefäßröntgen. In der Spiegelung sieht man den »Schutt« im Gefäß.

Auch können notwendige Kontrastmittel eingespritzt werden. Eine Narkose ist nicht erforderlich, es genügt eine örtliche Vereisung am Ort der Kathetereinführung.

Wann kommt ein Herzkatheter zur Anwendung?

- Bei unklarem Herzbefund
- Bei Verdacht auf Herzfehler
- Zur Abklärung von Gefäßerkrankungen
- Bei Verdacht auf drohenden Herzinfarkt
- 4 — 7 Tage nach einem Herzinfarkt, um durch eine Gefäßdehnung den Erfolg einer gerinnsellösenden Behandlung zu sichern.
- Bei Beschwerden nach Bypassoperationen

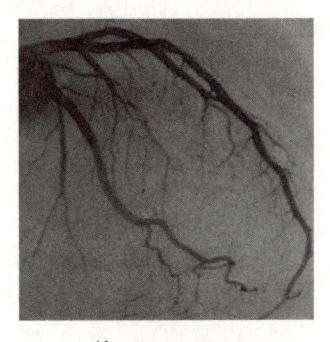

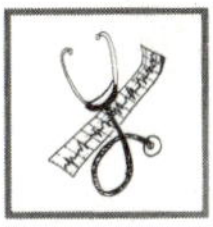

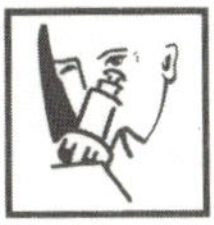

Koronarogramm. Die Herzkranzgefäße können durch den Herzkatheter sichtbar gemacht werden.

In der Hand von erfahrenen Untersuchern ist der Herzkatheter zu einer Routineuntersuchung mit sehr wenigen Komplikationen geworden.

Die Gewebsentnahme aus dem Herzen (= Myokardbiopsie)

Ein kleines Gewebsstück wird aus dem Herzmuskel herausgezwickt. Je nachdem, von welcher Seite man die Gewebsprobe möchte, geht man über eine Vene (Richtung rechte Herzkammer) oder über eine Arterie (Richtung linke Herzkammer) ein.

Untersuchungsgründe sind die Diagnose und die Verlaufsbeobachtung besonderer Herzkrankheiten, die Beurteilung der Herzmuskelentzündung und die ungeklärte Herzerweiterung. Am wichtigsten jedoch ist die Überprüfung von Herztransplantaten (= verpflanzte Herzen), um Abstoßungsreaktionen rechtzeitig zu erfassen.

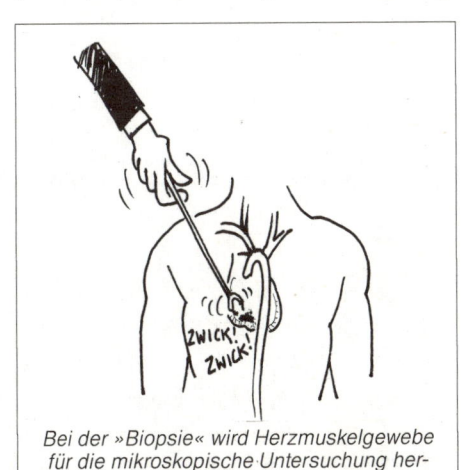

Bei der »Biopsie« wird Herzmuskelgewebe für die mikroskopische Untersuchung herausgezwickt.

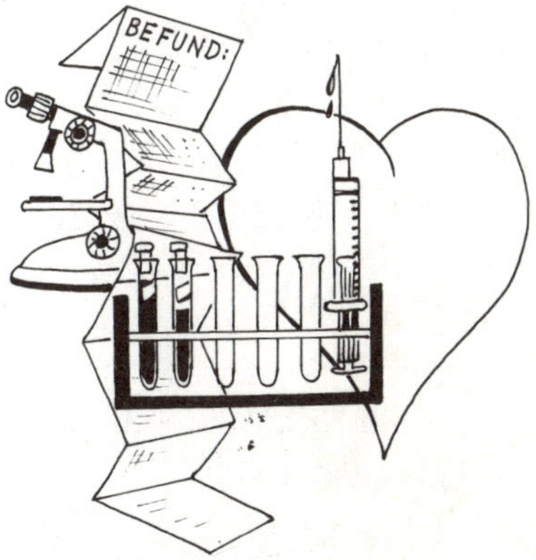

Für Herz und Kreislauf spielt das Labor eine große Rolle — besonders in akuten Situationen.

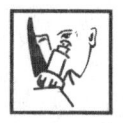

Das Kreislauflabor

Im wesentlichen wird bei jedem Kreislaufpatienten ein sogenanntes »Basislabor« gemacht, womit auch die Funktionen der wichtigsten Organe erfaßt werden.

Das Basisprogramm enthält folgende Werte:

Proben	Normalwert
Blutsenkung	5 — 25
Rote Blutkörperchen (=Erythrozyten)	4 — 5,5 Millionen
Roter Blutfarbstoff (=Hämoglobin)	12 — 18
Blutdicke (=Hämatokrit)	36 — 50
Weiße Blutkörperchen (=Leukozyten)	bis 10.000
Kalium	3,5 — 5,5
Natrium	135 — 151
Nierenwert (=Kreatinin)	0,6 — 1,1
Harnstoff	10 — 50
CK (Kreatinkinase)*	10 — 80
GOT*	2 — 18
Blutzucker	70 — 105
Cholesterin	120 — 200
Blutfette	40 — 170
Harnsäure	2 — 6
Quickwert (Blutgerinnung)	70 — 130

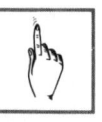

*CK und *GOT sind wichtig zum Nachweis eines Gewebszerfalls beim Herzinfarkt!

Dazu kommen noch die Blutgasanalyse, also die Bestimmung von Sauerstoff und Kohlendioxid im Blut, und eine genaue Prüfung des Harnes.

Zusätzliche Laborprogramme stehen für spezielle Verdachtsdiagnosen zur Verfügung:

Herzinfarkt:	
CK-MB	weniger als 6 % der CK
Alpha-HBDH	55 — 140
Myoglobin	positiv oder negativ
Troponin	positiv oder negativ

Alle vier Werte steigen nur bei entsprechendem Gewebsuntergang an. Sie können einen Herzinfarkt auch dann anzeigen, wenn man im EKG (noch) nichts davon sieht.

Entzündliche Herzerkrankungen:

Blutzellbild	
Stabkernige	1 — 5
Segmentkernige	50 — 70
Lymphozyten	20 — 44
Monozyten	2 — 9
Eosinophile	2 — 6
Basophile	0 — 1

Zu den »Entzündungsmeldern« zählen noch die Bluteiweißkörper, Immunstoffe, Rheumafaktoren und Antikörper; vervollständigt wird der Laborblock »Entzündung« durch Proben auf Tuberkulose, Viren und Bakterien.

Herzrhythmusstörungen:
Schilddrüse + Digitalisblutspiegel

Bluthochdruck:
Schilddrüse + Hormone

Bei Verdacht auf entsprechende Vorbehandlung oder wenn Vergiftungserscheinungen vorliegen, wird das sogenannte »Drug-Monitoring« gestartet.

Man versteht darunter die rastermäßige Untersuchung des Blutes und eventuell des Harnes und Stuhles auf wichtige in der Kreislaufbehandlung verwendete Mittel. So entpuppt sich gelegentlich ein Kreislaufzusammenbruch als Erscheinung der unabsichtlichen Überdosierung einer Herzpille.

Kreisen, »fäusteln« und gehen
Spezielle Untersuchungsmethoden der Blutgefäße

Die Lagerungsprobe von Ratschow

Sie zeigt, ob die Gefäßbahn verschlossen oder behindert ist. Im Liegen werden beide Beine senkrecht hochgehalten und die Füße machen 40 kreisende Bewegungen.

Anschließend setzt man sich hin und läßt die Beine ruhig hinunterhängen. Beim Gesunden kommt es nur zu einer mäßigen, beim Gefäßkranken zu einer starken Durchblutungsminderung der Füße bis zur Blutleere.

Erklärung: Beim Hochheben muß das Blut in den Arterien bergauf laufen; dazu reicht der Druck hinter einem verschlossenen Gefäß aber nicht aus. Durch das Fußkreisen sinkt der Druck hinter einem Verschluß weiter ab. Beim Hinunterhängenlassen füllen sich die Venen umso rascher wieder, je besser der Einstrom in die Arterien ist.

Faustschlußprobe

Damit wird eine Durchblutungsstörung im Arm erkannt. Man muß die Arme heben und 10 Faustschlußbewegungen ausführen. Zum Schluß hält man die Hände geöffnet hoch. Wenn der Blutstrom durch einen Verschluß fehlt, wird und bleibt die Hand weiß. Beim Gesunden röten sich Handinnenfläche und Finger sofort nach Beendigung der Übung: Durch das Hochheben der Arme wird der Gefäßinnendruck gesenkt, beim Kranken auf Null; durch den Faustschluß werden auch die Venen leergepreßt. Fehlt nun der arterielle Zufluß, so wird und bleibt die Hand weiß.

Gehtest

Er gibt Auskunft über Ausmaß und Ursache der eingeschränkten Gehfähigkeit bei der »Schaufensterkrankheit« (= Claudicatio intermittens). Zum Vergleich sollte man bei diesem Test zur selben Tageszeit auf ebenem Boden mit der gleichen Geschwindigkeit von 120 Schritten pro Minute gehen. Der Test beruht auf der Beanspruchung der Wadenmuskulatur beim Gehen.

Durch die Muskelzusammenziehung steigt einerseits der Blutbedarf, andererseits wird die Blutzufuhr behindert. Wird der Blutbedarf aber nicht mehr gedeckt, kommt es durch die Anreicherung von Stoffwechselschlacken zu Schmerzen, welche die Beendigung des Gehens erzwingen. Die Schmerzgrenze liegt bei einer Dauerbelastung umso tiefer, je schlechter der Verschluß durch einen Umgehungskreislauf ausgeglichen wird.
Patienten mit einem Verschluß der Becken- oder Beinarterie können dann 150 Meter beschwerdefrei gehen, wenn der Umgehungskreislauf funktioniert. Bei einer Gehleistung unter 50 Meter bestehen oft schon nächtliche Ruheschmerzen, was einem »Stadium III« einer Durchblutungsstörung entspricht. Sind allerdings »nur« Unterschenkelarterien verschlossen, sagt der Gehtest nicht viel aus, da meistens bloß die Hautdurchblutung gestört ist.

Der Gehtest kann auch auf dem Laufbandergometer praktiziert werden. Man nimmt dabei eine Steigung von 3 Prozent und eine Geschwindigkeit von 3 Kilometer pro Stunde. Für die Beurteilung interessant ist der Punkt, an dem die ersten Beschwerden auftreten, sowie der, an dem man den Test wegen Beschwerden abbrechen muß. Das Ergebnis kann sowohl in Metern als auch in Sekunden angegeben werden.

Die Pulsdruckmessung (Oszillographie)

Puls- und Druckschwankungen an den Gefäßen werden mittels Blutdruckmanschetten abgenommen und aufgezeichnet. Die Druckschwankungen werden elektronisch verstärkt, womit man sogar kleinste Gefäße an Fingern oder Zehen untersuchen kann. Der Test ist in Ruhe oder unter Belastung durchführbar. Diagnostisch beweisend ist eine mehr als 30 %ige (einseitige) Verkleinerung der Ausschläge. Der wichtigste Ort für die Untersuchung ist der Unterschenkel. Solange hier noch Ausschläge zu registrieren sind, bestehen Chancen, daß ein durchblutungsbedingtes Geschwür abheilt. Für die Belastungsprüfung muß man 30- bis 40mal einen Zehenstand machen.

Die Ultraschalluntersuchung der Arterien (= Doppler-Sonographie)

Die Ultraschall-Doppler-Sonde besitzt einen Sender und einen Empfänger für Schallwellen. Das Gerät erkennt und mißt den Unterschied zwischen abgegebenen und wiederaufgenommenen (weil reflektierten) Wellen und gibt diesen Wert als akustisches Signal wieder. Beim Aufsetzen der Sonde auf ein größeres Gefäß werden die ausgesandten Schallwellen zum großen Teil von den Blutkörperchen reflektiert. Wenn diese sich im durchströmten Gefäß bewegen, entsteht der »Dopplereffekt«; man hört ein Geräusch, das der Blutstromgeschwindigkeit entspricht. Das Geräusch gibt Auskunft über das Vorhandensein und die Art einer Blutströmung, z. B. über Wirbelbildungen.

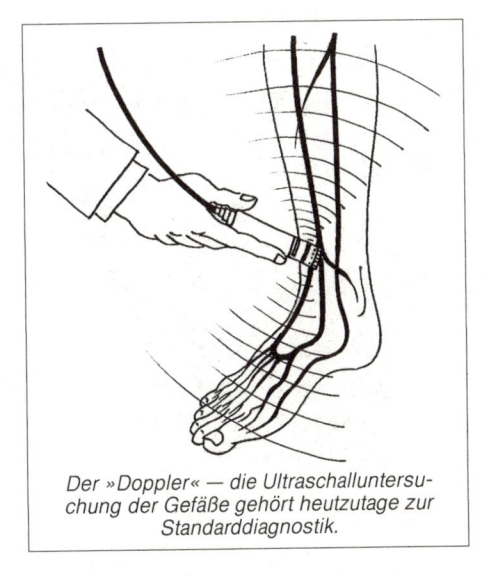

Der »Doppler« — die Ultraschalluntersuchung der Gefäße gehört heutzutage zur Standarddiagnostik.

Blutdruckmessen an den Beinen

Die Bewertung der Blutdruckmessung geschieht so, daß man beim Gefäßgesunden den 1. Blutdruckwert an den Unterschenkeln mindestens so hoch ansetzt wie an den Armen; meistens liegt der Wert aber um 40 — 50 deutlich höher.

Hinein in die Kanäle!
Die Arteriographie (= Gefäßdarstellung mit Hilfe des Röntgen, Angiographie)

Sie ist heute eine Routinemethode; durch die Einführung der kaum belastenden »DSA« (= digitale Subtraktionsangiographie = computerunterstütztes Gefäßröntgen) lassen sich die großen Arterien auch schon durch Einspritzung eines Mittels in die Vene (= »i.v.«) gut abbilden.

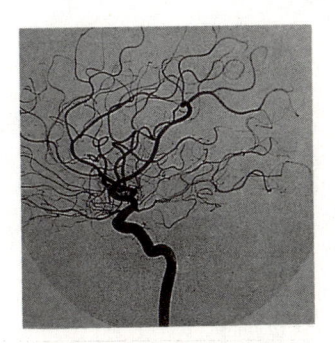

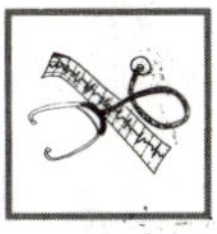

Das Gefäßröntgen macht man

- bei der Frage, ob eine organisch bedingte Gefäßveränderung vorliegt oder nicht,
- wenn ein operativer Eingriff, eine Gerinnselauflösung oder eine Bypassoperation geplant sind,

Subtraktionsangiographie des Gehirns.

HERZUNTERSUCHUNGSMETHODEN

- bei Verdacht auf eine allgemeine Gefäßerkrankung und
- zu Begutachtungsfragen.

Schwere Störungen der Blutgerinnung sowie Herz- und Nierenschwäche sind Gegenanzeigen (= »Kontraindikationen«) für die Untersuchung.

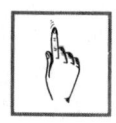

Die Gefäßuntersuchung an den Venen nennt man »Phlebographie«. Diese Phlebographie ist angebracht

- bei Verdacht auf akute Gerinnselbildung in der Vene,
- zur Entscheidung der Frage, wie man ein Gerinnsel behandeln soll und
- vor einer geplanten Krampfadernoperation, um die Zusammenflüsse zwischen oberflächlichen und tiefen Venen zu klären.

Wozu überhaupt untersuchen?

Über den Nutzen und die Bewertung von Untersuchungsergebnissen

Jede Untersuchung dient in der Medizin verschiedenen »Herren«:

- Bei beschwerdefreien Menschen macht man die Untersuchung zum Ausschluß bestimmter Krankheiten oder als Suche nach Risikofaktoren.
- Bei Patienten mit Beschwerden macht man sie zum Beweis oder zum Ausschluß von bestimmten Krankheiten.
- Bei Menschen mit einer bekannten Krankheit dient die Untersuchung
  - der Einstufung des Schweregrades (= Stadium),
  - der Bestimmung des Heilverlaufes (= Prognose),
  - der Beobachtung von Wirkungen und Nebenwirkungen einer begonnenen Behandlung.

Jede Untersuchungsmethode für sich allein genommen ist ausnahmslos unzuverlässig.

Dazu ein Beispiel:

Mit dem EKG läßt sich ein durchgemachter Herzinfarkt positiv nachweisen; ist aber das EKG normal, darf man daraus nicht schließen, daß nicht doch ein Infarkt vorliegen könnte. Auch beeinflussen verschiedene Umstände die Ergebnisse von Labortests.

Eine große Rolle spielen dabei:

- Alter und Geschlecht des Untersuchten,
- Blutabnahme vor oder nach dem Essen,
- tageszeitliche Schwankungen,
- Körperlage und Stärke der Venenstauung bei der Blutabnahme,
- Transport und Lagerung der Laborproben,
- Fehler bei der Messung.

Über den sicheren Umgang mit Pillen

Grundsätze der medikamentösen Behandlung

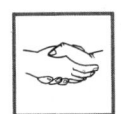

Jede Arzneimittelbehandlung muß die Antworten auf folgende Fragen berücksichtigen:
- Welche Krankheit(en) liegt(en) vor?
- Alter, Geschlecht und Gewicht?
- Wie funktionieren Kreislauf, Nieren und Leber?
- Wie ist die seelische und geistige Verfassung eines Menschen?

Im Vordergrund jeder »Pillenbehandlung« steht nicht das Machbare, sondern die mögliche Hilfe, die einem Patienten zugute kommen soll.

Angewendet werden Mittel als Kapsel, Tablette, Tropfen, Pflaster, Zäpfchen (= Suppositorien) und Spritze (= Injektion) oder Infusion (»Flaschen«). Bevorzugt wird immer jener Weg, auf dem der wirksame Stoff am besten in den Körperhaushalt eingeschleust werden kann. So ist es nicht sinnvoll, bei Brechreiz Tabletten einzunehmen.

Andererseits hat die »Spritze« nicht mehr Gewicht, wenn das Mittel als Tablette genauso gut wirkt. In der Kreislaufbehandlung bekommt die Aufnahme eines Medikamentes über Zunge, Wangenschleimhaut und Haut immer größere Bedeutung. So können Nitroglycerin und rasch wirkende Blutdrucksenker mit Sprays, Salben und Pflastern verabreicht werden.

Alle Medikamente müssen ins Blut aufgenommen werden, viele von ihnen gelangen erst durch die Arbeit der Leber zu ihrer Wirksamkeit. Die Ausscheidungsarbeit teilen sich Niere, Darm, Galle und Lunge. Ein Großteil der Pillen ist auch in der Ausscheidungsform noch wirksam. Die Schnelligkeit, mit der ein Mittel abgebaut wird, umschreibt man mit dem Begriff Halbwertszeit. Das ist jene Zeit, die benötigt wird, um

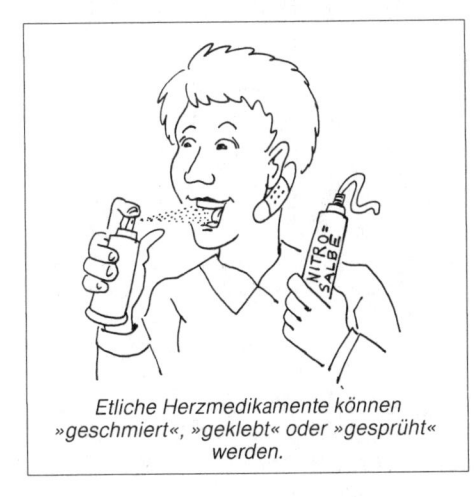

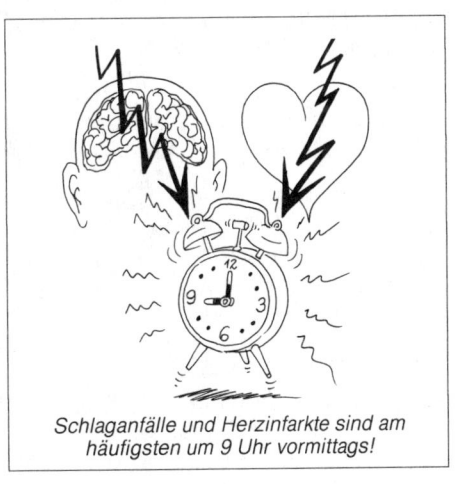

Etliche Herzmedikamente können »geschmiert«, »geklebt« oder »gesprüht« werden.

Schlaganfälle und Herzinfarkte sind am häufigsten um 9 Uhr vormittags!

das Mittel zur Hälfte abzubauen. Jede Arznei hat ab einer bestimmten Dosierung auch seine höchste Wirkungsstärke. Wird dennoch die Dosis gesteigert, hat man nicht mehr Wirkung, vielmehr kommt man schnell in den giftigen Bereich hinein. Besonders trifft dies etwa auf den Wirkstoff des Fingerhutes, Digitalis, zu.

Manche Menschen sind hinsichtlich gewisser Stoffe auch erblich belastet. So können 5 — 10 Prozent der Bevölkerung die oft verwendeten Betablocker auf Grund einer vererbten, speziellen Leberschwäche schlecht oder nur langsam abbauen. Wird diese Tatsache nicht berücksichtigt, kommt man ohne laufende Kontrolle auch mit niedrigen Dosen bald in den Giftbereich.

Im Alter geht auch die Niere in Pension. Von ihrer ursprünglichen Leistung stehen nur mehr maximal 50 Prozent zur Verfügung. Dies muß man bei der Dosierung einplanen. Die Gefahr einer Überdosierung beim Senior besteht auch durch die Abnahme des Körpergewichtes, der Herzleistung, der Bluteiweißkörper und der Muskelmasse.

Zusammenhänge bestehen ebenso zwischen dem Tag-Nacht-Rhythmus und der bestmöglichen Wirksamkeit von Medikamenten. Gut erforscht sind die Hormone, deren Blutkonzentration je nach dem Stand des Uhrzeigers wechselt. Bedenkt man die Häufung von Herzinfarkten und Schlaganfällen mit einem Gipfel um 9 Uhr vormittags, so können sich daraus auch für den einzelnen wichtige Folgerungen für die Pilleneinnahme ergeben. Die pauschale Verordnung »2- bis 3mal eine Tablette« muß daher nicht immer die Idealform sein.

»Tablettentip«:
Wenn Sie Probleme haben, Tabletten unzerkaut einzunehmen, weil sie immer im Hals »steckenbleiben«, sollten Sie es einmal mit einem gut gekauten Bissen Banane versuchen.

Folge: Die Tablette »rutscht« mühelos und süß hinunter.

Die wichtigste Voraussetzung für einen medikamentösen Behandlungserfolg ist fraglos eine gesunde Leber. Nun zählen aber gerade Leberschäden zu den häufigsten Problemen einer zivilisierten Gesellschaft. Entzündungen, Fettleber und Schrumpfungen beeinträchtigen den Arzneistoffwechsel. Alkoholkonsum kann den Arzneimittelabbau beschleunigen, aber auch bremsen. Der alte Rat, »wer Pillen nehmen muß, soll keinen Alkohol trinken«, ist also nach wie vor aktuell.

Zu bedenken ist auch die Nahrungsaufnahme. Etliche Pillen werden nach dem Essen langsamer und weniger gut aufgenommen als im nüchternen Zustand. Man soll daher vor Beginn einer Einnahme den Arzt fragen bzw. den Beipackzettel lesen.

Letztlich muß jeder (arme) Pillenschlucker wissen, daß Medikamente im Bauch »raufen« können. Beispielsweise werden die wichtigen Blutverdünner Marcoumar und Sintrom durch Pilzmittel, Fettblutsenker oder Rheumamittel in ihrer Wirkung verstärkt. Wird dies nicht beachtet, drohen erhebliche Komplikationen wie beispielsweise Blutungen.

Was ist mit Nebenwirkungen?

Die meisten Arzneien mit einer gesicherten (positiven) Hauptwirkung haben auch Nebenwirkungen. Diese reichen vom harmlosen Kopfschmerz durch Nitroglycerin bis zu den unmerklichen (gefährlichen) eines Herzblockes beim Fingerhut. Zu beachten ist, daß manche Nebenwirkungen mit zunehmender Einnahmedauer auch abnehmen. Ein frühzeitiges Absetzen ist daher oft nicht von Vorteil.

Das leidige Problem »Beipackzettel« wird so rasch zum Nutzen der Anwender nicht zu lösen ein. Einerseits nimmt aus rechtlichen Erwägungen die Neigung der Firmen zu, immer mehr unerwünschte Wirkungen anzuführen, andererseits muß man wissen, daß nicht bei jedem Menschen Nebenwirkungen auftreten und wenn, nicht bei jedem alle. Leider fehlt auch der Hinweis für Prozent- oder Promillewerte für unerwünschte Reaktionen in den Beipackzetteln.

Während giftige Wirkungen dosisabhängig sind, haben Überempfindlichkeitsreaktionen keine Beziehung zur Dosishöhe. Ist von vornherein nicht eine bestimmte Allergie bekannt, können Überempfindlichkeiten nicht vorausgesagt werden.

Die Dosis macht das Gift
Herzgiftige Medikamente

Sie können zu schweren, lebensbedrohlichen Rhythmusstörungen führen. Es handelt sich teils um Mittel gegen Herzkrankheiten, teils um Medikamente mit einem anderwärtigen Einsatz.

Aus der großen Zahl seien wegen der Wichtigkeit durch ihre mengenmäßige Verbreitung nur die Bedeutendsten herausgegriffen: Chinidin, Resochin, Digitalis, Kalziumhemmer und Lidocain.

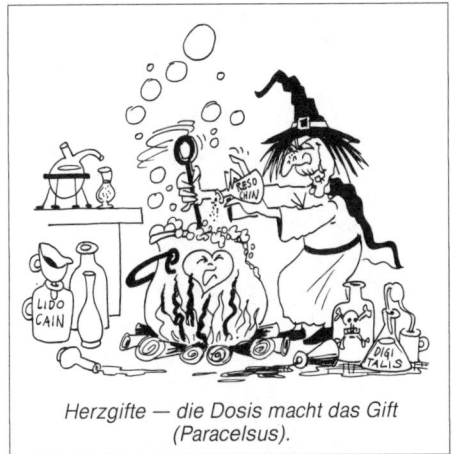

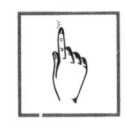

Herzgifte — die Dosis macht das Gift (Paracelsus).

- Das weltweit stark verbreitete Malariamittel Resochin kann schwersten Blutdruckabfall und Rhythmusstörungen hervorrufen.
  Das Medikament wird auch zur Behandlung des Rheumatismus (mit Erfolg!) eingesetzt.

- Digitalis — gegen Herzschwäche eingenommen — erzeugt in giftigen Dosen einen Kreislaufstillstand. Bei Medikamenten aus dem roten Fingerhut sind unerwünschte EKG-Abweichungen bis zu 3 Wochen nach der letzten Einnahme vorhanden. Im Einzelfall sind Kontrollen des Blutspiegels notwendig.

- Lidocain — in normaler Dosierung gegen unregelmäßigen Herzschlag verordnet — bringt in hoher Dosierung das Herz zum »Stehen«, der Herzschlag fällt aus!

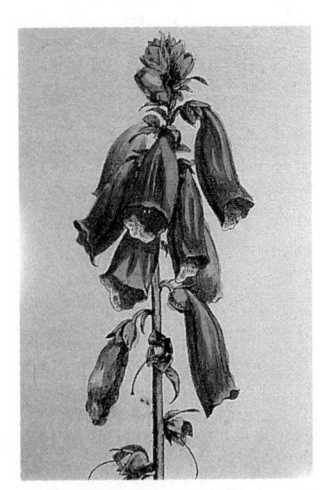

Digitalispflanze, der Weg vom Heilsbringer zur Giftpflanze ist kurz!

- Chinidin, ebenfalls ein Rhythmusmittel, kann, unsachgemäß angewendet, einen völligen Kreislaufzusammenbruch verursachen.
- Die gegen Bluthochdruck und Angina pectoris häufig benutzten »Kalziumhemmer« drohen in Giftdosierung einen Herzstillstand auszulösen.
- Abführmittel und wassertreibende Substanzen (= Diuretika) bewirken durch Entzug von Kalium Schwächezustände und EKG-Abweichungen.
- Blutzuckersenker bewirken einen Kaliummangel; dadurch können ähnliche Nebenwirkungen auftreten wie nach wassertreibenden Mitteln.

Wohl gemerkt — alle aufgezählten Substanzen sind in Normaldosierung ausgesprochene »chemische Engel« für betroffene Kranke. Niemals darf daher der Ausspruch von Paracelsus vergessen werden:

»Die Dosis macht das Gift«.

Auch Stoffe, die gegen Krebs zur »Chemotherapie« eingesetzt werden, verhalten sich teilweise ausgesprochen unfreundlich gegen das Herz.

Kortison und Schilddrüsenhormone, Blutgerinnungshemmer, Fett- und Harnsäuresenker, Blutdruckmittel, Antibiotika und Tuberkulosemittel, Psychopharmaka wie Lithium, antidepressiv wirkende Stoffe und sogar Schmerzmittel haben in sich schlummernde herzgiftige Wirkungen.

Mengenmäßig der allergrößte Schädiger unseres Herzmuskels ist allerdings der Alkohol: Wir werden auf dieses hochgradige Herzgift noch öfter zu sprechen kommen. Es wäre gut, wenn viele Menschen den Alkohol so wie ein Medikament dosieren würden.

Über das wehe Herz

KRANKHEITEN DES HERZENS

Die Herzschwäche (= Herzinsuffizienz)

Eine Herzschwäche liegt vor, wenn das Herz nicht so viel Blut liefern kann, wie der Kreislauf braucht. Bei diesem »Vorwärtsversagen« können die Sauerstoffbedürfnisse des Organismus nicht mehr befriedigt werden. Herzschwäche ist eher ein Überbegriff; sie ist keine eigenständige Herzkrankheit, sondern die Folge oder Komplikation aller nur denkbaren Herzerkrankungen. Wenn schon in Ruhelage Zeichen des Herzversagens vorhanden sind, reden wir von einer »Ruheschwäche«; kommt es dagegen nur bei speziellen Anforderungen zu entsprechenden Symptomen, nennt man dies eine »Belastungsschwäche«. Wird vom gesunden Herzen Mehrarbeit gefordert, wird diese Arbeit durch den Sympathikusnerv und durch Hormone angeregt.

Bei Krankheit reagiert der Herzmuskel mit einer Wandverdickung, die aber mit zunehmender Leidensdauer in eine Wanderschlaffung übergeht: Das Herz »geht aus dem Leim«.

Es gibt vier Schweregrade der Herzschwäche, die Einteilung dafür stammt von der New York Heart Association — »NYHA« genannt:

Grade

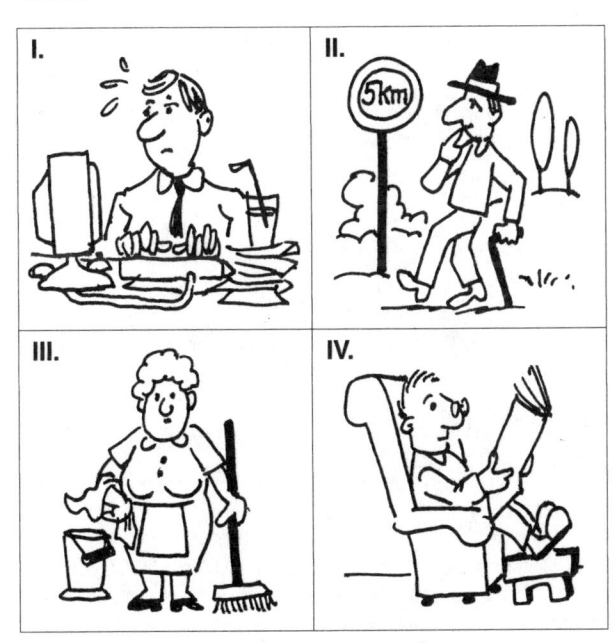

I. Es besteht eine normale körperliche Leistungsfähigkeit, Hinweise auf eine Herzerkrankung findet nur der Arzt.

II. Die Leistungsfähigkeit ist leicht eingeschränkt, es sind noch Spaziergänge bis zu 5 Kilometer Länge möglich.

III. Die körperliche Leistungsfähigkeit ist stark eingeschränkt. Es sind nur noch leichte Belastungen möglich, beispielsweise leichte Hausarbeit.

IV. Jede körperliche Anstrengung verursacht Beschwerden. Auch in Ruhe bestehen Beschwerden. Es muß vorwiegend Bettruhe eingehalten werden.

Je nach der Zeitdauer der Entstehungsgeschichte kann eine Herzschwäche akut oder chronisch verlaufen. Einer akuten Form geht immer ein plötzliches, bedrohliches Ereignis voraus. Bei der chronischen Form besteht eine langdauernde Überlastung, die Herzhöhlen erweitern sich, der Druck in den Kammern steigt an.

Der Grund für die Erlahmung des Herzens kann im Organ selbst liegen:

- Sauerstoffmangel durch Verengung der Kranzgefäße,
- Organabnützung durch Infarktnarben,
- Herzerweiterung durch Narbenausbuchtung (= Aneurysma),
- Herzmuskelentzündung,
- Herzmuskelabnützung (= Kardiomyopathie),
- Herzklappenfehler,
- falsche Strömung in den Herzhöhlen (= Shunts),
- Herzbeutelentzündung,
- Rhythmus- und Leitungsstörungen.

Die wichtigsten Störungen von außerhalb des Herzens, die zu einer Herzschwäche führen können, sind:

- Bluthochdruck,
- Lungenbluthochdruck,
- Blutvergiftung, Alkohol und Selbstvergiftung mit körpereigenem Schilddrüsenhormon beim Giftkropf (= Thyreotoxikose),
- Medikamente wie Kortison, Rheumamittel, Betablocker und Kalziumhemmer,
- Operationen,
- Blutarmut,
- Lungenfunktionsstörungen, wie Bronchialasthma, Lungeninfarkt, Lungenentzündung, chronische Bronchitis und Lungenblähung.

Symptome der Herzschwäche

Im akuten Fall ist das Leben des Patienten bedroht. Man wird durch den Sauerstoffmangel schläfrig, die Harnproduktion sinkt ab, weil die Nierendurchblutung zurückgeht. Welche Einzelsymptome im Vordergrund stehen, hängt davon ab, ob mehr die rechte Kammer betroffen ist — »Rechtsschwäche« — oder die linke Kammer versagt — »Linksschwäche«.

In jedem Fall sind mit der Zeit folgende Symptome zu erwarten:

- Blausucht: Sie entsteht, wenn der Gehalt an Kohlendioxidhämoglobin die kritische Marke von 5 übersteigt. Fast immer ist sie vorhanden bei einer Vermehrung der roten Blutkörperchen, auch »Polyglobulie« genannt. Von der Blausucht (= Zyanose) befallen sind vor allem Finger, Zehen, Nase, Ohren und Lippen. Bei Herzfehlern und schweren Lungenkrankheiten können auch die Bindehäute der Augen und die Zunge blau verfärbt sein.

- Vermehrung der roten Blutkörperchen (= Polyglobulie): Der Körper versucht, den chronischen Sauerstoffmangel durch eine vermehrte Produktion von Sauerstoffträgern (= rote Blutkörperchen) wettzumachen. Die Folgen dieser »Fleißaufgabe« sind allerdings prekär: Das Blut wird dicker, der Blutdickeanzeiger, der im Labor gemessene »Hämatokrit«, steigt an; dies bedeutet für das Herz eine wesentliche Mehrarbeit.
- Finger- und Zehenmißbildung: Der lange dauernde Sauerstoffmangel führt an Fingern und Zehen zu Veränderungen, die man als Uhrglasnägel und Trommelschlegelfinger bezeichnet.
- Schneller Herzschlag oder »Tachykardie«: Das schnellere Schlagen ist der Versuch des Herzens, die verminderte Pumpleistung auszugleichen.
- Abfall des 1. Blutdruckwertes.
- Herzrhythmusstörungen, besonders Vorhofflimmern, sind häufig; ausgelöst werden sie durch eine Überdehnung der Vorhöfe.
- Auszehrung des Körpers (= Kachexie): Sie ist die Folge einer eingeschränkten Versorgung der Organe mit Nährstoffen und sauerstoffreichem Blut. Der ganze Organismus paßt sich an und geht in einen Schongang über, der den Körper zur drastischen Abmagerung führt.

Ein besonderes Leitsymptom bei der Linksschwäche ist die Atemnot.

Anmerkung: Ein »Leitsymptom« ist immer jenes Krankheitszeichen, das allen anderen, so wie der Leithammel einer Herde, voranzieht.

Die Atemnot kann sich so steigern, daß man nur im Sitzen schlafen kann. Oft wird diese Atemnot auch von Bronchialgeräuschen begleitet, sodaß dafür auch der Ausdruck »Herzasthma« gebräuchlich ist. Wenn der in die Lungen zurückgestaute Herzdruck weiter zunimmt, tritt Flüssigkeit zwischen die Lungenbläschen aus, und es entstehen Rasselgeräusche. Mischen sich in diese Flüssigkeit Bazillen, entsteht die lebensgefährliche Stauungslungenentzündung. Eine weitere Steigerung der Stauung ist die Lungenwassersucht. Durch das »Unterwassersetzen« großer Teile der Lungenoberfläche wird die Atmung schwerstens beeinträchtigt.

Bei der Rechtsschwäche dominiert die Venenstauung das Geschehen. Die Halsvenen sind angeschwollen, die Leber (als Blutspeicher) ist vergrößert und schmerzt auf Druck. Auch der Magen leidet mit; der Rechtsherzgeschwächte hat Druckgefühle im Magen, schlechten Appetit und Brechreiz ohne Erbrechen.

Achtung: In diesem Stadium werden auch Medikamente — und natürlich ebenso Nahrungsmittel — schlecht aufgenommen. Die herzbedingte Abmagerung findet hier ebenfalls ursächliche Gründe. Lungen- und Bauchwassersucht sowie Wasserbeine sind weitere Folgen. Die schlechte Nierendurchblutung bringt eine Hormonstörung mit sich, die ein weiteres Zurückhalten des Wassers und eine Verstärkung der Wassersucht bewirkt. Als Reaktion darauf klagt der Leidende unter gehäuftem Drang zum nächtlichen Harnlassen.

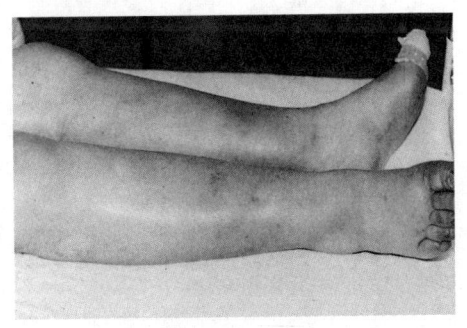

Wasserbeine bei Herzschwäche.

Was findet der Arzt bei Linksschwäche?

Am Herzen schnellen Puls und durch zusätzliche Herztöne einen sogenannten »Galopprhythmus«. Die außertourlichen Herztöne entstehen durch fehlerhafte Blutfüllung und krankhafte Strömung in den Herzkammern.

Im Labor sieht man neben der erhöhten Blutdicke (= Hämatokrit) keine sicheren Auffälligkeiten.

EKG-Veränderungen können viele auftreten, andererseits muß betont werden: Ein normales EKG schließt eine Linksschwäche niemals aus; umgekehrt sind die EKG-Zeichen für Herzblock und Kammerverdickung nicht der Beweis für eine Linksschwäche.

Extraschläge mit dem Ursprung im Vorhof oder in der Kammer sind häufig, gefährlich sind schnelle Rhythmusstörungen, die aus der Kammer kommen. Im Zweifel und wenn keine Ruhebeschwerden bestehen, wird der Arzt ein Belastungs-EKG veranlassen.

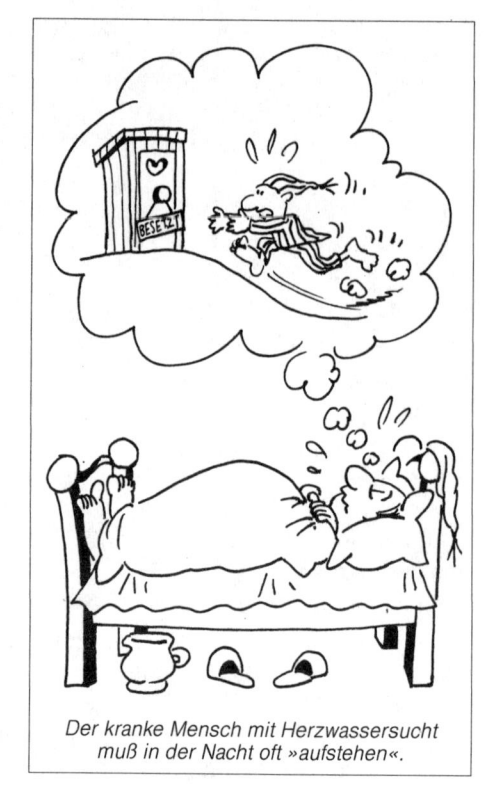

Der kranke Mensch mit Herzwassersucht muß in der Nacht oft »aufstehen«.

Im Herz-Lungen-Röntgen sieht man die Vergrößerung der Herzkammern und -vorhöfe.

Die Funktion der Herzkammern kann am besten — und ohne Belastung des Patienten — mit dem Herzultraschall beurteilt werden.

Bleiben noch Unsicherheiten über die Schwere und Ursache einer Herzschwäche, wird eine Herzkatheteruntersuchung mit der Möglichkeit einer Gewebsentnahme gemacht. Von diesem doch belastenden Eingriff wird man dann Abstand nehmen, wenn sich daraus für den Patienten keine hilfreichen Maßnahmen — z. B. eine Operation — ergeben.

Die ärztliche Untersuchung bei der Rechtsschwäche richtet sich nach einer wichtigen Tatsache: Die Rechtsschwäche ist meistens die Folge eines Versagens der linken Kammer. Eine reine Rechtsherzschwäche ist selten, so etwa bei der Verengung der linken Zweizipfelklappe (= Mitralstenose) oder bei gewissen Herzfehlern.

Das Umgekehrte trifft allerdings nicht zu: Die Lungengefäße und die linken Herzhöhlen werden bei Rechtsherzschwäche sogar entlastet.

Im EKG sieht man »rechts« ebenfalls typische Veränderungen, sie sind aber nicht beweisend, ebenso wie ein normales EKG kein Gegengrund zur Diagnose ist.

Das Röntgen läßt das versagende rechte Herz gut erkennen. Rechter Vorhof und rechte Herzkammer sind vorgewölbt.

Die genaueste Diagnose ermöglicht der Herzultraschall in Ergänzung mit dem Herzkatheter.

Ein Versagen von beiden Herzkammern nennen wir »Globalschwäche«. Wenn einer versagenden linken Herzkammer die Schwäche der rechten nachfolgt, bessert sich der gefühlsmäßige Zustand etwas, weil kurzfristig der Lungendruck nachläßt; die Leistungsfähigkeit des Patienten sinkt dagegen weiter ab.

Ein empfindliches Zeichen für diese »Kombischwäche« ist die plötzliche Gewichtszunahme durch Wassereinlagerung. Für eventuelle EKG-Veränderungen gilt auch hier das oben gesagte.

Im Röntgen sieht die Gesamtschwäche des Herzens wie ein Ochsenherz aus. Der ganze Herzschatten ist massiv verbreitert. Unklarheiten der Diagnose können mit Ultraschall, radioaktiven Methoden und Herzkatheter beseitigt werden. Bestehen keine Möglichkeiten der weiterführenden Diagnostik, versucht man durch eine Probebehandlung zum Ziel zu kommen: Stimmen die Verdachtsdiagnose »Herzschwäche« und die eingeschlagene Behandlung, sind günstige Folgen zu erwarten; der Patient fühlt sich allgemein wohler, die Leistungsfähigkeit nimmt zu, die Atemnot läßt nach, der Schlaf bessert sich, das nächtliche Harnlassen nimmt ab.

Wenn rechte und linke Herzkammer versagen, wird das Organ zum »Ochsenherz«.

Was gehört zusammenfassend zum diagnostischen Mindestprogramm, wenn der Verdacht auf Herzschwäche besteht?

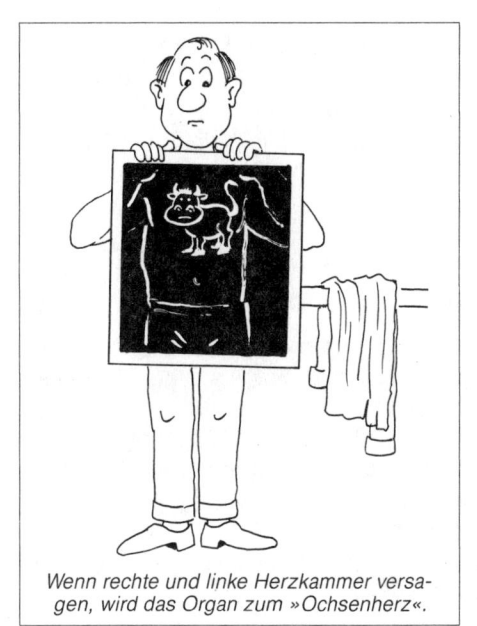

- Allgemeinuntersuchung mit Schilderung der Beschwerden
- EKG, eventuell Belastungs-EKG
- Herzultraschall
- Röntgen
- Lungenfunktion

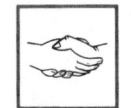

Die Behandlung der Herzschwäche steht auf sechs Säulen:

1. Ursächliche Behandlung
2. Schonung
3. Diät
4. Medikamente
5. Vorbeugung von Komplikationen
6. Nachbehandlung

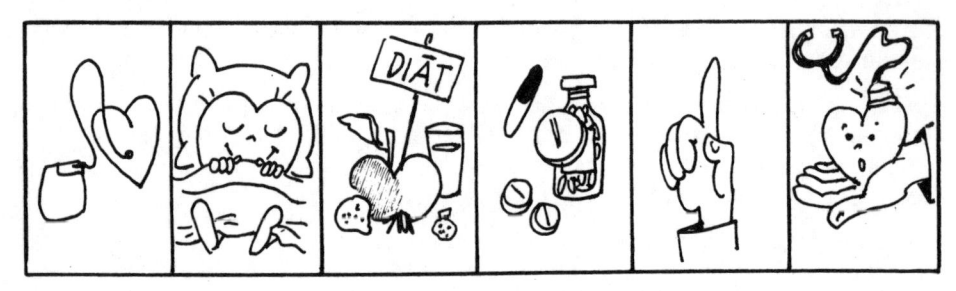

Wie man das Herz behandeln kann.

Punkt 1 — **die ursächliche Behandlung** — ist besonders wichtig. Dazu gehört die Normalisierung eines hohen Blutdruckes. Es ist daran zu denken, daß durch die Herzschwäche ein bestehender hoher Blutdruck »normal« sein kann — das Herz bringt den Druck ja nicht mehr zusammen! — solange die Herzschwäche besteht. Ist die Herzschwäche aber beseitigt, steigt der Blutdruck wieder an.

Eine Herzkranzgefäßverengung kann sich unbemerkt als Verursacher einer Herzschwäche einstellen; ebenso kann ein Herzinfarkt im EKG erkannt werden, obwohl er auch ohne Symptome verlaufen kann. Ein Lungeninfarkt dagegen entgeht während des Herzversagens bisweilen der Diagnose.

Herzklappenfehler müssen rechtzeitig aufgedeckt werden, zumal sich eventuell operative Behandlungsaussichten ergeben. Die Entzündung des Herzmuskels (= Myokarditis) und der Herzinnenhaut kann übersehen werden; der Herzultraschall und das Labor helfen aber verläßlich bei der richtigen Diagnose. Bei hochgradiger Fettleibigkeit ist auch eine Herzverfettung als »Herzschwächer« in Erwägung zu ziehen. Bei schnellem, unregelmäßigem Herzschlag könnte eine Überfunktion der Schilddrüse dahinterstecken.
Zur erfolgreichen Herzbehandlung gehört in diesem Fall unbedingt die Normalisierung der Hormondrüse.

Die allgemeine Behandlung mit Schonung und Diät

Die Wichtigkeit der Herzentlastung wird verständlich, wenn man bedenkt, daß ein Herz unter maximaler Belastung in der Minute bis zu 30 Liter Blut bewältigen muß und der Blutdruck auf das Doppelte ansteigen kann!

Strenge Bettruhe ist nicht immer das beste. Zeitweises Sitzen im Lehnstuhl und Aufstehen zum Essen sollten gefördert werden; die dauernde Bettruhe ist vor allem für den älteren Menschen mit vielen Nachteilen verbunden.

Die gravierendsten sind:

- Muskelschwund,
- Knochenentkalkung,
- Gerinnselbildung in den Venen,
- Neigung zu Lungeninfarkt,
- Lungenentzündung,
- Gefahr der Harnverhaltung.

Was kann man tun, um bei Bettlägerigkeit (nicht nur bei Herzschwäche) Komplikationen vorzubeugen?

Wichtig sind:
- häufiges tiefes Durchatmen,
- stündliches Durchbewegen von Armen und Beinen sowie der Hand- und Fußgelenke,
- Aktivierung der geistigen Fähigkeiten durch Sprechen, Schreiben und Lesen.

Streß soll vermieden werden, dennoch sind ständige »Mutinjektionen« zum Leben unverzichtbar.

Diät bei Herzschwäche

Kochsalz muß auf 6 Gramm pro Tag beschränkt werden, die Trinkmenge soll 1 Liter nicht übersteigen. Wichtig sind häufige, kleine eiweiß- und kaliumreiche Mahlzeiten.

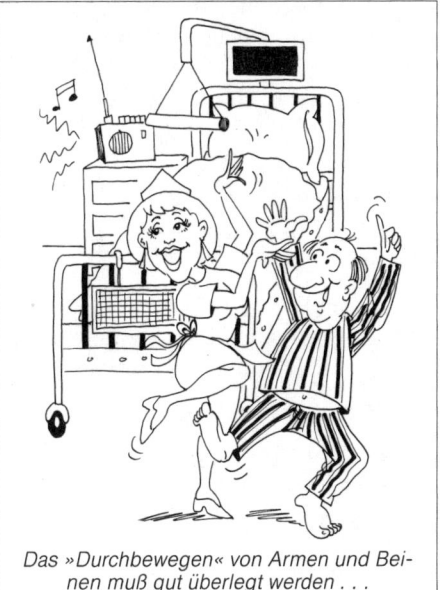

Das »Durchbewegen« von Armen und Beinen muß gut überlegt werden . . .

Kaliumreiche Nahrungsmittel sind:
Getrocknetes Obst, besonders Marillen (!), Feigen, Datteln, Bananen; Nüsse, Erbsen, Bohnen, Linsen, Pilze, Brot und Kartoffeln.

Alkohol sollte aus zwei Gründen gemieden werden:
1. Alkohol ist ein Rhythmusstörer.
2. Alkohol schadet direkt dem Herzmuskel.

Digitalis, Wassertreiber und Hormone
Medikamente gegen Herzschwäche

Es eignen sich zur Behandlung jene Mittel, die die Herzkraft steigern und das Herz entlasten. Herzkraftsteigernd sind die Inhaltsstoffe vom Fingerhut, summarisch als »Digitalis« bezeichnet. Digitalis hat am Herzen mehrere Wirkungen; die Kraft der Herzzusammenziehung wird stark gefördert, verlangsamt werden der Herzschlag und die elektrische Leitung im Herzen. Bei Überdosierung können alle Wohltaten ins Gegenteil umschlagen: Der Herzschlag wird unregelmäßig oder setzt aus, auch die Herzkraft läßt nach. Wegen der guten Aufnahme im Verdauungsschlauch kann Digitalis praktisch immer als Tablette eingenommen werden. Die früher beliebte Einspritzung von Strophantin ist heute nicht mehr aktuell.

Höhere Dosen an Digitalis werden bei Schilddrüsenüberfunktion und Fieber benötigt, ebenso bei Übergewicht (= Adipositas) und Herzklappenfehlern.

Auch bei einer langjährigen Behandlung mit dem Fingerhut verliert der Stoff nichts von seiner Wirksamkeit. Natürlich ist oft auch ein gänzliches Weglassen des Mittels möglich, vor allem, wenn die Ursache einer Herzschwäche beseitigt ist. In den meisten Fällen wird daher ein Auslaßversuch gemacht: Man läßt das Mittel weg und schaut, ob es einem abgeht.

Kehren die alten Symptome zurück, kann/muß Digitalis wieder eingenommen werden. Nachdem sich manche Kranke nur langsam verschlechtern, eignet sich die Waage sehr gut zur Gewichtskontrolle. Wird durch die Herzschwäche wieder mehr Wasser im Körper zurückgehalten, steigt das Gewicht an.

Die — ebenfalls früher gepflogene — vorbeugende Einnahme von Digitalis, z. B. vor Operationen, kann heutzutage wegen der dadurch vermehrt ausgelösten Herzrhythmusstörungen nicht mehr empfohlen werden.

Welche Nebenwirkungen hat Digitalis?

- Stark verlangsamter Herzschlag ist häufig. Das kann bis zur Notwendigkeit einer Schrittmacherbehandlung gehen.
- Extraschläge deuten auf eine Überdosierung hin.
- Verdauungsprobleme finden sich in einem Drittel der Fälle mit Übelkeit, Appetitlosigkeit, Durchfall und Brechreiz.
- Sehstörungen mit Grün-Gelb-Sehen finden sich manchmal schon bei normalen Dosen.
- Kopfschmerzen und depressive Verstimmungen sind nicht selten.

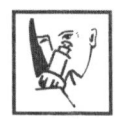

Die große Gefahr bei der Behandlung mit Digitalis ist ein Kaliummangel. Der Mineralstoff (der Arzt sagt »Elektrolyt« dazu) Kalium steht daher bei jeder Herzbehandlung im Mittelpunkt der Aufmerksamkeit.

Ein Kaliummangel wird begünstigt

- durch die Digitalisbehandlung selbst,
- durch Entwässerung, Erbrechen oder Durchfall,
- durch Nierenprobleme und Zuckerkrankheit oder
- durch Hormoneinnahme.

Kaliumhaltige Medikamente sind: Kalioral, KCl-retard »Zyma«, Micro Kalium retard, Rekawan, Elozell, Trommcardin.

Eine völlige Unverträglichkeit besteht zwischen Kalium und Kalzium. Kalziuminjektionen z. B. gegen Allergien sind sehr gefährlich, wenn eine Behandlung mit Digitalis stattfindet.

Bei Verdacht auf eine Digitalisüberdosierung muß das Mittel sofort abgesetzt und kaliumreiche Kost gegeben werden. Bei Digitalisvergiftung werden vorübergehend ein Schrittmacher angelegt und Digitalisantikörper (»Digitalis Antidot BM«) verabreicht.

Die wichtigsten digitalishaltigen Präparate sind: Card-Lamuran, Cedilanid, Coro-Lanitop, Corotal, Digi-Aldopur, Digi-Sensit, Digimerck, Digitoxin, Dynokard, Gladixol, Gradulon, Lanatilin, Lanitop, Novodigal, Sandolanid, Theo-Lanicor, Theo-Lanitop.

Entwässernde Mittel

Die unterschiedlichen Qualitäten diverser Entwässerer beziehen sich auf die Wirkungsdauer (lang — kurz) und auf das »Kaliumsparen«.

Kurz wirksame verwendet man bei akuten Situationen, für die Dauerbehandlung werden länger wirkende bevorzugt. Eine zu hohe Dosierung ist gefährlich, weil ein Blutdruckabfall droht, auch ein Nierenversagen kann ausgelöst werden.

Bei ständiger Einnahme muß regelmäßig die Nierenfunktion kontrolliert werden: Ab einer bestimmten Nierenschwäche sind die Entwässerer nicht mehr voll wirksam. Kaliumsparende Mittel haben fallweise gewisse Vorteile, aber auch den möglichen Nachteil einer Kaliumanreicherung und einer höheren sonstigen Nebenwirkungsrate.

Das wichtigste Instrument bei jeder Entwässerung ist die Waage. Sie ist zuverlässiger als das Messen der täglichen Harnausscheidung. Pro Tag sollte die Gewichtsabnahme 1 Kilogramm nicht übersteigen! Vorteilhaft eingenommen werden Entwässerer zum Frühstück, damit die Nachtruhe durch häufiges Aufstehen nicht gestört wird.

Nebenwirkungen:

Die häufigsten Folgen eines Kaliummangels sind
- unregelmäßiger Herzschlag und Erbrechen,
- Schwäche der Beine,
- Blähungen und Verstopfung,
- Durst und trockener Mund,
- Abgeschlagenheit bis zur Depression.

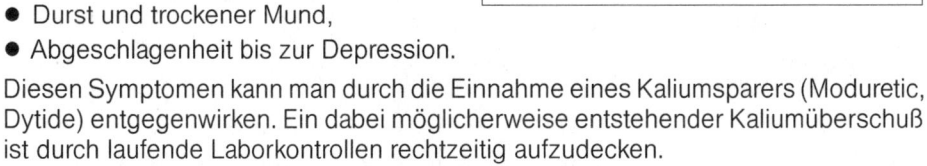

Zu jeder Entwässerung gehört die Waage dazu!

Diesen Symptomen kann man durch die Einnahme eines Kaliumsparers (Moduretic, Dytide) entgegenwirken. Ein dabei möglicherweise entstehender Kaliumüberschuß ist durch laufende Laborkontrollen rechtzeitig aufzudecken.

Bei allen »Wasser 'raus«-Mitteln drohen grundsätzlich weitere Probleme:
- Die Nierenschlacken können ansteigen.
- Kollapsgefahr durch Blutdrucksenkung.
- Verschlechterung der Zuckerkrankheit und der Gicht.
- Erhöhung der Emboliegefahr durch die Bluteindickung: Stützstrümpfe müssen vorbeugend getragen werden.

Die gebräuchlichsten »Wassertreiber« sind: Aldactone, Aldopur, Aquaphoril, Arelix, Azetazolamid, Birobin, Burinex, Deverol, Diamox, Dithiazid, Diureticum Holzinger, Didiurid, Diucomb, Dytide, Edecrin, Elkapin, Esidrex, Furolacton, Furosemid, Hygroton, Lanuretic, Lasilacton, Lasix, Metopiron, Midamor, Moduretic, Osiren, Salodiur, Saltucin, Sinesalin, Spirohexal, Spirono Genericon, Spiro-Tablinen, Supracid, Triamteren.

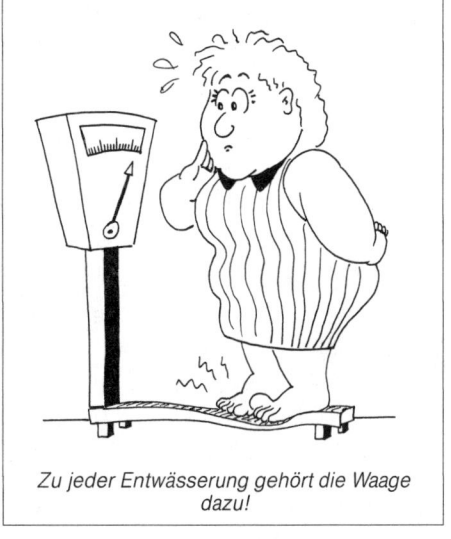

Kann man selbst etwas tun, um die Ausschwemmung von überschüssigem Wasser zu fördern?

Ja, dazu müssen wir uns die Hauptquellen des Wasser-zurückhaltenden Kochsalzes ansehen. Diese Salzquellen sind vor allem:

- Brot und Gebäck,
- Wurst, Geselchtes, Gepökeltes und Pasteten,
- Käse,
- Fisch, Fischwaren und
- Fleisch.

Verringert oder vermeidet man diese Nahrungsmittel, kommt man auf eine weitgehend vegetarische Kost. Erfahrungsgemäß findet man Herzschwäche und Bluthochdruck bei Vegetariern seltener als bei ausgesprochenen Fleischessern.

Ursache der herz- und blutdruckschonenden Wirkung beim vegetarischen Essen ist der höhere Verzehr an Ballaststoffen, mehrfach ungesättigten Fettsäuren, Magnesium und Kalium, bzw. der geringere Verzehr an Gesamtfett, gesättigten Fettsäuren, Cholesterin und natürlich an Kochsalz.

Gefäßerweiternde Mittel

Sie senken den Druck in der Hauptschlagader (Aorta) und in den Lungenarterien.

Nitroglycerin und Molsidolat machen eine allgemeine Gefäßerweiterung und entlasten das Herz in der Systole (= Zusammenziehung) und Diastole (= Erschlaffung). Unangenehme Seiteneffekte können Kopfschmerz und Blutdruckabfall sein.

Eine wesentliche Errungenschaft in der Herztherapie sind die »ACE-Hemmer«. Sie erleichtern nach Einnahme dem Herzen die erschwerte Auswurfarbeit durch viele Stunden. Mittlerweile gibt es sehr viele untereinander ähnliche Präparate mit auch ähnlichen Nebenwirkungen: Hustenreiz (häufig!), Hautausschläge, Magen-Darm-Störungen, Blutbildveränderungen und Geschmacksstörungen. Unter einer Behandlung mit ACE-Hemmern sollten daher regelmäßige, 3- bis 6wöchentliche Kontrollen des Allgemeinzustandes und des Blutbildes veranlaßt werden.

Die am häufigsten gebrauchten ACE-Hemmer sind: Accupro, Accuzide, Acecomb, Acemin, Acenorm, Capozide, Captopril, Cibacen, Continucor, Co-Renitec, Debax, Fositens, Hypren, Inhibace, Lopirin, Prinivil, Prinzide, Renitec, Tritace.

Nur zur Behandlung der akuten Herzschwäche haben sich weitere hochwirksame Substanzen bewährt. Es sind dies Adrenalin und Dopamin. Sie sind für die dauernde Anwendung nicht geeignet und haben ihren Platz in der Intensivmedizin gefunden.

Wie erfolgt nun praktisch die Behandlung der akuten Herzschwäche?

Schon vor Beginn des Transportes ins Spital (!) soll eine »Herzbettlagerung« vorgenommen werden:

- Hochlagern des Oberkörpers,
- Tieflagern der Beine.

Dazu kommt das Freihalten der Atemwege und — durch den Arzt — die Gabe von Sauerstoff.

Medikamentös gibt man bei einem normalen Blutdruck über 100 (1. Wert) Nitroglycerin oder einen ACE-Hemmer, zusätzlich ein kurzwirksames wassertreibendes Mittel, z. B. Lasix. Bei bestehendem Bluthochdruck wird eine Adalat-Kapsel gegeben, welche aufgebissen und geschluckt wird. Bei niedrigem Blutdruck kann Nitroglycerin nachteilig sein, man weicht auf Wassertreiber oder Dopamin aus.

In schweren Fällen ist die künstliche Beatmung erforderlich. Sie ist bei der akuten Rechtsschwäche häufiger nötig. Zur Stabilisierung ist die Einlage einer Ballonpumpe in die Aorta möglich. Dadurch kann der Blutdruck in den Herzkranzgefäßen erhöht werden.

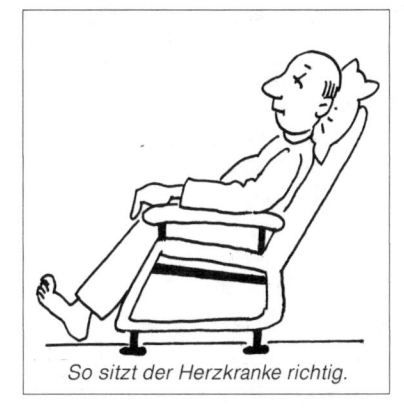

So sitzt der Herzkranke richtig.

Eine weitere Möglichkeit ist das Zuschalten eines Kunstherzens, welches außerhalb des Körpers seine Arbeit verrichtet. Der über Schläuche damit verbundene Mensch ist in seinem Aktionsradius natürlich sehr eingeschränkt. Solche Geräte können über mehrere Wochen eingesetzt werden, bis eine ausreichende Erholung gesichert ist.

Die Behandlung der chronischen Herzschwäche

1. Zu den allgemeinen Maßnahmen zählen ausreichende Ruhephasen mit einem täglichen Mittagsschlaf.
2. Die Kost muß eine ausgewogene, leichte Frischkost sein, welche den Kreislauf nicht belastet. Günstig sind häufige, kleine Mahlzeiten. Die Flüssigkeitsmenge darf 1,5 Liter nicht übersteigen. Alkohol soll gänzlich gemieden werden.
3. Das Körpergewicht muß täglich — eventuell 2mal pro Tag — bestimmt werden.
4. Es muß ein regelmäßiger Stuhlgang stattfinden. Da Abführmittel und quellende Stoffe »oral« (= über den Mund) immer mit viel Flüssigkeit genommen werden müssen, sind sie wegen der damit verbundenen Kreislaufbelastung durch die Flüssigkeit zu meiden. Fallweise besser geeignet sind Zäpfchen, die den normalen Stuhlgang unterstützen, z. B. Lecicarbon.
5. Medikamentös kommen Wassertreiber, ACE-Hemmer und Digitalis zum Einsatz. Bei der Rechtsschwäche ist besonders Nitroglycerin hilfreich.
6. Kommt man mit der »Pillentherapie« nicht zum gewünschten Erfolg, kann eine Herzverpflanzung erwogen werden. Voraussetzung hiefür sind ein funktionierender Lungenkreislauf und das Fehlen von Gegenanzeigen für die notwendige Unterdrückung der körpereigenen Abwehr (= Immunsuppression). Vor allem auf die Zuckerkrankheit und auf chronische Infektionen trifft dies zu.

Die Nachbehandlung

Allmählich soll die körperliche Belastung wieder gesteigert werden, aber nur so, daß die Pulszahl unter 100 pro Minute bleibt. Auch ein Kuraufenthalt kann dann in Betracht gezogen werden, wenn einstündiges Gehen in der Ebene ohne besondere Anstrengung möglich ist. Bäderanwendungen und Trinkkuren sind dabei mit Vorsicht zu genießen. Die Nachtruhe sollte 8 Stunden nicht unterschreiten.

Gelingt es bei der Herzschwäche, die auslösende Ursache — z. B. einen Herzfehler oder eine Herzmuskelentzündung — zu beseitigen oder zu mildern, kann über viele Jahre sogar noch die Berufsfähigkeit, etwa für Büroarbeit, erlangt und erhalten werden.

Die größte Bedrohung des Lebens bei der Herzschwäche sind

- Embolien (= Gerinnsel),
- Rhythmusstörungen und
- Nierenschwäche.

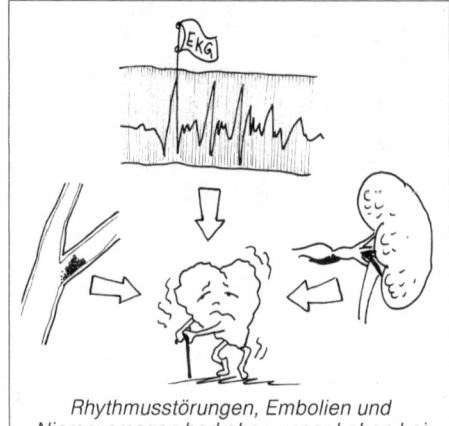

Rhythmusstörungen, Embolien und Nierenversagen bedrohen unser Leben bei Herzschwäche.

1896: Ludwig Rehn gelingt die erste erfolgreiche Herznaht eines Herzstiches.

1902: Alexis Carell näht erstmals eine durchtrennte Schlagader wieder zusammen.

1938: Robert E. Gross operiert die Verbindung von Körperschlagader und Lungenschlagader.

1944: Alfred Blalock operiert erstmals ein »blaues Baby«.

1953: Charles Hufnagel macht die erste Operation mit einer künstlichen Herzklappe und John Gibbon jun. verwendet die Herz-Lungenmaschine.

1960: Erster Einsatz eines Kunstherzens durch Benton A. Cooley. Der Einsatz eines künstlichen Herzens dient nur zur Überbrückung einer kurzen Zeit, bis ein menschliches Herz zur Verfügung steht.

1962: Erste Herzoperation in Österreich.

1967: Im Mai erste Bypassoperation durch Barnard, am 3. Dezember erste Herztransplantation.

1974: Felix Unger entwickelt in Österreich das künstliche Ellipsoidherz. Es wurde in Wien und Salzburg erfolgreich eingesetzt.

1977: Einführung der PTCA durch Andreas Grüntzig.

1983: Am 11. Oktober erste Herztransplantation in Österreich; Raimund Margreiter operiert ein sogenanntes »Huckepack-Herz«.

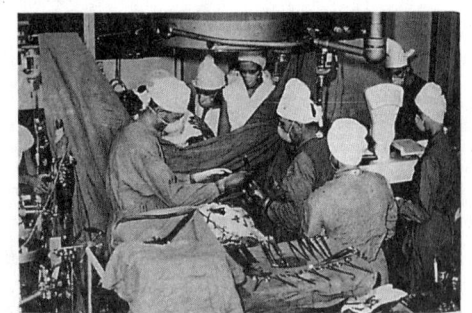

1984: Ernst Wolner macht am 1. April die erste Totalherztransplantation in Österreich.

1989: Das »Neue kleine Wiener künstliche Herz« von Rokitansky kommt erstmals zum Einsatz.

Pro Jahr werden in Österreich ca. 120 Herztransplantationen durchgeführt.

Das Operationsteam von Christiaan Barnard bei der Arbeit.

Die Rettung durch Nadel und Zwirn
Operationen am Herzen

Die Zahl der chirurgisch behandelbaren Herzkrankheiten ist in den letzten 25 Jahren durch die Verbesserung der Untersuchungs- und Narkosemöglichkeiten immer größer geworden.

Bei folgenden Krankheiten ist die Operation als Mittel zur Heilung in Erwägung zu ziehen:

1. Erkrankung der Herzkranzgefäße mit Angina pectoris oder Herzinfarkt
2. Herzklappenfehler
3. Angeborene Herzfehler
4. Herzrhythmusstörungen, Einpflanzung eines Herzschrittmachers
5. Blut- und Wassersucht des Herzbeutels
6. Tumoren
7. Schwerste Herzschwäche

Das Problem der Herzverpflanzung ist nicht die (relativ einfache) Technik, sondern die Abstoßungsreaktion des Körpers gegen das fremde Organ. In diesem Kapitel werden wir genauer auf die Herztransplantation eingehen, alle anderen chirurgischen Verfahren werden unter den entsprechenden Krankheiten abgehandelt.

Das Herz arbeitet ständig, von seiner Entstehungsgeschichte im Mutterleib an bis zum Tod. Operationen an diesem in einem fort zuckenden Organ sind daher nur möglich, wenn die Operationsdauer sehr kurz ist; dies ist der Fall beim »Sprengen« einer Klappenverengung.

Werden aber »Messer und Nadel« benötigt, muß man also schneiden und nähen, so ist es notwendig, dafür das Herz stillzulegen. Würde man nämlich beim schlagenden Herz die linke Herzkammer eröffnen, so würde das Blut in einer fast 2 Meter hohen Fontäne herausspritzen.

Das Herz im Tiefschlaf
Wie ein Herz künstlich ruhiggestellt wird (= Kardioplegie)

Solange wir leben, macht das Herz niemals eine Pause. So einfach ist es daher gar nicht, das Herz einfach »abzustellen«. Wir kennen drei Möglichkeiten, unsere Kreislaufpumpe geordnet stillzulegen:

1. Auf elektrischem Weg:
    Stören wir die elektrische Ausbreitung im Herzen, entsteht das Kammerflimmern. Dabei ziehen sich ungeordnet nur mehr einzelne Muskelfasern zusammen. Der Herzmuskel wogt wie ein unruhiger See hin und her, es kommt aber keine Saug- und Pumpbewegung mehr zustande. Nach wenigen Minuten bleibt das Herz ganz stehen.

2. Auf mechanischem Weg:

Wir klemmen die Hauptschlagader ab, wodurch auch die Durchblutung in den Herzkranzgefäßen auf Null gedrosselt ist. Nach 4 — 5 Minuten hört das Herz zu schlagen auf.

3. Auf chemischem Weg:

Zeitlebens ist das Herz auf ein bestimmtes Verhältnis von Natrium, Kalium, Kalzium und Magnesium eingestellt. Wird nun das Herz mit einer Lösung durchspült, in der diese Blutsalze in einem abnormen Verhältnis zueinander vorkommen, erschlafft es völlig und bleibt stehen.

Natürlich ist mit dem Herzstillstand auch ein Kreislaufstillstand verbunden. Diesen Zustand hält unser Organismus aber nur 3 Minuten lang aus. Zur Verlängerung dieser Frist kennen wir zwei Möglichkeiten:

- die künstliche Kühlung und
- die Herz-Lungen-Maschine.

Die künstliche Unterkühlung

Durch Abkühlen wird der Mensch in einen künstlichen Winterschlaf versetzt. Bei einer Senkung der Körpertemperatur auf 30 Grad C sinkt der Sauerstoffbedarf schon auf die Hälfte. Man hätte nun 6 — 10 Minuten Zeit, am still stehenden Herzen zu operieren.
Senkt man die Temperatur auf 20 Grad C, verlängert sich diese Frist schon auf 60 Minuten! Da der Körper ein Fallen der Körpertemperatur mit Wärmebildung und Zittern beantwortet, müssen diese Gegenmaßnahmen durch Narkose ausgeschaltet werden. Die eigentliche Kühlung geschieht durch Eispackungen von außen und Durchströmen des Kreislaufes mit kalten Lösungen. Die Herzkühlung ist durch Einfüllen eiskalter Kochsalzlösung in den Herzbeutel möglich.

Die Wiedererwärmung am Ende der Operation geschieht sehr langsam, um Verbrühungen zu vermeiden. Ab einer bestimmten »Betriebstemperatur« beginnt das Herz von selbst wieder zu schlagen, fallweise wird es auch durch einen kurzen Stromstoß »aufgeweckt«.

Ein Hilfsmotor fürs Herz
Die Herz-Lungen-Maschine

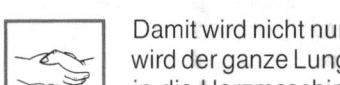

Damit wird nicht nur das Herz, sondern gleich auch die Lunge mitersetzt. Es wird der ganze Lungenkreislauf »übersprungen« und eine künstliche Lunge in die Herzmaschine eingebaut.

Auf diese Weise kommt man mit drei Anschlußschläuchen aus: Mit zweien für die beiden Hohlvenen und dem dritten für die Hauptschlagader.
Das Blut wird aus dem Körper von der oberen und unteren Hohlvene herausgeleitet und über die Körperschlagader wieder hineingepumpt; Herz und Lungen stehen derweil völlig still.

Für Operationszwecke am Herzen wird die Wiederbelebungszeit des Herzens
- durch Spüllösungen und
- milde Unterkühlung

auf 2 Stunden verlängert.

Auch die isolierte Durchströmung der Herzkranzgefäße wird angewendet. Dazu wird die Hauptschlagader eröffnet und zwei Hohlnadeln werden in die 2 Kranzgefäße eingebracht. Über diese beiden gelangt nun das Blut zum Herzmuskel und fließt über die herzeigenen Venen hauptsächlich in den rechten Vorhof ab; von dort wird es wieder abgeleitet. Das Blut muß auch aus den drei anderen Herzhöhlen immer wieder abgesaugt werden, weil ständig etwas Blut aus der Lunge nachsickert. Dieses abgesaugte Blut wird über die Herz-Lungen-Maschine wieder dem Kreislauf zugeführt.

Der Aufbau einer Herz-Lungen-Maschine

Vier Bauteile fügen sich zu einem sinnvollen Ganzen zusammen:
- das Gasaustauschgerät,
- die Pumpe,
- der Wärmeaustauscher und
- ein Filter.

Wichtig sind die Materialeigenschaften. Die Oberflächen müssen völlig glatt und chemisch gänzlich neutral sein. Verwendet werden Kunststoffe aus PVC, Plexiglas, Epoxidharz und V2A-Stahl. Die meisten Bestandteile sind Einmalgeräte, da sich Bazillen in Kunststoffteilen leicht festsetzen können.

1. Das Gasaustauschgerät oder »Oxygenator«

   Dies ist die »Lunge«. Kohlendioxid wird dem Blut entnommen, Sauerstoff zugeführt. Entweder wird Sauerstoff durch das Blut durchgeperlt, oder es erfolgt der Sauerstofftransport über Membranen. Beide Verfahren arbeiten schlechter als die natürliche Lunge; ausgeglichen wird dies, indem der Sauerstoff unter höherem Druck eingeleitet wird und das Blut länger im Gasaustauschgerät als in der Lunge bleibt.

2. Die Pumpe

   In Rollerpumpen läßt man über die Schläuche eine Rolle laufen. Die Rolle drückt den blutführenden Schlauch zusammen, preßt das Blut an einem Ende heraus und saugt am anderen Ende neues Blut in den Schlauch herein.

3. Im Wärmeaustauscher

   wird die Körpertemperatur geregelt. Er arbeitet nach dem Gegenstromprinzip wie ein Gerät in einer Heizung.

4. Filter

   Sie halten Gerinnsel und Gasblasen zurück, womit Embolien verhindert werden.

Während der Herzeröffnung gelangt natürlich Luft in alle Herzhöhlen. Bevor man das Herz wieder in Gang setzt, muß sämtliche Luft restlos entfernt werden, da sonst die Luftembolie droht.

Die maschinelle Unterstützung des Herzens

Vor der Stillegung und nach dem Wiederingangsetzen des Herzens laufen Maschine und Herz gleichzeitig. Oft ist das Herz dabei noch sehr schwach und dessen Pumpfunktion ist noch unzureichend. Für diesen Zeitraum genügt eine teilweise Maschinenunterstützung des Herzens. Dann wird nicht das ganze Blut dem Herzen entnommen, sondern ein Teil verbleibt dem schlagenden Herzen zum Weitertransport in die Lunge.

Für Operationen an der Körperschlagader (= Aorta) müssen die rechte Herzhälfte und der Lungenkreislauf nicht ausgeschaltet werden. Hiefür genügt es, das Blut aus dem linken Vorhof über eine Herzmaschine (das Blut hat ja bereits die Lunge durchströmt) zu den Beckenschlagadern weiterzuleiten. Wir sprechen von einem »Linksherz-Bypass«.

Auch eine Teilentlastung des Herzens über mehrere Tage ist möglich. Dafür genügt die Ableitung von einer Oberschenkelvene; das Blut strömt anschließend durch die Herz-Lungen-Maschine und wird dann dem Körper über eine Oberschenkelarterie wieder zugeführt. Hiefür ist es natürlich nicht notwendig, den Brustkorb aufzuschneiden.

Zur Unterstützung der linken Herzkammer ist auch die Ballonpumpe geeignet.

Technik:
Ein Katheter wird über die Oberschenkelarterie in die Hauptschlagader vorgeschoben. Am Ende des Katheters befindet sich ein Ballon. Jedesmal, wenn das Herz erschlafft (= Diastole) und der Druck in der Hauptschlagader fällt, bläst man den Ballon auf. Die Folge ist eine Erhöhung des 2. Blutdruckes in der Hauptschlagader. Den positiven Nutzen davon haben die Kranzgefäße, weil der Blutdruck in ihnen erhöht wird. Durch die bessere Sauerstoffversorgung kann der Herzmuskel mehr Blut pumpen, und er erholt sich wieder. Gesteuert wird die Ballonpumpe durch ein EKG.

Dein ist mein ganzes Herz

Die Herztransplantation

Der Großteil des eigenen, kranken Herzens wird dabei herausgeschnitten und an dessen Stelle kommt ein »neues« eines frisch verstorbenen Menschen.

Die wichtigsten Gründe für eine Herzverpflanzung:

- Schwerste Herzerkrankungen im Endstadium, wenn weder durch Medikamente noch durch herkömmliche operative Verfahren eine Besserung zu erzielen ist. In Frage dafür kommen vor allem Herzleiden (= »Kardiomyopathien«) mit starker Herzerweiterung. Seltener in Betracht zu ziehen sind Herzen mit hochgradiger Gefäßverkalkung und Herzfehler.

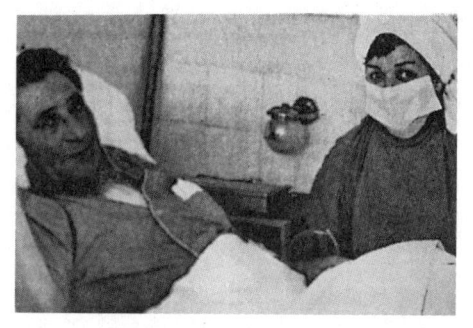

Der erste Herzempfänger: Der Lebensmittelhändler Louis Washkansky am Tag nach seiner Herzoperation am 4. Dezember 1967.

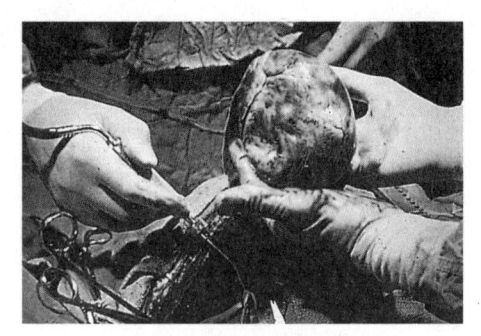

Herztransplantation. Das nicht mehr funktionsfähige Herz wird dem Brustkorb entnommen.

- Herzschwäche im NYHA-Stadium III — IV (siehe S. 81), obwohl alle medikamentösen Möglichkeiten bestens ausgeschöpft sind und wenn die Lebenserwartung weniger als ein Jahr beträgt.

Technik:

Zuerst erfolgt der Anschluß des Patienten an die Herz-Lungen-Maschine. Das Spenderherz wird im ganzen (= »en bloc«) herausgenommen oder »explantiert«. Vorher wurden alle großen Gefäße herzfern abgetrennt.

Vom kranken Herz bleiben die hinteren Vorhofteile aber im Körper zurück. Das neue Herz, das »Transplantat«, wird eingepaßt und mit den großen zu- und abführenden Gefäßen vernäht.

Nach der Operation muß lebenslang die körpereigene Abwehr unterdrückt werden; wir sprechen von vorbeugender

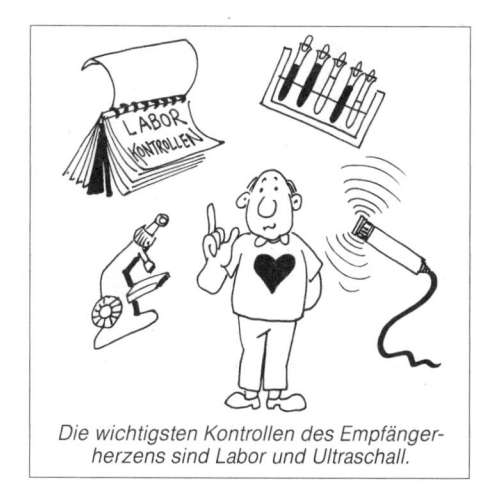

Die wichtigsten Kontrollen des Empfängerherzens sind Labor und Ultraschall.

Abwehrunterdrückung oder »prophylaktischer Immunsuppression«. In der ersten Zeit nach der Verpflanzung werden die Mittel dazu in hoher Dosierung gegeben.

Gebräuchlich sind Cyclosporin A, Azathioprin und Kortison. Regelmäßige Laborkontrollen sind unbedingt erforderlich. Da die körpereigene Abwehr dauernd unterdrückt wird, besteht immer die Gefahr bedrohlicher Infektionen mit Viren, Bakterien und Pilzen. Neben den Laborkontrollen sind laufend Untersuchungen mit dem Herzultraschall und Gewebsentnahmen aus dem Herzen nötig, um Abstoßungsreaktionen rechtzeitig zu erfassen.

Die bisherigen Ergebnisse sind recht günstig: Es leben noch

   nach 1 Jahr . . . . 85 %
   nach 5 Jahren . . . . 66 %

der Patienten mit Transplantaten.

Auffallend ist, daß nur wenige Tage nach der Operation die Patienten eine fast normale Leistungsfähigkeit des Herzens haben.

Beeinträchtigt wird der langfristige Heilverlauf durch eine vorzeitige Verkalkung der Kranzgefäße im Spenderherzen.

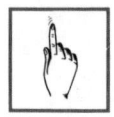

Wann wird eine Herztransplantation nicht gemacht?

A. Absolute Gegengründe sind:
1. nicht rückgängig zu machender Lungenbluthochdruck,
2. nicht zu heilende, fortschreitende Leber- und Nierenleiden,
3. schwerste Lungenerkrankung,
4. frische Infektionen,
5. frische Magen- und Zwölffingerdarmgeschwüre,
6. nicht heilbare Krebserkrankung,
7. Alkohol- und Drogenabhängigkeit,
8. akute Nervenkrankheiten.

B. Relative Gegengründe sind:
1. höheres Alter,
2. teilweise rückgängig zu machender Lungenbluthochdruck,
3. Zuckerkrankheit mit notwendiger Insulinzufuhr,
4. behandelte Krebserkrankung,
5. ausgeprägte Gefäßverkalkung (= Arteriosklerose),
6. unsichere seelische und gesellschaftliche Lebenssituation.

In jenen Fällen mit einem fixierten Lungenbluthochdruck bleibt als letzte Möglichkeit die Verpflanzung von Herz und Lungen, die Herz-Lungen-Transplantation, übrig. Die Überlebensrate nach 2 Jahren beträgt immerhin 60 — 70 Prozent! Als Komplikationen neben der Abstoßungsreaktion drohen Lungenentzündungen und ein Verschluß der kleinsten Bronchien.

Gefährlicher Klebstoff an den Klappen

Die Entzündung der Herzinnenhaut (= Endokarditis rheumatica)

Sie kommt wohl in jedem Alter vor, doch sind jüngere Menschen viel häufiger davon betroffen. Besondere Bedeutung hat die rheumatische Form, die »Endokarditis rheumatica«. Sie findet sich meist im Zusammenhang mit dem »rheumatischen Fieber«; diese alte Krankheitsbezeichnung ist nicht ganz glücklich, weil Fieber in 60 Prozent der Fälle fehlt.

Das rheumatische »Fieber« befällt
- die Gelenke,
- das Herz und
- die Nerven.

Das entstehende Nervenleiden heißt »Chorea«. Je jünger man ist, desto größer ist die Gefahr für eine Herzbeteiligung. Erkranken 70 Prozent der Schulkinder, sind es beim Erwachsenen nur mehr 40 Prozent.

Oft geht der rheumatischen Herzklappenentzündung eine Mandelentzündung voran, ausgelöst durch die Bazillenart »Streptokokken«. An der befallenen Herzinnenhaut entstehen glasige, grauweiße, stecknadelkopfgroße Warzen. Aus diesen Warzen werden Narben, die zur Verformung der Herzklappen führen.

Symptome:

2 bis 3 Wochen nach einer Angina tritt ein anhaltendes Fieber auf. Man ist abgeschlagen, appetitlos, schwitzt leicht und fühlt sich sehr krank. Schwellungen an einem oder mehreren Gelenken können sich zeigen. Wenn man nicht behandelt wird, klingt das Fieber wieder ab — in einigen Wochen kommt aber ein neuer »Schub«. Das Gefährliche daran ist: Wegen der starken Gelenkschmerzen wird die Herzerkrankung gar nicht bemerkt. Ein sehr akuter Verlauf ist durch Herzschwäche lebensbedrohend! Ansonsten werden immer neue Gelenke befallen, und es bilden sich schmerzende Knoten aus. Am Herz droht eine Herzmuskelentzündung, im Herzbeutel sammelt sich Wasser an. An der Haut des Brustkorbes und der Oberschenkel zeigen sich kreisförmige rote Flecken. An den Unterschenkeln sieht man große, blaurote Knoten. Auch die Nieren können entzündlich mitbeteiligt werden.

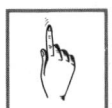

Vorsicht:

Der 1. Schub eines rheumatischen Fiebers bleibt manchmal unerkannt und wird als Grippe verkannt! Im Labor sind Blutsenkung und weiße Blutkörperchen stark erhöht. Die sogenannten »Rheumafaktoren« steigen an, für die Diagnose hilfreich sind aber nur Schwankungen der Werte. Einzelne Werte — egal ob hoch oder niedrig — ohne Vergleich sagen nichts aus. Im EKG können Herzblock und Rhythmusstörungen auftreten. Das Röntgen ist nicht aussagekräftig, sehr wohl aber der Ultraschall: Man sieht die Verdickungen auf den Klappen und deren eingeschränkte Beweglichkeit. Der ganze Heilverlauf ist ungewiß; nicht nur wegen möglicher neuer Schübe, sondern weil die vernarbten Klappen auch für weitere Bazillen- und Pilzinfektionen anfällig sind.

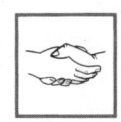

Behandlung:

Penicillin gegen die Streptokokken und Kortison gegen die Gefahr der Klappenvernarbung.

Nach Ausheilung muß man sich zu einer vorbeugenden Langzeitbehandlung entschließen, und zwar durch mindestens 5 Jahre. Bewährt hat sich eine Penicillininjektion in den Muskel (= intramuskulär, »im«) alle 3 bis 4 Wochen.

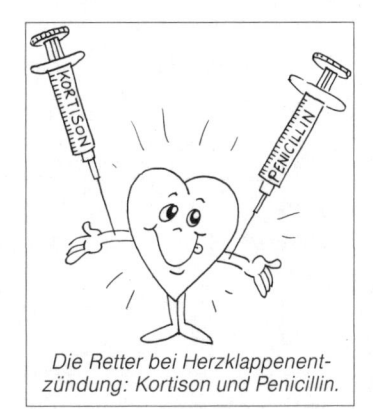

Die Retter bei Herzklappenentzündung: Kortison und Penicillin.

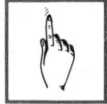

Niemals vergessen werden darf:

Bei allen ärztlichen Eingriffen (Zahnarzt, HNO-Arzt, Urologe und Frauenarzt) muß vorbeugend zusätzlich mit Penicillin behandelt werden.

Der Österreichische Herzfonds gibt einen Ausweis für Patienten mit Herzfehlern heraus. In den Ausweis werden die persönlichen Daten des Patienten sowie die Diagnose eingetragen.

Es wird damit bekräftigt, daß vor Eingriffen, bei denen Bakterien ins Blut gelangen könnten, eine Antibiotikavorbeugung gemacht werden muß.

Wichtige Hinweise:

Mit dieser Empfehlung wird eine einmalige Gabe des Antibiotikums mit einer Wirkung über 8 bis 12 Stunden angestrebt.

Im Interesse einer international geplanten Vereinheitlichung und damit einer möglichst breiten Akzeptanz wird auf die Nennung alternativer Präparate verzichtet.

Die Dosen gelten für Erwachsene mit einem Körpergewicht von 60 kg bis 80 kg.

Bei 90% der Patienten ist die Eintrittspforte für eine Endokarditis der Kieferbereich. Daher ist insbesondere beim Zahnarztbesuch eine Antibiotikaprophylaxe wichtig.

Bei Fragen betreffend die Notwendigkeit einer Prophylaxe, die Art der Verabreichung und die Dosierung soll mit dem betreuenden Kardiologen Kontakt aufgenommen werden.

Herausgegeben vom ÖSTERREICHISCHEN HERZFONDS in Zusammenarbeit mit der Univ. Klinik für Innere Medizin I, Klinische Abteilung für Infektionen und Chemotherapie, Wien, in Übereinstimmung mit der Empfehlung der Europäischen Kardiologischen Gesellschaft.

ÖSTERREICHISCHER HERZFONDS

Ausweis
für Patienten mit
Herzfehlern

Bei Herrn/Frau _____
behandelt von _____

_____ Tel.-Nr. _____
(beh. Arzt/Klinik/Ambulanz)

wegen _____

ist vor Manipulationen und Eingriffen, bei denen Bakterien ins Blut gelangen können, eine **Antibiotikagabe als Endokarditisprophylaxe** erforderlich.
WICHTIGE HINWEISE siehe letzte Seite!

Jeder Herzfehlerpatient sollte diesen Ausweis mitführen!

Empfohlen wird bei Eingriffen im HNO- und Zahnbereich, z. B. Zahnziehen, Zahnfleisch-, Kiefer- und Mandeloperation, eine Stunde vorher: 3 Gramm Clamoxyl oder Ospamox. Bei Penicillinallergie: 600 Milligramm Dalacin.

Bei Eingriffen im Harn- oder Magen-Darm-Trakt, z. B. Gebärmutter-, Prostata-, Nieren- oder Gallenblasenoperation und Coloskopie (!), eine Stunde vorher: 3 Gramm Clamoxyl oder Ospamox. Bei Penicillinallergie: 1 Gramm Vancocin und 120 Milligramm Refobacin intravenös.

Bei Hochrisikoträgern, das sind Kunstklappenträger und Patienten mit durchgemachter Entzündung der Herzinnenhaut, wird die angegebene Dosis nach 8 bis 12 Stunden wiederholt.

Die Mandeln (= Tonsillen) als möglicher Streuherd läßt man dann entfernen,
- wenn sie zerklüftet sind,
- wenn sie viele Abscheidungen (= Sekrete) enthalten und
- wenn die Kieferwinkellymphknoten vergrößert sind.

Operiert (= Tonsillektomie) wird dann unter hochdosiertem Penicillinschutz.

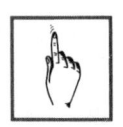

Gibt es eine Vorbeugung gegen rheumatisches Fieber? Ja:

1. Jede Mandelentzündung (= Tonsillitis) und auch jede andere Entzündung durch Bakterien ausreichend hoch und ausreichend lang mit Penicillin behandeln lassen.
2. Wenn nach einer Mandelentzündung unklare Krankheitszeichen — egal welche — auftauchen, sofort den Arzt aufsuchen!
3. Bei folgenden Eingriffen müssen vorbeugend Antibiotika genommen werden: Zahnziehen, HNO-Behandlung oder Diagnostik mit »Blut«, Bronchoskopie (Spiegelung der Bronchien), Bauchchirurgie, Frauenarzt, Blasenspiegelung, Gastroskopie (Magenspiegelung), Coloskopie (Dickdarmspiegelung), Dickdarmröntgen, Leberstich, Hämorrhoidenbehandlung.

Die infektiöse Klappenentzündung

Eine Vielzahl von Bakterien und anderen Erregern wird zum Auslöser.
Streptokokken, Staphylokokken und Coli kommen in Frage, aber auch Pilze und Viren. In 30 Prozent der Fälle sind die linke Zweizipfelklappe sowie die Aortenklappe betroffen.

Die Infektion kann zwei Wege einschlagen:

- die akute Klappenentzündung mit Blutvergiftung oder
- die »schleichende« Klappeninfektion.

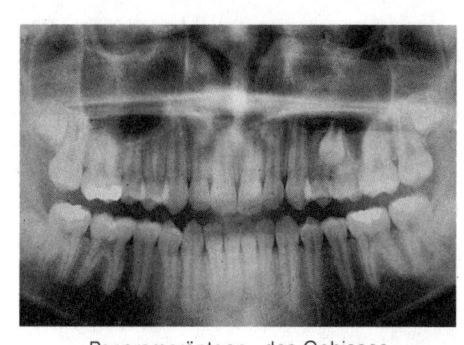

»Panoramaröntgen« des Gebisses
Mit Bazillen beherdete Zähne können zum Ausgangspunkt einer Herzklappeninfektion werden.

Die akute Form mit Blutvergiftung nimmt ihren Ausgang von eitrigen Infektionen im Atmungs- oder Darmtrakt, von Nieren- und Knocheneiterungen, Furunkeln (!), Venenentzündungen und ärztlichen Eingriffen. Sehr gefährlich sind infizierte Venenkatheter und die unhygienischen Spritzen der Drogensüchtigen.
Die Erreger siedeln sich auf den Herzklappen an, löchern und zerstören diese. Die Auflagerungen können auch als Embolien verschleppt werden.

Symptome:

Hohes Fieber, Schüttelfrost — immer dann, wenn Erreger ins Blut ausgeschwemmt werden —, der Allgemeinzustand ist schwer beeinträchtigt. Typisch sind kleine Embolien an den Fingern und Handflächen. Durch die Klappenzerstörung droht eine Herzschwäche.

Achtung: Wegen des Fiebers und des schlechten Allgemeinzustandes kann der Herzbefall übersehen werden!

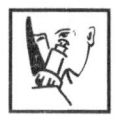

Im Labor sind Blutsenkung und weiße Blutkörperchen stark erhöht, es besteht — durch Zerfall und erhöhten Verbrauch — Blutarmut. Im Harn sind Eiweiß, Blut, Bazillen und Pilze nachweisbar. Wichtig für die Herddiagnose ist wiederum der Ultraschall.

Behandlung:

Penicillin hochdosiert und chirurgische Sanierung des Eiterherdes. Sind die Herzklappen zerstört, muß — wegen der sonst zu erwartenden Herzschwäche — eine neue, künstliche Klappe eingesetzt werden. Insgesamt ist der Heilverlauf der akuten Klappenentzündung sehr schwierig.

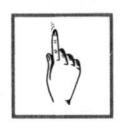

Gibt es eine Vorbeugung?

Ja, jeden bekannten oder vermuteten Eiterherd im Körper behandeln lassen. Organentzündungen (welcher Art auch immer) und Wunden sorgfältig bis zur völligen Heilung betreuen lassen.
Mit Herzbeschwerden immer zur Untersuchung gehen!

Die schleichende Klappenentzündung (= Endokarditis lenta)

Als Erreger kommen in erster Linie die Streptokokken in Betracht. Für die schleichende Form muß schon eine Vorschädigung der Klappen bestehen, auch ein rheumatisches Fieber kann vorausgehen. Typisch sind Auflagerungen an den Klappen, Geschwüre und schrumpfende Narben.
Ursprüngliche Streuherde sind infizierte Mandeln, eitrige Nebenhöhlenentzündungen und das Wundbett gerissener Zähne.

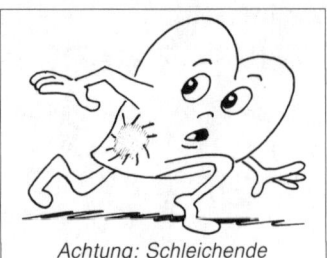

Achtung: Schleichende Klappenentzündung! Sie verläuft langwierig und mit unklaren Symptomen.

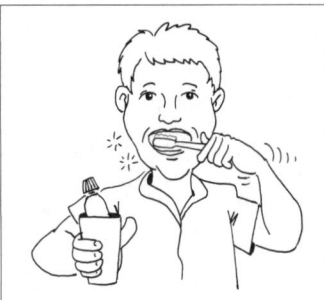

Anmerkung: Schon beim stärkeren Zähneputzen werden Bakterien ins Blut geschleudert!

Symptome: Temperaturen zwischen 37 Grad und 38 Grad C, diesen Bereich bezeichnet man als »subfebril«. Müdigkeit, Appetitlosigkeit und Neigung zum Schwitzen. Die Haut ist blaß, leicht gelblich, die Augen sind »beringt«. In 20 Prozent der Fälle findet man kleine Knötchen und Blutungen in den Fingern. Über dem Herzen sind krankhafte Geräusche zu hören.

Jedes falsche Zähneputzen kann zur Bazillenschleuder ins Blut werden.

Frühzeitig kann eine Klappenschlußschwäche an der Aorta (= Hauptschlagader) und linken Zweizipfelklappe (= Mitralklappe) auftreten. Zum Bazillennachweis entnimmt man während eines Fieberanstieges Blut in 4- bis 6stündigem Abstand. Entscheidende Aufschlüsse über die Diagnose erhält man mit dem Ultraschall: Auf den Klappen sind die Auflagerungen als »Vegetationen« sichtbar.

Wegen der Bedeutung für den Kranken seien alle Symptome mit prozentuellen Angaben nochmals aufgelistet:

Herzgeräusche	100 %
1. Blutsenkungswert über 20	90 %
Blutfarbstoff unter 12	90 %
Fieber	80 %
Blut im Harn	70 %
Eiweiß im Harn	60 %
Gerinnselverschleppung	55 %
Vergrößertes Herz	50 %
Vergrößerte Milz	50 %
Krankheitsgefühl	50 %
Gewichtsverlust	40 %
Erhöhte weiße Blutkörperchen	35 %
Schüttelfrost	35 %
Vergrößerte Leber	35 %
Gelenkschmerzen	30 %

Behandlung:

Da es auf jeden Tag Zeitgewinn ankommt, sofortiger Beginn mit einer Kombination verschiedener Antibiotika, um alle Erreger abdecken zu können. »Maßgeschneidert« weiterbehandelt wird, wenn — nach Auswertung der Blutkulturen — die Art der Erreger bekannt ist. Wenn der Behandlungserfolg ausbleibt, ist die frühzeitige Operation dringend zu überlegen.

Der weitere Heilverlauf hängt davon ab, wie stark die Klappen schon in Mitleidenschaft gezogen wurden. Normalerweise nimmt das Ausmaß des Klappenfehlers in der Phase der Ausheilung — wegen der Vernarbung — noch zu!

Nach einer Klappenentzündung muß vorbeugend bei allen ärztlichen Eingriffen, bei denen Blut fließen könnte, Penicillin eingenommen werden. Wegen der Häufigkeit sei hier besonders der Besuch beim Zahnarzt erwähnt. Diese Vorbeugung muß auch bei allen Menschen mit angeborenem Herzfehler und nach Herzklappenersatz gemacht werden, da diese Patienten besonders stark zu eitriger Klappenentzündung neigen.

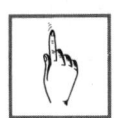

Gibt es eine Vorbeugung gegen schleichende Klappenentzündung?

Ja, alle Infektionen ernst nehmen und sachgemäß behandeln lassen. Bei allen ärztlichen Eingriffen »mit Blut« lieber einmal zu oft als einmal zu wenig Penicillin nehmen!

Erkrankungen des Herzmuskels

Der Herzmuskel hat auf die verschiedensten krankmachenden Reize drei hauptsächliche Antworten parat; er kann sich

- erweitern,
- verstärken und an Muskelmasse zunehmen oder
- schrumpfen.

Zur krankhaften Erweiterung zählt auch die Herzmuskelentzündung (= Myokarditis). Sie begleitet verschiedene Infektionskrankheiten.

Als sehr unwillkommenen Begleiter kennen wir die Myokarditis bei

- Grippe,
- Diphtherie,
- Scharlach und
- Tuberkulose.

Die grippöse Herzmuskelentzündung wird durch Viren verursacht. Meistens verläuft sie gutartig und kann bloß durch Extraschläge auf sich aufmerksam machen. Verlaß darauf ist jedoch keiner. Die echte Grippe muß ernst genommen werden. Bettruhe und ärztliche Behandlung sind unbedingt in Anspruch zu nehmen.

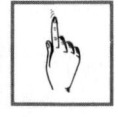

Komplikationsreich ist die Herzentzündung bei Diphtherie; sie beginnt öfter in der 2. oder 3. Krankheitswoche. Gefahr droht durch den Zerfall von

Herzmuskelfasern. Rhythmusstörungen und sehr schneller Herzschlag kommen vor. Die Rettung sind frühzeitiges Diphtherieserum und Penicillin. Lebenslang bestehende EKG-Veränderungen bleiben oft zurück.

Der Scharlach macht im Herzmuskel — wenn keine Penicillinbehandlung erfolgt — kleine Abszesse! Ansonsten beträgt die Ausheilungsrate 95 Prozent.

Die Herzbeteiligung bei Tuberkulose wird gelegentlich nicht erkannt, weil die Lungenerscheinungen so stark im Vordergrund stehen.

Viele andere Infektionskrankheiten können eine Myokarditis auslösen. Die wichtigsten und bekanntesten sind: Typhus, Salmonellen, Borreliose (!), Ruhr, Keuchhusten, Kinderlähmung, AIDS, Fleckfieber, Pfeiffer'sches Drüsenfieber oder »Mononukleose« und Toxoplasmose.

Die Borreliose ist in den vergangenen Jahren zunehmend häufiger geworden. Übertragen wird die Krankheit durch Zecken, der Erreger heißt »Borrelia burgdorferi«. Die Krankheit verläuft in Stadien. Einige Tage bis wenige Wochen nach dem infektiösen Biß (das ist die »Inkubationszeit«) sieht man an der Einstichstelle eine Rötung, die sich ausbreitet und im Zentrum immer heller wird. Es treten auch »Grippe«erscheinungen mit Müdigkeit und Fieber sowie Schmerzen auf. Monate danach geht die Krankheit in das 2. Stadium über, in dem der Herzmuskel befallen werden kann. Rhythmusstörungen mit Herzstolpern und schlechte Herzleistung sind die Folge. Unbehandelt kann sich eine schwere anhaltende Herzkrankheit ausbilden.

Erfolgreich behandelt wird die Borreliose mit Penicillin. Nach einer Infektion mit Borreliose bleibt der Bluttest (= Antikörper gegen Borreliose) längere Zeit positiv; mit einem Anhalten der Infektion hat dies nichts zu tun! Eine Schutzimpfung gegen die Krankheit gibt es (noch) nicht.

In letzter Zeit häufiger diagnostiziert wird die Myokarditis durch das Coxsackie-Virus. Bleibt der Erreger — vorläufig — unbekannt, müssen in regelmäßigen Abständen Blutuntersuchungen mit Bestimmung der Antikörper auf die verdächtigten Erreger veranlaßt werden.

Die rheumatische Herzmuskelentzündung ist glücklicherweise viel seltener. Sie kann die Herzkraft so schmälern, daß eine akute Herzschwäche droht. Die rechtzeitige Therapie ist lebensrettend.

Die Herzmuskelerweiterung

Viele nichtinfektiöse Erkrankungen sind dafür verantwortlich: Muskel- und Hautleiden, Blutkrebs, Boeck'sche Lungenerkrankung, Krebsabsiedelungen und fehlerhafte Zusammensetzung der Blutsalze.

Besonderes Gewicht haben Mangelzustände von Kalium und Kalzium. Wertvolle Kaliumlieferanten sind frisches Obst, Gemüse und Kartoffeln. Gesunde Kalziumträger sind fettarme Milch und Milchprodukte wie Käse.

Das Schwermetall Cadmium kann Erscheinungen einer »infektiösen Myokarditis« (= Herzmuskelentzündung) auslösen, die tödlich verläuft.

Cadmium findet sich als Industrieabfall in Rauch, Abgasen und Klärschlamm.

Herzerweiterungen sind auch als Mangelkrankheit durch fehlendes Vitamin B$_1$ als »Beriberi-Herz« bekannt. Herzschäden beim Alkoholiker beruhen auf der gleichen Grundlage. Vitamin-B$_1$-Träger sind ungeschälter Reis, Getreide, Kartoffeln, Leber, Milch und Schweinefleisch. Die Speicherfähigkeit für Vitamin B$_1$ in der Leber (wo sonst die meisten Vitamine »auf Lager« liegen) ist nur gering.

Auch die schon genannten Psychopharmaka (= Seelenpillen) schmälern den Herzstoffwechsel. Die Einnahme von »Antitraurigkeitspillen« bei Herzschwäche muß daher sehr kritisch abgewogen werden.

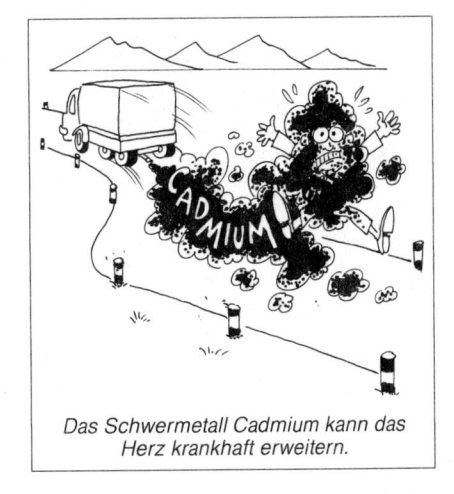

Das Schwermetall Cadmium kann das Herz krankhaft erweitern.

Zu den »Herzdämpfern« zählen auch Lithium und die Präparate gegen Krebs (= Chemotherapie).

Sowohl Über- als auch Unterfunktion von Hirnanhangsdrüse (= Hypohyse), Schilddrüse und Nebenniere können eine Herzschädigung mit Erweiterung verursachen.

Symptome: In leichten Fällen finden sich Schmerzen im Brustbereich, Herzklopfen, Beklemmungen, Atemnot und Schwindel.

Bei stärkerem Befall drohen die Zeichen der Herzschwäche (siehe dort). Das EKG ist zum Nachweis unverläßlich, da Veränderungen manchmal fehlen oder nur kurzfristig vorhanden sind. Diagnoselieferant ist der Ultraschall. Es zeigen sich die erweiterten Herzhöhlen und die geschwächten Herzwände.

Behandlung: Wichtig ist — falls bekannt — die Beseitigung der Ursache. Gifte wie Alkohol müssen gemieden werden; Ruhe, körperliche Schonung und gesunde Kost sind Helfer auf der Brücke zur Gesundheit.

Medikamentös hat sich Isoptin bewährt, dazu bedarfsweise Entwässerer, Digitalis und ACE-Hemmer. In verzweifelten Fällen muß eine Herztransplantation überlegt werden.

Der Heilverlauf hängt von der Ursache und der Schwere der Krankheit ab. Grundsätzlich ist die Prognose ernst. Eine eigentliche Vorbeugung — außer bei Beschwerden rechtzeitig zum Arzt zu gehen — gibt es nicht.

Die Herzmuskelverdickung

Die krankhafte Verdickung des Herzmuskels oder »hypertrophe Kardiomyopathie« bleibt hinsichtlich der Ursachen ungeklärt; bekannt sind uns die familiäre Häufung und ein Beginn im Kindesalter. Meistens verdicken sich dabei die Scheidewand und die linke Kammer; die rechte Herzhälfte ist seltener beteiligt. Die Herzklappen selbst bleiben unverändert. Durch die Verdickung der Herzwände legen sich diese bei der Zusammenziehung (= Systole) so eng aneinander, daß die Entleerung des Blutes aus der Herzkammer behindert wird.

Symptome: Herzenge, Druckgefühle, Atemnot, unregelmäßiger Herzschlag, Benommenheit, Schwindel und Anfälle von kurzzeitiger Bewußtlosigkeit. Über dem Herzen hört der Arzt ein Geräusch.

Eine sichere Diagnose ist mit dem Ultraschall möglich. Ergänzt werden kann die Diagnostik durch eine Gewebsentnahme (= Biopsie) und den Herzkatheter.

Behandlung: Isoptin.

Zu einer Verschlechterung kommt es durch die Einnahme von Gefäßerweiterern und Digitalis, sie sind »kontraindiziert« (= nicht angezeigt).

Vorbeugende Maßnahmen sind nicht bekannt.

Bei der **»Schrumpfform«** einer Herzmuskelerkrankung ist die Kammerfunktion stark eingeschränkt. Ursächlich können verschiedene Allgemeinerkrankungen dazu führen. Die Diagnose wird mit dem Ultraschall gestellt, eine spezifische Behandlung und Vorbeugung sind nicht bekannt.

Über das Panzerherz

Die Herzbeutelentzündung (= Perikarditis)

In gesunden Tagen schafft der Herzbeutel — so wie das Brustfell für die Lunge — eine völlig glatte Verschiebefläche. Der Herzbeutel ist für das Herz ein Tanzparkett!

Für eine Flüssigkeitsansammlung ist in der kleinen Herzbeutelhöhle kein Platz, schon ab 300 Milliliter wird es sehr eng.

Die Entzündung des Herzbeutels kann sehr rasch (= akut) oder langsam (= chronisch) verlaufen. Wird viel eiweißreiches Gewebswasser ausgeschwitzt, nennen wir die Entzündung »feucht«, ansonsten »trocken«. Sammelt sich viel Flüssigkeit an, bekommt man eine Herzbeutelwassersucht; verkalkt die ausgeschwitzte Flüssigkeit, dann legt sich ein Kalkmantel um das Herz, wir sprechen von einem »Panzerherz«.

Die häufigsten Ursachen für einen entzündeten Herzbeutel sind:

- Viren und Bakterien,
- rheumatisches Fieber,
- Herzinfarkt und Herzmuskelentzündung,
- Lungenkrankheiten,
- Allgemeinerkrankungen und Stoffwechselstörungen,
- Nierenversagen und
- Verletzungen.

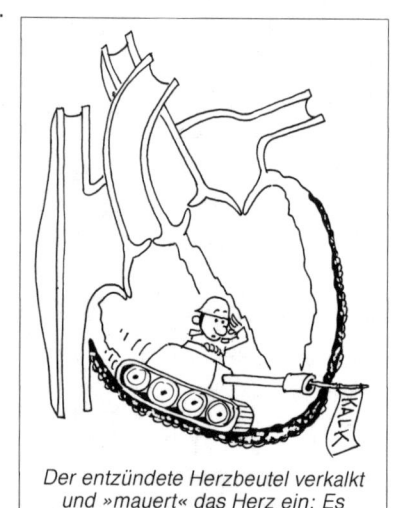

Der entzündete Herzbeutel verkalkt und »mauert« das Herz ein: Es entsteht das Panzerherz.

Symptome: Die trockene Form mit im Stethoskop hörbarem »Reiben« macht oft große Beschwerden, ist aber nicht so gefährlich wie die feuchte.

Bei der feuchten Form mit Absonderung großer Flüssigkeitsmengen drückt die Flüssigkeit auf das in den Hohlmuskel Herz einströmende und ausströmende Blut. Wenn kein Blut mehr hereinkommen kann (weil der Hohlmuskel durch die Flüssigkeitsansammlung derart zusammengedrückt wird), kann auch nichts mehr herausfließen. Das Blut wird vor dem Herzen aufgestaut, der Pumpe fehlt das Blut — der Blutdruck sinkt. Wenn das Organ durch den Wasserstau völlig »tamponiert« wird (= Herzbeuteltamponade), kommt es zum Herzstillstand, und das Herz stellt seine Tätigkeit ein.

Ein typisches Symptom ist — durch die »Wasserdämpfung« — der leise Herzschlag. Die Diagnose wird mittels Ultraschall gestellt.

Überwiegend aber verläuft die »Perikarditis« chronisch. An Beschwerden können nur untypische Schmerzen hinter dem Brustbein vorliegen. Diese strahlen (im Gegensatz zum Herzinfarkt) nie in die Arme aus. Durch Liegen und Schlucken kann der Schmerz verstärkt werden. Im EKG und Schall-EKG sind Veränderungen sichtbar, den sichersten Nachweis liefert aber der Ultraschall.

Im Heilverlauf ist es entscheidend, ob das Entzündungsmaterial bei der Vernarbung schrumpft. Als Komplikation droht in diesem Fall eine Rechtsherzschwäche.

Behandlung: Im akuten Fall, bei einem Erguß in den Herzbeutel, muß das »Wasser« abgesaugt werden.

Dies geht mit einer langen Nadel, die rechts neben dem Brustbein in der Höhe des Schwertfortsatzes — oder auch am oberen Ende des linken Rippenbogens — während EKG- und Röntgenkontrolle eingestochen wird. Dazu ist nur eine örtliche Betäubung nötig.

Die Gefahren dabei sind:

1. Verletzung des Herzmuskels — der Patient wird daher nach der Herzbeutelpunktion sorgfältig überwacht.
2. Verletzung einer Schlagader — eine operative Unterbindung ist dann erforderlich.
3. Brustfellentzündung (= Pleuritis). Bakterien können beim Einstich in die Brusthöhle verschleppt werden und dort eine Entzündung auslösen. In diesem Fall ist die sofortige Behandlung mit Antibiotika notwendig.

Die medikamentöse Therapie richtet sich nach der Ursache, auch eine Kortisonbehandlung kann erforderlich sein.

Krebs im Herz?

Herztumoren

Sie sind äußerst selten und kommen nur bei 2 von 100.000 Menschen vor. Der feingewebliche Tumoraufbau zeigt zwar meistens Gutartigkeit, doch ist jeder Tumor in den Herzhöhlen wegen der Einschränkung der Blutströmung als »bösartig« aufzufassen.

Grundsätzlich können alle Krebse ihre Absiedelungen (= Metastasen) auch ins Herz entsenden. Wir kennen das von Tumoren der Brust, Bronchien, Speiseröhre, Bauchspeicheldrüse sowie vom malignen Melanom (= bösartiges Muttermal) der Haut. Ebenso gibt es fremde Gewebseinlagerungen bei Blutkrebsen.

In 75 Prozent der Fälle aber liegt das sogenannte »Vorhofmyxom« vor. Der kugelige, gallertige Tumor von 0,4 — 8 (!) Zentimetern Größe sitzt im linken Vorhof und wird am häufigsten bei Frauen zwischen 30 und 60 Jahren beobachtet.

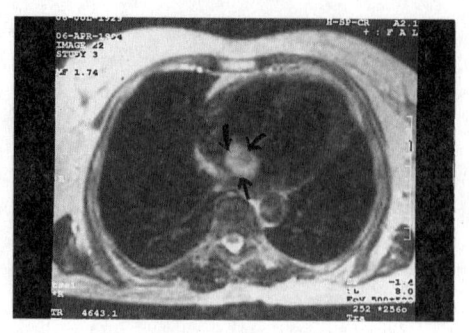

Herztumor im Vorhof.

Symptome: Allgemeine Tumorzeichen wie Blutarmut, Fieber, Gewichtsverlust, beschleunigte Blutsenkung und krankhafte Änderungen der Bluteiweißkörper.

Es kommen Rhythmusstörungen und Anfälle von kurzdauernder Bewußtlosigkeit vor. Hinweisend auf die richtige Diagnose kann auch eine Herzschwäche sein, die auf die übliche Behandlung nicht anspricht. Atemnot und Lungenwassersucht können, in Abhängigkeit von der Körperlage, entstehen.

Die Symptome sind mit denjenigen, wie sie bei der Verengung (= Stenose) der Zweizipfelklappe auftreten, verwechselbar.

Diagnose:
Mit Ultraschall, in Ergänzung dazu die Magnetresonanzuntersuchung und der Herzkatheter.

Behandlung:
Die Operation des Myxoms hat einen gutartigen Heilverlauf. Bösartige Absiedelungen werden mit Chemotherapie und Bestrahlung behandelt.

Herzfehler

Sie entwickeln sich durch einen Fehler im »Bauplan« des Herzens in den ersten drei Schwangerschaftsmonaten. Man kann mit 8 — 10 Herzfehlern pro 1.000 Neugeborenen rechnen. Davon sind etliche Fehler nur leicht, oder sie heilen von selbst aus.

Was zählt überhaupt zu den Herzfehlern?

Angeboren sind
- die fehlerhafte Herzscheidewand,
- Verengungen von Körper- und Lungenschlagader,
- falsch vom Herzen abgehende oder einmündende Blutgefäße und
- krankhafte Gefäßverbindungen.

> *Dein Urteil kann sich irren, nicht Dein Herz.*
> — Schiller
>
> *Die großen Gedanken kommen aus dem Herzen.*
> — Vovenargues
>
> *Das Herz des Menschen ist nie so unbeugsam wie sein Geist.*
> — A. de Lamartine
>
> *Wohin Dein Herz fliegt, dorthin eilen Deine Augen.*
> — Rußland
>
> *Was dem Herzen widerstrebt, läßt der Kopf nicht ein.*
> — Schopenhauer
>
> *Wenn drei Menschen eines Herzens sind, so verwandelt sich selbst Lehm in Gold.*
> — China
>
> *Ein unzüchtig' Herz ist des Teufels Wannenbad.*
> *Was nicht vom Herzen kommt, geht nicht zum Herzen.*
> — Sprichwort
>
> *Das Herz redet uns gewaltig gerne nach dem Maul.*
> — Lessing, Minna v. Barnhelm
>
> *Man sieht nur mit dem Herzen gut. Das wesentliche ist für die Augen unsichtbar.*
> — Der kleine Prinz, Antoine de Saint d'Exupery
>
> *Mit dem Herz allein wird das Herz geleitet.*
> — Pestalozzi
>
> *Von Herzen — möge es wieder zu Herzen gehen.*
> — Eigenhändige Überschrift Beethovens zur Missa solemnis

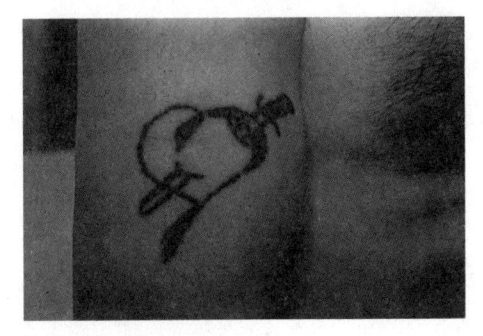

Bei den erst im Laufe des Lebens erworbenen Fehlern neigt man heute zur Ansicht, daß teilweise doch schon angeborene Vorveränderungen da waren: Eine Herzklappenentzündung führt dann zur Verschlimmerung des Klappenfehlers. Unter den »erworbenen« Fehlern kommen jene am häufigsten vor, die auch durch die Blutströmung am meisten belastet sind: Dies sind die Aortenklappe und die Zweizipfelklappe (= Mitralklappe, von »Mitra« = Bischofsmütze) der linken Kammer.

Männer haben öfter Probleme mit der Aortenklappe, Frauen neigen mehr zur fehlerhaften Mitralklappe.

Die Herzklappenfehler des Erwachsenen verteilen sich auf die einzelnen Herzklappen wie folgt:

Zweizipfelklappe (= Mitralklappe)	70 %
Hauptschlagaderklappe (= Aortenklappe)	25 %
Dreizipfelklappe (= Tricuspidalklappe)	4 %
Lungenschlagaderklappe (= Pulmonalklappe)	< 1 %

< = weniger als

Ist eine Klappe verengt, nennt man dies »Stenose«. Eine Klappenstenose führt zu einer erhöhten Druckbelastung der davor liegenden Herzkammer mit Muskelverdickung.

Eine Klappenerweiterung heißt »Insuffizienz«. Da dabei ständig Blut durch das krankhaft erweiterte Ventil zurückströmt, kommt es zu einer Erweiterung und unregelmäßigen Verdickung der Herzhöhle. Treten beide Fehler gleichzeitig auf, lautet die Diagnose »kombinierter« Klappenfehler.

Zu Beginn einer Herzfehlerdiagnostik ist das Abhören am wichtigsten. Die Herzfehler, die im Stethoskop keine Geräusche erzeugen, sind die äußerste Ausnahme. Andererseits können auch junge, magere Menschen Geräusche haben, ohne daß ein Herzfehler vorliegt. Diese Geräusche nennt man »funktionell«.

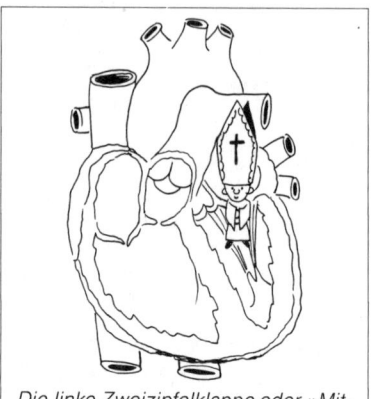

Die linke Zweizipfelklappe oder »Mitralis« (wegen der Ähnlichkeit mit einer Bischofsmütze) ist sehr häufig von einem Fehler betroffen.

Wie kann man einen Herzfehler richtig erkennen?
1. Abhören und Beurteilen von Geräuschen.
2. Herzschall (= Phonokardiogramm): Die zeitliche Zuordnung der Geräusche ist damit möglich.
3. EKG: Muskelverdickungen der Vorhöfe und Kammern zeigen sich an der Ausschlaghöhe der elektrischen Impulse.
   Achtung: Ein normales EKG schließt einen Herzfehler nicht aus.
4. Ultraschall ist die unblutige Nachweismethode. Nachteilig ist, daß nicht alle Menschen gleich gut »schallbar« sind.
5. Das Röntgen erlaubt die Beurteilung von Herzgröße und Herzform.
6. Belastungstests können aufschlußreich sein, jedoch dürfen nicht alle Herzfehlerpatienten, z. B. solche mit Aortenklappenverengung, belastet werden.
7. Radioaktivität (= Szintigraphie) läßt die Auswurfleistungen der beiden Kammern errechnen.
8. Herzkatheter: Druckmessungen im großen Kreislauf und im kleinen Lungenkreislauf sind möglich, die Form und Funktion der Herzklappen und die Kranzgefäße werden beurteilt.

Das »Schicksal« eines Klappenfehlers ist von mehreren Umständen abhängig:
- Wie schnell schrumpft die Klappe?
- Lagert sich Kalk ein?
- Wieviel Reserve hat der Herzmuskel noch?
- Wie entwickelt sich die Durchblutung der Kranzgefäße?
- Sind Entzündungen zu befürchten?

Die Behandlung eines Herzfehlers richtet sich nach der Schwere. Leichtgradige Fälle brauchen gar keine Therapie. Beginnende Krankheitszeichen werden nach Art der Herzschwäche behandelt.

Schreitet ein Fehler weiter fort, muß operiert werden, dabei darf man den günstigsten Zeitpunkt zur Operation nicht übersehen, da sonst der Herzmuskel zu stark geschädigt wird.
Langdauernde Fehler führen zu einer Steigerung des Blutdruckes in der Lunge und schließlich zu einem dauernden Lungenbluthochdruck.

Die wichtigsten Herzfehler

Die verengte Zweizipfelklappe (= Mitralstenose)

Sie kommt bei der Frau doppelt so häufig vor. Die linke Kammer erhält nur wenig Blut, im linken Vorhof staut sich das Blut, er wird überlastet. Versagt dieser, entsteht ein Rückstau des Blutes in die Lungen.

Ursachen:
Rheumatisches Fieber, bakterielle Klappenentzündung oder angeboren.

Symptome:
Bei Belastung und Aufregung kommt es zu Atemnot und Hustenreiz. Das Leistungsvermögen für körperliche Arbeit ist merkbar herabgesetzt. Blutspucken ist ein ernster Hinweis auf das Vorliegen dieses Fehlers.
Zum Schlafen wird eine erhöhte Lage des Oberkörpers bevorzugt. Die Lippen sind bläulich verfärbt, auf den Wangen zeigen sich bläulich-rote Flecken von ca. Schillinggröße (= »Mitralbäckchen«).

Gewöhnlich ist die Atmung beschleunigt, Hände und Füße sind kalt. Wenn der linke Vorhof sehr stark vergrößert ist, können auch Schluckstörungen vorkommen, weil die Speiseröhre vom stark erweiterten Vorhof bedrängt wird.

Behandlung:
Leichte Grade brauchen keine Behandlung. In allen schweren und mittelschweren Fällen ist die Operation mit Beseitigung des Hindernisses die ursächliche und daher beste Therapie.
Sind die »Segeln« der Klappen noch nicht oder nur wenig verkalkt, kann eine Aufdehnung mittels Ballonkatheter vorgenommen werden. Bei verkalkter und zerstörter Klappe wird der chirurgische Klappenersatz angestrebt. Die rechtzeitig durchgeführte Operation verbessert die Lebenserwartung ganz erheblich.

Die undichte Zweizipfelklappe (= Mitralinsuffizienz)

Blut fließt bei der Zusammenziehung wieder in den linken Vorhof zurück.

Sie liegt meistens kombiniert mit einer Verengung vor. Eine akute Erweiterung kann auch die Folge eines Herzinfarktes oder einer Klappenentzündung sein. Während der akute Fall lebensbedrohend ist, verläuft die chronische Erweiterung über viele Jahre oft günstig und mild.

Ursachen:
Klappenentzündungen, Herzerweiterung, Herzinfarkt oder angeboren.

Symptome:
Meistens (!) fehlen die Beschwerden; Atemnot wie bei der Verengung tritt nicht auf. Erst spät entwickeln sich die Symptome einer Herzschwäche.

Behandlung:
Bei bakterieller Ursache der akuten Klappenerweiterung müssen möglichst lange Antibiotika eingenommen werden. Nur in verzweifelten Fällen muß notfallmäßig ein Klappenersatz veranlaßt werden.

Leichte Fälle einer chronischen Erweiterung müssen nicht behandelt werden, die körperliche Belastung ist aber einzuschränken. Treten Beschwerden bei alltäglichen Belastungen auf, so wie Zustände von Herzschwäche, kommt man um die Operation nicht herum.
Kann man die Klappe nicht erhalten bzw. »plastisch« rekonstruieren, muß sie künstlich ersetzt werden.

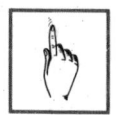

Der Heilverlauf ist günstiger als bei anderen Fehlern. Ganz entscheidend ist jedoch, daß schwere körperliche Anforderungen vermieden werden können.

Der Vorfall der Zweizipfelklappe

Die »Mitralsegel« wölben sich bei der Zusammenziehung in den linken Vorhof vor. In schweren Fällen kann dies eine Mitralerweiterung (= Insuffizienz) zur Folge haben.

Die Mehrzahl der Patienten ist beschwerdefrei. Manchmal bestehen

- Herzklopfen,
- Herzschmerzen und
- Rhythmusstörungen.

Für die Diagnose sind Ultraschall und Abhören gleich wichtig.

In den meisten Fällen ist keine Behandlung erforderlich. Eine Vorbeugung mit Penicillin sollte bei Gefahr einer Klappenentzündung immer vorgenommen werden.

Die verengte Aortenklappe (= Aortenstenose)

Die meisten Verengungen sind durch eine Abnützung der Klappe entstanden oder angeboren. Das Arbeiten der linken Herzkammer unter hohem Druck gegen die verengte Klappe führt zu einer Zunahme der linken Herzmuskelmasse.

Symptome:
Junge Menschen haben wenig Beschwerden. Der verdächtige Hinweis auf diesen Fehler ist ein Kollaps bei körperlicher Belastung.

Die schlechtere Hirndurchblutung führt zu Schwindel und fallweisem Bewußtseinsverlust, wenn sich die davon betroffenen Patienten sehr anstrengen. Auch Herzenge durch die schlechtere Durchblutung der Kranzgefäße kommt vor.

Die nicht seltene Blutarmut entsteht durch die verstärkte mechanische Zertrümmerung der roten Blutkörperchen, wenn diese durch die Verengung durchgepreßt werden.

Bei verenger Aortenklappe Vorsicht mit schwerer Arbeit: Kollaps droht!

Behandlung:
Leichte und mittelschwere Fälle von Aortenverengung werden gar nicht behandelt. Große körperliche Strapazen müssen aber vermieden werden, so z. B. Bergsteigen oder längeres Joggen über 5 — 10 Kilometer.

Die schwere Verengung der Aorta wird mittels künstlichem Klappenersatz operiert. Die Sprengung der Aortenklappe mit dem Ballonkatheter ist dagegen als 2. Wahl anzusehen. Auch hier — wie bei allen Herzfehlern — ist bei Gefahr einer Keimeinschleppung die Vorbeugung mit Penicillin erforderlich.

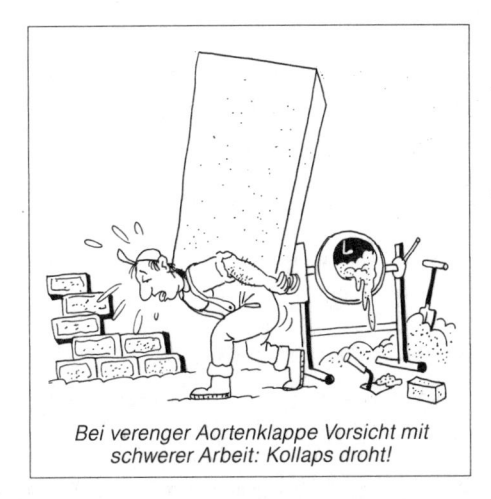

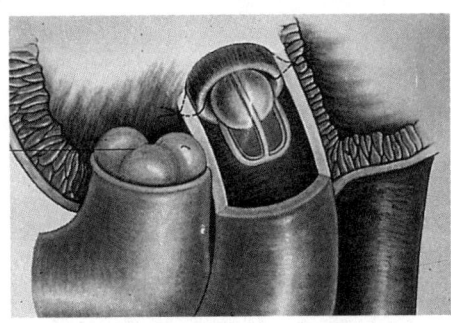

Eingesetzte Aortenklappe.

Die undichte Aortenklappe (= Aorteninsuffizienz)

Die Ursachen sind Entzündungen, Bluthochdruck und angeborene Fehler. Männer werden dreimal so häufig als Frauen davon befallen. Während der Herzerschlaffung (= Diastole) strömt das Blut aus der Aorta in die linke Herzkammer zurück. Dieses zurückpendelnde Blut muß bei der nächsten Zusammenziehung wieder zur normalen Blutmenge ausgeworfen werden. Dadurch wird die linke Herzkammer schwer überfordert. Durch eine Erweiterung der Kammer entsteht auch eine Schlußunfähigkeit der Zweizipfelklappe (= Mitralinsuffizienz).

Akut ist die Klappenerweiterung der Aorta lebensbedrohend. Die Notfalloperation ist oft nicht zu umgehen.

Symptome bei chronischer Erweiterung:
Herzklopfen schon in Ruhe, später dann Atemnot unter Belastung. Im Alter auch Herzenge, nämlich durch die Verminderung des Blutdruckes in den Kranzgefäßen während der Erschlaffung des Herzens.

Beachte:

Die Kranzgefäße entspringen in den Taschenklappen der Aorta! Auffällig an Patienten mit Aorteninsuffizienz ist ein gerötetes Gesicht mit pulsierenden Halsschlagadern. Der 1. Blutdruckwert ist hoch, der 2. dagegen niedrig, da der Windkessel der Aorta durch den Klappenfehler ja ein Loch hat.

Der Verlauf ist eher günstig, eine medikamentöse Therapie ist meist nicht erforderlich. Zur Operation wird geraten, wenn bestehende Beschwerden rasch zunehmen. Durch einen Klappenersatz kann das Leben um viele Jahre oder Jahrzehnte verlängert werden.

Fehler der Dreizipfelklappe

Die Verengung ist praktisch immer mit einer Verengung der linken Zweizipfelklappe kombiniert. Der schwach bemuskelte rechte Vorhof kann nur mit großer Mühe die Engstellung zur rechten Herzkammer überwinden; er muß sich verstärken. Dies ist aber nicht von langer Dauer, bald erweitert sich der Vorhof.

Symptome:
Zeichen der Rechtsherzschwäche, die Leber ist vergrößert.

In der Behandlung sind die Operation und Ballondehnung erfolgversprechend.

Eine undichte Dreizipfelklappe ist allgemein selten. Häufiger sieht man sie bei Rauschgiftsüchtigen, wo sie Folge einer Klappenentzündung durch infiziertes Spritzenmaterial ist. Blut strömt bei der Zusammenziehung des Herzens wieder in den rechten Vorhof zurück.

Symptome:
Es stehen die Zeichen der Rechtsherzschwäche mit Bauchwassersucht im Vordergrund. In schweren Fällen ist die Operation zu erwägen.

Fehler der Lungenschlagader (= Pulmonalvitien)

Sie sind gewöhnlich angeboren und mit anderen Herzfehlern kombiniert.

Bei der Verengung muß die rechte Herzkammer gegen die Verengung in ihrer Ausstrombahn ankämpfen; sie nimmt dadurch an Muskelmasse zu.

Symptome:
Fehlen oft jahrelang. Die körperliche Leistungsfähigkeit ist aber eingeschränkt. Betroffene ermüden rasch und neigen zu Schwindel. Mit der Zeit verhärtet sich die gestaute Leber, und es kommt zu einer Rechtsherzschwäche.

Die Behandlung besteht in der Ballondehnung der Verengung; sie hat nur ein geringes Risiko bei hoher Erfolgsquote.

Eine undichte Klappe in der Lungenschlagader (= Pulmonalinsuffizienz) ist nur bei Drogenabhängigen wegen der Klappeninfektionen häufiger.

1961 hat der Chirurg Starr erstmals eine gemeinsam mit dem Ingenieur Edwards entwickelte, künstliche Mitralklappe »implantiert«. In Österreich werden pro Jahr ca. 800 neue Klappen eingesetzt.

»Bio« oder Kunststoff?
Die Operationsverfahren bei Herzklappenfehlern

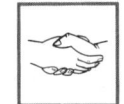

Verengte Klappen kann man erweitern durch
- »scharfe Kommissurotomie«: Die Verengung wird mit dem Messer aufgeschnitten; heutzutage sehr gebräuchlich.
- »Sprengung« mit einem erweiternden Instrument, dem »Dilatator«; heute eher selten verwendet.

Undichte Klappen lassen sich auf folgende Arten wieder abdichten:
- Sehnenfäden werden verkürzt. Die »Sehnenfäden« halten — ähnlich dem Tauwerk auf einem Segelboot — die Klappen in der richtigen Stellung.
- Löcher in den Klappen werden durch »Fleckerl«, oder »patchs«, gestopft.
- Der Klappenring (in dem sich die Klappe befindet) wird verengt.
- Einsetzen eines Kunststoffringes.

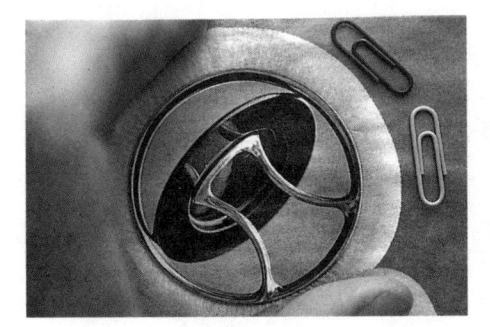

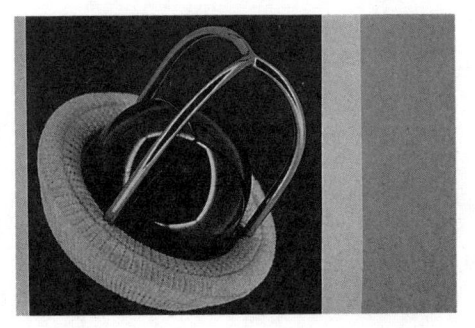

Künstliche Aortenklappen

Kann die geschädigte Klappe nicht mehr repariert werden, muß eine Ersatzklappe eingenäht werden.

Es gibt zwei Arten davon:
1. Die Kunstklappe besteht aus Metall oder Kunststoff. In Verwendung sind Kugelklappen, Hub- und Kippscheibenklappen sowie Flügelklappen. Die bewährten Kippscheibenprothesen aus Kunststoff funktionieren bei ausreichender Hemmung der Blutgerinnung praktisch lebenslang.

Manchmal kann es aber trotz Gerinnungsmittel zu Embolien und Thrombosen kommen.

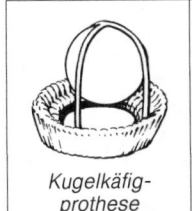

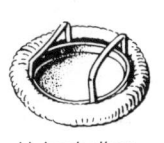

Kugelkäfig-prothese — *Hubscheiben-prothese* — *Kippscheiben-prothese* — *Doppelflügel-prothese* — *Bio-prothese*

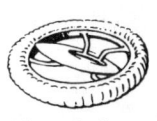

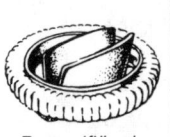

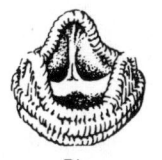

Künstliche Herzklappen gibt es für jeden Typ!

2. Die »Bioprothese« besteht aus Körpergewebe. Dazu herangezogen werden der Herzbeutel oder die harte Hirnhaut. Fallweise werden aber auch ganze Klappen von Verstorbenen oder vom Schwein eingesetzt.

Der Vorteil der »natürlichen« Klappen ist darin zu sehen, daß eine Blutgerinnungshemmung nur in den ersten Monaten erforderlich ist. Der größte Nachteil der Schweine-Bioprothesen liegt in ihrer geringen Haltbarkeit. Bioprothesen aus menschlichem Gewebe dagegen halten wesentlich länger. Nach 10 Jahren wird in 30 Prozent der Fälle eine erneute Operation notwendig, weil die »Bioklappe« schon so stark abgenützt ist. Es kann dabei sowohl zu Verengungen wie auch zu Undichtigkeiten kommen.

Merkwürdig ist der frühzeitige — ursächlich unbekannte — Klappenuntergang bei Patienten unter 35 Jahren. Aus diesem Grund werden bei jungen Patienten von vornherein Kunstklappen verwendet. Ausnahmen davon werden nur für Frauen mit Kinderwunsch oder für Patienten mit erhöhter Verletzungsgefahr gemacht. Die für Kunstprothesen notwendige Hemmung der Blutgerinnung ist ja mit einer Schwangerschaft oder einer erhöhten Verletzungsgefahr nicht vereinbar.

Das Leben danach

Was ist nach einer Klappenoperation zu beachten?

Die Gefahr, daß sich die Klappe löst, besteht nur in den ersten Wochen nach der Einpflanzung. Tritt eine schwere Entzündung durch Bakterien auf, ist die erneute Operation nicht zu umgehen.

Einige Kontrolluntersuchungen sind in regelmäßigen Abständen vorzunehmen:

- Abhören durch den Arzt; er kontrolliert die richtige Klappenfunktion.

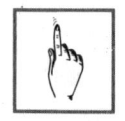

Achtung: Ein wichtiger Hinweis auf eine Gerinnselbildung auf der Klappe ist, daß das typische »Klicken« der Kunststoffprothese aufhört. Oft fällt dies zuerst dem Patienten selbst auf. Bei diesem Warnsymptom ist die nochmalige Operation umgehend notwendig!

- EKG und Langzeit-EKG.
- Herzröntgen.
- Herzultraschall.

Wehe, wenn der »Klick« vergeht; Gefahr ist im Verzug!

Menschen, die Träger einer künstlichen Herzklappe sind, schweben in der Gefahr, eine Herzklappenentzündung zu bekommen. Bei allen ärztlichen Eingriffen mit »Blut« muß vorbeugend ein Antibiotikum eingenommen werden. Daher niemals vergessen: Zahnarzt (Zahn ziehen!), Frauenarzt (Abstriche, Gewebsentnahmen), HNO-Arzt (Punktionen, Spülungen), Urologe (Spiegelungen) müssen von der Existenz der Klappe unterrichtet werden. Genauso gilt dies auch für Eingriffe im Magen-Darm-Trakt, z. B. für Spiegelungen von Magen (= Gastroskopie) oder Darm (= Coloskopie) durch den Internisten oder Chirurgen.

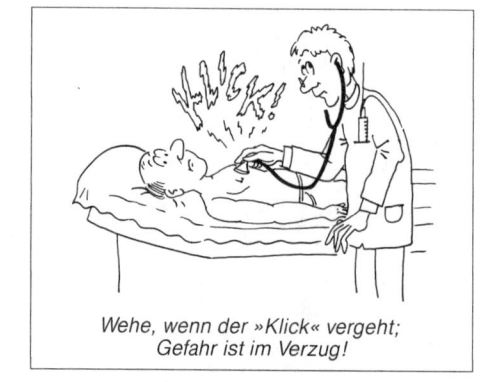

Die Hemmung der Blutgerinnung mit Marcoumar oder Sintrom darf nur dann unterbrochen werden, wenn lebensbedrohende Erkrankungen dies unbedingt erforderlich machen.

Für alle Klappenträger gilt:

Der Heilverlauf (= Prognose) und die Lebenserwartung sind sehr gut, wenn
- Kontrolltermine eingehalten werden,
- die Medikamenteneinnahme verläßlich ist und
- ein solider, den Umständen angepaßter Lebenswandel geführt wird.

Pro Jahr kommen in Österreich 800 Kinder mit einem Herzfehler zur Welt.

Hinweise auf einen angeborenen Herzfehler können sein:
- Herzgeräusche,
- rasche Ermüdung,
- Kurzatmigkeit in Ruhe oder bei körperlicher Belastung.

70—80% der Kinder mit angeborenem Herzfehler können bei sachgemäßer Betreuung das Erwachsenenalter erreichen und ein weitgehend normales Leben führen.

Blaue Babys
Die Hauptschlagaderverengung (Aortenisthmusstenose)

Das Verhältnis Männer zu Frauen beträgt 3 zu 1.

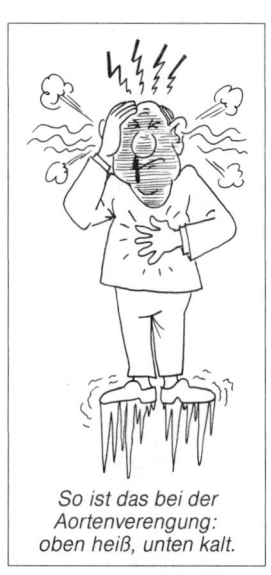

Diese angeborene Verengung der Körperschlagader sitzt dort, wo der »Ductus Botalli«, ein Gefäßgang, ursprünglich (im Gebärmutterleben) eingemündet ist.

Dies ist die Stelle nach dem Abgang der linken Schlüsselbeinarterie.

Die Verengung hält mit dem Körperwachstum nicht mit, Beschwerden können schon bei leichter Arbeit auftreten.

So ist das bei der Aortenverengung: oben heiß, unten kalt.

Bei der Hauptschlagaderverengung bildet sich ein Umgehungskreislauf.

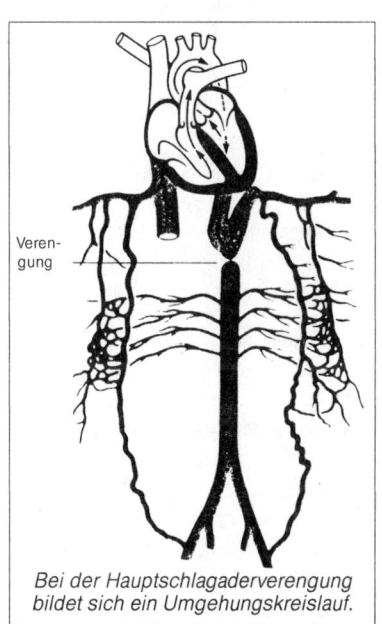

Auswachsende Gefäße (= Kollateralen) versuchen, die Verengung zu überbrücken, um mehr Blut in die untere Körperhälfte zu bringen. Der Blutdruck ist oberhalb der Verengung erhöht, in der unteren Körperhälfte ist der Blutdruck vermindert.

Symptome: Verringerte Leistungsfähigkeit, Herzklopfen, Kopfschmerzen, Ohrensausen, Nasenbluten und — kalte Füße! Das Gesicht ist gerötet, die Halsschlagadern pulsieren kräftig. Eine frühzeitig einsetzende Verkalkung bedroht das Leben der Patienten. Schon in jungen Jahren drohen Hirnschlag und Herzinfarkt.

Manchmal lassen sich Pulse im Bereich der Schulterblätter tasten; die Pulse an den Beinen sind gar nicht oder nur abgeschwächt zu tasten.

In der Behandlung muß die Verengung operativ ausgeschaltet werden. Die Operation sollte vor dem 6. Lebensjahr erfolgen.

Bei der Operation wird das verengte Stück herausgeschnitten, die beiden Stümpfe der Aorta werden aneinandergezogen und miteinander vernäht. Wenn sich die Stümpfe nicht aneinander annähern lassen, wird dazwischen eine Gefäßprothese eingelegt. Alternativ dazu kann auch ein Stück Gefäßwand (aus einem anderen Gefäß entnommen) an Stelle der herausgeschnittenen Verengung eingesetzt werden.

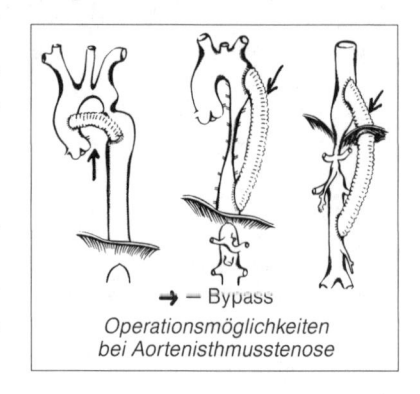

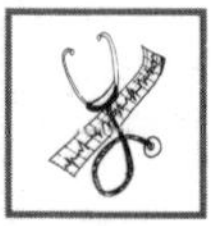

Unter anderen möglichen Komplikationen kommt es nach der Operation in 5 Prozent der Fälle zur neuerlichen Bildung einer Engstelle.

Operationsmöglichkeiten bei Aortenisthmusstenose

Der offene Botalli'sche Gang (Ductus Botalli)

Er macht ca. 12 Prozent der angeborenen Fehler aus. Das Verhältnis Frauen zu Männer ist 7 zu 3.

Wie wir bereits wissen, hat dieses Gefäß in der Entwicklungszeit die Aufgabe, Venenblut unter Umgehung der Lungen in die Aorta zu führen. In den ersten Lebenswochen oder -monaten schnurrt das Gefäß zu einem sehnigen Band zwischen Körper- und Lungenschlagader zusammen.

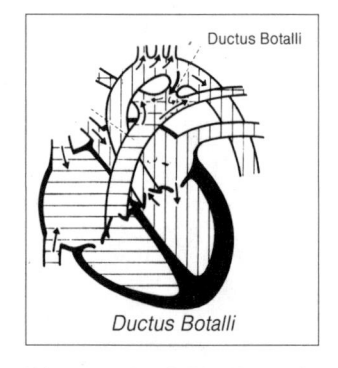

Bleibt das Gefäß aber — aus unbekannten Gründen — bis über eine Weite von 5 Millimeter offen, fließen pro Minute mehrere Liter Blut durch. Der Blutdruck in der Aorta ist aber 4mal so hoch als in der Lungenschlagader. Was passiert? Die Blutrichtung kehrt sich um und sauerstoffreicheres Blut fließt in die Lungenarterien zurück. Dadurch werden der linke Vorhof und die linke Herzkammer verstärkt belastet. Folgen der Anpassung sind die Verdickung der linken Herzkammer und später deren Erweiterung. Auf den verstärkten Blutdurchfluß reagiert die Lunge mit einer Arteriosklerose ihrer Gefäße.

Durch den Druckanstieg kehrt sich die Blutrichtung wieder um; Blut strömt nunmehr von der Lungenschlagader in die Aorta — also so wie zu »Vorgeburtszeiten«. Indem jetzt aber venöses Blut in den großen Kreislauf strömt, entsteht eine Blausucht der mittleren und unteren Körperbereiche (der Ductus-Gang mündet ja unterhalb der Abgänge der Kopf- und Armarterien ein).

Die Folgen dieser mehrfachen Richtungsumkehrung sind ungünstig: Zur verstärkten Blutbelastung der linken Herzkammer kommt eine höhere Druckbelastung der rechten Kammer.

Symptome:

Herzklopfen und Atemnot. Beschwerden beginnen meist erst um das 14. Lebensjahr. Beim Schulturnen fällt die geringere Leistungsfähigkeit unter Dauerbelastungen auf. Das Geräusch, das ein offener Botalli'scher Gang macht, wurde mit dem verglichen, das entsteht, wenn man in einem Tunnel einen vorbeifahrenden Zug hört.

Behandlung:

Der frühzeitige Verschluß des offenen Gefäßes ist eine sehr dankbare Operation. Der Einsatz der Herz-Lungen-Maschine ist meist nicht nötig.

Die beiden Enden des Ganges werden einfach abgebunden, dann wird der Gang unterbunden oder durchtrennt. Von allen Eingriffen sind die Risiken hier am geringsten.

Alternativ kann auch von außen über einen Katheter ein Kunststoffpropf in den Gang eingebracht werden.

Das Loch in der Scheidewand der Kammern (= Ventrikelseptumdefekt)

Es macht 20 Prozent aller Fehler aus.

Die Geschlechterverteilung Männer zu Frauen ist 1 zu 2. Akut tritt der Fehler als Folge eines Herzinfarktes auf, er ist dann lebensbedrohend.

Das Scheidewandloch ist der häufigste angeborene Herzfehler.

Wenn er klein ist, fließt Blut in einem scharfen Strahl von der linken in die rechte Kammer. Dies verursacht ein sehr lautes Geräusch.

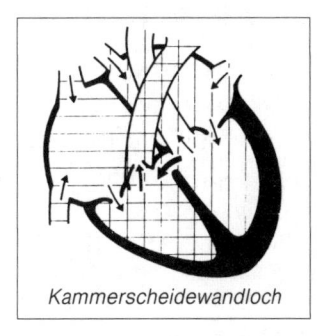

Kammerscheidewandloch

Die Patienten sind beschwerdefrei und klagen über keine Krankheitszeichen. Der ganze Verlauf ist günstig; kleine Löcher schließen sich oft in den ersten Lebensmonaten oder -jahren.
Anders ist es bei großen Defekten der Scheidewand. Frühzeitige Luftnot und Leistungsminderung sind vorhanden. Je länger das Loch bestehen bleibt, umso größer wird die Wahrscheinlichkeit einer Blutstromumkehr (= »Shuntumkehr«).

Anmerkung: Ein »Shunt« oder Nebenschluß ist eine unnatürliche Verbindung zwischen zwei Gefäßen oder Hohlräumen.

Wird die Operation mit Verschluß des Loches vor dieser Umkehr vorgenommen, kann von einer normalen Lebenserwartung ausgegangen werden. Die Korrekturoperation besteht im Verschließen des Lochs entweder durch Zusammenziehen der Ränder oder indem ein »Fleckerl«(= »patch«) aus Kunststoff eingesetzt wird.

Das Loch in der Scheidewand des Vorhofes (= Vorhofseptumdefekt)

Dieses Loch ist normalerweise bis zur Geburt vorhanden. Es verschließt sich danach ebenso wie der Ductus Botalli. Dies kann aber auch ausbleiben und macht dann 12 Prozent der Herzfehler aus.
Somit strömt aus dem (stärkeren) linken Vorhof sauerstoffreicheres Blut in den rechten Vorhof und von dort in die rechte Kammer, die an Muskelmasse zulegt. Die rechte Kammer wird dicker; versagt sie schließlich, erweitert sie sich gemeinsam mit dem rechten Vorhof. Nun strömt venöses Blut vom rechten Vorhof in den linken Vorhof.

Symptome beim Vorhofseptumdefekt: Sie sind direkt von der Lochgröße abhängig. Nur bei einem größeren Defekt bestehen Beschwerden unter körperlicher Belastung. Auffällig ist, wie körperlich grazil Patienten mit einem Vorhofloch sind.

Behandlung: Die Operation ist angezeigt, wenn der Links-Rechts-Fluß mehr als 30 Prozent ausmacht. Auf jeden Fall soll der Fehler korrigiert werden, bevor es zu einem Lungenbluthochdruck kommt.

Als Lutembacher-Krankheit bezeichnet man die angeborene Kombination eines Vorhofseptumdefektes mit einer Verengung der Mitralklappe. Die Behandlung ist operativ: Das Loch wird durch eine Naht zusammengezogen oder durch einen Kunststoff-Fleck verschlossen.
Bei 3 Prozent der Patienten ist eine nochmalige Operation nötig.

Die Eisenmenger-Krankheit

Zugrunde liegen Löcher in der Scheidewand der Vorhöfe oder der Kammern oder ein offener Ductus Botalli. Als Folge des gesteigerten Blutdurchflusses entsteht eine Drucksteigerung im Lungenkreislauf.

Derartiges finden wir auch bei der Vertauschung der großen Gefäße, der sogenannten »Transposition«. Bei der Transposition wächst die Trennwand zwischen Hauptschlagader (= Aorta) und Lungenschlagader (= Pulmonalarterie) unter einer schraubigen Drehung ein. Nach dieser unvollständigen Drehung entspringt dann die Hauptschlagader aus dem rechten, die Lungenschlagader aus dem linken Herzen. Bei der Korrekturoperation der Transposition werden die beiden großen Schlagadern rückvertauscht und auch die Kranzgefäße müssen umgepflanzt werden. Alternativ dazu kann man die beiden Vorhöfe vertauschen. Dazu wird die Vorhofscheidewand entfernt und eine künstliche Scheidewand aus Kunststoff oder Herzbeutelhaut derartig gedreht eingesetzt, daß das Blut aus dem Körperkreislauf zur Lunge und aus dem Lungenkreislauf zum Körper weitergepumpt wird.

Was geschieht bei solchen Fehlern mit Drucksteigerung?

Am Beginn eines Fehlers mit großem Blutdurchfluß ist der Blutdruck in der linken Kammer noch 4mal so hoch als in der rechten. Das Blut von links mischt sich in der rechten Kammer mit dem dortigen venösen Blut. Das linke Herz vergrößert sich, die Lungenarterien bekommen eine Sklerose; schließlich steigt der Druck in der rechten Kammer zunehmend an und übersteigt denjenigen der linken Kammer.

Die Folge ist eine Blutumkehr, das venöse Blut strömt in den großen Kreislauf ein; die weitere Folge ist eine allgemeine Blausucht (= Zyanose).

Der Heilverlauf bei Eisenmenger-Krankheit ist nicht besonders günstig, Gefahr droht durch ein Versagen der rechten Kammer.

Weitere Herzfehlerkombinationen sind mit den Namen **»Fallot«** und **»Ebstein«** verbunden.

Beim Fallot kommen ein Loch in der Kammerscheidewand, eine über dem Loch in der Kammerscheidewand »reitende« Hauptschlagader, eine Einengung der Lungenschlagader und eine Verdickung der rechten Herzkammerwand zusammen.

Ausgeprägte Fälle von Fallot sind an der Blausucht sowie am »Kaninchenauge« erkennbar.
Den mangelnden Sauerstoffgehalt versucht der Körper durch eine Überproduktion an roten Blutkörperchen wett zu machen. Dadurch verfärben sich die Augenbindehäute rötlich.

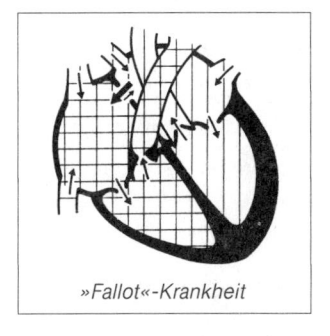

»Fallot«-Krankheit

Finger und Zehen sind trommelschlegelartig verformt, die Nägel uhrglasartig gekrümmt.

Typisch ist auch die »Hockstellung« nach körperlicher Anstrengung.

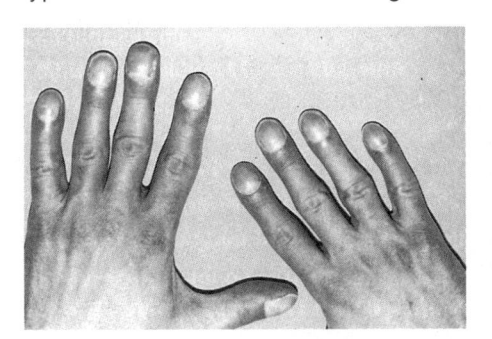

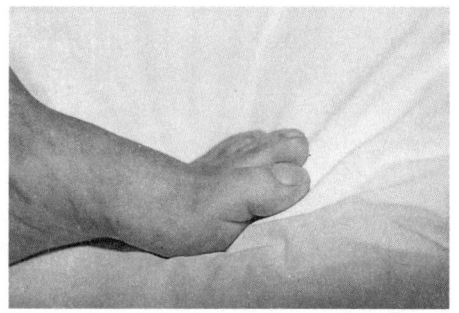

Die schlechte Durchblutung bei Herzfehlern kann zu Trommelschlegelfingern und -zehen führen.

Die Operation wird in zwei Sitzungen durchgeführt.

Bei der Mißbildung nach Ebstein ist die rechte Dreizipfelklappe in die rechte Kammer hinein verlagert, gleichzeitig bestehen ein Loch in der Vorhofscheidewand und eine Einengung der Klappe der Lungenschlagader (= Pulmonalstenose).

Die Rechtsverlagerung oder **»Dextroposition«** der Hauptschlagader macht ca. 11 Prozent der angeborenen Herzfehler aus.

Dabei ist die Trennwand zwischen Hauptschlagader und Lungenschlagader nach rechts verschoben. Die Hauptschlagader jedoch kommt so über der Kammerscheidewand zu stehen (= »reitet« über ihr), daß Blut sowohl vom linken als auch vom rechten Herzen einfließen kann.

Das Herz »am rechten Fleck«?
Das rechtsliegende Herz (= Dextrokardie)

Das Herz liegt hier spiegelbildlich verkehrt zur normalen Lage.

Sind auch die Eingeweide »verkehrt«, nennt man dies einen »Situs inversus«.

Interessanterweise ist die vollständige falsche Lage (also von Brust- und Bauchorganen) mit keinen eigentlichen Fehlern am Herzen verbunden.

Ist dagegen der Lagewechsel nur teilweise, also ohne Vertauschung der Bauchorgane, so finden sich am Herzen noch andere Mißbildungen.

Im Röntgenbild ist die Vertauschung zu sehen.

Nebenbei: Hält man das angefertigte Röntgen falsch, also seitenverkehrt, erscheinen einem die Verhältnisse normal.

Die Trichterbrust

Häufiger betroffen davon sind schlanke Menschen, eine familiäre Häufung dieser Wachstumsstörung ist bekannt.

Die Mitte des Brustkorbes ist wie ein flacher Trichter nach hinten zur Wirbelsäule hin eingezogen.

Nur in schweren Fällen treten Beschwerden auf. »Schwer« bedeutet, daß der Abstand zwischen Brustbein und Wirbelsäule nur 6 bis 7 Zentimeter beträgt. Durch den Platzmangel wird das Herz nach links verdrängt.

Beim Stehen kann es zu Problemen kommen, weil die untere Hohlvene abgeknickt wird. Dadurch wird der Bluteinstrom zum Herzen behindert. Die Folge ist eine Leistungsminderung im Stehen.

Dies ist nicht der Fall beim Liegen bzw. bei Bewegungen in horizontaler Lage, beispielsweise beim Schwimmen.

Bei starken Beschwerden kann durch Operation eine Korrektur des Skelettes erfolgen.

Staatsfeind Nummer 1

DIE KRANKHEIT DER HERZKRANZGEFÄSSE

Verengungen und Verschlüsse der Kranzgefäße sind in den entwickelten Ländern der Welt die Hauptursachen für das »Sterben vor der Zeit«.

Es sterben mehr Menschen am Herzinfarkt als an Lungen-, Magen-, Mastdarm- und Brustkrebs zusammen. Ein Viertel aller Menschen stirbt vor dem 65. Lebensjahr an einer Gefäßkomplikation des Herzens.

Zum Verständnis:

Jeder Gesunde hat eine sogenannte »Koronarreserve«. Sie beträgt das 3- bis 6fache der Ruhedurchströmung von 80 Milliliter Blut pro 100 Gramm Herzmuskel. Diese Reserve umfaßt jene Blutmenge, die nach einer höchstgradigen Erweiterung der Kranzgefäße (oder »Koronarien«) noch durchfließen kann. Auch ist bei Höchstleistungen eine bessere Sauerstoffausnützung des Blutes möglich.

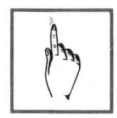

Der Körper hat nun ein automatisches Sicherheitssystem: Bevor die Grenze der maximalen Herzdurchblutung erreicht wird, kommt es zur Erschöpfung der Körpermuskulatur; dies hat zur Folge, daß wir freiwillig — bevor noch die Möglichkeiten der stärksten Herzdurchblutung überschritten werden — die Belastung abbrechen. Ausgeklickt wird dieser »Sicherheitsgurt« des Kreislaufes unter dem Einfluß von Dopingmitteln. Das richtige Verhältnis von Herzleistung und Arbeit der Körpermuskulatur stimmt dann nicht mehr und unerwartete, tödliche Zusammenbrüche treten auf.

Als Kranzgefäßschwäche oder »Koronarinsuffizienz« bezeichnet man die Durchblutungsnot der Herzmuskelzellen. Die unzureichende Versorgung mit Sauerstoff spielt dabei die Hauptrolle.

Ein kranker Mensch muß sich nicht unbedingt belasten, um in den Bereich des Sauerstoffmangels zu gelangen; schon die Bedingungen des Alltags reichen dafür aus.

Heute wissen wir, daß bei einer 50%igen Verengung Beschwerden bei (normaler) Belastung auftreten und Ruhebeschwerden erst bei einer 90%igen Einengung der Kranzgefäße.

Ursachen

Sie müssen nicht unbedingt im Herzen selbst begründet sein. Der Sauerstoffmangel kann schon vor dem Herz gegeben sein.

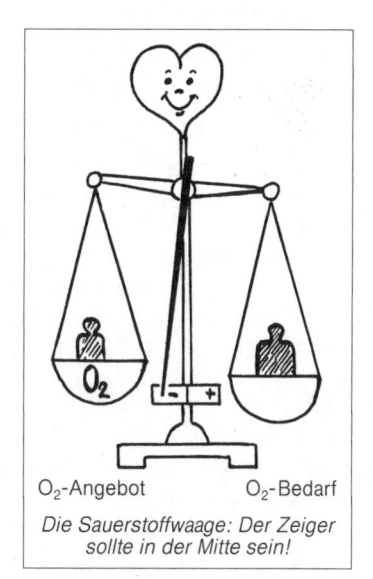

O_2-Angebot O_2-Bedarf

Die Sauerstoffwaage: Der Zeiger sollte in der Mitte sein!

Derartiges kennen wir bei

- hochgradiger Blutarmut mit einem Blutfarbstoffgehalt unter 10,
- Lungenkrankheiten wie Emphysem (= Lungenblähung), Asthma und Bronchitis,
- Aufenthalt in großen Höhen,
- Vergiftung mit Kohlenmonoxid und Substanzen, die eine Methämoglobinbildung bewirken.

Auch Blutdruckerhöhungen oder ein Blutdruckabfall unter 80 (1. Wert) bei Kollaps oder Schock können Herzenge durch Sauerstoffnot auslösen.
Zum gleichen Ergebnis führen hohe Dosen blutdrucksteigernder Medikamente oder die Ausschüttung großer Mengen des körpereigenen Adrenalin.
Ebenso schädlich ist eine Vergiftung mit Schilddrüsenhormon bei der Überfunktion des Organs, dem »Giftkropf«.
Schließlich kann der Verursacher auch zu zähes, zu dickes Blut sein. Im Labor ist der Nachweis der erhöhten Blutdicke durch den »Hämatokrit« schnell möglich.
Eine große Zahl von krankmachenden Ursachen kann im Herzen selbst begründet liegen. Es sind dies alle Zustände, welche einen erhöhten Sauerstoffverbrauch des Organs nach sich ziehen. Vor allem sind es Belastungen des Herzens durch erhöhten Druck oder durch eine erhöhte Blutmenge.

Weiters kommen in Frage:

- Rhythmusstörungen, welche die Auswurfleistung des Herzens beeinträchtigen.
- Muskelbrücken, welche bei der Zusammenziehung des Herzens die Kranzgefäße einengen. Diesen ungünstigen Vorgang nennt der Arzt »Bridging« (engl. bridge = Brücke).
- Krankhafte Ursprünge der Kranzarterien: So bei der nach ihren Entdeckern als Bland-White-Garland Krankheit bezeichneten Störung; dabei entspringt die linke Kranzarterie fälschlich aus der Lungenschlagader.
- Klappenfehler der Aorta — in deren Taschenklappen ja die Kranzgefäße entspringen — können eine ungenügende Durchblutung des Herzens nach sich ziehen.
- Allgemeine Gefäßentzündung.

Die oben genannten Ursachen treffen wir immer wieder an; die absolut häufigste Ursache für die Krankheit der Herzkranzgefäße ist aber die »Arteriosklerose« oder »Atherosklerose«. Folgen und Symptome dieser Gefäßzerstörung bezeichnen wir im weiteren als »koronare Herzkrankheit«. Damit eine Arteriosklerose überhaupt entsteht, muß die Innenwand der Gefäße geschädigt werden. Dies ist dann der Fall, wenn »Risikofaktoren« auf Dauer einwirken können. Risikofaktoren sind Schrittmacher zum Gefäßverschluß. Sie beeinflussen sich gegenseitig verstärkend.

Welche für die Kranzgefäße wichtigsten Risikofaktoren — nicht zu verwechseln mit Ursachen! — gibt es?

1. Cholesterin: Während das »Schutzcholesterin« »HDL« vorbeugend wirkt, verstärkt das schlechte »LDL« die Gefäßsklerose. Die genaue Rolle der Blutfette (Triglyceride) an den Kranzarterien ist noch unklar. Die Fettstoffwechselstörungen, benannt nach »Fredericksen« IIa, IIb, III und IV, haben ein hohes Risiko, besonders IIa.

2. <u>Nikotinmißbrauch</u> durch inhalatives Zigarettenrauchen.

Rauchen ist ein unabhängiger Risikofaktor zur Entwicklung von
- koronarer Herzkrankheit,
- plötzlichem Herztod,
- Verschlußkrankheit der Beingefäße und
- Schlaganfall.

In Österreich sterben jährlich 18.000 bis 20.000 Menschen an den direkten und indirekten Folgen des Rauchens; in den Vereinigten Staaten von Amerika sind jährlich 400.000 »Tabakopfer« zu beklagen!

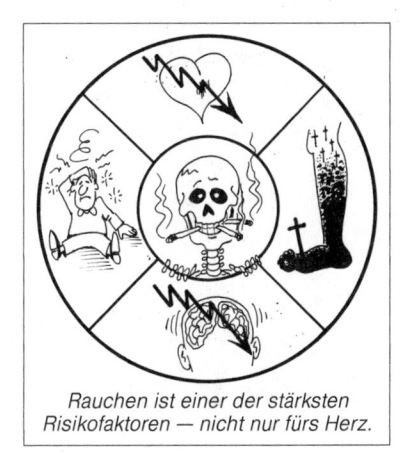

Rauchen ist einer der stärksten Risikofaktoren — nicht nur fürs Herz.

3. <u>Bluthochdruck:</u> Als hoher Blutdruck gilt ein Wert über 165/95.

4. <u>Zuckerkrankheit:</u> Der Grund liegt in der direkten schädigenden Wirkung des »Zuckers« auf die großen und kleinen Blutgefäße. Herzinfarkte treten beim Diabetiker (= Zuckerkranker) doppelt so häufig auf als beim Nichtdiabetiker.

5. <u>Übergewicht:</u> Als unabhängiger Risikofaktor gilt Übergewicht, wenn es mehr als 25 Prozent nach der »Broca«-Berechnung ausmacht und länger als 8 Jahre (für Frauen 14 Jahre) besteht.

Broca-Berechnung: Körpergröße in Zentimeter minus 100 ergibt das Normalgewicht in Kilogramm.

Ein gleich großes Minus wie »Übergewicht« ergeben auch die krankhafte Reaktion auf Zucker (auch »versteckter Zucker« genannt) und die Gicht durch übermäßigen Fleischkonsum. Die Einnahme der Pille als Risikofaktor ist teilweise umstritten.

6. <u>Einflüsse</u> von
- Alter,
- Geschlecht und
- Lebensbedingungen.

Zu den Lebensbedingungen gehört zweifellos auch der Faktor »Streß«. Es ist mit Streß nicht eine Lebensform mit »viel Arbeit« gemeint.

Vielmehr betrifft Streß Menschen, die in einer ständigen, unangenehmen Anspannung leben.

Auffallend herzinfarktgefährdet sind keineswegs Menschen in hohen, verantwortungsvollen Positionen, sondern eher solche, die wenig Sinn in ihrer Arbeit sehen oder sich dauernd überfordert fühlen.

Unter Streß leben Menschen, die kein »Arbeitsglück« empfinden und zu selten den Duft der Lebensfreude verspüren.

Streß empfindet auch der Mensch, der das Leben auf der Schattenseite zubringt.

An Hand einer großen Untersuchung hat man bei neuen Fällen von koronarer Herzkrankheit folgende Vergleiche gefunden.

Berufliche Position	Zahl der Herzkrankheiten
A: Geschäftsleitung	1,80
B: Abteilungsleiter	2,90
C: Technischer Leiter	3,90
D: Vorarbeiter	4,30
E: Arbeiter	4,50

Die Zahlen bedeuten immer die Anzahl der Erkrankungen pro 1.000 30- bis 59jährige Männer pro Jahr.

Wir sehen daraus, daß offensichtlich mit abnehmender Verantwortung und sinkender Arbeitszufriedenheit das Herzrisiko ansteigt.

Auch Ungewißheit kann den Streßpegel nach oben schnellen lassen. So leben Krebskranke mit aufwendigen Untersuchungen und Behandlungen in höchstem Streß. Streßmildernd kann hier schon größtmögliche Aufklärung bewirken.

Auch private Aufregungen sind streßfördernd. Dabei ist die plötzliche Entlastung aus dem Streß mindestens so gefährlich wie der Streß selbst.

Wir wissen, daß mehr Menschen am Herzinfarkt im Urlaub sterben als im gleichen Zeitraum zuhause. Auch der unvermittelte Übergang in den Ruhestand (»Pensionsschock«) ist eine risikobeladene Zeit.

Neben den genannten Risikofaktoren spielen auch erbliche Neigungen eine Rolle.

Wie geht nun die Gefäßzerstörung vor sich?

1. Schritt

Die Gefäßinnenhaut wird verletzt, z. B. durch die Druckbelastung bei sehr hohem Blutdruck.

2. Schritt

An die Verletzung lagern sich Blutplättchen (= Thrombozyten). Diese locken Hormone an, welche die Einwanderung von Freßzellen und Zellen aus dem Bindegewebe und der Muskulatur bewirken.

3. Schritt

Nun werden Kalzium und Cholesterin in die Gefäßverletzung eingebaut. Der Fettgehalt der entstehenden Narbe (= »Plaque«) beträgt bis zu 15 Prozent!

4. Schritt

Vorläufiger Endpunkt ist eine mit Bindegewebe überzogene Narbe, welche die Gefäßlichtung einengt.

Zur mangelnden Sauerstoffversorgung kommt es im Durchschnitt bei einer Gefäßeinengung von mehr als 70 Prozent. Wir sprechen nun von einer »Angina pectoris«.

Die Kennzeichen der »Herzenge« sind:

- Schmerz bei körperlicher Belastung und Aufregung,
- Abklingen der Schmerzen nach Ende der Belastung,
- selten Schmerzen in Ruhe oder nachts,
- Schmerzauslösung durch Arbeit, Kälte, Nikotin, Aufregung, üppiges Essen, Wasserlassen und Stuhlgang.
- Schmerzort: Typisch ist die Schmerzausstrahlung in den linken Arm, in beide Schultern, in Arme und Hände, in Hals und Unterkiefer. Der rechte Arm ist selten betroffen, die Daumen bleiben immer frei.

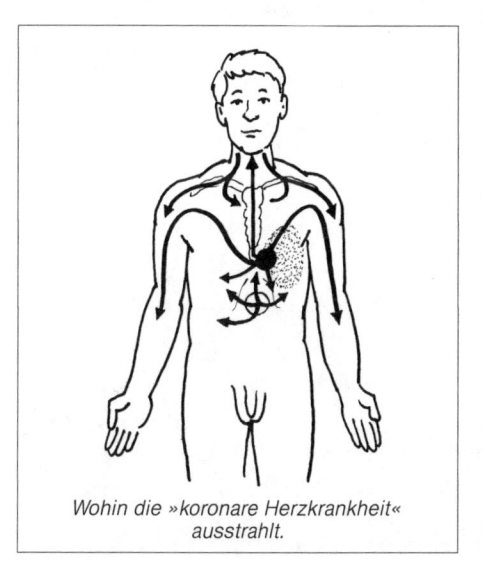

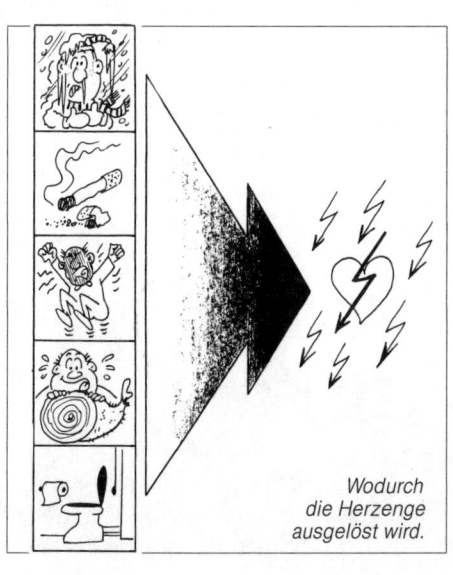

Wohin die »koronare Herzkrankheit« ausstrahlt.

Wodurch die Herzenge ausgelöst wird.

- Schmerzcharakter: Brennend, Engegefühl, Druck auf der Brust, Angst und Vernichtungsgefühl.
- Schmerzdauer: Nur wenige Minuten, bis zu 10 Minuten.

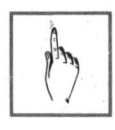

ACHTUNG:
Bei länger dauernden Schmerzen besteht der Verdacht auf einen Herzinfarkt. Der Schmerz zwingt einen, die Belastung einzustellen oder zu vermindern.

TYPISCH:
Schnelle Besserung nach Nitroglycerin.

Man spricht von einer stabilen Angina pectoris, wenn die Stärke und die Häufigkeit des Herzschmerzes gleich bleiben ebenso wie die Umstände, welche die Beschwerden auslösen.

Wichtig ist die Erkenntnis, daß die Kranzgefäße auch zu Verkrampfungen neigen können. Somit wird fallweise aus einer nur geringfügigen organisch bedingten Einschränkung der Lichtung eine hochgradige Einengung. Bei der seltenen Form der »Prinzmetal-Angina« treten Krampfzustände auch in normalen Gefäßen auf. Es sind uns einige Medikamente und Stoffe bekannt, welche die Krampfneigung stark erhöhen:

- Mutterkornalkaloide: Sie sind in Schmerz- und Migränemitteln enthalten sowie in Präparaten gegen niedrigen Blutdruck und Durchblutungsstörungen.
- Adrenalin: Auch Dopingmittel wirken adrenalinähnlich.
- Kokain: Es führt zum »Herztod« des »Koksers«!

Werden solche Substanzen eingenommen und kommen Streß- und Belastungssituationen hinzu, ist beim Gefährdeten höchste Gefahr im Verzug!

Als instabile Angina pectoris bezeichnen wir die Krankheit, wenn es zu einer plötzlichen Verschlimmerung kommt:

- Die Anfälle nehmen an Stärke und Häufigkeit zu, wir sprechen von »Crescendo-Angina«.
- Neue Beschwerden treten auf.
- Die Belastbarkeit fällt rasch ab.
- Schmerzen sind auch nachts und in Ruhe vorhanden.

Die instabile Angina pectoris zeigt einen bedrohlichen Zustand an. In diesem Stadium besteht akute Infarktgefahr; am Patienten sollte eine Katheteruntersuchung der Kranzgefäße vorgenommen werden.

Was passiert bei der instabilen »A. p.« im Inneren des Gefäßes?

Das Bindegewebshäutchen über der Fett-Kalknarbe reißt ein. Es entsteht ein Geschwür, auf das sich Blutplättchen setzen. Dies führt zu weiterer Gefäßeinengung. Der Stoffwechsel der betreffenden Gefäßwand wird empfindlich beeinträchtigt. Der entspannende Gefäßfaktor EDRF wird nicht mehr erzeugt; dagegen wird das stärkste uns bekannte gefäßverengende Hormon »Endothelin« produziert und vermehrt ausgeschüttet. Auf diese Weise kommen Gefäßkrämpfe hinzu. Der Weg zum Gefäßverschluß ist jetzt nicht mehr weit.

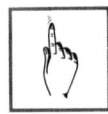

Wir kennen auch »stumme« Ereignisse. Damit ist gemeint, daß bei sich langsam entwickelnder koronarer Herzkrankheit auch vollständige Koronarverschlüsse ohne Symptome bleiben können.

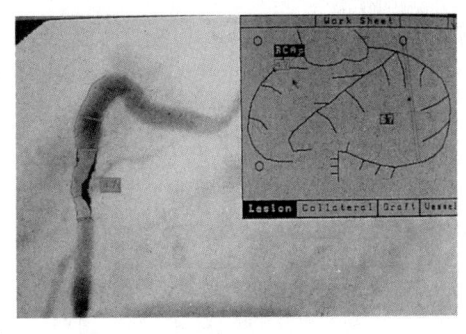

Verengtes Herzkranzgefäß.

Der Grund für die fehlenden Beschwerden sind Hilfs- und Umgehungskreisläufe, die sich im Laufe von Jahren als Antwort auf die Sauerstoffnot ausgebildet haben.

So kommt es zur scheinbaren Eigentümlichkeit, daß gerade bei jungen gefährdeten Menschen mit einem großen Herzinfarkt zu rechnen ist. Allgemein überwiegend betroffen ist die linke Herzkammer.

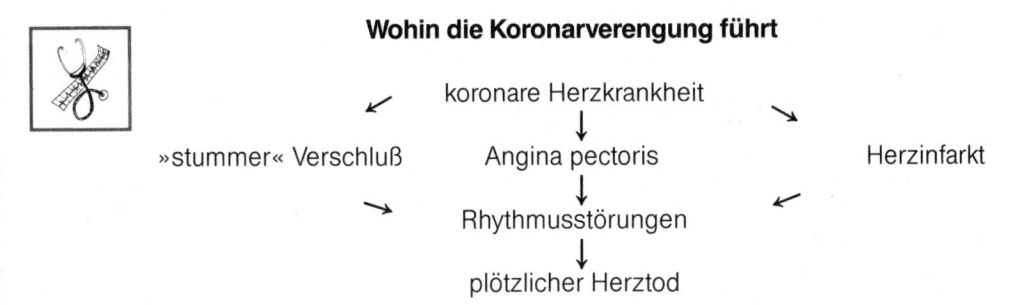

Wohin die Koronarverengung führt

```
                  koronare Herzkrankheit
                         ↓
»stummer« Verschluß   Angina pectoris      Herzinfarkt
                         ↓
                  Rhythmusstörungen
                         ↓
                  plötzlicher Herztod
```

Was kann passieren, wenn eine Schwäche der Kranzgefäße (= »Koronarinsuffizienz«) ohne die Symptome der Angina pectoris verläuft?

Das heißt, man hat zwar eine Kranzgefäßeinengung, spürt aber nichts davon. Wir kennen mehrere Erscheinungsformen:

- Herzrhythmusstörungen und Atemnot
- Stumme Gefäßverschlüsse
- Plötzlicher Herztod, meist durch bösartige (= maligne) Rhythmusstörungen
- Herzinfarkt als erstes Zeichen der koronaren Herzkrankheit

Aufgedeckt werden kann die unbemerkte Herzkranzgefäßschwäche im Belastungs-EKG und durch radioaktive Testung (Szintigramm).

Die Ansichten darüber, warum eine fehlende Durchblutung ohne Beschwerden verlaufen kann, sind nicht ganz einheitlich. Übereinstimmung herrscht darüber, daß eine gestörte Schmerzempfindung vorliegt und die Nervenleitung verlangsamt oder unterbrochen ist; solches kennen wir ja von der Zuckerkrankheit. Auf jeden Fall muß eine genaueste Abklärung erfolgen. In der Behandlung der stummen Kranzgefäßkrankheit werden eher Betablocker und Kalziumhemmer bevorzugt.

Diagnose des »Kranzleidens«

Es gibt vier Fragen, deren Antworten so typisch sein können, daß die Diagnose »echte Angina pectoris« fast gesichert ist.

1. Wann treten die Herzbeschwerden auf?	Bei Angina pectoris während der Belastung.
2. Wie lange halten sie an?	Bei Angina pectoris 2 — 10 Minuten.
3. Bessern sich die Beschwerden durch Ruhe?	Ja, bei Angina pectoris sofort.
4. Tritt eine Besserung auf Nitroglycerin (unter der Zunge zergehen lassen) ein?	Ja, bei Angina pectoris in 1 — 2 Minuten.

Sehr wichtig in der Diagnose ist das EKG. Typisch sind Senkungen der sogenannten »ST-Strecke«. Aus der Beobachtung von vielen Patienten mit gesicherter Angina pectoris ohne Infarkt wissen wir aber, daß die EKG-Schreibung in Ruhe sehr oft praktisch einen Normalbefund ergibt.

Für die Diagnose entscheidend ist daher nicht das Ruhe-EKG, sondern die Auswertung des Belastungs-EKG; in ca. 80 Prozent kann damit die koronare Herzkrankheit erkannt werden. Es gibt aber mehrere Umstände, welche ein Belastungs-EKG verfälschen können.

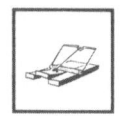

Falsch positive Befunde (= der Befund zeigt »Kranzgefäßschwäche«, es ist aber keine) kennen wir bei:

- Einnahme von Digitalis und Entwässerern,
- Herzblock und Herzwandverdickung,
- Kaliummangel,
- Frauen im Wechsel.

Falsch negative Befunde (= der Befund zeigt »keine Kranzgefäßschwäche«, es liegt aber eine vor) kennen wir bei:

- Einnahme von Nitroglycerin, Betablockern und Kalziumhemmern,
- zu geringer Belastung,
- Einengung nur eines Gefäßes,
- Schreibung von zu wenigen EKG-Ableitungen.

Wenn das Belastungs-EKG positive Zeichen zeigt und gleichzeitig typische Beschwerden vorliegen, ist die Diagnose schon äußerst wahrscheinlich.

Das normale Herzröntgen hat für den Nachweis einer Kranzgefäßerkrankung keine Bedeutung.

Viel größer ist der Stellenwert der radioaktiven Methoden; die Intensität, mit der radioaktives Thallium im Herzmuskel bei der »Szintigraphie« aufgenommen wird, stimmt mit der Stärke und der Verteilungsart der Herzdurchblutung sehr genau überein. Verengungen und Umgehungsgefäße (= Kollateralen) können so erkannt werden. Auch die Blutauswurfmenge kann damit gemessen werden. Zunehmend eingesetzt für die Gefäßdiagnostik wird in den letzten Jahren auch der Herzultraschall. Die Anwendung unter Belastungsbedingungen nennt man »Streßecho«.

Die endgültige Klärung der »Gefäßfrage« bringt uns der Herzkatheter. Er wird fast routinemäßig angewendet und hat nur wenige Gegenanzeigen:

- sehr hohes Alter,
- schwere andere Krankheiten,
- beträchtliches Übergewicht,
- keine Krankheitseinsicht und
- Ablehnung von Behandlungsfolgen.

Mit dem Ergebnis des Herzkatheters gelingt es uns, den weiteren »Fahrplan« für die Behandlung genau festzulegen.

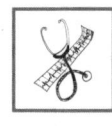

Sogenannte »vegetative« oder funktionelle Beschwerden — der Laie sagt dazu »nervöse« — finden sich im Gegensatz zur Angina pectoris unabhängig von körperlicher Belastung. Sie dauern auch viel länger, manchmal Tage. Die Ausstrahlung geht oft in die Herzspitze und nicht hinter das Brustbein. Bevorzugt befallen werden vom »nervösen Herzschmerz« junge Männer sowie Frauen in der Zeit vor dem Wechsel.

In der Behandlung sind manchmal Betablocker hilfreich. Noch besser bewähren sich regelmäßige sportliche Aktivitäten oder schwere körperliche Arbeiten wie Gartenumstechen, Schaufeln, Holzhacken und dgl.

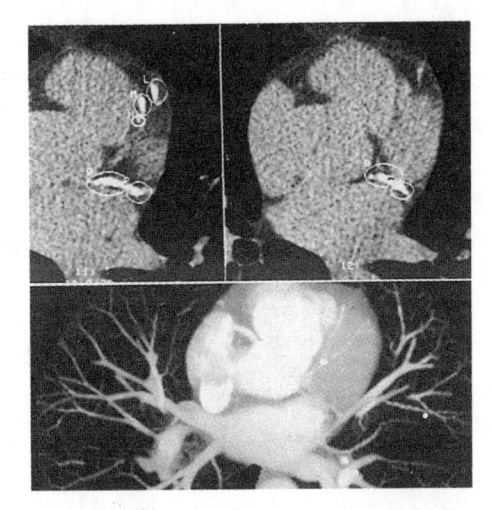

Das »ultraschnelle CT« zeigt auch verengte Stellen der Kranzgefäße auf.

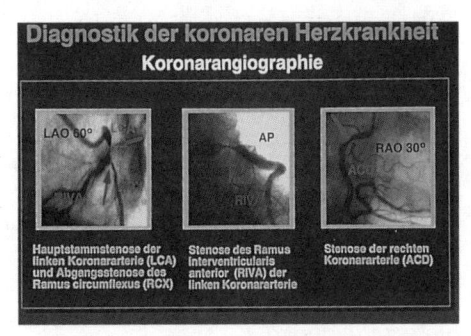

Diagnostik der koronaren Herzkrankheit
Koronarangiographie

LAO 60° — Hauptstammstenose der linken Koronararterie (LCA) und Abgangsstenose des Ramus circumflexus (RCX)

AP — Stenose des Ramus interventricularis anterior (RIVA) der linken Koronararterie

RAO 30° — Stenose der rechten Koronararterie (ACD)

Verengte Blutgefäße im Röntgen durch Herzkatheter dargestellt.

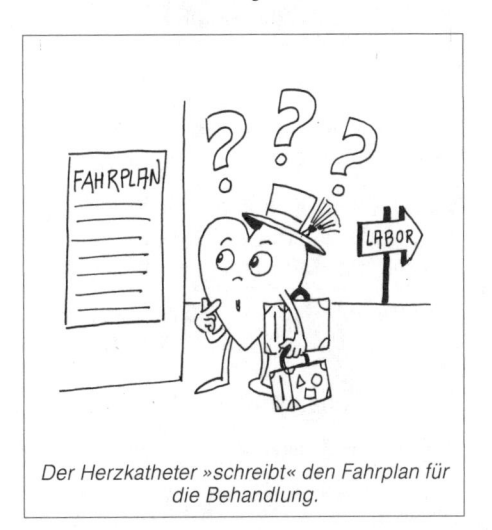

Der Herzkatheter »schreibt« den Fahrplan für die Behandlung.

Wie kann man die »gewöhnliche« Angina pectoris vom Herzinfarkt und von anderen Beschwerden, die nichts mit dem Herz zu tun haben, unterscheiden?

	Echte Angina pectoris	Herzinfarkt	Nichtorganische Herzbeschwerden
Stärke des Schmerzes	stark	sehr stark, unerträglich	»lästig«
Dauer des Schmerzes	2 — 20 Minuten	20 Minuten und länger	Stunden bis Tage
Schmerzort	Ausstrahlung	Ausstrahlung, »tief«	Herzgegend und linker Arm
Schmerzverhalten unter Belastung	Zunahme	Belastung ist nicht möglich	Besserung!
Beschwerden nach Nitroglycerin	Besserung in 1 — 2 Minuten	unverändert schlecht	unverändert oder Besserung, Kopfschmerzen
Beschwerden ausgelöst durch	Belastung, Aufregung	ohne erkennbare Ursache	ohne erkennbare Ursache
Beschwerdeschilderung	abschwächend	wortkarg	ausführlich
Laborzeichen	keine	schwer	fehlen
EKG	normal, nur im Anfall ST-Senkung	typisch	normal

Auch Wirbelsäulenschmerzen und die schmerzhafte Schultergelenkabnützung müssen beachtet werden. Der Nervenschmerz, der von zwischen den Rippen laufenden dünnen Nerven ausgeht, kann zu Verwechslungen Anlaß geben.

Unterscheidung:

Knochen- und Gelenkleiden sowie Nervenschmerzen sind örtlich oft druckschmerzhaft, während beim echten Herzschmerz an der Körperoberfläche nichts Druckschmerzhaftes zu finden ist.

Im Zweifel:

Ausschluß durch Belastungs-EKG. Gegen »Wirbel-Gelenk-Nervensachen« helfen Rheumamittel und Kuranwendungen.

Magen-Darm-Krankheiten können auch in den Brustkorb ausstrahlen. Zu denken ist an Geschwüre im Zwölffingerdarm und Magen, Entzündungen der Speiseröhre und Bauchspeicheldrüse sowie an Zwerchfellbrüche.

Andererseits darf man nicht vergessen, daß ein Hinterwandinfarkt die Symptome von dumpfem »Bauchweh« im Oberbauch machen kann.

Behandlung

Sie soll auf zwei festen Beinen stehen. Das eine ist die allgemeine und das andere die medikamentöse Therapie. Die allgemeine Behandlung sollte möglichst frühzeitig einsetzen und besonders genau genommen werden, wenn in der blutsverwandten Familie Fälle von Herzinfarkt oder Schlaganfall vorgekommen sind.

»Beherzigt« werden müssen die zehn Verlautbarungen gegen den Herzinfarkt. Durch die Befolgung des 10-Punkte-Programmes soll der Patient mit koronarer Herzkrankheit seine Beschwerden reduzieren und von der Komplikation eines Infarktes verschont bleiben.

1. Nicht Rauchen, Kaffee wenig, Alkohol sparsam.
2. Knappe Kost, wenig Fett und Zucker, 5 kleine Mahlzeiten täglich.
3. Übergewicht langsam abbauen. Übergewicht begünstigt Bluthochdruck, Fettblut und Zuckerkrankheit!
4. Täglich ein Spaziergang, täglich Gymnastik und — falls möglich — leichte körperliche Arbeit; Belastungen dürfen keine Beschwerden auslösen! Keine Kniebeugen oder Liegestützen.
5. Nicht aufregen, eilen und hetzen, seelisches Gleichgewicht anstreben, Arbeitsumfang verringern, »Ämter« abgeben.
6. Ausreichend Schlaf, tägliche Mittagsruhe von 1/2 bis 1 1/2 Stunden.
7. Kaltes Duschen und Schwimmen im kalten Wasser vermeiden; Schwimmen nur in Begleitung.
8. Aufnahme alter und neuer Hobbies.
9. Pflege zufriedenstellender mitmenschlicher Kontakte.
10. Genaue Behandlung anderer Leiden insbesondere von Bluthochdruck, Zuckerkrankheit, Fettblut, Gicht und Herzschwäche.

Sport nicht um jeden Preis

Nicht alle Patienten mit einer koronaren Herzkrankheit sollten auch an der Bewegungsbehandlung in einer sogenannten »Herz- oder Koronargruppe« teilnehmen.

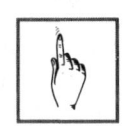

Wer also darf nicht?

- Patienten mit Herzschwäche.
- Patienten mit einer Herzausbuchtung (= Aneurysma).
- Bei Neigung zu Herzrhythmusstörungen.
- Wenn im Belastungs-EKG schon bei der Stufe von 75 Watt Sauerstoffnot zu erkennen ist.
- Bei Atemproblemen und Behinderungen durch eine Wirbelsäulen- oder Gelenkerkrankung.

Die Therapie mit »Pillen« hat drei Ziele:

1. Eine Entlastung des Herzens
2. Die Erweiterung der Kranzgefäße
3. Eine Verbesserung der Herzmuskeldurchblutung

Die gebräuchlichsten Pillen zur Erreichung dieser Ziele sind
- Nitroglyzerin,
- Kalziumhemmer und
- Betablocker.

Nitroglyzerin und Molsidolat

Beide haben eine entspannende Wirkung auf die Gefäßwand; sie sind in der Lage, die Wirkung eines körpereigenen Stoffes nachzuahmen. Diese EDRF genannte Substanz wird normalerweise von der Gefäßinnenhaut produziert. An der erkrankten Gefäßwandstelle fällt die Erzeugung allerdings aus. Nitroglyzerin und Molsidolat übernehmen nun die EDRF-Funktion und erweitern das Gefäß.

An den Kranzgefäßen können die beiden Substanzen Verengungen erweitern und dadurch die Herzmuskeldurchblutung verbessern. Auch die Blutgefäße des Körpers werden erweitert, was zu einer Herzentlastung beiträgt und den Blutdruck senkt. Bei langer Einnahmedauer in chronischen Fällen läßt die Wirkung des Nitroglyzerins wegen Gewöhnung nach.

Treten Herzbeschwerden nur bei besonderer körperlicher Aktivität auf, genügt eventuell nur eine Anfallsbehandlung mit Nitroglyzerin.

Ein bis zwei Kapseln »Nitro« zu 0,8 Milligramm werden zerbissen, oder man nimmt 1 — 2 Spraystöße.

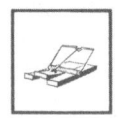

Der Schmerz sollte sich schon nach 1 — 2 Minuten lösen, tut er dies nicht, bestehen Zweifel an der Richtigkeit der Diagnose »Angina pectoris«. Die Wirkungsdauer ist nur 10 bis 20 Minuten.

Nebenwirkungen:
Kopfschmerzen, teilweise sehr stark. Eine Verringerung der Dosis kann dadurch erforderlich werden.

Chemisch etwas abgeändertes Nitroglyzerin wird für die Dauerbehandlung eingesetzt. Die Wirkung beginnt erst nach 1 Stunde. Es muß ein- bis dreimal pro 24 Stunden eingenommen werden.

Die Nitratpflaster (sie werden auf die Haut geklebt) haben keine allzu große Bedeutung, da die Gewöhnung gefördert wird. Präparate: Deponit, Nitroderm TTS. Es gibt auch Sprays zum Aufsprühen auf die Haut und Salben zum Einreiben. Wirkung und Nebenwirkungen sind dieselben.

Die Molsidolatwirkung liegt bei 4 — 6 Stunden, zur Anfallsbehandlung ist es nicht geeignet, als Nebenwirkung tritt ebenfalls Kopfschmerz auf.

Nitropräparate für die Akuttherapie: Cedocard, Isoket, Isomack, Nitroglycerin Lannacher, Nitrolingual, Sorbidilat, Vasorbate.

Geeignet für die Dauertherapie sind:
Elantan, ISMN Genericon, Isomonat, Monoket, Mono Mack, Myokardon, Nitro Mack retard, Olicardin, Sorbidilat retard.

Nitroglyzerin gibt es auch in Kombination mit einem Beruhigungsmittel: Acordin, Anxiocard, Lenticor, Persumbran, Seda Baxacor forte.

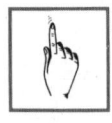

Merke: Mit Nitroglyzerin läßt sich auch eine Diagnose stellen. Bessern sich Beschwerden auf Nitroglyzerin, ist die koronare Herzkrankheit sehr wahrscheinlich vorhanden. Bessern sich die Symptome nicht, ist es etwas anderes. Ausnahme: Herzinfarkt!

Kalziumhemmer

Ihren Namen haben sie von ihrer Fähigkeit, den langsamen Einstrom von Kalzium in die Herzmuskelzelle zu hemmen. Dies hat eine Minderung der Zusammenziehungskraft der Zellen zur Folge. Daraus ergibt sich ihr wichtigster Nutzen: Der Sauerstoffverbrauch der Herzmuskelzelle wird gebremst, und die Kranzgefäße werden erweitert.

Ausgeprägt ist auch ihre blutdrucksenkende Wirkung. Dies kann für den Akutfall einer Hochdruckkrise ausgenützt werden, indem eine Kapsel zerbissen wird, z. B. Adalat, Majolat oder Gewadilat; auch mit Buconif oder Ospocard in Sprayform ist dies möglich.

Nebenwirkungen:
Unerwünschte Blutdrucksenkung, Wasser in den Beinen, mögliche Neigung zu Herzschwäche, Magen-Darm-Probleme einschließlich Verstopfung, Kopfschmerzen, »rotes Gesicht«.

Die wichtigsten Präparate sind:
Adalat, Baypress, Buconif, Cardiacton, Corazem, Dilzem, Fedip, Gewadilat, Isoptin, Lomir, Majolat, Munobal, Nifebene, Nifedipin, Norvasc, Ospocard, Plendil, Procorum, Sensit, Syscor.

Ein »natürlicher« Kalziumhemmer ist das Elektrolyt Magnesium. Es ist daher notwendig, ausführlicher auf diesen Stoff einzugehen.

Herz und Magnesium

Der Körper besitzt ca. 25 Gramm Magnesium, davon sind 60 % in den Knochen, 39 % in den Organen und nur ein Prozent im Blut. Eine große Rolle spielt es bei der Energiebereitstellung für über 300 verschiedene Reaktionen, besonders im Akutbereich.

Achtung:
Magnesium hemmt die Blutgerinnung, weshalb es als Schutz vor Gerinnselbildung in den Gefäßen verordnet wird.

Am Herzen entfaltet Magnesium ähnliche medikamentöse Wirkungen wie ein Kalziumhemmer. Die Anwendungsgebiete sind demnach Angina pectoris, Herzrhythmusstörungen, Herzinfarkt und chronische Herzschwäche.

Auch in der Schwangerschaft ist Magnesium günstig, ebenso erfolgreiche Anwendungsgebiete sind nächtliche Bein- und Wadenkrämpfe. Sportbegeisterte und Leistungssportler profitieren von einer zusätzlichen Magnesiumzufuhr; es ist bekannt, daß manche Olympiamannschaften ein regelrechtes »Magnesiumdoping« durchführen.

Man kann dieses lebensnotwendige Elektrolyt auf dreierlei Arten zuführen:
- als Medikament, enthalten in Elozell, Emgecard, Magnesium Diasporal, Magnesium gluconicum LH, Magnesium Klopfer Brause, Magnesium Verla, Magnosolv, Mg 5 mmol Longoral, Solumag, Trommcardin, Ultra-Mag-Granulat;

- als Wasser, die magnesiumreichen Mineralwässer Appollinaris, Gleichenberger Johannisbrunnen, Long life und Rogaska können bei einem täglichen Konsum von 1,5 Liter einen wichtigen Beitrag zur Magnesiumvorsorge leisten;
- als Inhaltsstoff der täglichen Nahrung.

Die Magnesium-Hitparade

Nahrungsmittel	Magnesiumgehalt in mg/100 g
Weizenkleie	550
Kakao	420
Leinsamen	350
Nüsse	270
Weizenkeime	250
Kaffee	240
Tee	200
Hirse	200
Pistazienkerne	160
Haferflocken	140
Reis, ungeschält	120
Knäckebrot	100
Spinat	60
Käse	55
Marille	54
Weißbrot	30
Fleisch, Fisch	30
Ei	24
Milch	12

Mineralwässer

	Magnesiumgehalt in mg/1000g
Rogaska	878
Long life	197
Appollinaris	124
Gleichenberger Johannisbrunnen	112

Folgende Umstände beeinflussen die Magnesiumversorgung negativ:
- Kochen und Wässern der Nahrungsmittel. Besser: schonend zubereiten.
- Weißmehlprodukte, Süßspeisen und Zucker.
  Besser: Vollkornmehl und Müsli.
- Fettreiche Ernährung; es bilden sich unlösliche Magnesiumseifen.
  Besser: Mager kochen und essen.
- Große Eiweißmengen bringen ein Überangebot an Kalzium, es entstehen unlösliche Verbindungen.

- Kalzium verhält sich »kontrovers« zu Magnesium: Eine große Kalziumzufuhr (Brausetabletten usw.) hemmt die Magnesiumaufnahme!
- Übermäßiger Alkoholkonsum.
- Abführmittel und harntreibende Medikamente.
- Einnahme der »Pille«.
- Jede Nahrungsmittel»veredelung« (z. B. Reis schälen) ist mit einem Magnesiumverlust verbunden.

Wie wirkt sich ein Magnesiummangel aus?

Es kommt zu Störungen der Reizleitung mit Muskelkrämpfen. Außerdem können Schwindel, Unruhe oder Zittern und Herz-Kreislauf-Beschwerden durch Magnesiummangel bedingt sein.

Ein Magnesiumüberschuß kann bei verminderter Nierenfunktion auftreten. Blutdruckabfall und Erschlaffung der Muskulatur sind die Folge. Bei Gesunden ist eine Überversorgung mit Magnesium kaum zu befürchten.

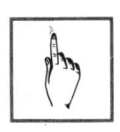

Bei aller Wichtigkeit des Magnesiums müssen wir doch daran denken, daß dessen Bedeutung derzeit vielleicht etwas überschätzt wird. Auch in der Medizin gibt es »Moden« und Magnesium könnte eine sein.

Betablocker

Sie »blockieren« den aufpeitschenden Einfluß des sympathischen Nervs auf das Herz. Dadurch senken sie den Sauerstoffbedarf des Herzens und vermindern den Blutdruck. Die beste Wirkung entfalten sie beim Herzkranken mit Bluthochdruck.

Nebenwirkungen:
Langsamer Puls, Blutdruckabfall, Herzschwäche, Müdigkeit, Verdauungsschwierigkeiten, Potenzprobleme und Bronchialkrampf.

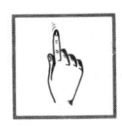

Achtung: Atemwegspatienten, insbesondere Asthmatiker, dürfen keine Betablocker einnehmen!
Zuckerkranke müssen beachten, daß durch Betablocker die auf eine beginnende Unterzuckerung hinweisenden Symptome (Schwitzen — Zittern — Herzklopfen) unterdrückt werden können.

Vorsicht: Durch längere Zeit eingenommene Betablocker dürfen nicht plötzlich abgesetzt werden. Durch eine überschießende Reaktion (= »Rebound«) können Puls und Blutdruck hinaufschnellen, Herzenge und sogar ein Herzinfarkt auftreten. Das Absetzen des Mittels muß daher »ausschleichend« über mehrere Tage oder — noch besser — Wochen erfolgen.

Gebräuchliche Betablocker sind: Atenobene, Atenolan, Atenolol, Beloc, Blocadren, Concor, Conducton, Corindolan, Endak, Inderal, Lopresor, Selectol, Seloken, Sotacor, Stresson, Tenormin, Trasicor, Visken.

Alle drei großen Substanzgruppen — Nitroglyzerin, Kalziumhemmer, Betablocker — lassen sich untereinander beliebig kombinieren. Nicht verträglich dagegen ist die Kombination von zwei Präparaten aus der gleichen Gruppe, z. B. zwei Kalziumhemmer.

Was nehme ich wann?

Welche Medikamente zur Behandlung der Angina pectoris bevorzugt man, wenn noch andere Kreislaufstörungen vorhanden sind?

Beschwerden	Günstig	Eher nicht
Schneller Puls	Betablocker	Kalziumhemmer
Langsamer Puls	Kalziumhemmer	Betablocker
Rhythmusstörungen	Betablocker	Kalziumhemmer
Hoher Blutdruck	Betablocker, Kalziumhemmer	Nitroglyzerin, Molsidolat
Niedriger Blutdruck	Nitroglyzerin, Molsidolat	Betablocker, Kalziumhemmer
Herzschwäche	Nitroglyzerin, Molsidolat	Betablocker, Kalziumhemmer
Zuckerkrankheit	Nitroglyzerin, Molsidolat, Kalziumhemmer	Betablocker

Pillen als Fluchthelfer vor dem Infarkt
Medikamentöse Infarktvorbeugung

Möglich ist dies durch niedrige Dosen von Acetylsalicylsäure, besser bekannt als Aspirin. Die Wirkung beruht darauf, daß die Blutplättchen (= Thrombozyten) daran gehindert werden, sich zusammenzuballen und dadurch die Gefäßlichtung einzuengen.

Die Dosierung liegt zwischen 50 und 300 Milligramm pro Tag. Nebenwirkungen sind Magenbeschwerden mit Förderung von Entzündungen und Geschwüren; Blutbildveränderungen sind selten.

Präparate: Colfarit, Kinderaspirin, Thrombo ASS, Thrombosantin.

Eine »richtige« Hemmung der Blutgerinnung mit Marcoumar und Sintrom ist bei der stabilen Herzenge nicht notwendig.

Die Retter in der Not
Wie man die Herzenge operieren kann

Die Engstelle im Gefäß zu beseitigen oder zu überbrücken, ist die einzige, wirklich ursächliche Behandlung. Es gibt zwei Möglichkeiten:

- die Dehnung (= **p**erkutane **t**ransluminale **c**oronare **A**ngioplastie, »PTCA«),
- die Bypassoperation.

Die Dehnung der Kranzgefäße

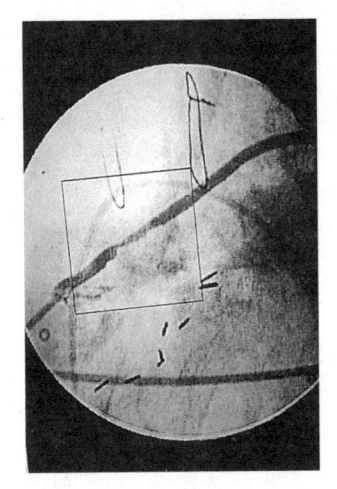

Technik: Über die Oberschenkelarterie wird ein Katheter bis in das Kranzgefäß vorgeschoben. Die Spitze des Katheters trägt einen Ballon. Nun wird die ballontragende Spitze in die Engstelle des Gefäßes geschoben. Jetzt wird der Ballon »aufgeblasen«, wodurch die fettig-kalkige Enge von innen »weggedrückt« wird. Man macht mehrere Ballonfüllungen, bis ein ausreichend gutes Ergebnis erreicht wird. Die ehemals verengende Kalk-Fett-Vorwölbung, nunmehr plattgedrückt, vernarbt nach der Dehnung (= Dilatation).

Die Erfolgsrate ist mit 90 Prozent sehr gut, in 30 Prozent der Fälle kommt es zu einem Rückfall (= Rezidiv). Rückfälle können aber mit hoher Wahrscheinlichkeit wiederum gedehnt werden, sodaß das Gesamtergebnis so aussieht: Nach 5 Jahren sind 70 — 80 Prozent der Gefäße noch offen.

Kranzgefäßverengung.

Zur medikamentösen Nachbehandlung benutzt man niedrig dosiertes Aspirin und Kalziumhemmer.

Was sind die Vorteile gegenüber einer Bypass-Operation?

1. Der Brustkorb muß nicht eröffnet werden.
2. Viel kürzerer Spitalsaufenthalt.
3. Schnellere Arbeitsfähigkeit.

Welche Patienten kommen für die Dehnung in Frage?

Ideal sind Patienten mit kurzer Beschwerdedauer und Verengungen,

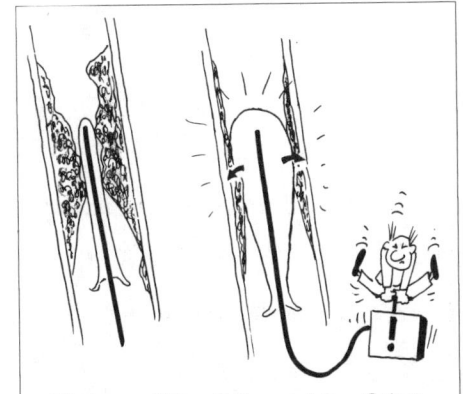

Mit dem gefüllten Ballon wird der »Schutt« unter der Gefäßinnenhaut einfach weggedrückt.

Die Ballondehnung der Kranzgefäße.

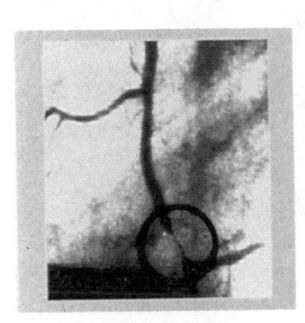

Vor der Dehnung. 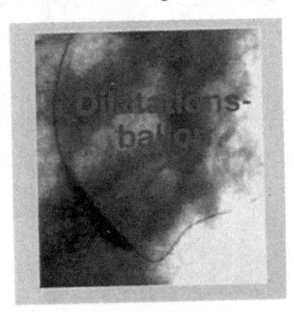 *Ballon im Gefäß.* 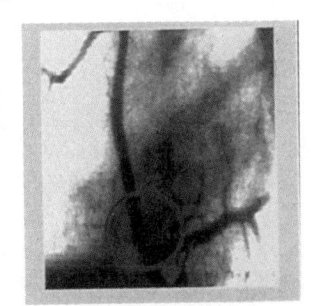 *Gute Durchgängigkeit nach der Behandlung.*

die nur eine kurze Wegstrecke des Gefäßes betreffen, und Patienten mit instabiler Herzenge, akutem Herzinfarkt, chronischen Gefäßverschlüssen und Verengungen in eingesetzten Venenstücken. Auch mehrere Gefäße können gedehnt werden. Die Verengung des Hauptstammes aber ist eine Gegenanzeige zur Dehnung. Auch wenn ein längerer Gefäßverlauf verengt ist (= »langstreckige Stenose«), muß man auf den Bypass ausweichen.

Bevor man an eine Dehnung herangeht, müssen mehrere Fragen beantwortet werden:

- Wie sieht das Gefäßsystem des Herzens aus?
  Antwort darauf gibt der Herzkatheter.
- Wie ist die Belastungsfähigkeit des Patienten?
  Das Belastungs-EKG gibt darüber Aufschluß.
- Welche Herzbereiche leiden unter Sauerstoffnot?
  Zur Feststellung brauchen wir die radioaktive Untersuchung (Szintigraphie).

Wann wird von einer Dehnung Abstand genommen?
Bei:
- schweren Allgemeinerkrankungen,
- hohem Alter,
- fehlender Krankheitseinsicht und
- ungenügender Erfolgsaussicht des Eingriffes.

Pro Jahr werden in 13 österreichischen Zentren fast 4.000 Dehnungen durchgeführt.

Länger leben durch die Bohrmaschine

Die Dehnung der Kranzgefäße hat eine weitere Entwicklung erfahren.

1. »Messer«-Methode oder »DCA«

Am gefensterten Ballonabschnitt befindet sich ein rotierendes (sehr kleines) Rundmesser. Damit werden die Fett-Kalk-Auflagerungen (= »Plaques«) ausgefräst und »weggeschnipselt«.

2. »Rotablator«

Die Verengung wird durch rotierende Katheter mit runden oder spitzen Köpfen bei einer Umdrehungszahl von 150.000 bis 200.000 in feine Teilchen zermahlen. Die harten Ablagerungen an der Gefäßwand werden in mikroskopisch feinste Teilchen zermahlen, die kleiner als rote Blutkörperchen sind. Somit kann der »Schutt« auf normalem Weg ausgeschieden werden.

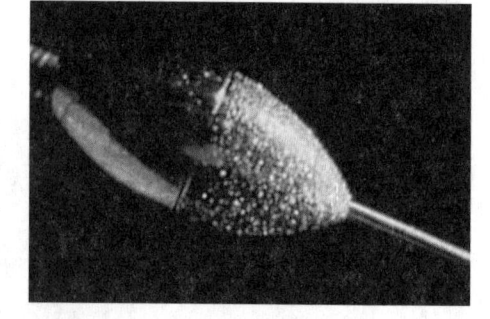

Rotablatorkopf.

An den Metall»köpfen« mit einem Durchmesser von 1,25 bis 2,5 Millimeter sitzen Diamantsplitter. Der Metallkopf selbst sitzt auf einer elastischen Welle, die von einem

Teflonmantel umhüllt, mit Preßluft angetrieben und mit Kochsalzlösung gekühlt wird. Nach Punktion der Leistenarterie wird ein 2,4 bis 3,0 Millimeter dicker Katheter bis zur Kranzarterie vorgeschoben. Durch diesen Katheter wird ein 0,2 mm (!) »starker« Führungsdraht in das geschädigte Gefäß über die Verengung hinaus eingeschoben. Entlang dieses Führungsdrahtes wird der Metallkopf durch das verengte Gefäß geschoben und dabei mit hoher Geschwindigkeit gedreht.

Gesundes, elastisches Gewebe wird nicht geschädigt, es weicht dem Bohrer aus. Der schmerzfreie Eingriff hinterläßt eine schöne, glatte Lichtung. Gut geeignet ist der Rotablator für lange, verkalkte Verengungen sowie Bezirke, die ein Ballon nicht passieren kann.

Das europäische Zentrum für die Rotablation ist das Universitätskrankenhaus Hamburg Eppendorf.

3. »Stents«

Kleine netz- oder spiralförmige Geflechte aus Kunststoff oder Metall werden mit Spezialkathetern nach der Dehnung in die Engstelle eingeführt und dort als Gefäßstütze entfaltet.
Ein Stent ist dann die »Rettung«, wenn sich die Kranzarterie bei einer Dehnung komplett verschließt. Andere Gründe für diese Koronar»endoprothese« sind unbefriedigende Dehnungsergebnisse und die Verengung einer eingesetzten Bypass-Vene; für alle Fälle ist es notwendig, daß die Gefäßverengung kurzstreckig ist und der Durchmesser im Gefäß mindestens 3 Millimeter beträgt. Anschließende Blutverdünnung ist hier notwendig.

4. Laser

Durch die Energie des Lasers wird das verengende Gewebe zerstört. Das Verfahren hat sich nicht hundertprozentig durchgesetzt; es gibt nur noch wenige Zentren, die den Laser einsetzen.

»Ausweichen« kann die Lösung sein
Die Bypass-Operation

»Bypass« heißt umgehen oder »vorbeigehen«. Als Material für die Umgehung werden Gefäßstücke verwendet, die man den Venen des Beines entnommen hat. Nach der Anlage des Bypass' fließt das Blut von der Aorta in das Venenstück und von dort — nach Umgehung der Verengung — in den gesunden, durchgängigen Teil des Kranzgefäßes.

Bessere Langzeitergebnisse bekommt man aber bei der Verwendung

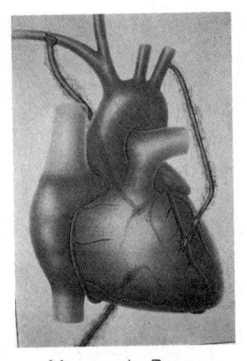

Mammaria-Bypass.   *Venen-Bypass.*

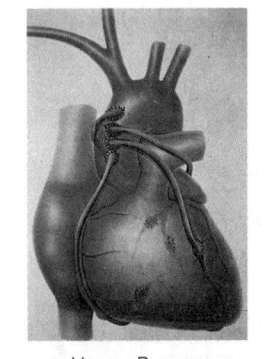

von Schlagadern. Man bedient sich hiezu der inneren Brustwandschlagader. Bei diesem »Mammaria-Bypass« fließt das Blut aus der Aorta zur inneren Brustwandschlagader und von dort in den gesunden Kranzgefäßabschnitt. In 80 Prozent der Fälle bleibt dieser Bypass auch nach 10 Jahren offen — zum Unterschied von 50 Prozent beim Venenbypass —, sodaß besonders bei jüngeren Patienten diese Methode bevorzugt wird. Manchmal wird im Rahmen einer Bypassoperation auch das erkrankte Gefäß ausgeschält und von Fett-Kalk-Massen befreit. Angelegte »Bypässe« können, wie andere Gefäße auch, ebenfalls gedehnt werden, wenn es später zu einer Verstopfung kommen sollte.

Alle Überbrückungsoperationen werden normalerweise mit Hilfe der Herz-Lungen-Maschine vorgenommen.

<u>Für welche Patienten ist eine Bypassoperation das Richtige?</u>

Angezeigt ist die operative Kranzgefäßumgehung immer bei:
- Erkrankung mehrerer Gefäße mit den Symptomen der koronaren Herzkrankheit,
- Verengung des Hauptstammes,
- zu großer Gefahr einer Dehnung,
- großen Komplikationen während einer Dehnung,
- »Hochrisikopatienten« mit den Symptomen einer schwergradigen Angina pectoris.

Die Einnahme von Medikamenten »nachher« geht gleich vor sich wie bei der Behandlung der koronaren Herzkrankheit. Um das Verschlußrisiko nach dem erfolgten Bypass zu senken, ist die dauernde Einnahme von Acetylsalicylsäure (z. B. Thrombo ASS) notwendig. Eine nachfolgende Gerinnungshemmung mit Marcoumar oder Sintrom bringt keinen Vorteil.

Gründe gegen eine Operation sind:
- nicht beeinflußbare Vermehrung der Blutfette,
- hochgradige Einschränkung der Lungen- und Nierenfunktion und
- ausgeprägte Blutgerinnungsstörungen.

Herzenge bei normalem Katheter?
Die Krankheit der kleinen Gefäße — oder »small vessel disease«

Es gibt Patienten mit typischen Beschwerden einer Angina pectoris; macht man aber eine Herzkatheteruntersuchung, so sehen die Gefäße normal aus! Diese Eigentümlichkeit ist darin begründet, daß nur Blutgefäße unter einem Durchmesser von 1/3 Millimeter von der Verengung befallen sind. Diese Gefäß»größe« kann aber im Röntgen nicht mehr erkannt werden.

Diese »Kleingefäßkrankheit« (small = klein, vessel = Gefäß) kennen wir als Komplikation bei der Zuckerkrankheit, bei Bluthochdruck und Muskelerkrankungen.

Operationsmöglichkeiten bestehen in Anbetracht der Gefäßkleinheit keine. Man muß sich mit Kalziumhemmern und Nitroglyzerin behelfen.

Schmerzen nur in Ruhe
Die Prinzmetalangina

1959 wurde dieser Erkrankungstyp erstmals von Prinzmetal erkannt. Darunter Leidende sind meistens sehr gut belastungsfähig, haben aber in Ruhe und nachts typische Herzbeschwerden. Die dabei bestehende Durchblutungsnot auf Grund eines Krampfes im Kranzgefäß kann so schwer sein, daß ein Herzinfarkt resultiert.

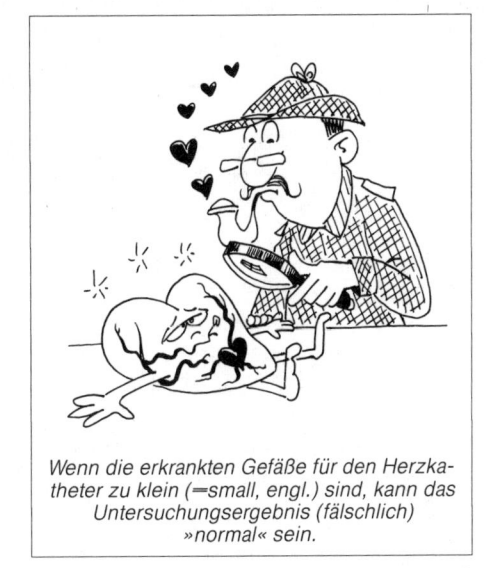

Wenn die erkrankten Gefäße für den Herzkatheter zu klein (=small, engl.) sind, kann das Untersuchungsergebnis (fälschlich) »normal« sein.

Für die Behandlung kommen Kalziumhemmer und Nitroglyzerin in Betracht, Betablocker müssen gemieden werden.

Gefahr im Verzug
Wann kann man davon sprechen, daß »ein Herzinfarkt droht«?

Natürlich kommen dafür alle Formen und Stadien einer Herzkrankheit in Frage, die meisten von uns kennen ja auch vereinzelte Fälle, bei denen ein Infarkt gewissermaßen aus heiterem Himmel aufgetreten ist. Immer aber ist man berechtigt anzunehmen, daß Gefahr im Verzug ist, wenn aus einer »stabilen« Angina pectoris eine »instabile« geworden ist.

Wir wissen bereits, daß bei dieser Form die unter der Gefäßinnenhaut befindlichen Kalk-Fett-Einlagerungen aufbrechen. Instabil bedeutet: Es kommt zu einer Krankheitssteigerung mit Zunahme der Häufigkeit, Dauer und Schwere der Angina-pectoris-Anfälle bei einem Patienten mit bisher stabilen Symptomen. Diagnostisch ist der baldige Herzkatheter anzustreben.

In der Behandlung muß man — je nach Gefäßbild — frühzeitig die Dehnung oder den Bypass ins Auge fassen. Das Krankheitsbild der instabilen Angina pectoris hat bereits einen fließenden Übergang zum Infarkt. Die medikamentösen Behandlungsmöglichkeiten sind eher dürftig; versucht werden Kalziumhemmer und Nitroglyzerin. Ganz wichtig ist die Einnahme von Aspirin, um das Gefäß offen zu halten.

330 von 100.000 Menschen erleiden pro Jahr einen Herzinfarkt

Das offene Messer
DER HERZINFARKT

Ein Herzinfarkt liegt vor, wenn durch eine akute Durchblutungsstörung ein Teil des Herzmuskelgewebes untergeht und abstirbt. Der Gewebstod im Herzmuskelbezirk kann die ganze Wanddicke betreffen oder nur eine kleine »Schicht«; meistens sind dann unter der Herzinnenhaut gelegene Anteile erfaßt. Wir sprechen von einem »Mikroinfarkt«. Am liebsten nistet der Infarkt in der linken Herzkammer; die nicht so aktive, »ruhigere« rechte Kammer ist seltener beteiligt. Der Untergang des Herzmuskels beginnt spätestens 20 bis 30 Minuten nach dem Gefäßverschluß.

Ursachen:

- Aufbrechen einer Verengung mit nachfolgender Thrombose durch Gerinnselbildung
- Entzündungen und Blutungen in der Gefäßwand
- Gefäßembolie (= Gerinnselverschleppung)
- Gefäßkrämpfe

Auslöser für den Infarkt sind schwere körperliche Belastungen oder seelische Aufregungen. Auch ein Blutdruckabfall kann zum Infarktstarter werden. Wir kennen das als Herzinfarkt nach Operationen und Blutverlusten. Auch die Häufung nächtlicher Infarkte führt man auf den niedrigen Blutdruck in der Nacht zurück. Eine große Anzahl von Infarkten bleibt aber ursächlich unklar.

Was spürt man bei Herzinfarkt?

In 50 Prozent der Fälle gehen typische Beschwerden einer echten Angina pectoris voraus. Bei der anderen Hälfte allerdings erscheint der Infarkt plötzlich, unvorhersehbar und ohne irgendwelche »Vorläufer«. Im alten Wort »Herzschlag« ist diese Eigenschaft sprachlich gekennzeichnet.

Was geht dem Infarkt — bei den ersten 50 Prozent — voraus?

- Verschlechterung schon bekannter Beschwerden.
- Stärker werdende Schmerzen in der Herzgegend.
- Länger dauernde Schmerzen, auch in Ruhe.
- Der Schmerz breitet sich aus.
- Verstärkte Müdigkeit und Leistungsknick.

PLÖTZLICH — bei der anderen Hälfte der Patienten:

- Akuter Brustschmerz.
- Schmerzausstrahlung hinter das Brustbein, in den linken Arm, die linke Schulter, in Kehlkopf und Nacken oder in den Oberbauch. Selten: Schmerz im rechten Arm.

- Schmerz hält über 30 Minuten an, aber auch kürzer; eventuell Stunden oder Tage.
- Vernichtungsgefühl mit Todesangst.
- Ruhe und Nitroglyzerin helfen nicht.
- Blutdruckabfall.
- Atemnot.
- Brechreiz, Erbrechen, Übelkeit, Schweißausbruch, kalte Blässe, ängstlicher Gesichtsausdruck.

Werden die Beschwerden — auch unbehandelt — überlebt, bleibt für einen Herzpatienten oft nur die Erinnerung an kurzes Unwohlsein mit Druckgefühl oder Atemnot. In 25 Prozent der Fälle treten »stumme« Infarkte auf, bei denen praktisch alle Krankheitszeichen fehlen. Bekannt sind solche Vorkommnisse bei älteren und zuckerkranken Menschen.

Je älter der Betroffene ist, umso weniger typisch sind Infarktsymptome: Unruhe, Atemnot und eine Bewußtseinsstörung können die einzigen Hinweise auf das dramatische Ereignis sein. Je jünger der Patient dagegen ist, desto heftiger sind die Symptome und Umstände, unter denen das Infarktgeschehen abläuft.

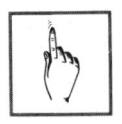

Achtung:
Trotz kennzeichnender Beschwerden gibt es für den Herzinfarkt keine »100%igen« Merkmale, durch die der Infarkt gesichert würde.

Wie wird der Herzinfarkt erkannt?
Das EKG kann bei langsamer Infarktentwicklung bis zu 3 Tage normal bleiben. Im Zweifel muß daher das EKG häufig wiederholt werden. In jedem Fall lassen sich die ersten Minuten bis Stunden im EKG nicht erfassen.

Sichtbar wird der eingetretene Infarkt durch die Sauerstoffnot (»Erstickungs-T«) und den sogenannten »Verletzungsstrom«.

In den ersten Tagen und nachfolgenden Wochen ändert sich die EKG-Gestalt laufend, bis eine Narbenbildung einsetzt. An dieser Narbe — ähnlich einem Brandzeichen am Tier — läßt sich der stattgefundene Infarkt lebenslang nachweisen. An dem Ort und der Art und Stärke der krankhaft veränderten »Zacken« im EKG kann der Arzt erkennen, wo der Infarkt sitzt.

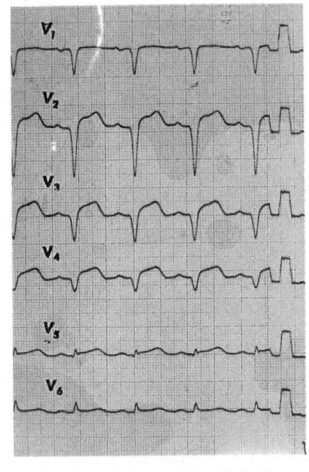

EKG bei Vorderwandinfarkt.

Es gibt Umstände, unter denen der Infarkt schwierig zu bestimmen ist:
- Bei kleinem Infarkt und wenn er auf innere Herzmuskelbezirke beschränkt ist.
- Bei Infarkten der Scheidewand und Hinterwand.
- Bei ganz frischem Infarkt.

Schwierig für den Arzt ist die Zuordnung auch, wenn schon einmal ein Herzinfarkt abgelaufen ist, bei starker Kammerwandverdickung und Herzblock.

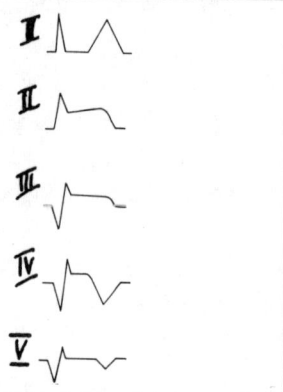

Wie sich das EKG bei einem Infarkt entwickelt. I = Infarktbeginn, V = nach 6 Monaten.

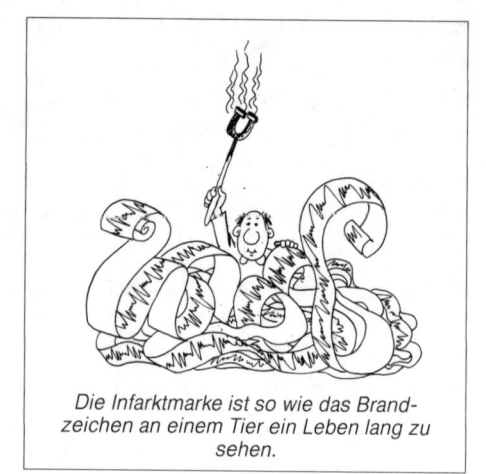

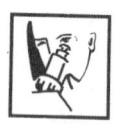

Die Infarktmarke ist so wie das Brandzeichen an einem Tier ein Leben lang zu sehen.

Bedeutsam neben dem EKG ist das Labor:

1. bis 3. Stunde: Weiße Blutkörperchen (Leukozyten) steigen an, danach auch die Blutsenkung und der Blutzucker.

2. bis 4. Stunde: Myoglobinanstieg

4. Stunde: CK-Erhöhung (Normalwert: unter 80, kommt auch im Skelettmuskel vor). Der höchste Wert wird nach 1 — 2 Tagen erreicht.

Aus der Höhe der CK kann man auf die Infarktgröße schließen:

    Werte unter 500   = kleiner Infarkt
    Werte von 500 bis 1.000 = mittelgroßer Infarkt
    Werte über 1.000   = sehr großer Infarkt

12. bis 18. Stunde: CK-MB hat ihren höchsten Wert; infarktbeweisend ist die CK-MB, wenn sie mehr als 8 — 10 Prozent der CK ausmacht.

2. Tag: GOT ist höher als GPT (GOT-Normalwert: unter 18, GPT-Normalwert: unter 22, beide kommen auch in Leber und Lunge vor).

3. bis 5. Tag: Alpha-HBDH zeigt das Maximum (Normalwert unter 140).

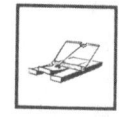

Fälschliche Erhöhungen der CK gibt es nach Injektionen in den Muskel, nach Verletzungen, Blutergüssen und Operationen, nach Vergiftungen, als Medikamentennebenwirkung, bei Schilddrüsenüberfunktion, nach Schlaganfall, Muskelkrämpfen und intensiver körperlicher Aktivität sowie Anfallsleiden.

Falsch-positive Erhöhungen des »Enzyms« CK-MB sehen wir auch bei Tumoren, Muskelentzündungen, Herzmuskelentzündung, Herzschwäche, Klappenfehlern und nach Herzoperationen.

Wann besteht ein dringender Verdacht auf Herzinfarkt?
Auch wenn mehrmalige EKG-Kontrollen in kurzen Abständen ein normales Ergebnis gezeigt haben?

Dann, wenn innerhalb der letzten 4 Stunden

- Schwindel,
- Luftnot,
- Schweißausbruch und
- Herzschmerz vorhanden und
- die weißen Blutkörperchen ohne sonstigen Grund erhöht sind.

Wenig wahrscheinlich ist die Diagnose Herzinfarkt, wenn **EKG und CK noch nach mindestens 4 Stunden** normal sind.

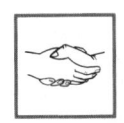

Behandlung des Herzinfarktes

Die Erstbehandlung erfolgt fast immer als Laienhilfe.

Was kann man als »Dazugekommener« sofort bei Herzinfarktverdacht tun?

1. Beruhigen und trösten. Herbeiholung des Arztes/der Rettung veranlassen, aber — falls möglich — unbedingt beim Kranken bleiben. Der Patient hat große Schmerzen und Todesangst.
2. Oberkörper etwas anheben, Beine nach unten, eventuell sitzende Position. Nur bei gesichertem niedrigen Blutdruck flach lagern.
3. Erbrochenes entfernen und — wenn vorhanden — Sauerstoff atmen lassen.
4. Versuch mit Nitroglyzerin-Spray oder Kapseln.
5. Ständige Pulskontrolle: Damit wird auch »die Hand gehalten«, was psychologisch sehr wichtig ist.
6. Handlungsanweisung, wenn der Kreislauf stillsteht:

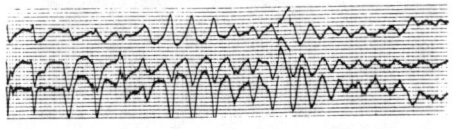

Keine Blutzirkulation ist mehr vorhanden. Kammerflattern, das Herz schlägt völlig regellos.

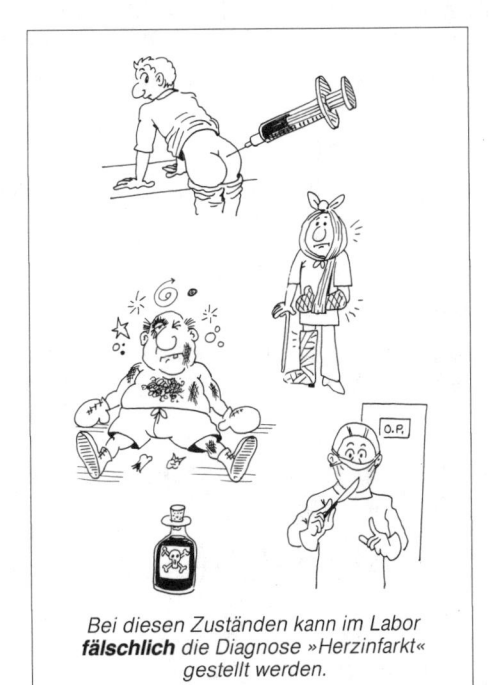

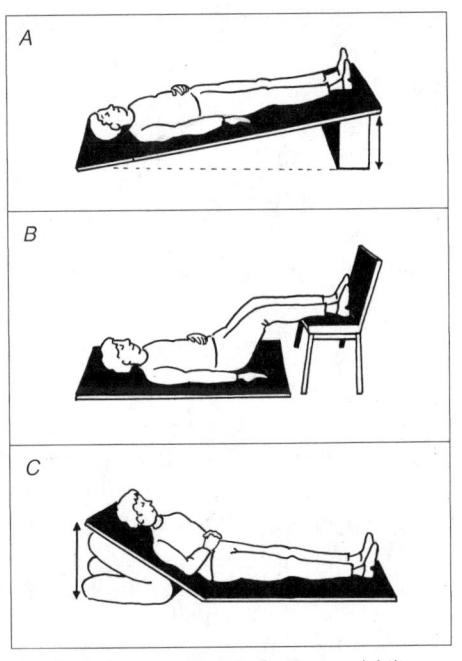

*Bei diesen Zuständen kann im Labor **fälschlich** die Diagnose »Herzinfarkt« gestellt werden.*

A

B

C

So lagert man Kreislaufpatienten richtig:
A+B: *Bei Schock mit niedrigem Blutdruck und bei Blutungen.*
C: *Bei Atemnot Oberkörper hochlagern!*

DER HERZINFARKT 147

Wie erkenne ich überhaupt die Zeichen des Kreislaufstillstandes?

Wenn folgende Zeichen zu sehen sind, muß ich annehmen, daß Kreislaufstillstand und Todesgefahr bestehen:

- Bewußtlosigkeit
- Fehlender Puls der Hals- oder Schenkelschlagader und der anderen Pulsadern
- Blaßgraue Verfärbung von Haut und Lippen
- Atemstillstand oder nur vereinzeltes Schnappen
- Weite Pupillen

Auch wenn ich mir unsicher bin, sind sofort Wiederbelebungsmaßnahmen erforderlich!

Nur wenige Minuten entscheiden über Tod oder Leben des Patienten

Die Wiederbelebung

Ich gehe nach dem ABC-Schema vor:
A: Atemwege freimachen!
B: Beatmen!
C: Circulation = Kreislauf = Herzmassage

Wiederbelebungsmaßnahmen sind nur auf hartem Untergrund wie beispielsweise Brett oder Fußboden sinnvoll.

*Wiederbelebung
»Zweihelfermethode«:
5 Herzmassagen, 1 Beatmung.
»Einhelfermethode«:
15 Herzmassagen, 2 Beatmungen.*

A: Atemwege freimachen!

Erbrochenes, Fremdkörper usw. muß ich mit einem Taschentuch o. ä. aus dem Mund entfernen.

B: Beatmen

Beatmung ist bei Kreislaufstillstand nur sinnvoll in Kombination mit Herzmassage.

1. Mund-zu-Mund-Beatmung: Ich überstrecke den Kopf des Patienten und verschließe dessen Nase; ich blase nun meine Ausatmungsluft in den Mund des Patienten. Der Patient atmet von selbst aus. 10- bis 12mal pro Minute!
2. Mund-zu-Nase-Beatmung: Ich verschließe den Mund des Patienten mit meiner Hand. Ich blase meine Ausatmungsluft in die Nase des Patienten.

Zur Erfolgskontrolle der Beatmung muß ich darauf achten, daß sich der Brustkorb bei jeder Lufteinblasung anhebt.

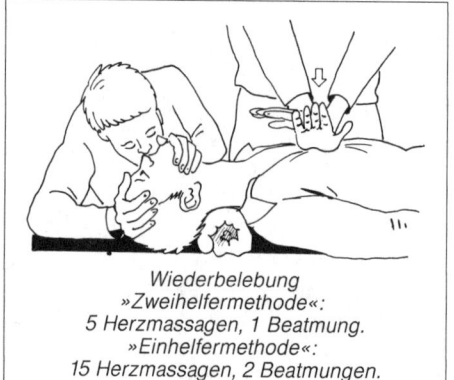

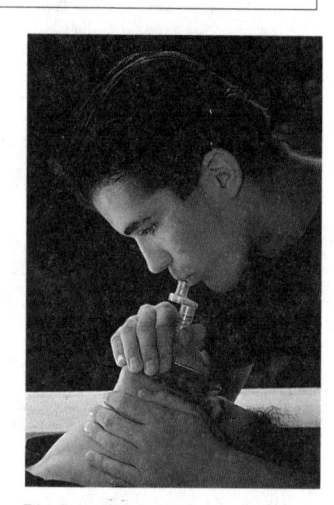

Die Beatmung bei der Wiederbelebung geht mit einem Atemhilfsgerät leichter.

C: Kreislauf

Die äußere Herzmassage ohne Beatmung ist zwecklos! Die Herzmassage wird auch bei der Beatmung nicht unterbrochen! Die Herzmassage mache ich über dem unteren Drittel des Brustbeines.

Technik der äußeren Herzmassage: Ich drücke meinen Handballen auf das Brustbein, wodurch dieses 4 bis 5 Zentimeter gegen die Wirbelsäule gedrückt wird. Die Kompressionen erfolgen mit einer Frequenz von 60 pro Minute. Habe ich einen Helfer, lasse ich nach jeder 5. Kompression einmal beatmen!
Die Wiederbelebung kann auch durch mich allein erfolgen! Dann mache ich in der Folge 15 Kompressionen und darauf zwei Beatmungen.

Nach der Erstbehandlung soll ein Transport mit dem Notarztwagen angestrebt werden.

Die ersten ärztlichen Maßnahmen betreffen die Schmerztherapie und die Behandlung von Rhythmusstörungen.

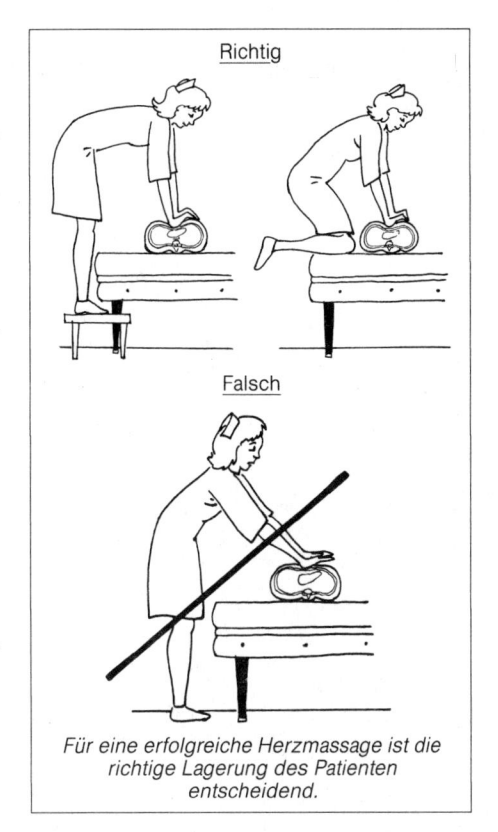

Für eine erfolgreiche Herzmassage ist die richtige Lagerung des Patienten entscheidend.

Auch kann frühzeitig eine »Lyse« begonnen werden. Unter »Lyse« versteht man die Auflösung von Blutgerinnseln in den Kranzgefäßen.
Die dazu verwendeten Medikamente sind Urokinase, Streptokinase, APSAC oder rt-PA. Alle Maßnahmen geschehen unter EKG-Kontrolle in Wiederbelebungsbereitschaft.

Üblicherweise erfolgt die Unterbringung des Infarktpatienten auf einer Intensivstation.

Die größten Komplikationen beim Herzinfarkt sind

- Rhythmusstörungen,
- Herzblock,
- Kreislaufschock,
- Herzschwäche,
- Gerinnselbildungen mit Embolien und
- Herzwanddurchbruch (= Myokardruptur).

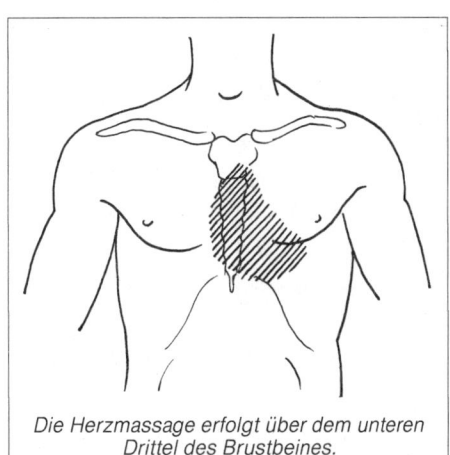

Die Herzmassage erfolgt über dem unteren Drittel des Brustbeines.

> *3000 vor Christus:* Hebammen retten mit der Atemspende neugeborene Kinder.
>
> *900 vor Christus:* Der Prophet Elias macht die erste erfolgreiche Wiederbelebung bei einem Knaben: ». . . und er blies ihm ein den lebendigen Odem in seine Nase, und so ward der Mensch eine lebendige Seele. . .« (Genesis II,7).
>
> *1755:* John Hunter wiederholt ein Experiment des Vesalius von 1543 und meint darauf: »Die Wiederherstellung der Atemfunktion ist die Voraussetzung für eine Wiederbelebung des Herzens, das frühzeitige Einblasen von Luft kann den Herzstillstand vermeiden.« Auf der Basis dieser Untersuchungen wurde die Beatmung durch den Blasebalg empfohlen, der zur damaligen Zeit in jedem Haushalt vorhanden war.
>
> *1813:* Erzherzog Johann und Kaiser Franz II erlassen ein kaiserliches Dekret, wonach alle Beamten an einer Ausbildung zur Rettung von Scheintoten teilnehmen müssen; erst 1881 wurde in Wien die »Wiener freiwillige Rettungsgesellschaft« gegründet.
>
> *1901:* Der erste Patient überlebt nach direkter Herzmassage durch den norwegischen Arzt Kristian Igelsrud.
>
> *1936:* »Nicht der Patient muß so schnell wie möglich zum Arzt, sondern der Arzt zum Patienten, da die Lebensgefahr in unmittelbarer Nähe zum Unfallereignis am größten ist.« Feststellung des Heidelberger Chirurgen Kirschner.
>
> *1960:* Wiederentdeckung der äußeren Herzmassage durch Kouwenhoven, Jude und Knickerbocker.
>
> *1974:* Beatmung und Herzmassage bilden die Basis der »Standards for cardiopulmonary resuscitation« der American Heart Association.

Was geschieht weiter im Spital?

In das Gefäßsystem werden Katheter eingebracht, über die man Blutwerte kontrollieren und Medikamente zuführen kann.

Die »Lyse« wird fortgesetzt; die Gabe weiterer Medikamente ist vom Verlauf abhängig.
Auch kann das Setzen eines vorübergehenden Schrittmachers notwendig sein.

Die Ernährung erfolgt in den ersten 24 Stunden über eine Infusion, danach ist die Kalorienzufuhr von der Gesamtsituation abhängig; bei Übergewichtigkeit ißt man Reduktionskost.

In den meisten Fällen wird — zumindest für die erste Zeit der Bettruhe — die Blutgerinnung gehemmt.

Krankengymnastik mit Atemübungen wird von Anfang an täglich betrieben, um einer drohenden Lungenentzündung vorzubeugen.

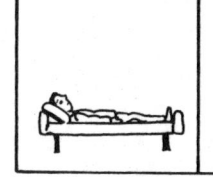

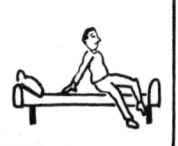

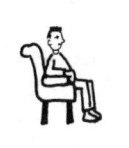

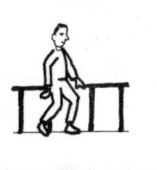

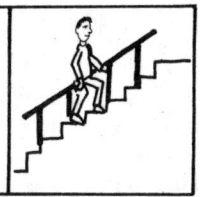

1. und 2. Tag	3. und 4. Tag	5. und 6. Tag	7. bis 14. Tag	15. bis 21. Tag
Nur »Nachttopf«	Toilettegehen	Herumgehen auf dem Gang	Herumgehen mit großem Radius	Auch Treppensteigen (in Begleitung), selbständiges Duschen

Wie geht's weiter nach dem Infarkt?

Die ersten zwei Tage muß man das Bett hüten, entweder mit »Leibschüssel« oder »Leibstuhl«.

Am 3. und 4. Tag geht man selbst zur Toilette und kann 2mal 15 Minuten im Lehnstuhl sitzen. Selbständiges Waschen ist möglich.

Am 5. und 6. Tag beginnt man langsam herum zu gehen. Gymnastik im Sitzen auf dem Bettrand oder dem Sessel, Durchbewegen von Armen und Beinen, Oberkörper durchstrecken.

Zwischen dem 7. und 14. Tag Gymnastik im Stehen und auf dem Sessel.

Vom 15. Tag an ist Duschen im Sitzen möglich; Treppensteigen in Begleitung. Gymnastik in der Gruppe mit und ohne Handgeräte, eventuell 30 Minuten täglich leichte Spiele.

Die weitere medikamentöse Behandlung hängt vom Ausmaß des Infarktes und von eventuellen Komplikationen ab. Von diesen wird auch bestimmt, ob eine längerdauernde Hemmung der Blutgerinnung notwendig ist oder ob die Behandlung mit Aspirin ausreicht.

Wie geht's weiter?

Von der Spitals- zur »Anschluß«behandlung

Die »Heilverfahren« in einem Rehabzentrum haben den Zweck, wieder seelische und körperliche Kraft zu erlangen. Ein ruhiger, geordneter Tagesablauf mit gesundem Essen und möglichst viel Bewegung soll erreicht werden.

Die körperliche Belastbarkeit und der Herzrhythmus können über funkgesteuerte EKG-Überwachung kontrolliert werden. Das Verfahren heißt »Telemetrie«.

Die tägliche Schulung und Belehrung über Risikofaktoren gehören zum Tagesablauf.

Im konkreten Fall möchte man in der Vermeidung von Risikofaktoren folgendes erreichen:

- gute Einstellung der Zuckerkrankheit,
- gute Blutdruckwerte,
- normale Blutfette,
- normales Körpergewicht,
- nicht Rauchen, Alkohol nur ganz wenig,

- tägliche körperliche Bewegung,
- Abbau von Spannungen und Streß,
- Erlernen, wie man berufliche und private Belastungen ohne negativen Streß verarbeiten kann.

Der Heilverlauf (= Prognose)

Er ist bei jung und alt sehr verschieden.

Nachteil des jüngeren Patienten: Der Infarktbezirk ist meistens viel größer, weil — wegen der kürzeren Krankheitsdauer — noch keine Hilfsgefäße im schlechter versorgten Herzmuskelbezirk eingewachsen sind. Daher kommt es auch zu einer stärkeren Narbenbildung.

Vorteil des Jüngeren: Der restliche Herzmuskel erholt sich rascher, eine bessere Funktion ist früher erzielbar.

Beim älteren Patienten sind alle Verhältnisse umgekehrt.

Ob weiterhin mit einem verstärkten Herzinfarktrisiko zu rechnen ist, kann nur nach einer Katheteruntersuchung gesagt werden. Sicherlich hängt das weitere Fortschreiten einer koronaren Herzkrankheit vom Ausmaß ab, in dem die Risikofaktoren gesenkt werden können.

Überlastungen im Beruf, privat und beim Sport sollten, so wie Höchstleistungen jeder Art, gemieden werden.

Autofahren nach Herzinfarkt ist möglich, außer es bestehen gefährliche Rhythmusstörungen, eine schwere Herzschwäche oder ein sonst irgendwie instabiler Zustand.

Für die Liebe ist kein Herz zu schwach

Drei Viertel aller Herzpatienten glauben, daß ihr Herz für ein normales Sexualleben zu wenig belastbar sei. Es wird dabei vergessen, daß Sex weniger herzbelastend ist als beispielsweise Autofahren, Streiten oder mit Kindern im Garten zu spielen. Während des Orgasmus schlägt das Herz ca. 120mal pro Minute, wenig später nur mehr 95mal.

Nach einem Herzinfarkt gilt: Keine Höchstleistungen mehr anstreben!

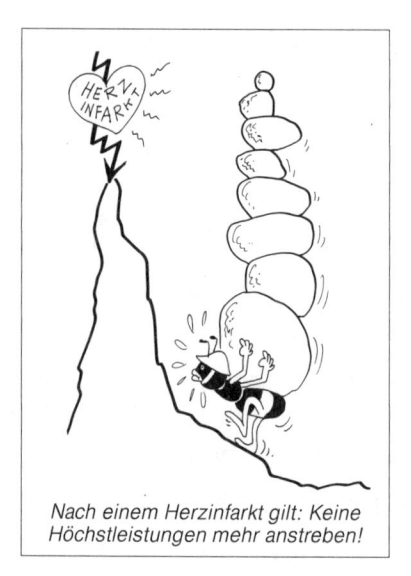

Ob und wann ein normaler Geschlechtsverkehr wieder aufgenommen werden kann, läßt sich relativ einfach durch ein Belastungs-EKG bestimmen. Wird eine Wattleistung von 75 bis 100 problemlos erreicht und über einige Minuten ohne Erschöpfung durchgehalten, sind beim Sex keine Komplikationen zu erwarten. Sechs Wochen nach einem Herzinfarkt kann man mit dem ehelichen Partner wieder »beginnen«.

Es kann sinnvoll und notwendig sein, eine andere als bisher gewohnte Position einzunehmen.

Nach Bypass- oder Klappenoperationen ist das Herz nicht schonungsbedürftiger als vor der Operation.

Das Gegenteil ist vielmehr der Fall; dafür spricht auch, daß über 30 Prozent der Herzpatienten nach einer Operation wesentlich aktiver sind als vorher.

Aus Angst vor einem »Infarkt im Bett« auf jeglichen weiteren Geschlechtsverkehr zu verzichten, ist sicher nicht richtig. Tatsächlich ist diese Herzkomplikation mit einem Infarktfall von 200 bei normalem Sexualleben äußerst selten.

Nebenbei: Alle »Bettinfarkte« geschehen während eines Seitensprungs außerhalb des ehelichen Gemachs!

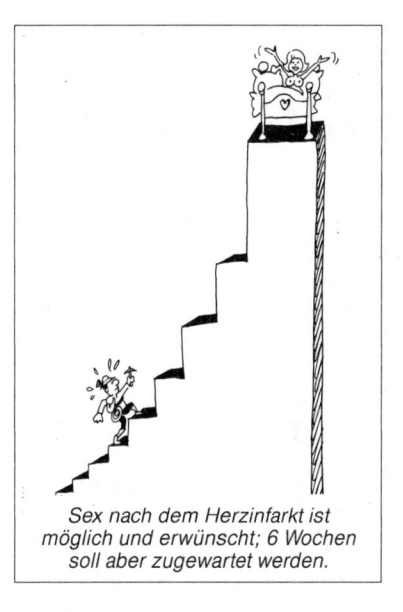

Sex nach dem Herzinfarkt ist möglich und erwünscht; 6 Wochen soll aber zugewartet werden.

Grund dafür ist weniger die körperliche als die seelische Belastung, also negativer Streß. Mit einer »heimlichen Liebe« sollte man daher weder nach sechs Wochen, noch nach 6 Monaten beginnen. »Außerhalb« ist völlige Enthaltsamkeit angesagt!

Treten Engegefühle auf, so sollte man vorher ein rasch wirksames Nitropräparat, z. B. eine Kapsel Sorbidilat 5 Milligramm, nehmen. Vom Eincremen der Genitalregion mit nitrohaltiger Salbe muß dringend abgeraten werden.

Es ist in jedem Fall angebracht, in »Liebessachen« gezielt das Gespräch mit Ihrem Arzt zu suchen. Die meisten Ärzte kommen nämlich von sich aus nicht darauf zu sprechen.

Was es sonst noch sein kann?
DER SCHMERZ IN DER BRUST

Wir wissen bereits, daß »Herzschmerz« ein wichtiges, ernstzunehmendes Symptom für Angina pectoris und Herzinfarkt ist. Wir dürfen dabei aber eine andere Erfahrungstatsache nicht unter den Tisch fallen lassen: Beim Großteil der Patienten, die über »Herzbeschwerden« klagen, handelt es sich nicht um die Folgen einer Kranzgefäßerkrankung! Der Arzt bezeichnet nicht-organisch bedingte Herzbeschwerden als »funktionell« — wir sagen dazu auch »nervös«. Erschwert wird das Ganze natürlich, wenn organische und nicht-organische Beschwerden zugleich beim selben Patienten vorkommen. Der gewissenhafte Arzt geht in solchen Fällen immer so vor, daß er versucht, das Vorliegen einer organischen Krankheit zu beweisen oder auszuschließen. Der Untersuchungsgang kann dafür gelegentlich recht mühsam und langwierig sein. Erst wenn alle — verantwortbaren und zuträglichen — Untersuchungen ein normales Ergebnis erbracht haben, kann die Diagnose »funktionelle« oder »nervöse« Herzbeschwerden gestellt werden.

Hinter unklaren Herzbeschwerden steckt öfter eine »Depression«; man versteht darunter eine Gemütskrankheit mit trauriger Verstimmung und Interesselosigkeit. Eine ausführliche Befragung kann den seelischen Hintergrund der Beschwerden aufdecken. Eine psychosomatische Behandlung mit oder ohne »Seelenpillen« (= Psychopharmaka) lindert und heilt.

Ein Spleen im Herzen?
Die Herzneurose

Zu den »funktionellen« Störungen zählt auch die Herzneurose. Damit faßt man Herzbeschwerden verschiedenster Art ohne erkennbare organische Herzerkrankung bei krankhafter seelischer Fehlsteuerung zusammen.

Der Kardiologe (= Herzarzt) Stokes beschrieb 1855 erstmalig die Symptome bei einem Mann von mittlerem Alter:

»Er bekam öfter Anfälle von schneller und heftiger Herzbewegung; diese war jedoch weder unregelmäßig noch durch Unterbrechungen geprägt; dabei stellten sich heftige Angst im Herzen und Beklemmung ein, mit einem bedrückenden Gefühl des herannahenden Todes. Die Atmung war so beschleunigt und mühsam, und diese Anfälle kehrten so häufig und in so starkem Ausmaß wieder, daß der Kranke die Überzeugung gewann, er habe ein gefährliches Herz- und wahrscheinlich auch Schlagaderleiden. Seine Stimmung war gedrückt, und er erwartete nichts anderes, als daß er in einem dieser fürchterlichen Anfälle sterben würde. Die Dauer des Anfalles war unbestimmt; in der beschwerdefreien Zeit waren keine Symptome von einem Herzleiden vorhanden, Herzschlag und Töne waren ganz normal. Dieser Mann litt nicht an Einbildung; er war kräftig gebaut, hatte die Erde umsegelt und die Beschwerden der Reise ohne Nachteil ertragen.«

So Stokes 1855. — Die Schilderung hat bis heute nichts an Aktualität eingebüßt.

Die häufigsten Beschwerden bei der Herzneurose sind:

- anfallsweise Herzbeschwerden,
- Stiche, Schmerzen oder Ziehen in der Brust,
- Herzklopfen, Herzjagen oder -stolpern,
- Anfälle,
- anfallsweise Atemnot und
- Schwindelgefühle.

Im Gefühlsleben leidet der Betroffene an innerer Unruhe und an der Furcht, herzkrank zu sein. Die Stimmung ist niedergedrückt, es besteht eine Furcht vor dem Infarkt und eine durchgehende, verschwommene Ängstlichkeit. Neben Angstattacken und Schlaflosigkeit wird der Drang stärker, sich schonen zu müssen.

Eine Herzneurose wirft oft ihre Schatten voraus: Herzkrankheiten mit Todesfolge im Familienkreis, Flucht in die Krankheit bei beruflich-privaten Sorgen, Ablehnung von Rentenansprüchen, Vereinsamung, Kontaktschwierigkeiten, Arbeitslosigkeit, Alkoholismus, Mißbrauch von Beruhigungs- und Schlafmitteln.

Die Ursachen der Herzneurose sind oft Über- oder Unter(!)forderungen im Berufsleben, private Probleme und allgemeine Lebensunzufriedenheit. Auch unbegründete sexuelle Versagensängste können eine Rolle spielen.

Eine Herzneurose kann sich auch bekannten organisch bedingten Herzkrankheiten aufpfropfen, z. B. nach Einsetzung eines Herzschrittmachers oder nach Herzinfarkt als Ausdruck der Angst vor einem Rückfall.

Den ersten Schritt zu einer Besserung macht der Patient mit Herzneurose nach einer ausführlichen Untersuchung. Ergibt sich die organische Normalität schwarz auf weiß, läßt die Intensität der Symptome bereits nach. Den größten Stellenwert in der Heilung hat ein körperlich aufbauendes Training mit Sport und händischer Arbeit in der Freizeit. Alle Ballspiele zu zweit oder in der Gruppe sind ergänzend hilfreich. Gelegentlich sind zwischenzeitlich Beruhigungsmittel und Betablocker erforderlich. Autogenes Training kann günstig sein. Kuranwendungen mit Massagen der Schulter-, Nacken- und Herzgegend vervollständigen die Behandlung.

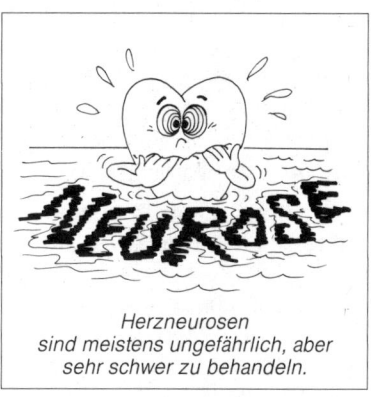

Herzneurosen sind meistens ungefährlich, aber sehr schwer zu behandeln.

Von allen Behandlungsmethoden haben sich in der Praxis am besten bewährt: geregelte Tätigkeit, Übernahme von Verantwortung und berufliche Beanspruchung (!).

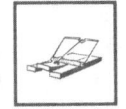

Nichts zu tun mit einer Herzneurose haben:

- alle Herzkrankheiten, besonders die Angina pectoris,
- die echte Gemütskrankheit wie die Depression,
- Wirbelsäulenbeschwerden,

- »Tietze«-Krankheit: Hier bestehen mikroskopisch kleinste Brüche der brustbeinnahen Anteile der oberen Rippen; Symptome sind Schmerzen neben dem Brustbein, die auf Druck und Belastung oder von selbst auftreten; die Rippen können schmerzhaft aufgetrieben sein;
- Schultergelenkbeschwerden durch Überlastung,
- Roemheld-Krankheit (siehe S. 158),
- die chronische Entzündung der Bauchspeicheldrüse.

Komplikationen der Herzneurose:

- Durch Nichtuntersuchung Übersehen einer doch organisch bedingten Krankheit (= Fehldiagnose), besonders der koronaren Herzkrankheit und der Herzmuskelentzündung. Diese könnten sich im Laufe der Zeit »dazugeschlichen« haben.
- Fehlerhafte oder überflüssige (sehr häufig!) medikamentöse Therapie.

Die Herzneurose trübt zwar die Lebensqualität, der langfristige Heilverlauf ist aber trotzdem gut.

Ein Gürtel um die Brust
Die seelische Atemnotkrankheit

Hyperventilation

Betroffen sind meist jüngere Altersklassen, darunter besonders Mädchen und Frauen.

Hauptbeschwerden sind Lufthunger und der Zwang, tief durchatmen zu müssen, mit Enge über der Brust. Die Atmung ist gesteigert, dabei überwiegt aber die Brustkorbatmung, die Zwerchfellatmung wird vernachlässigt.

Man verspürt ein zunehmendes »Reifen- oder Gürtelgefühl«. Kopfleere und Kribbeln in Händen und Füßen gesellen sich dazu. Die Hände können in die Pfötchenstellung gehen, auch kommen Krämpfe der Oberlippe vor.

Wenn die Seele blockiert ist — »Herzdrücken« und Atemnot können die Folgen sein.

Die Erwähnung dieser Störung ist hier deshalb wichtig, weil Schmerzen und Beschwerden auftreten, die in der Örtlichkeit mit denen bei Angina pectoris übereinstimmen.

Der Unterschied zur organisch bedingten Herzenge: Die Betroffenen sind meistens sehr jung, und die Enge reagiert nicht auf Nitroglyzerin.

Ursache: Die schnelle, gesteigerte Atmung ist Ausdruck der Angst; oft herrschen im Gefühlsleben Abgespanntheit und Verzweiflung vor, trotz Anstrengung gesteckte Ziele nicht mehr erreichen zu können. Die durch die (sinnlose) unwirtschaftliche Atmung entstehenden Symptome erklären sich aus der Verschiebung des Blut-ph: Durch die rasche Abatmung sinkt der Kohlensäuregehalt im Blut, und es wird basisch.

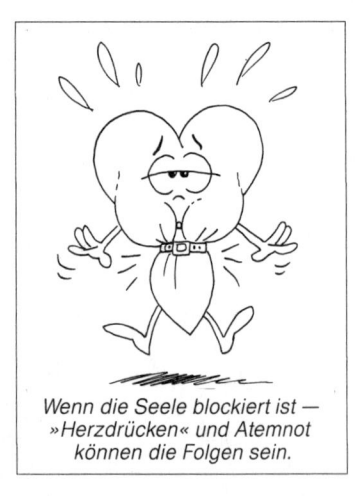

Behandlung: Atmen in ein geschlossenes Plastiksackerl, wodurch das abgeatmete Kohlendioxid wieder aufgenommen werden kann. Eleganter ist die Verwendung eines kleinen Gerätes namens »Hyperfree«. In jedem Fall schwinden die Symptome in wenigen Minuten.

Manchmal sind jedoch Beruhigungsmittel in rasch wirkender Tropfenform oder als Spritze nötig.

Streß ist ihr Geschäft
Herzjagen

Jeder von uns kennt das Gefühl des »pochenden« Herzens. Häufig damit zu tun hat ein Menschentyp, den wir als »aufgeregt« und »nervös« kennen. Grundlage des schnellen Pulses über 100 mit Vermehrung der ausgeworfenen Herzblutmenge ist eine verstärkte Tätigkeit des sympathischen Nervs. Die dazu neigenden Menschen haben oder bekommen öfter einen hohen Blutdruck.

Das äußere Erscheinungsbild der »Herzjäger« ist
- besonders aktiv und dynamisch,
- engagiert und ehrgeizig,
- gelegentlich aggressiv und streitsüchtig.

Zwar bestehen Beziehungen zur Herzneurose, mehr aber zum grenzwertigen Bluthochdruck. Die ärztliche Diagnose dafür lautet »hyperkinetisches Herzsyndrom«.

Anmerkung: Als »Syndrom« bezeichnet der Arzt eine Sammlung bestimmter Symptome. Ein Syndrom hat zum Unterschied von einer klar abgegrenzten Krankheit mehrere oder viele Ursachen, oder es sind diese nur zum Teil bekannt.

Ursachen: Beruflicher und privater Dauerstreß mit gehäufter Ausschüttung großer Mengen Adrenalin. Die Patienten befinden sich in ständiger Alarmreaktion, sozusagen ist »Streß ihr Geschäft«.

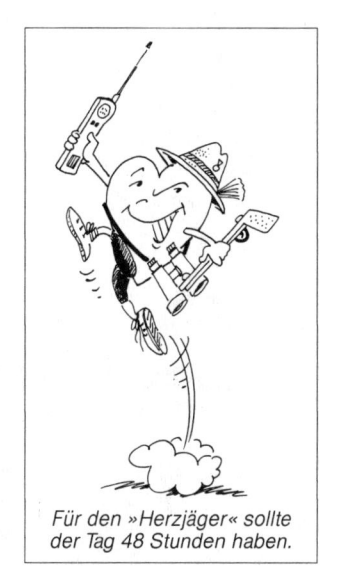

Für den »Herzjäger« sollte der Tag 48 Stunden haben.

Mißbrauch von Nikotin, Alkohol und Kaffee ist oft anzutreffen. Auch Medikamente — eigenmächtig überdosiert — können eine Rolle spielen: Beruhigungsmittel, Psychopharmaka, Hormone (Schilddrüse!) und Bronchialerweiterer (»Pumperl«).

Herzjagen gibt es aber ebenso als Begleitsymptom der Schilddrüsenüberfunktion, bei Fieber und schweren seelischen Krankheiten (Psychosen).

Die Auslösung der Symptome geschieht nach ungesunder (Alkohol, Nikotin, Kaffee) stressiger Lebensweise: Herzklopfen, Herzstolpern, Herzenge, Unruhe, Schlafstörungen, Neigung zum Schwitzen; der Blutdruck ist gesteigert, die Patienten sind zittrig-nervös, schreckhaft, und es besteht ein unwiderstehlicher Drang zum Sprechen (= Logorrhoe).

Diagnose: EKG, Labor, Ultraschall sind meistens normal oder nur ganz leicht abweichend, »an der Grenze«.

Ist ein Herzkatheter (wegen Zweifel an der Diagnose) nötig, so ergibt auch diese Untersuchung ein normales Ergebnis.

Behandlung:
1. Gespräche über mögliche Ursachen.
2. Mehr Gemütlichkeit in die Lebensgewohnheiten bringen, drei Gänge zurückschalten; mehr Schlaf, Entspannung und Essenspausen.
3. Verstärktes körperliches Ausdauertraining mit Joggen, Wandern und Ballsport.
4. Betablocker: Sie sind die Wunderpillen beim Herzjagen. Alle Symptome werden durch den Einsatz der Betablocker neutralisiert.
   Sie wirken beim »hyperkinetischen Herzsyndrom« derart sicher, daß die Diagnose falsch ist, wenn sie versagen.
   Es genügt, sie in niedriger Dosierung für einige Wochen zu nehmen, Wiederabsetzen des Blockers ist meist bald möglich.

Beruhigungsmittel oder gar Psychopharmaka sind — wenn überhaupt — nur ganz kurz anzuwenden.

Der Heilverlauf beim Herzjagen ist grundsätzlich sehr gut; dominiert wird die weitere Entwicklung ausschließlich vom Lebensstil.

Gefährlich ist ein langfristiges Fortbestehen der übersteigerten Sympathikustätigkeit, weil daraus ein eigenständiger Risikofaktor für die koronare Herzkrankheit werden kann.

»Herzplumpsen« oder — Herzweh im Magen?
Die Roemheld-Krankheit

Sie ist keine psychosomatische Krankheit, sondern sehr wohl durch organisches Fehlverhalten begründet. Jahr für Jahr häufiger wird dieses »Krankheitsbild« diagnostiziert. Üppige Kost, wenig Bewegung und wohl auch Streß fördern dessen Entstehung. Durch Aufblähungen des Magens und der linken Dickdarmschlinge wird das Zwerchfell — und damit das Herz — nach oben gedrückt; gleichzeitig entsteht dadurch eine Reizung des Vagusnervs. Verstärkt wird alles bei Übergewichtigkeit mit einem großen Bauch, der das Zwerchfell ohnehin nach oben drängt. Im Röntgen und im Ultraschall kann man die Luftansammlungen im Magen und Darm gut sehen.

Nicht jeder Übergewichtige und nicht jeder körperlich faule Vielfraß wird vom Roemheld (erstmals vom Internisten Ludwig Roemheld beschrieben, 1871 — 1938 in Gundelsheim) heimgesucht. Etliche Menschen vertragen gewaltige Luftansammlungen ohne Beschwerden, andere bekommen schon bei geringer Luftmenge Symptome.

Typisch für den Roemheld ist, daß tageweise keinerlei Beschwerden auftauchen. Häufig ohne Beschwerden sind auch freie Tage und Urlaubszeiten sowie Wochenenden. Körperliche Tätigkeit bessert die unangenehmen Beschwerden praktisch immer.

Symptome:
- »Hartes« Schlagen oder »Plumpsen« des Herzens.
- Stundenlange Beschwerdedauer, Besserung nachts.
- Besserung nach Aufstoßen (!) oder Aufrichten.
- Liegen auf der linken Seite ist nicht möglich.
- Besserung auf Nitroglyzerin, weil dieses die Krämpfe der glatten Magen-Darm-Muskulatur löst; die Wirkung tritt allerdings langsamer ein als bei Angina pectoris, so nach 5 bis 10 Minuten.

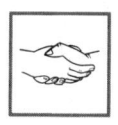

Behandlung
1. Gewichtsabnahme mit Verkleinerung des Zwerchfellhochstandes.
2. Regelmäßige körperliche Tätigkeit beschleunigt den Weg zur Schlankheit und trägt zur »Entgasung« bei.
3. Meiden blähender Nahrungsmittel: Ungünstig sind frisches Obst, Hülsenfrüchte wie Erbsen und Bohnen, Kraut, Kohlrabi, Blumenkohl, Zwiebeln, Bier und kohlensäurehaltige Getränke.
   Blähungshemmend sind Preiselbeersaft und Yoghurt.
   Ungünstig ist viel Bohnenkaffee, besser ist koffeinfreier Kaffee oder Schwarztee mit Milch oder Zitrone.
4. Unerläßlich für eine erfolgreiche Behandlung ist — so wie bei der Herzneurose — eine genaue Untersuchung, an Hand derer sich für den Betroffenen die Harmlosigkeit der Beschwerden ergibt.

Herz und Hexenschuß
Herzschmerz bei Spondylose

Nicht so selten entsteht vermeintliches »Herzweh« durch Abnützungen von Wirbelsäule und Gelenken im Hals-Schulter-Brustbereich. Daraus entstehende Muskelverhärtungen und eingeklemmte Nerven können den »Hexenschuß« erzeugen, der Symptome einer Herzkrankheit nachahmt.

Symptome
- Dauerhafter dumpfer Schmerz ohne Abhängigkeit von der Belastung
- Beschwerden eher in Ruhe
- Oft »punktgenauer« Schmerz

Dies alles widerspricht den Kennzeichen der echten Herzenge.

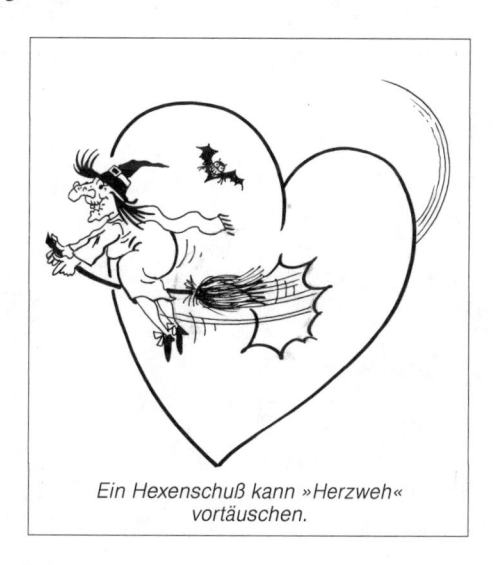

Ein Hexenschuß kann »Herzweh« vortäuschen.

In der Diagnose helfen Röntgenaufnahmen weiter, auf denen oft Fehlhaltungen der Wirbelsäule erkennbar sind.

Die Einnahme von Rheumamitteln, verbunden mit krankengymnastischen Übungen und Massagen, helfen und heilen.

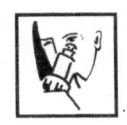

Im folgenden eine Übersicht über die wichtigsten Krankheiten, welche »Herzschmerzen« machen können.

Der Herzschmerz-Atlas

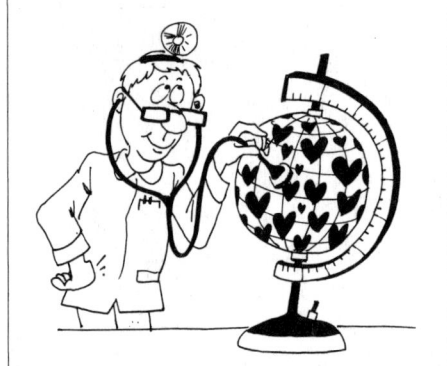

Viele Organe des Körpers können Herzbeschwerden nachahmen. Der Atlas hilft bei der richtigen Entscheidung.

Dem Atlas kann man entnehmen, welche Untersuchungen rasch zur richtigen Diagnose führen. Das Wissen um den richtigen Weg kann bei der diagnostischen Abklärung helfen.

Krankheit	Möglichkeiten der Abgrenzung
Gehirn, Seele	
Psychische Störungen	Schilderung der Symptome, gezielte Untersuchung
Epilepsie	Benommenheit nach dem Anfall, EEG, MR, CT
Rückenmarksleiden	nervenärztliche Untersuchung, MR, CT
Blutungen, Tumoren und Absiedelungen im Gehirn	nervenärztliche Untersuchung, CT, MR
Nervenwurzelreizung der Zwischenrippennerven	örtlicher Druckschmerz, Gefühlsstörung
Krankheit des überempfindlichen Halsschlagaderwinkels	Auslösung einer Pulsverlangsamung durch Druck auf die Halsschlagadern oder durch Kopfdrehung
Mittelfell	
Luftaustritt ins Mittelfell	Hautknistern im Halsbereich, zeitgleiches Knistern mit dem Herzschlag
Tumoren und Absiedelungen	Röntgen, CT, MR

Herzerkrankungen

Echte Angina pectoris	plötzlicher Beginn, besonders bei Belastung, kurzdauernd; Belastungs-EKG, Herzkatheter
Herzinfarkt	längere Schmerzdauer, EKG und Labor
Herzbeutelentzündung	Abhören, EKG, Ultraschall
Herzmuskelentzündung	Symptome, Labor, EKG, Gewebsentnahme
Eigenständige, ursächlich unbekannte Herzkrankheit (Kardiomyopathie)	EKG, Ultraschall
Rythmusstörungen	EKG, Langzeit-EKG, Beschwerden

Erkrankungen der Hauptschlagader

Abriß der Gefäßinnenhaut (=Aneurysma)	Röntgen, Gefäßkatheter, Ultraschall, CT

Erkrankungen der Lunge

Chronische Rechtsherzschwäche	betonter 2. Herzton; Röntgen, EKG
Akute Rechtsherzschwäche, Lungeninfarkt	Herzschlag über 100 (=Tachykardie), Blausucht (=Zyanose), Rippenfellreizung; EKG, Gefäßuntersuchung (=Angiographie)
Gasbrust (=Pneumothorax)	Abhören, Abklopfen, Röntgen
Tumoren und Absiedelungen	Röntgen, Spiegelung der Bronchien (=Bronchoskopie)
Rippenfellentzündung (=Pleuritis)	Abhören, Abklopfen, Röntgen, Punktion

Muskel- und Skelettkrankheiten

Hals-Brust-Schulterbeschwerden, Wirbelabnützung	Bewegungs- und Druckschmerz, Labor
Rippenbrüche und -tumoren, Absiedelungen	Betastung, Röntgen
Entzündung des Schultergelenkes	Bewegungs- und Druckschmerz, Röntgen
Muskelschmerzen	Isolierte Druckpunkte
Tietze-Krankheit	Druckschmerz an der Rippen-Knorpel-Grenze

Verdauungskrankheiten	
Zwerchfellbruch	Besserung im Stehen; Röntgen, Gastroskopie
Refluxkrankheit	Besserung auf Maalox, Tepilta und Losec; Gastroskopie, Röntgen
Speiseröhrenkrebs	Schluckstörungen, Gastroskopie
Magenerkrankungen	Beschwerden, Gastroskopie
Dickdarmkrämpfe	Beschwerden, Dickdarmspiegelung (=Coloskopie)
Roemheld	Verstärkung nach blähenden Speisen, Besserung durch Bewegung und Aufstoßen
Erkrankungen der Gallenblase	Fettunverträglichkeit, Ultraschall, Endoskopie
Entzündung der Bauchspeicheldrüse	Beschwerden, Ultraschall, Labor, CT

»Herzferne« Erkrankungen

Wir haben bisher Krankheiten kennengelernt,

- deren Ursache im Herz liegt,
- die Herzbeschwerden nachmachen und
- die ihren Ausgang in anderen Organen nehmen, aber in die Herzgegend einstrahlen können.

Als ob das nicht schon genug wäre, müssen wir uns aber auch mit ursprünglich »herzfernen« Krankheiten befassen, die an sich gänzlich andere Organe befallen, aber mit einer derartigen Häufigkeit zu Herzproblemen führen können, daß eine wenigstens kurze Erwähnung nicht ausbleiben darf.

1. Der chronische, entzündliche Rheumatismus (= chronische Polyarthritis)

In 50 Prozent der Fälle greift er auch auf das Herz über. Untergang von Muskelfasern, Bindegewebsverhärtung und Verkalkungen können Herzklappenfehler und Herzschwäche erzeugen. Als Spätkomplikation tritt eine verkalkende Herzbeutelentzündung hinzu.

2. Die rötliche, fressende Flechte (= Lupus erythematodes)

Auch diese Hautkrankheit macht bei der Hälfte der Patienten früher oder später Herzkomplikationen.
Meistens handelt es sich um eine akute Herzbeutelentzündung und gelegentlich um Herzmuskelentzündungen. Ebenso können Klappenfehler entstehen.

3. Die Hautschrumpfung (= Sklerodermie)

Bei dieser Bindegewebskrankheit werden die kleinsten Gefäße heimgesucht. Am Herzen hat dies — zu 80 Prozent — kleine Narben im Muskel beider Kammern zur Folge. Herzrhythmusstörungen sind manchmal der erste Hinweis auf das Herzübergreifen.

4. Knötchenentzündung aller Gefäße (= Panarteriitis nodosa)

In 50 — 80 Prozent ist das Herz durch eine knötchenförmige Entzündung der kleinen Schlagadern mitbefallen. Angina pectoris ist selten, öfter findet man »stumme« Infarkte.

5. Hautmuskelentzündung (= Dermatomyositis)

Teile des Herzmuskels gehen durch Entzündung zugrunde. Folgen sind Herzerweiterung und Herzschwäche.

6. Boeck'sche Erkrankung

Entzündliche Knötchen lagern sich bei 25 Prozent der Patienten im Herzmuskel ein. Bei ausgedehntem Befall kann eine schwierig zu behandelnde Herzschwäche die Folge sein.

Herzkrank durch Hormone
Das Hormonherz

Die Schilddrüsenüberfunktion

Bei weit über der Hälfte der an Schilddrüsenüberfunktion Leidenden sind Herzsymptome der erste — warnende — Hinweis auf die zugrundeliegende Hormonstörung. Ein Drittel aller Betroffenen gerät sogar in eine dadurch bedingte Herzschwäche hinein!

Den Entstehungsmechanismus erklärt man sich so: Die Hormone der Schilddrüse wirken pulsbeschleunigend und fördernd auf die Adrenalinausschüttung.

Dadurch wird zuerst zwar die Herzkraft gestärkt; die dauernde »Vollgasfahrt« aber ermüdet den Herzmuskel und führt zu dessen Verschleiß (so wie bei einem ständig im roten Bereich laufenden Motor).

Symptome: Schneller Puls, lauter 1. Herzton, es besteht ein großer Unterschied zwischen 1. und 2. Blutdruckwert, man nennt dies »Wasserhammerpuls«;

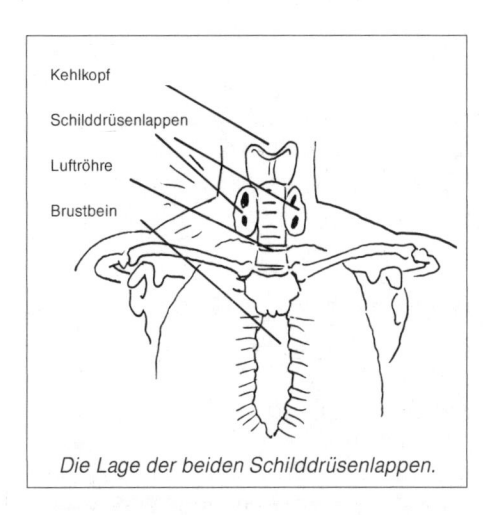

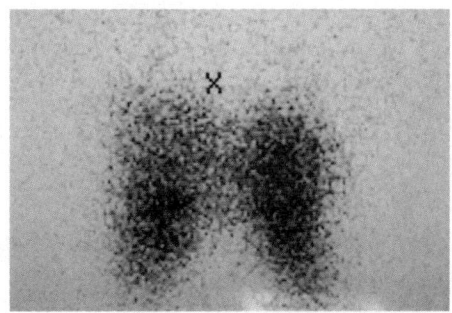

Die Lage der beiden Schilddrüsenlappen.

Die SD-Szintigraphie, eine der wichtigsten Untersuchungen für die Schilddrüse.

oft sind Zwischenschläge des Pulses zu fühlen und besonders bei älteren Menschen können frühzeitig die Zeichen einer Herzschwäche auftauchen.

Diagnose:
EKG, Labor und radioaktive Untersuchung der Schilddrüse (= Szintigraphie).

Behandlung:
Medikamentöse Bremsung der Schilddrüse mit Betablockern und Favistan. Zur Ausschaltung der überaktiven Schilddrüsenzellen verwendet man die Radioaktivität; alternativ dazu kommt die Operation in Frage.

Typischerweise ist Digitalis erst in hoher Dosierung wirksam.

Die Unterfunktion der Schilddrüse

Sie führt — besteht sie lange — zu einem schleimigen Untergang des Herzmuskels, zum »Myxödem«.

Symptome: Niedriger Puls, der Kreislauf geht auf Sparflamme und ist auf einen Belastungsreiz kaum steigerungsfähig. Das Herz erweitert sich krankhaft, eine Herzbeutelwassersucht kommt hinzu. Oft verkalken die Kranzgefäße frühzeitig.

Diagnose: EKG, Labor und Szintigraphie, zusätzlich Ultraschall.

Behandlung:
Sehr vorsichtige Einnahme von Schilddrüsenhormon; bei Herzschwäche Digitalis und Entwässerer. Die Behandlung erfordert die laufende Puls- und EKG-Kontrolle, da bei einer bestehenden Kranzgefäßverkalkung mit Angina pectoris und sogar Infarkt zu rechnen ist.

Wenn das Herz zu süß wird
Das Zuckerherz

Summa summarum ist die Zuckerkrankheit (= Diabetes mellitus) die häufigste Ursache für eine frühzeitige und schwere Verkalkung der Kranzgefäße, sowohl der großen wie auch der kleinen Äste. Zusätzlich erzeugt »der Zucker« durch Einlagerung von Zucker-Eiweiß-Verbindungen ins Herz direkt eine Herzschwäche.

Hochgradig gefährdet sind junge zuckerkranke Frauen mit niedrigem HDL-Cholesterin und Übergewicht.
»Stumme« Herzinfarkte kommen häufig vor!
Zuckerkranke Frauen erleiden dreimal häufiger einen Infarkt als nicht zuckerkranke Frauen; männliche Diabetiker (= Zuckerkranke) sind zweimal häufiger als Nichtdiabetiker davon betroffen.

Diagnose: EKG, Labor, Ultraschall, Herzkatheter.

Behandlung:
Besonders genaue Einstellung der Zuckerkrankheit mit ständigen Kontrollen, gesunde Lebensführung, Ausdauersport, Gewicht normalisieren.

Das Krebsherz

Bei seltenen, krebsähnlichen Geschwülsten im Magen-Darm-Trakt wird der Stoff »Serotonin« freigesetzt. In größeren Mengen vom Tumor ausgeschüttet, ruiniert das Hormon vorwiegend Muskulatur und Klappen der rechten Herzkammer.

Symptome: Anfallsweiser Blutdruckanstieg mit Gesichtsrötung, schneller Puls, Bronchialverkrampfung, Durchfälle und Herzschwäche.

Diagnose: Nachweis eines Ausscheidungsproduktes des Serotonins, der »5-Hydroxyindolessigsäure« im Harn.

Behandlung: Operation des Tumors, Herzstützung.

Das Riesenherz (= Kardiomegalie)

Das Wachstumshormon »Somatotropin« wird in der Hirnanhangsdrüse (= Hypophyse) gebildet. Es gibt nun Tumoren der Hypophyse mit verstärkter Ausschüttung dieses Hormons. Unter diesem Wachstumsschub leidet auch das Herz. Es wächst und wächst, und es kann das über dreifache Gewicht, nämlich 1000 Gramm, erreichen. Daneben finden sich Herzschwäche und Bluthochdruck sowie die Symptome einer schweren Herzenge.

Diagnose: Labor, CT, MR, EKG, Herzultraschall.

Behandlung: Operation des Tumors.

Das Adrenalinherz

Aus einem Tumor der Nebenniere, dem »Phäochromozytom«, werden große Mengen von Adrenalin frei. Dieser »Herztreiber« wird anfallsweise oder dauernd ausgeschüttet.

Symptome: Bluthochdruck, Kopfschmerzen, Schwitzen, Unruhe, verstärkter Harnfluß, Herzschwäche, Lungenwassersucht und Herzinfarkt.

Diagnose: Ultraschall, CT, Labor, EKG. Entscheidend ist der laborchemische Nachweis von Vanillinmandelsäure im Harn.

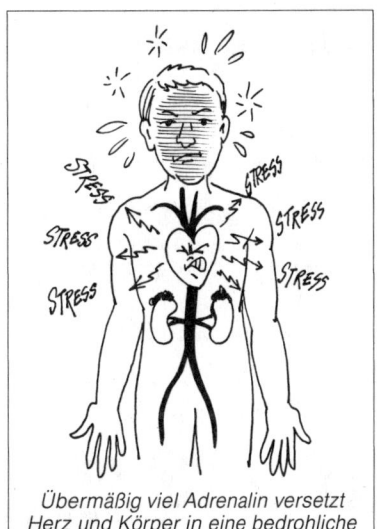

Übermäßig viel Adrenalin versetzt Herz und Körper in eine bedrohliche Hochspannung.

Behandlung: Operation

Das Kortisonherz (= Cushing-Krankheit)

Eine tumorartige Wucherung der Nebennierenrinde führt zu vermehrter Ausschüttung von Kortison.

Das Herz reagiert darauf mit einer verstärkten Verkalkung der Herzkranzgefäße; dies ist eine Folge der kortisonbedingten Erhöhung des Blutzuckers und des Cholesterins. Bluthochdruck ist ein regelmäßiges Symptom.

Diagnose: Labor, CT, Ultraschall, EKG.

Behandlung: Operation.

Das Salzherz (= Conn-Krankheit)

Tumoren der Nebennierenrinde produzieren in krankhaften Mengen das Hormon Aldosteron; dieses hält gewaltige Mengen an Kochsalz im Körper zurück. Folgen der »Herzversalzung« sind Rhythmusstörungen durch den damit verbundenen Kaliummangel und Bluthochdruck. Am Herzen kann sich das als koronare Herzkrankheit und Herzschwäche auswirken.

Die Nebenniere kann das Herz im Salz »begraben«!

Diagnose: Labor, CT, Ultraschall, EKG.

Behandlung: Operation.

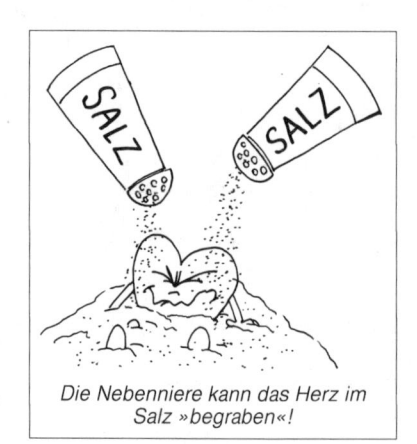

Das Schlappherz (= Addison-Krankheit)

Der ermordete US-Präsident John F. Kennedy hat bekanntlich darunter gelitten. Durch eine Schwäche der Nebennierenrinde kommen zuwenig kreislaufwirksame Hormone in den Körper; der Kreislauf »schläft ein«, das Herz wird schlapp und müde.

Symptome: Niedriger Blutdruck durch die erschlaffte Gefäßmuskulatur, Kochsalzmangel im Blut und Mangel an Blutflüssigkeit. Wegen der Reaktionsschwäche des Kreislaufs sinkt der Blutdruck im Stehen ab, Kollapse sind häufig. Die Kaliumüberflutung (Anm.: Kalium verhält sich immer gegensätzlich zu Natrium!) führt zu gefährlichen Rhythmusstörungen.

Die Behandlung besteht in der regelmäßigen und lebenslangen Einnahme — als Tablette oder Spritze — von Hormonen der Nebennierenrinde.

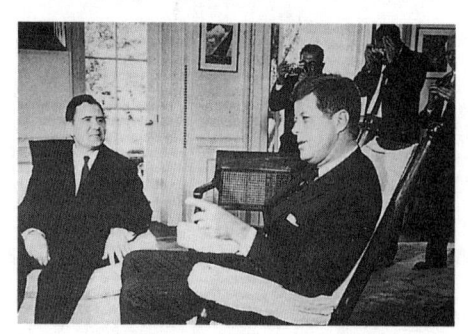

Kennedy bei der Amtseinführung.

Der St. Pöltener Universitätsprofessor Hans Bankl schreibt in einem Forschungsbericht über Kennedy:

»1947, anläßlich eines Besuches in London, kam es zu einer krisenhaften, lebensbedrohlichen Situation. Jack (so wurde Kennedy von seinen Freunden genannt) brach mit akuter Übelkeit und niedrigem Blutdruck zusammen und wurde Hals über Kopf in eine Londoner Klinik gebracht. Dort hat man sofort die

richtige Diagnose gestellt — John F. Kennedy litt an einer Unterfunktion der Nebennierenrinde, der sogenannten Addison-Krankheit. Mit großer Wahrscheinlichkeit hatte dies bereits den unzähligen Schwächeanfällen und Krankheitsattacken seiner Jugend zugrunde gelegen. Bei Kennedy wurde der Hormonersatz auf zwei Wegen durchgeführt; einerseits erhielt er alle drei Monate eine Hormonkapsel unter die Haut verpflanzt, aus welcher gleichmäßig die benötigten Hormone austraten und vom Körper aufgenommen wurden; andererseits hatte er täglich eine bestimmte Kortisondosis in Tablettenform zu schlucken. Eine solche Ersatzbehandlung muß lebenslang erfolgen. Kennedy war bereits als aktiver Politiker im Repräsentantenhaus tätig, daher wurde seine Krankheit verharmlost und der Öffentlichkeit gefälscht dargestellt. Sein Büro erklärte, es handle sich lediglich um einen neuen Anfall von Malaria, an der er ja als Soldat im Pazifik erkrankt war, und man stellte es als unpatriotisch hin, weiter nachzufragen.«

Das Herz ist zwar ein exklusives Organ — welche von Menschenhand gebaute Pumpe hält länger? — dennoch ist es mit dem Körperstoffwechsel auf das engste verbunden. Nimmt unsere Körpermasse zu, so »ißt« das Herz mit; wenn wir abmagern, speckt das Herz ebenfalls ab.

Unter extremen Umständen bekommen wir dabei eine Herzkrankheit — diesen Gesetzmäßigkeiten werden wir uns im folgenden zuwenden.

Das Hungerherz

Ausschlaggebend ist ein Eiweißmangel. Dieser »räumt« und plündert die Substanz des Herzmuskels; das Herz »schrumpelt« zusammen, Muskelfasern lösen sich auf und nutzloses Zwischengewebe wird eingebaut. Das Herz schrumpft, das Herzgewicht nimmt ab.

Symptome: Kleines Herz und dürftige Kreislaufdaten. Die Leistungsbreite des Kreislaufes ist stark eingeschränkt. Der Blutdruck ist niedrig, beim raschen Aufstehen droht ein Kollaps.

In der Behandlung ist eine vollwertige Frischkost mit langsamer Erhöhung der Eiweißzulage am wichtigsten.

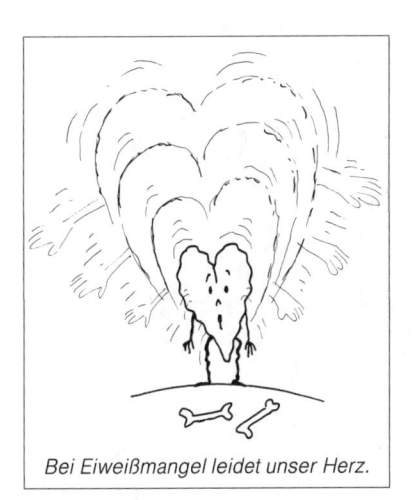

Bei Eiweißmangel leidet unser Herz.

Das Kobalt-Bier-Herz

Schon lange ist bekannt, daß das Schwermetall Kobalt in Verbindung mit Alkohol herzgiftig ist.

Größere Zahlen von Herzmuskelerkrankungen bei Biertrinkern sind in Kanada und in den USA bekannt geworden. Sie waren mit größter Wahrscheinlichkeit durch die giftige Wirkung von Kobalt bedingt, welches dem Bier zur Schaumstabilisierung beigefügt wurde.

Symptome:
Herzerweiterung mit Herzschwäche und Vermehrung der roten Blutkörperchen; durch die damit ausgelöste Zähflüssigkeit des Blutes wird das Herz noch zusätzlich belastet.

Kobalt ist in Mengen von 10 — 500 Mikrogramm ein lebensnotwendiges Spurenelement für die Vitamin-B_{12}-Bereitstellung.

Enthalten ist B_{12} in Leber, Nieren und im Eidotter. Giftig wird Kobalt, wenn es in erhöhten Konzentrationen eingeatmet oder mit der Nahrung aufgenommen wird. Aufnahmen giftig hoher Kobaltmengen sind bekannt beim Umgang mit kobalthaltigem Zement und Glas und — beim Biertrinken!

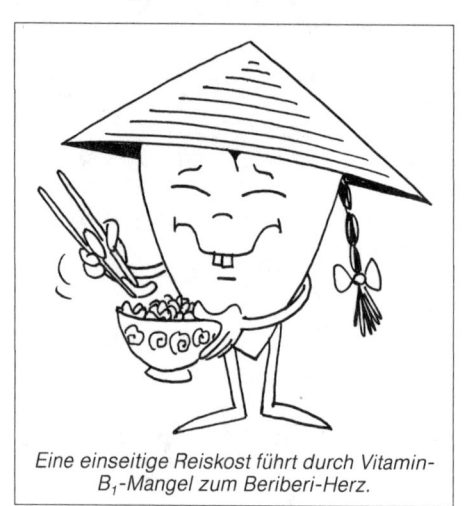

Das Reis- oder Beriberi-Herz

Ein für das Herz wichtiges Vitamin findet sich in der Schale des Reiskornes. Ißt man durch lange Zeit als Hauptnahrungsmittel nur geschälten, also des Vitamins B_1 beraubten Reis, leidet der Herzstoffwechsel darunter. Die Energiebereitstellung des Herzmuskels nimmt ab, und er lagert vermehrt Wasser ein. Die Folge ist eine Herzerweiterung mit Schwäche beider Kammern. Die Körperreserve von Vitamin B_1 hält bloß 4 — 10 Tage, sodaß bei ausschließlicher Reiskost Mangelerscheinungen in kurzer Zeit auftreten können. Enthalten ist B_1 in Brot, Vollkornbrot, Naturreis, Gemüse, Obst, Kartoffeln, Schweinefleisch (!) und Nüssen.

Eine einseitige Reiskost führt durch Vitamin-B_1-Mangel zum Beriberi-Herz.

Umgekehrt bringt die Zufuhr von Vitamin B_1 (= »Thiamin«) eine rasche Besserung.

Das Fettherz

Bei beträchtlichem Übergewicht (= Adipositas) hat der Herzmuskel ein 4-faches Handikap:

- Fett wuchert in den Muskel ein; das fettgespickte Herz verliert relativ an Muskelmasse, es wird müder.
- Das überreichlich vorhandene Körperfett muß durchblutet werden, das Herz wird mit Mehrarbeit belastet.
- Die Fettpolster sind ein ständiger Ballast, den das geplagte Herz als unnötigen »Rucksack« mitschleppen muß.
- Die Atmung wird durch die Fettmassen erschwert; der Druck in den Lungenschlagadern steigt an, das Herz muß dagegen ankämpfen.

Die Auswirkungen auf das Herz bei Fettsucht sind fatal; es drohen frühzeitig Verkalkung der Kranzgefäße, Bluthochdruck und Herzschwäche.

<u>Behandlung:</u> Abnehmen!

Idealgewicht für Männer ab 25 Jahren in kg

Größe in cm	Leichter Körperbau	Mittelschwerer Körperbau	Schwerer Körperbau
157	51 — 54	53 — 58	57 — 61
160	52 — 56	55 — 60	59 — 61
163	53 — 57	56 — 62	60 — 67
165	55 — 58	58 — 63	61 — 70
168	56 — 60	59 — 65	63 — 71
170	58 — 62	61 — 67	64 — 73
173	60 — 64	63 — 69	67 — 75
175	62 — 66	64 — 71	68 — 77
178	64 — 68	66 — 73	70 — 79
180	65 — 70	68 — 75	72 — 81
183	67 — 72	70 — 77	74 — 83
185	70 — 73	72 — 79	76 — 86
188	71 — 76	73 — 82	78 — 88
190	73 — 78	76 — 84	81 — 90
193	74 — 79	78 — 86	83 — 93

Idealgewicht für Frauen ab 25 Jahren in kg

Größe in cm	Leichter Körperbau	Mittelschwerer Körperbau	Schwerer Körperbau
147	42 — 44	44 — 49	47 — 54
150	43 — 46	45 — 50	48 — 55
152	44 — 47	46 — 51	49 — 57
155	45 — 49	47 — 53	51 — 58
157	46 — 50	49 — 54	52 — 59
160	48 — 51	50 — 55	53 — 61
163	49 — 53	51 — 57	55 — 63
165	50 — 54	53 — 59	57 — 64
168	52 — 56	54 — 61	59 — 66
170	53 — 58	56 — 63	60 — 68
173	55 — 59	58 — 65	62 — 70
175	57 — 61	60 — 67	64 — 72
178	59 — 64	62 — 68	66 — 74
180	61 — 65	64 — 70	68 — 76
183	63 — 67	65 — 72	69 — 78

Blut und Herz

Das blutarme Herz

Blutarmut bedeutet einen Mangel an roten Blutkörperchen. Diese »Erythrozyten« sind jedoch unsere Sauerstoffträger. Haben wir zuwenig davon — wir sprechen von »Blutarmut« oder »Anämie« — versucht das Herz, diesen Mangel in der Sauerstoffversorgung auszugleichen: Pulsschlag und Auswurfmenge werden gesteigert, das Herz vergrößert sich.

Symptome:

Schneller Puls, Gefäßgeräusche über den Halsschlagadern und Halsvenen, auffallend lauter 1. Herzton.
Tritt zusätzlich eine Verkalkung der Kranzgefäße hinzu, kommt es gehäuft zu Angina-pectoris-Anfällen.

Behandlung:

Normalisierung der Blutbildung mit fleischreicher Ernährung und Eisentabletten.

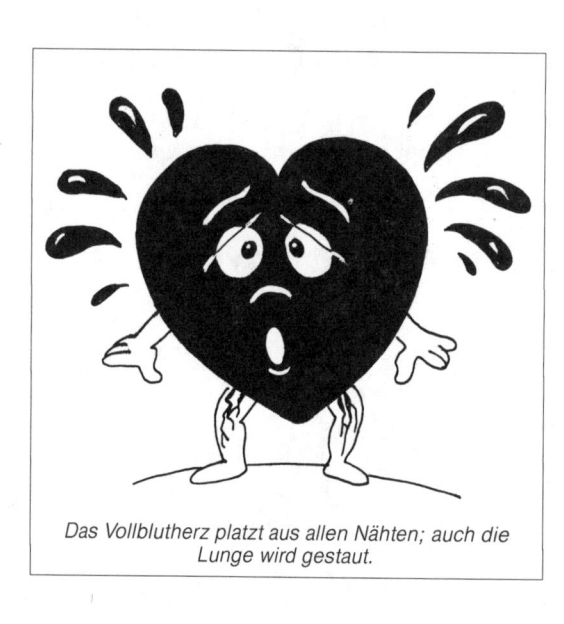

Das Vollblutherz

Zustände einer länger dauernden Unterversorgung des Körpers mit Sauerstoff beantwortet das blutbildende Knochenmark mit verstärkter Erzeugung und Ausschüttung von roten Blutzellen. Leider wird das Blut dadurch dick und zähflüssig, es geht schlechter durch die dünnsten Blutgefäße (= Kapillaren) hindurch; die Gefahr von Gerinnseln steigt an.

Zu dieser krankhaften Vermehrung der roten Blutkörperchen, auch »Polyglobulie« genannt, neigt man bei vielen Störungen besonders der rechten Herzkammer und Lungenbluthochdruck.

Das Vollblutherz platzt aus allen Nähten; auch die Lunge wird gestaut.

Häufige Auswirkungen sind Blausucht an Lippen, Händen und Füßen, Angina pectoris und Herzinfarkt.

In der Behandlung kommt es darauf an,

- die Ursachen der Sauerstoffschuld zu beseitigen und
- die überzähligen Blutkörperchen durch Aderlässe (= Blutabzapfen) oder geeignete Medikamente zu normalisieren.

Wenn das Herz aus dem Takt fällt

Herzrhythmusstörungen

Jede Abweichung vom normalen Herzschlag nennt man »Rhythmusstörung«. Was nicht »normal« ist, muß aber nicht automatisch krankhaft sein. Beim gesunden Erwachsenen beträgt der normale Herzschlag zwischen 60 und 80 pro Minute. Was darunter liegt, nennt man »Bradykardie« (= langsamer Herzschlag), was darüber liegt »Tachykardie«(= schneller Herzschlag). Die noch als gesund zu betrachtende Schwankungsbreite ist ziemlich groß; beim trainierten Menschen kann sich der Ruhepuls auf 32 in der Minute verlangsamen. Zarte, untrainierte Personen mit kleinem Herz erreichen oft schon in Ruhe Zahlen über 90. Rhythmusstörungen — auch gefährliche — können für den davon Betroffenen völlig unbemerkt ablaufen, aber auch sehr unangenehme Symptome machen.

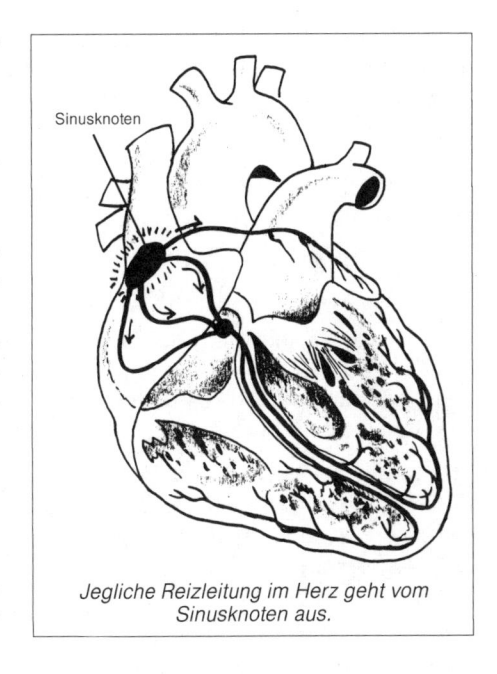

Jegliche Reizleitung im Herz geht vom Sinusknoten aus.

Merke:
Es besteht keine verläßliche Beziehung zwischen der Stärke der Beschwerden und der Bösartigkeit von fehlerhaften Schlagfolgen des Herzens!

Wie entstehen Rhythmusstörungen?
Zu einer Störung des normalen Herzrhythmus kommt es durch

- eine fehlerhafte Erregungsbildung,
- eine falsche Erregungsleitung,
- krankhafte neue Erregungszentren und
- zusätzliche elektrische Erregungskreise.

Unterschieden werden Rhythmusstörungen danach, ob sie eine normale durchschnittliche Schlagzahl erreichen (= die Gesamtzahl aller Schläge pro Minute ist zwischen 60 und 80), ob sie unter 60 oder weit über 100 liegen, und schließlich ob Extraschläge »regelmäßig« einfallen oder völlig regellos (= »arrhythmisch«) sind.

Grundsätzlich können die Ursachen im Herzen selbst sein oder außerhalb desselben. Die im Herz gelegenen Ursachen sind meistens

- die koronare Herzkrankheit,
- Bluthochdruck,

- Entzündungen und
- die Herzwandverdickung bei Herzfehlern.

Wenn der Grund für den falschen Rhythmus außerhalb des Herzens liegt, findet man am häufigsten:

- seelische Belastungen (»Unruhig ist mein Herz«),
- Überfunktion der Schilddrüse,
- Störungen der Mineralsalze (Kalium!),
- Blutarmut,
- Medikamente (Digitalis!) und
- Nervenkrankheiten.

Diagnose

Das Mittel der Wahl, um Rhythmusstörungen festzustellen, ist das EKG. Um die Häufigkeit und Schwere einer Herzrhythmusstörung festzulegen, braucht man unbedingt auch ein Langzeit-EKG; dieses muß über mindestens 24 Stunden lang aufgezeichnet werden; bleiben dann noch Unklarheiten, kann die Dauer auf 48 bis 72 Stunden ausgedehnt werden.

Mit dem 24-Stunden- oder »Holter-EKG« ist die zeitliche Zuordnung zu den verschiedensten Tätigkeiten während des Tages ebenso möglich, wie die Beantwortung der Frage, wie sich das Herz beim Schlafen verhält.

Ergänzt wird die Rhythmusdiagnostik durch ein Belastungs-EKG und den Herzultraschall.

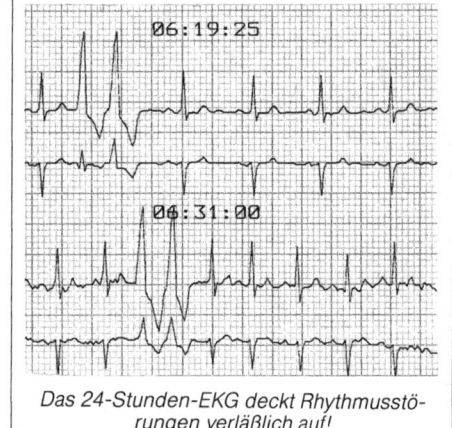

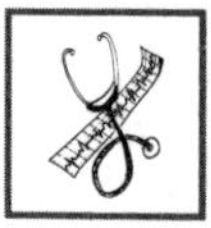

Das 24-Stunden-EKG deckt Rhythmusstörungen verläßlich auf!

Das »Turboherz«, der zu schnelle Herzschlag

Die Schlagzahl beträgt etwa 100 pro Minute. Harmlose Ursachen sind Aufregung, körperliche Belastung bei Untrainierten oder Fieber über 38 Grad C. Wir finden den erhöhten Puls auch als Persönlichkeitsmerkmal bei sehr nervösen Menschen. Abzugrenzen sind diese gewöhnlichen Gründe von den ernsteren Ursachen einer »Sinustachykardie« (= Puls über 100): Herzinfarkt, Herzschwäche und Entzündungen des Herzmuskels. Zu denken ist auch an Lungeninfarkt, Blutarmut, Schilddrüsenüberfunktion und Schock.

Eine Reihe von Medikamenten kann »Herzklopfen« auslösen:

- blutdrucksteigernde, bronchialerweiternde Asthmamittel,
- Psychopharmaka gegen Depression und
- Schilddrüsenhormone.

Das abrupte Beenden einer länger dauernden Einahme von Betablockern wirkt auf das Herz so, als ob man bei einem Rennpferd plötzlich beide Zügel los ließe; daher: Betablocker immer langsam »ausschleichen«. Alltägliche Ursachen sollen nicht unerwähnt bleiben: Kaffee, Tee und Alkohol!

Symptome: Gefühl des Herzklopfens, man spürt in Ruhe sein Herz; die körperliche Belastbarkeit ist eingeschränkt.

In der Behandlung muß in erster Linie das zugrundeliegende Problem bekämpft werden. In ganz wenigen Fällen ist eine eigenständige, medikamentöse Therapie erforderlich.

Das »Dieselherz«, der zu langsame Herzschlag

Normal ist er, wenn schwere körperliche Arbeit verrichtet oder ein sportliches Training absolviert wird. Die Pulssenkung beginnt dabei schon nach wenigen Tagen.

Merke: Jedes trainierte Herz nimmt in kurzer Zeit die Eigenschaften eines Dieselmotors an — mit nur geringer Tourenzahl im Leerlauf und einem langsamen Pulsanstieg unter Belastung. Der Motor »Herz« läuft nach einem Training wirtschaftlicher und verbraucht weniger Energie (»Diesel« bzw. Sauerstoff).

Krankhafte Ursachen des »Dieselschlages« sind: Abnützung des herzeigenen Schrittmachers (= »Sinusknoten«), Verkalkung der Kranzgefäße, Unterfunktion der Schilddrüse und Gelbsucht. Auch Medikamente erzeugen »Dieselnageln«: Betablocker, gewisse Kalziumhemmer (Isoptin) sowie Überdosierung von Digitalis.

Symptome kommen nur bei starkem Pulsabfall vor: Schwindel, Schwarzwerden vor den Augen und im Extremfall Bewußtlosigkeit; diese entsteht schon, wenn das Herz nur wenige Sekunden aussetzt.

Behandlung: Wiederum ist zuerst die Ursache zu bekämpfen; so kann es zur Normalisierung bereits genügen, einen Betablocker niedriger zu dosieren. In schweren Fällen ist auch ein Herzschrittmacher notwendig.

Das unruhige Atmungsherz

Kurz nach Beginn der Einatmung nimmt die Schlagzahl zu, während der Ausatmung nimmt sie ab. Am stärksten findet man das bei jungen Menschen beiderlei Geschlechtes. Die »Störung« ist völlig harmlos und nur ein Zeichen dafür, daß bei vielen Menschen das Herz auf die innere, nervöse Steuerung stark anspricht. Diese Eigenheit kann — selten — bis zum Greisenalter anhalten.

Diagnose (ist selbst zu stellen!): Unter Pulskontrolle langsam ein- und ausatmen — der Puls nimmt, wenn man ein »Atemtyp« ist, zu und wieder ab.

Behandlung: nicht erforderlich.

Achtung:
Tritt eine »echte« organische Krankheit hinzu, verschwindet das »Herzatmen«!

Der kranke Schrittmacher

Die herzeigene »Batterie« zur Erzeugung der regelmäßigen Herzströme, der Sinusknoten, kann nachlassen und schwächer werden. Wie auch beim batteriebetriebenen Elektrogerät wird die Funktion unsicher und wechselnd. Typisch für den krank darniederliegenden Schrittmacher sind unregelmäßig abwechselnde Folgen von zu raschem und zu langsamem Herzschlag. Gesichert wird die richtige Diagnose durch das Langzeit-EKG.

Symptome: Anfälle von Herzrasen und Schwindel mit möglichem kurzen Bewußtseinsverlust.

Behandlung: Sie kann sich kompliziert und nebenwirkungsreich gestalten, weil herzbremsende Medikamente einerseits die Phase des zu langsamen Schlagens verstärken und andererseits die Phase des zu schnellen Schlagens verlängern würden; um den Einbau eines künstlichen Herzschrittmachers kommt man daher oft nicht herum.

Die Halsschlagaderbremse

Dort, wo sich in einem Gefäßwinkel der Halsschlagader (= Carotis) diese in die äußere und innere Ader aufzweigt, liegt, in der Höhe des Zungenbeines, eine Ansammlung von Nervenzellen. Werden diese stark gereizt, bewirkt dies über eine Nervenfortleitung zum Herzen einen Abfall des Pulses. Das kann schon durch Kopfdrehen, Rasieren oder einen zu engen Kragen passieren. Die Pulsverlangsamung bis zum vorübergehenden Aussetzen hat heftigen Schwindel oder eine kurze Ohnmacht zur Folge.

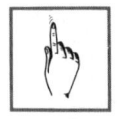

Merke: »Herumdrücken« am Hals kann bedenklich sein!

Behandlung: Alle medikamentösen Herzbremser wie etwa Betablocker müssen abgesetzt werden, verläßliche Abhilfe schafft nur ein künstlicher Herzschrittmacher.

Herzklopfen und chemische Dirigenten
Die Extraschläge

Sie heißen »Vorhof-Extrasystolen«, wenn sie im Herzvorhof, und »ventrikuläre Extrasystolen«, wenn sie in der Herzkammer ihren Ursprung nehmen. Im EKG sieht die Vorhofextrasystole einem Normalschlag sehr ähnlich; die ventrikuläre dagegen ist stark verformt und fällt schon beim ersten Blick auf das EKG aus dem Rahmen.

Ursachen, die zu Extraschlägen führen:
- Verkalkung der Kranzgefäße,
- Abnützung des Herzmuskels,
- Herzschwäche,
- Herzfehler und
- Herzinfarkt.

Die Zahl der nicht im Herz liegenden Ursachen ist hingegen viel größer:

- nervöse Störungen,
- Mangel an Kalium und Magnesium,
- Alkohol, Kaffee, Tee und Rauchen,
- Überfunktion der Schilddrüse,
- Medikamente: Digitalis, Adrenalin, Asthmamittel, Dopingsubstanzen,
- Magenüberdehnung (das große Fressen),
- verschiedenste innere Erkrankungen.

Merke: Rhythmusstörungen können auch »einfach so« auftreten, und alle gesunden Menschen haben sie zeitweise, ohne deswegen krank zu sein. Die bloße Feststellung einer Rhythmusstörung bedeutet deswegen nicht gleich eine »Diagnose« (von Ausnahmen natürlich abgesehen).

Wenn man bei der Diagnostik von Extraschlägen ein Langzeit-EKG bekommen hat, so ist der Krankheitsbezeichnung immer das Wort »Lown« beigefügt. Dies bedeutet die Einteilung der Rhythmusstörung in die Gruppen »0« bis »V«, je nach Schwere. »0« heißt: Es sind keine Extraschläge aufgezeichnet worden; danach folgen je nach Art und Anzahl I, II und III. IVa würde bedeuten, daß Extraschläge »paarweise« auftauchen; das heißt, nach jedem Extraschlag folgt sofort ein zweiter, danach wieder Normalschläge. Zu diesen »Paaren« sagt der Arzt »Couplets«. Nach IVa kommt IVb und schließlich die schwerste Art, nämlich V.

Symptome: Extraschläge werden oft nicht bemerkt. Wenn man etwas fühlt, dann »Rumpeln«, Stolpern oder »Stiche«. Bei gehäuften Extraschlägen kann Schwindel entstehen, auch kurz dauernde Bewußtlosigkeit ist möglich.

Behandlung: Die Notwendigkeit, etwas Medikamentöses dagegen zu tun, besteht nur bei erheblichen Beschwerden und wenn der Rhythmusstörung eine organische Ursache zugrundeliegt.

Wichtig ist, ein solides Leben zu führen: Genügend Schlaf, Kaffee und Tee nur in kleinsten Mengen, Alkohol selten, Rauchen gar nicht.

Zwingend notwendig und sinnvoll sind Medikamente meistens erst ab der Gruppe IVb. Für alle anderen muß im Einzelfall entschieden werden.

Der tiefere Grund für die Zurückhaltung in der »Chemie« liegt in der chemischen Struktur der Mittel, die man gegen Rhythmusstörungen verabreicht: Sie können nämlich selbst zum Auslöser von Extraschlägen werden!

Menschen, die Pillen gegen Extraschläge einnehmen, sollen sehr oft mittels 24-Stunden-EKG kontrolliert werden.

Die eingenommenen Mittel müssen ihren Nutzen beweisen, indem 80 bis 90 Prozent der Extraschläge unter der Einnahme verschwinden. Nach einigen Monaten und spätestens nach einem Jahr wird die Behandlung versuchsweise unterbrochen; hiezu kann auch ein stationärer Aufenthalt erforderlich sein.

Grundsätzlich ist der Heilverlauf bei allen Rhythmusstörungen einigermaßen günstig, wenn nicht eine schwere Organkrankheit im Hintergrund steht.

Etliche »Antiarrhythmika«, so heißen die Präparate gegen den unregelmäßigen Herzschlag, haben zum Teil sehr unangenehme Nebenwirkungen: Sehstörungen, Augenflimmern, Kopfschmerzen, Schwindel, Zittern, Mundtrockenheit, Geschmacksstörungen, Wärmegefühl, Übelkeit, Benommenheit, Brechreiz, Magenbeschwerden, Verstopfung, Durchfall, Blutdruckabfall, Lichtempfindlichkeit, Herzschwäche und Schilddrüsenstörungen.

Wichtige Substanzen im Handel: Chinidin, Galactoquin, Itrop, Lidocorit, Mexitil, Neo Gilurytmal, Propafenon, Rhythmocor, Ritmusin, Rythmodan, Rytmonorma, Sedacoron. Auch Digitalis, Betablocker und Kalziumhemmer sind als »Herzdirigenten« erfolgreich im Einsatz.

Das anfallsweise Herzrasen

Es setzt plötzlich mit einer durchschnittlichen Schlagzahl von 140 pro Minute ein, Spitzen zwischen 160 und 200 werden oft erreicht.

Häufiger kommt dies bei einer Störung vor, die als »WPW« bekannt ist: Im EKG sieht man dabei die Besonderheit einer »Deltawelle«.

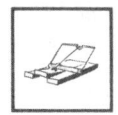

Bei WPW (benannt nach den Ärzten **W**olff, **P**arkinson und **W**hite in Boston bzw. London) kann ein Hinterwandinfarkt vorgetäuscht (es liegt in Wirklichkeit keiner vor) oder überdeckt (es liegt tatsächlich einer vor) werden. Es kommt bei 2 von 1.000 Menschen vor.

Symptome: Gefühl der Beklemmung, Herzenge, Atemnot, Puls ist nicht sicher zählbar, Benommenheit und bei längerer Dauer der Störung auffallende Blässe. Typisch nach dem Anfall ist eine gewaltige Harnflut von einigen Litern (!) sehr hellem Harn. Bei jungen Menschen ist das Herzrasen nicht so dramatisch, Ältere können aber bald in eine prekäre Kreislaufsituation gelangen.

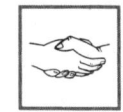

Behandlung: Ein massierender Druck auf die Halsschlagader kann den Anfall unterbrechen; dasselbe kann durch Blasen gegen Druck erzielt werden. Zu raten ist auch, kohlensäurehaltige Getränke rasch zu trinken; beim anschließenden Aufstoßen hört der Anfall oft auf. Werden Medikamente nötig, so hilft gegen vorhofbedingtes Rasen vor allem Isoptin, in die Vene gespritzt. Für alle anderen Fälle ist je nach Ursprung der Rhythmusstörung ein spezielles Medikament unter EKG-Kontrolle erforderlich. Auch die Anwendung elektrischer Stromstöße (im Spital) ist manchmal zwingend notwendig; man nennt die elektrisch herbeigeführte Normalisierung »Kardioversion«.

Tritt Herzrasen gehäuft auf, muß man vorbeugend ein Dauermedikament nehmen.

Herzflimmern und Herzflattern

Bei gestörter Energieabgabe aus der Batterie des Vorhofes können die Herzvorhöfe 220- bis 350mal in der Minute schlagen bzw. »zittern«. In der Umschaltstelle des AV-Knotens werden aber nicht alle Erregungen »durchgelassen«, sondern nur jeder 4. oder 5. Schlag. Dadurch kommt es zu einem — unregelmäßigen — Herzschlag von 60 — 80 pro Minute.

Herzflimmern kann immer wieder von selbst in die normale Schlagfolge, den sogenannten »Sinusrhythmus«, zurückkehren. Interessant ist, daß die Herzmuskelleistung durch das Vorhofflimmern nicht wesentlich beeinträchtigt wird. Patienten mit Herzflimmern vollbringen oft erstaunliche Leistungen wie Bergtouren, oder sie sind Schwer(st)arbeiter.

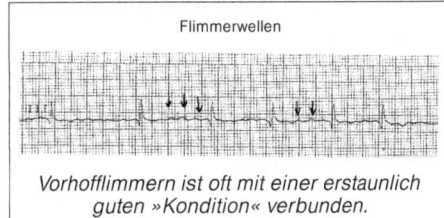

Vorhofflimmern ist oft mit einer erstaunlich guten »Kondition« verbunden.

Symptome und Diagnose: Viele Patienten haben gar keine Beschwerden. Gelegentlich finden sich Herzenge, Schwindel oder Leeregefühl im Kopf. Auch Herzstolpern kann gefühlt werden. Zum Nachweis dienen EKG und Langzeit-EKG. Ist das Herzflimmern nur bei Belastung vorhanden, braucht man zum Nachweis ein Belastungs-EKG. Bei hoher Schlagzahl kann auch ein Pulsdefizit erscheinen: Manche Zusammenziehungen des Herzens sind zu schwach, so daß die Pulswelle nicht bis zum Handgelenk vordringt; wenn gleichzeitig an der Halsschlagader und am Handgelenk der Puls gefühlt wird, fällt der Puls am Handgelenk im Gegensatz zu dem am Hals aus!

Ursachen: Überlastung, Herzmuskelschädigung, Verkalkung der Kranzgefäße, Entzündungen, Herzfehler; auch Schilddrüsenüberfunktion und Medikamente wie Adrenalin, Asthmamittel, Psychopharmaka und Digitalis.

Beim Vorhofflimmern kommt in den Vorhöfen keine eigentliche Herzarbeit mehr zustande, sie stehen praktisch still. Dadurch können sich Gerinnsel ausbilden, die in den Körper verschleppt werden. Dann drohen Embolien in Lunge, Gehirn, Armen und Beinen. Auch die Kranzgefäße, Nieren, Leber, Milz und Darm können zum Embolieziel werden.

Behandlung: Medikamentös oder elektrisch mittels »Kardioversion«. Bei Emboliegefahr muß vorübergehend oder dauernd eine Gerinnungshemmung gemacht werden.

Im Gegensatz zum Vorhofflimmern ist das Kammerflimmern oder -flattern eine höchst lebensbedrohliche Sache. Während der Patient mit Vorhofflimmern joggen oder bergsteigen kann, ist man bei Kammerflimmern tief bewußtlos, es besteht absolute Lebensgefahr!

Das Kammerflimmern erfordert sofortige Wiederbelebungsmaßnahmen, wobei — wenn die Atmung erhalten ist — die A-B-C-Regel umzukehren ist in C-A-B: Begonnen wird mit »C« (= Circulation), der Herzmassage.
Nach einer erfolgreichen Wiederbelebung kann im Einzelfall ein sogenannter »Defibrillator« gegen wieder auftauchendes Kammerflimmern eingepflanzt werden.

Der blockierte Herzschlag

Dazu kommt es, wenn der vom Sinusknoten ausgehende elektrische Fluß an irgendeiner Stelle unterbrochen wird. Möglich ist dies am Übergang vom Sinusknoten zum Vorhof oder vom Vorhof zur Kammer. Je nach Ort und Stärke der Blockierung spricht man von »AV-Block« I.,II. oder III. Grades.

Die Folge ist ein verlangsamter Herzschlag, eine »Bradykardie«.

Ursachen sind Verengungen der Herzkranzgefäße, Entzündungen, Herzfehler, Kammerwandverdickungen und Medikamente: Digitalis, Betablocker und Kalziumhemmer.

Symptome sind bei schwacher Ausprägung keine vorhanden. Bei höhergradiger Blockierung können Herzenge, Atemnot, Schwindel oder sogar Ohnmacht mit Krampfanfällen auftreten.

Die Diagnose erfolgt durch das EKG.

In der Behandlung steht die Beseitigung der Ursache an erster Stelle. Oft genügt es, bestimmte Medikamente wegzulassen. Ansonsten werden herzstimulierende Substanzen eingesetzt. Sind diese zur Behebung des Blockes nicht ausreichend, muß ein Herzschrittmacher eingepflanzt (= »implantiert«) werden.

1958 wurde einem Schweden der 1. Herzschrittmacher eingesetzt. Dieser Schrittmacherpatient ist heute — 37 Jahre nach dem Eingriff — noch am Leben.

In Österreich wurde der 1. Schrittmacher 1963 von Professor Helmer in Wien eingepflanzt. Durchschnittlich werden in Österreich pro Jahr 2.000 neue Schrittmacher »implantiert« und 800 »alte« ausgetauscht.

Die elektrische Lebensversicherung

Herzschrittmacher

Diese kleinen Geräte von Feuerzeuggröße senden Stromstöße von 5 Volt Spannung mit einer Dauer von 1 Millisekunde aus.

Eingesetzt wird der »pacemaker« in die Brustwand (meist rechts); von dort wird ein dünnes Kabel zum Herz geführt. Die Elektrode am Ende des Kabels überträgt den Stromstoß an den Herzmuskel.

Die Elektroden können in die Herzkammer geführt oder an der Herzaußenwand befestigt werden.

Wenn die Elektrode im Herz liegt, muß das Kabel wie ein Herzkatheter durch eine Vene in die rechte Herzkammer vorgeschoben werden. Eine Brustkorberöffnung ist dazu nicht nötig.

Nachteilig ist, daß nicht immer die ideale Elektrodenlage im Herz erzielt werden kann.

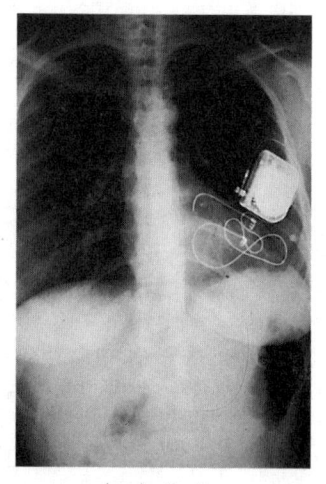

»Implantierter« (= eingepflanzter) Schrittmacher

Genauer ist dies möglich bei Befestigung der Elektrodenspitze an der Herzaußenhaut; diese Operation ist aber wesentlich umfangreicher. Man macht sie bei Säuglingen und Kleinkindern, weil wegen des Körperwachstums und der sehr kleinen Venen Schwierigkeiten mit der Kabeleinführung zu gewärtigen sind.

Prinzipiell arbeiten Schrittmacher auf zwei Arten:
- fix gesteuert oder
- bedarfsgesteuert.

Der fixgesteuerte oder starrfrequente Schrittmacher gibt seine Stromstöße in einem vorher vom Arzt festgelegten Rhythmus, z. B. 72mal pro Minute, ab. Die Anzahl der Impulse pro Minute ist unabhängig von der Herztätigkeit.

Die Übertragung des Impulses geschieht entweder
- zu den Vorhöfen,
- zu den Kammern oder
- nacheinander zu den Vorhöfen und zu den Kammern.

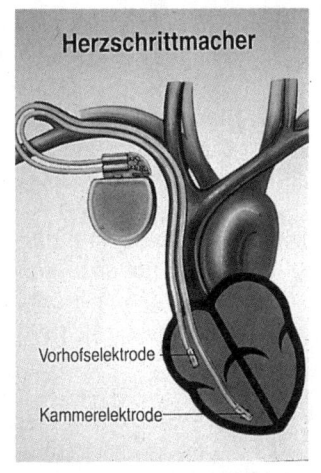

*Herzschrittmacher mit Sonde im Vorhof **und** in der Kammer.*

Der bedarfsgesteuerte Schrittmacher (= »Demand-Schrittmacher«) kontrolliert ständig die Elektotätigkeit des Herzens und sendet bei Bedarf (= demand) elektrische Impulse ins Herz. Ist dieser Schrittmachertyp nun beispielsweise auf 60 pro Minute eingestellt, gibt er erst dann einen Impuls ab, wenn 1 Sekunde lang kein natürlicher Stromstoß vom Herzen ausgegangen ist.

Wie ist nun der Ablauf beim Bedarfsschrittmacher?

1. Der Schrittmacher besitzt einen Erkennungsschaltkreis; dieser nimmt die Eigenaktionen des Herzens wahr. Die Messung der Eigenaktion, das sogenannte »Sensing«, geschieht im Vorhof, in der Kammer oder in beiden.
2. Sendet das Herz eigene und »richtige« Impulse aus, so werden dadurch die Schrittmacherimpulse unterdrückt (= »inhibiert«) und der Herztätigkeit angepaßt (= »getriggert«).
3. Fällt das Herz als Impulsgeber aus, »weiß« dies der Schrittmacher: Er tritt nun als »Elektrochef« in Aktion und sendet seine Impulse an Vorhof, Kammer oder an beide.

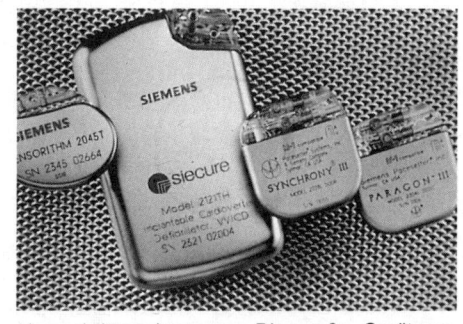

Herzschrittmachertypen. Die große Geräteauswahl läßt auch bei der großen Fülle an »Elektrokrankheiten« des Herzens keine Wünsche offen.

Die heute gängigen Schrittmacher funktionieren fast ausschließlich nach dem »Bedarfs«prinzip. Diese Geräte heißen »DDD«-Schrittmacher: Sie sind fähig zur »Wahrnehmung«, zur Stimulation von Vorhof und Kammer, und sie haben mehrere mögliche Betriebsarten.

Wie lange ein Schrittmacher funktioniert, hängt von der Qualität der Batterien ab. Früher wurden Quecksilberbatterien verwendet, ihre Lebensdauer ging über 3 Jahre kaum hinaus. Lithium-haltige Batterien dagegen halten 5 bis 10 Jahre.

Eine »ewige« Dauer haben Schrittmacher mit radioaktiven Energiequellen wie Plutonium und Prometium; sie sind allerdings schwerer und machen Probleme wegen der Radioaktivität und daraus folgender Einreisebeschränkungen in manche Länder.

Die bisher erwähnten Schrittmacher werden zur Dauerbehandlung fest im Körper eingesetzt. Man nennt sie innere oder »interne« Schrittmacher zum Unterschied von den äußeren oder »externen« Schrittmachern; diese sind zur vorübergehenden Therapie — für einige Tage — in Verwendung.

Anwendungsbeispiele der »Externen« sind Rhythmusstörungen, z. B. nach Operationen, und wenn allgemein zu erwarten ist, daß die Herzstörung nach einigen Tagen der Überbrückung wieder abgeklungen sein wird. Die Elektroden müssen hier auch durch eine Vene oder aber durch die Brustwand in bzw. an das Herz gebracht werden.

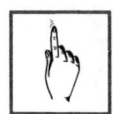

Was muß der Schrittmacherträger im Alltag beachten?

Wer einen Herzschrittmacher trägt, hat nur eine geringfügig niedrigere Lebenserwartung als ein gleichaltriger Gesunder. Nach der Einpflanzung erfolgt die erste Kontrolle nach einem Monat. Inspiziert werden die Wunde und die Gerätefunktion. Die 2. Kontrolle ist nach drei Monaten, dabei wird auch die endgültige Einstellung des Schrittmachers vorgenommen. Nach weiteren 6 Monaten wird nochmals kontrolliert und von da an weiterhin halbjährlich oder jährlich.

Jeder Besitzer eines Herzschrittmachers bekommt einen Ausweis, in dem alle wichtigen Daten über Bauweise und Funktion der Gerätetype verzeichnet sind. Diesen Ausweis sollte er ständig bei sich tragen.

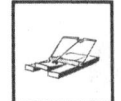

Welche Probleme können auftreten?

- Die Sonde kann verrutschen, abbrechen, sich infizieren und sich in den Herzmuskel bohren. Rhythmusstörungen und Zwerchfellzuckungen treten dann auf. Sichtbar ist die falsch liegende Sonde im Röntgen; sie muß schließlich neu gelegt werden.
- Die Reizschwelle des Herzens für den Schrittmacher kann steigen oder sinken. Die Folge ist eine fehlerhafte Impulsübertragung.
- Muskelzucken von Brust- oder Bauchmuskeln; kommt vor bei Schäden der Kabelisolierung und bei falscher Lage des Gerätes.
- Venenverstopfungen und Druckstellen der Haut über dem Schrittmacher.
- Erschöpfung der Batterie: Dies wird durch einen langsameren Takt des Schrittmachers oder durch unregelmäßige Impulse angezeigt.

Die einfachste Maßnahme der Batterieüberwachung ist das Pulszählen gleich morgens nach dem Erwachen. Gegen Ende der Laufzeit der Batterie werden ärztliche Kontrolluntersuchungen öfter vereinbart. Wird der Puls täglich gezählt und das Gerät monatlich überprüft, hat der Patient durch eine länger belassene Batterie keine Gefahren zu befürchten.

Die Tätigkeit des Herzschrittmachers wird durch feinste Signale dirigiert. Diese Signale können auf elektromagnetische Felder sehr empfindlich reagieren. In Abhängigkeit vom Gerätetyp rufen diese Reaktionen die Abgabe von schnelleren oder langsameren Impulsen hervor. Solche möglichen Einflüsse sind bei folgenden Geräten zu bedenken:

Die einfachste Methode, um den Schrittmacher zu überprüfen: Morgens den Puls zählen!

Vorsicht! Schrittmacher!

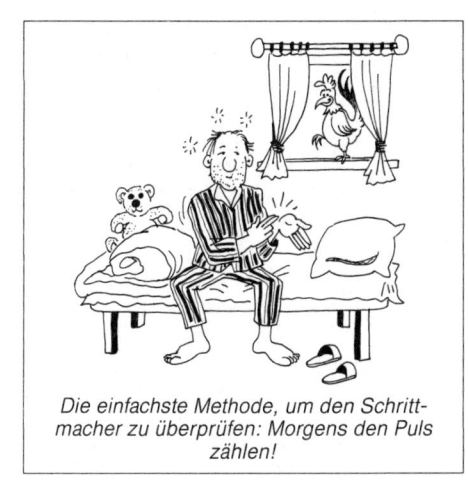

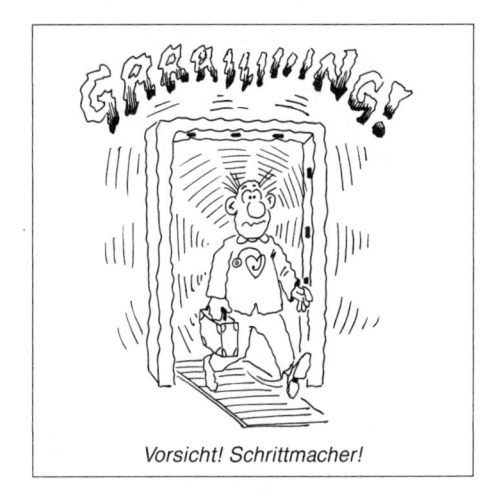

- Schaltanlagen für Hochspannungsleitungen,
- Geräte zur Metall- bzw. Waffensuche (Flughafen!),
- starke Magneten (Patienten mit Schrittmacher dürfen nicht mit Magnetresonanz, »MR«, untersucht werden),
- Kurzwellen- und Reizstromgeräte,
- elektrochirurgische Geräte (Polypabtragung bei der Magen-Darmspiegelung),
- Lichtbogenschweißgeräte,
- elektrische Zäune,
- fehlerhafte Haushaltselektrogeräte.

In Anbetracht der sehr großen Zahl von aktiven Schrittmacherträgern ist die Rate an Problemen und Komplikationen als gering anzusehen. Letztlich bleibt festzuhalten:

Die Lebensqualität und Lebenserwartung eines Patienten mit Herzschrittmacher ist ungleich höher als die eines gleichaltrigen Patienten mit gleich schweren Herzrhythmusstörungen ohne Schrittmacher!

Der Herzblock

Normalerweise werden die beiden Herzkammern durch den rechten und linken (vorderen und hinteren) »Schenkel« elektrisch erregt. Ist nun diese elektrische Leitung blockiert, spricht man von einem »Schenkelblock«. In diesem Fall werden die Kammern — etwas verspätet — über die Herzscheidewand mit dem nötigen Stromstoß versorgt. Die Blockierung der linken Herzkammer nennt man Linksschenkelblock, die der rechten Rechtsschenkelblock. Die beiden »Blöcke« unterscheiden sich hinsichtlich ihrer Ursachen und Auswirkungen ganz erheblich voneinander.

Dem Linksschenkelblock geht fast immer eine gravierende organische Schädigung voraus; in Frage kommen Herzerweiterung, Wandverdickungen, Verkalkung der Kranzgefäße, Narben nach Infarkt und Herzfehler. Für die alltägliche Diagnostik ist der Linksschenkelblock ein kleines Problem: Im EKG können Veränderungen hinsichtlich der Sauerstoffversorgung im Herz nur erschwert beurteilt werden; Auswirkungen hat dies besonders bei der Diagnostik des akuten Herzinfarktes. Der Verlauf (= Prognose) wird gänzlich davon bestimmt, welche Grunderkrankung dieser Blockform vorausgegangen ist.

Der Rechtsschenkelblock kann vollständig oder unvollständig sein. Der unvollständige ist ziemlich häufig beim Gesunden anzutreffen. Auch der vollständige hat oft keine krankhafte Ursache. Er kann aber auch Ausdruck einer Herzmuskelschädigung sein.

Eine eigentliche Behandlung des Schenkelblockes gibt es nicht, zumal ja auch keine Beschwerden bestehen — auch dann nicht, wenn beide Blöcke zugleich vorhanden sind. Welche Entwicklung ein Block nimmt, wird davon bestimmt, wie sich der Heilverlauf der ihn verursachenden Herzkrankheit gestaltet.

»Kleine Zacken«

Sind im EKG die größten Zacken — nach oben oder unten — kleiner als 0,5 Millivolt (das ist auf dem EKG-Papier 1/2 Zentimeter) sprechen wir von einer »Niedervoltage«. Diese kommt dann zustande, wenn die vom Herz ausgehenden Ströme durch etwas abgeschwächt werden. Solches finden wir bei:

- Fettleibigkeit (Fett),
- Herzwassersucht (Wasser),
- Lungenblähung (Luft),
- schweren Herzmuskelerkrankungen (untätiges Gewebe) und
- Unterfunktion der Schilddrüse (zuwenig »Aktion«).

Das Sportherz — das Faulenzerherz

Der Begriff »**Sportherz**« gibt immer wieder Anlaß zu Mißverständnissen und Fehldiagnosen. Es ist hingegen die natürlichste Sache der Welt, daß sich Herz und Kreislauf an geänderte Bedingungen in idealer Weise anpassen: Herz und Gefäße beim Schwerarbeiter und Hochleistungssportler haben andere »Kennzahlen« als beim durchschnittlich trainierten Menschen.

Sportbedingte Änderungen am Herzen

Beginnt der Mensch zu trainieren oder schwer zu arbeiten, sieht man die ersten Auswirkungen schon nach einer Woche. Der Ruhepuls wird langsamer, und er steigt auch unter Belastung langsamer an. Ein Absinken des Pulses auf 40 und sogar bis 32 ist möglich und noch normal. Durch aussprossende kleinste Haargefäße (= Kapillaren) wird die Durchblutung des Herzmuskels stetig besser. Die Größe der Herzkammern und damit die auszuwerfende Blutmenge nehmen zu, ebenso die Dicke der Herzwände und die Weite der Kranzgefäße. Das Herzgewicht überschreitet dabei — wenn keine Dopingmittel eingenommen werden — nicht das als »kritisch« betrachtete Herzgewicht von 500 Gramm.

»Normalherz« → »Sportherz«

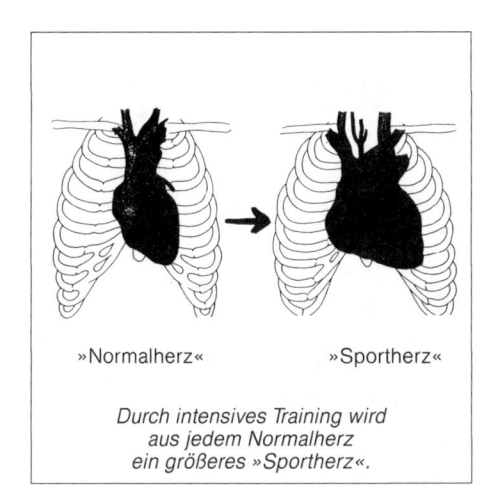

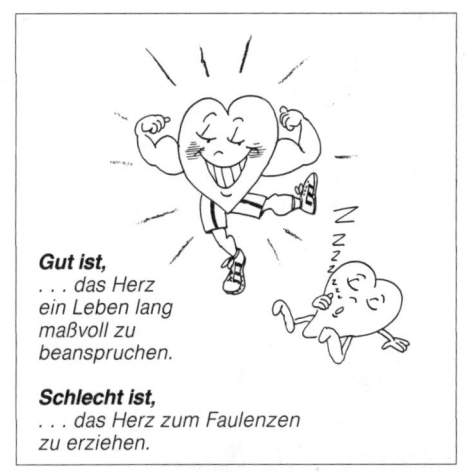

Durch intensives Training wird aus jedem Normalherz ein größeres »Sportherz«.

Gut ist,
... das Herz ein Leben lang maßvoll zu beanspruchen.

Schlecht ist,
... das Herz zum Faulenzen zu erziehen.

Anmerkung:

Bis zum »kritischen« Herzgewicht ist die Herzvergrößerung nur durch eine Vergrößerung der Herzmuskelzellen bedingt; ab 500 Gramm »kritischer Masse« wird das Herz größer durch eine Vermehrung der Herzmuskelzellen.

Mit dieser Zellvermehrung kann aber die Blutversorgung nicht Schritt halten; es entsteht eine Herzerweiterung, das Herz wird schlaff wie ein im Wasser liegender Lederschuh. Im EKG kommt es regelmäßig zu Veränderungen, ein »unvollständiger Rechtsschenkelblock« ist häufig zu sehen.

Bei manchen erscheint während der Zusammenziehung (= Systole) ein Herzgeräusch; dies ist harmlos und darf nicht mit einem Klappenfehler verwechselt werden. Die Vergrößerung des Herzens ist auch im Röntgen gut zu sehen. Die normale Funktionsweise läßt sich mit dem Herzultraschall bestens nachweisen.

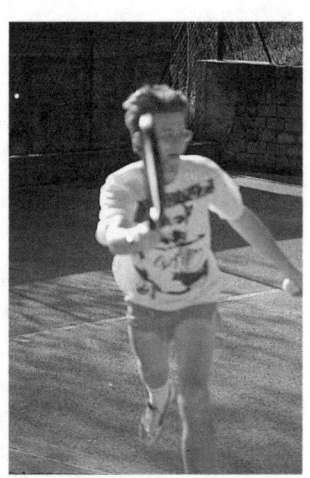

Schon nach kurzer Zeit regelmäßiger, sportlicher Betätigung beginnt das Herz zu »wachsen«.

Puls und Blutdruck

Das gut trainierte Herz hat die Eigenschaft entwickelt, nach dem Ende einer Belastung sofort wieder eine »Ruhestellung« einzunehmen; das heißt, der Puls geht schon in der 1. Minute nach Arbeitsende stark zurück.

Der Ruheblutdruck beträgt oft kaum 100, der Unterschied zwischen 1. und 2. Blutdruckwert, die sogenannte Blutdruckamplitude, ist nicht allzu groß. Unter Belastung steigt der Blutdruck nur sehr zäh an und überklettert erst bei höchster Leistung die 200-Marke.

In Ruhe gehen die Blutdruckwerte wieder rasch zurück, dabei kann der 2. (»diastolische«) Blutdruckwert sogar unter den Ausgangswert absinken; dies darf nicht als Kreislaufschwäche gewertet werden.

Muskulatur

Auch in den Muskeln wachsen zusätzliche Haargefäße, welche die Durchblutung der Muskelfasern verbessern. Der Gehalt an Myoglobin nimmt zu. Was »Hämoglobin« für das Blut ist, bedeutet »Myoglobin« für den Muskel. Myoglobin ist ein Eiweißkörper, der den Muskel mit Sauerstoff versorgt. Er verbindet sich 6mal stärker mit Sauerstoff als dies der Blutfarbstoff vermag. Myoglobin färbt im Gegensatz dazu das Blut nicht rot! Der gesamte Wirkungsgrad der Muskeln wird erhöht. Unter Wirkungsgrad versteht man das Verhältnis zwischen aufgebrachter Energie und erzielter Leistung.

Was Arbeit und Sport vermögen

Am Herz	Am gesamten Körper
Puls sinkt.	Muskeln arbeiten wirtschaftlicher.
Blutdruck sinkt.	Gefäßaussprossung in den Muskeln.
EKG-Änderungen.	Muskeln werden mit Sauerstoff durchflutet.
Sauerstoffbedarf sinkt.	Kreislauf arbeitet besser.
Myoglobingehalt steigt.	Blutzucker sinkt.
Reserven der Kranzgefäße steigen.	Blutgerinnung verlangsamt.
Herzmuskeldicke steigt.	Gewichtsabnahme.
Mehr Reserveblut.	Blutfette sinken. Wohlbefinden steigt.

Wer schwer arbeitet oder regelmäßig (!) trainiert, versetzt seinen Kreislauf in eine Situation, in der eine besonders wirtschaftliche Kreislauftätigkeit (siehe auch: »Dieselherz«) stattfindet.

Der Kreislauftrainierte lebt nicht unbedingt länger, wohl aber gesünder. Auch ist ein gewisser Schutz vor Herzkrankheiten zu erwarten. Tritt beim »Sportler« trotzdem eine Kreislaufkomplikation, z. B. ein Herzinfarkt, ein, so sind die Chancen zu überleben ungleich höher als beim Untrainierten. Begründet ist dies in der viel besseren Ausstattung des Sportherzens mit Haargefäßen.

Regelmäßig Sport und körperlich ertüchtigende Arbeit von Kindesbeinen an einzusetzen, ist sinnvoll und verringert mit Sicherheit die Gesamtsterblichkeit durch »Herzsachen«. Die Bezeichnung »Sportherz« ist also keineswegs eine Krankheitsbezeichnung, sondern vielmehr ein Gütesiegel mit dem Prädikat »besonders wertvoll«!

Das **»Faulenzerherz«** hingegen verliert durch übermäßige Schonung einen Teil seiner Reserven. Es reagiert auf geringste körperliche Anstrengungen oder seelische Aufregungen hektisch, ungeordnet und in jeder Weise überschießend. Ein an sich gesunder Mensch, der Herz und Kreislauf »schont«, handelt nicht vernünftig oder klug vorausschauend.

Der Spruch »Wer rastet, der rostet« trifft besonders auf unsere Kreislauforgane zu. Nicht ungestraft ist die Bewegungsarmut der Menschen in den »entwickelten« Staaten zu einem zusätzlichen Risikofaktor ersten Ranges geworden. Schwerstarbeit und gewinnorientierter Spitzensport mit Doping führen sicherlich zu vorzeitigen, unwiederbringlichen Verschleißerscheinungen. Schonung und Faulheit sind aber mindestens ebenso schlecht.

<u>Wieviel also sollte ein Mensch täglich leisten?</u>

Soviel, daß täglich einmal eine normale, gesunde Ermüdungsreaktion (besserer Schlaf!) aufkommt; oder soviel, daß man wenigstens einmal täglich zum Schwitzen kommt, mit der Notwendigkeit des Duschens und Umziehens.

Don't break under pressure
Das Hochdruckherz

Ein Viertel aller Todesfälle nach dem 40. Lebensjahr sind ursächlich mit dem hohen Blutdruck in Verbindung zu bringen. Herzschwäche und Herzinfarkt stehen im Vordergrund der Blutdruckfolgen.

Der hohe Blutdruck ist mengenmäßig die größte Geißel des Herzens. Kein anderes Organ leidet so stark und frühzeitig unter der hohen Druckbelastung. Geschunden und langfristig zerstört werden sowohl der Herzmuskel wie auch die Kranzgefäße. Die Herzschädigung verläuft in vier Phasen:

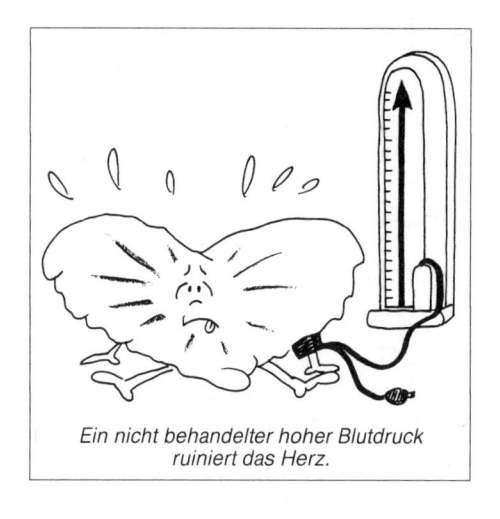

Ein nicht behandelter hoher Blutdruck ruiniert das Herz.

1. Phase: Der Bluthochdruck wird vom Herzen noch ohne Gefäßverengung ausgehalten.
2. Phase: Die Kranzgefäße verengen sich.
3. Phase: Der erkrankte Herzmuskel erweitert sich.
4. Phase: Der erschöpfte Muskel zeigt die Zeichen der Herzschwäche.

Zunächst antwortet das Herz auf den erhöhten Druck mit einer Zunahme der Muskeldicke. Danach steigt der Blutdruck in den Herzkammern am Ende der Herzerschlaffung (= Diastole) an, die Kranzgefäße können den (ständig) erhöhten Sauerstoffbedarf nicht mehr decken. Die nun schlechter mit Blut versorgten Muskelfasern geben — wie ausgeleierte Hosenträger — nach, und die linke Herzkammer »geht aus dem Leim«, das Herz erweitert sich. Die Durchblutungsnot im Herzmuskel vergrößert sich weiter, weil die Kranzgefäße mit der Größenzunahme des Herzens nicht Schritt halten können.

<u>Symptome</u>

- Kopfschmerzen und Schwindel,
- Herzklopfen,
- Herzenge, auch wenn noch keine Kranzgefäßverkalkung vorliegt,

- Rhythmusstörungen,
- Atemnot, später — wenn auch die rechte Herzkammer mitleidet — Bein- und Bauchwassersucht.

Diagnose

- Blutdruck über 145/95,
- EKG, Röntgen und Ultraschall,
- Radioaktivität (Szintigramm) und Herzkatheter.

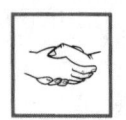

Behandlung

Ebenso wichtig wie die medikamentöse Blutdrucksenkung (siehe unter Bluthochdruck) ist die nichtmedikamentöse Therapie.

Dazu zählen:

- körperliche Schonung mit Mittagsruhe und 8 Stunden Nachtruhe,
- später leichtes Ausdauertraining wie Spazieren und Wandern in Abhängigkeit von der Blutdruckhöhe, vom Allgemein- und Herzzustand,
- Einschränkung des Salzverzehrs auf unter 5 Gramm pro Tag,
- knappe Kost zur Beseitigung von Übergewicht,
- Meiden von Nikotin und Alkohol, Zurückhaltung bei Tee und Kaffee,
- Entspannungsmaßnahmen wie autogenes Training (siehe unter Vorbeugung, »Streß«), Aufregungen vermeiden.

Immer ist zu überlegen, ob dem die Herzkrankheit auslösenden Bluthochdruck nicht eine Ursache zugrunde liegt, die man eventuell operativ beseitigen könnte; als Beispiel sei die Verengung der Nierenschlagader zu erwähnen.

Herz und Lunge sind Schwestern

Das Lungenherz

Der Blutdruck im »großen« Körperkreislauf kann normal, erhöht oder erniedrigt sein. Diese Möglichkeiten bietet der »kleine« oder Lungenkreislauf nicht. Auf den Lungenblutdruck aufmerksam werden wir nur bei einer krankhaften Erhöhung. Es besteht auch keine direkte Beziehung zwischen Körper- und Lungenkreislauf.

Ein üblicher Bluthochdruck geht mit einem normalen Druck im kleinen Kreislauf einher. Andererseits steigt unter körperlicher Belastung der Druck in beiden Kreisläufen gleichzeitig an.

Ist der Blutdruck im Lungenkreislauf akut oder chronisch erhöht, hat dies Auswirkungen auf die rechte Herzkammer: Sie muß ja über die Lungenschlagader gegen den erhöhten Druck ankämpfen.

Die Symptome und Schäden, welche sich daraus ergeben, nennen wir Lungenherz oder »Cor pulmonale« (Cor = Herz, Pulmo = Lunge).

Das akute Lungenherz

Ausgelöst wird es durch einen Asthmaanfall oder durch einen Lungeninfarkt. Beim Asthmaanfall kommt es durch die in der Lunge eingeschlossene Luft und die Bronchialverengung zu einem erhöhten Druck auf die Lungenblutgefäße.

Beim Lungeninfarkt zerfällt das verschleppte Gerinnsel im mehrere Stückchen, welche dann zahlreiche Gefäße verstopfen. Diese Gefäße stehen für die Durchblutung nicht mehr zur Verfügung. Bei gleichbleibender Blutmenge und vermindertem Gefäßquerschnitt steigt daher der Druck augenblicklich an. Die Gerinnsel kommen meistens aus Krampfadern des Beckens oder Beines, beim Herzflimmern auch aus dem Herzvorhof.

Symptome:

Sie hängen von der Schwere des Asthmaanfalls und der Größe des Lungeninfarktes ab. Meist finden sich Luftnot mit beschleunigter Atmung, Hustenreiz, Blässe, Blausucht, Herzklopfen und niedriger Blutdruck (in der Lunge ist er erhöht!).

Diagnose:

EKG, Röntgen, Labor zum Ausschluß anderer Krankheiten und digitale Subtraktionsangiographie (= spezielle Röntgenuntersuchung mit Kontrastmittel unter Anwendung elektronischer Datenverarbeitung).

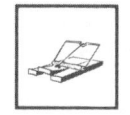

Abzugrenzen vom akuten Lungenherz ist vor allem der Herzinfarkt; beide Krankheiten führen zu EKG-Veränderungen und zu Atemnot!

Behandlung: Sie richtet sich ganz nach der Ursache. Ein Asthmaanfall muß raschest medikamentös beseitigt und ein Gerinnsel durch »Lyse« aufgelöst werden.

Nach einem akuten Lungenherz durch Lungeninfarkt ist oft noch 6 Monate lang mit Symptomen zu rechnen. Die Wiederherstellung der Gefäße braucht Zeit; Herzklopfen, schneller Puls und Blausucht der Lippen sind Hinweise auf die ablaufenden Reparaturmaßnahmen.

Das chronische Lungenherz

Dauert die Blutdrucksteigerung in der Lunge an, ist das erste bleibende Symptom Atemnot.

Durch den Hochdruck verdicken sich die Gefäßwände und die Durchströmung mit Blut wird behindert. Als Folge der verminderten Haargefäßdurchblutung kommt zur Atemnot nunmehr auch Blausucht besonders an Lippen, Zunge und den Bindehäuten der Augen.

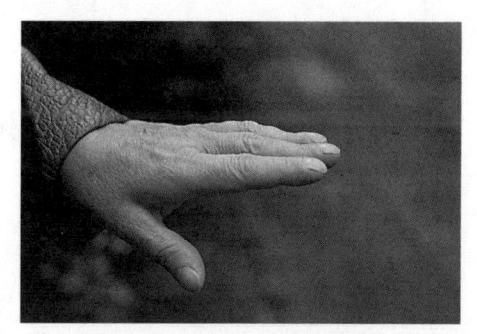

Uhrglasnägel — ein Hinweis auf ein viele Jahre bestehendes »Lungenherz«.

Die Endglieder von Zehen und Fingern werden aufgetrieben und dick, die Nägel wölben sich wie Uhrgläser. Im weiteren Verlauf tritt als Endstufe ein Versagen der rechten Herzkammer auf.

Ursachen

- Wandschwäche und Herzfehler der linken Kammer
- Lungenblähung, Bronchitis und Asthma
- Lungentumoren und Tuberkulose
- Lungenoperationen
- Lungeninfarkte
- Medikamente (Appetitzügler!)
- Entzündungen und Verkalkungen der Lungengefäße
- Brustkorb- und Zwerchfellverformungen

Die chronische Bronchitis kann zu einem Lungenherz führen.

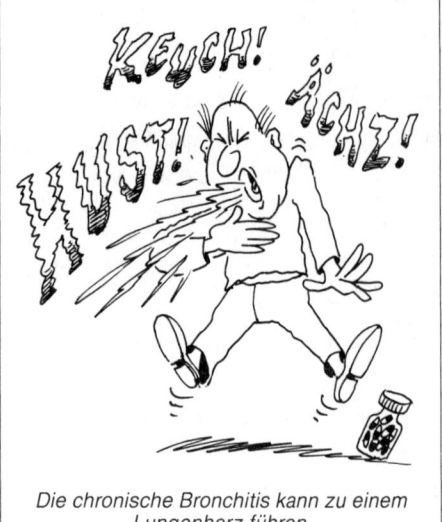

Diagnose: EKG, Röntgen und Ultraschall. Gesichert wird die Diagnose durch eine Katheteruntersuchung der rechten Herzkammer: Der Blutdruck kann dabei direkt gemessen werden. Bewiesen ist der chronische Lungenbluthochdruck, wenn der mittlere, durchschnittliche Druck über 20 Millimeter liegt. Im Labor sieht man die starke Vermehrung der roten Blutkörperchen, der »Hämatokrit« steigt an, das Blut wird dick und zähflüssig; dies wiederum steigert die Gefahr für Herzinfarkt, Hirnschlag und Gefäßverschlüsse aller Art.

Behandlung: Sie richtet sich gegen die ursächliche Erkrankung. Medikamentös eingesetzt werden Mittel, welche den Druck in den Lungengefäßen senken können: Nitroglyzerin, ACE- und Kalziumhemmer. Blutabzapfen, »Aderlässe« — sie sind ab einer Blutdicke von 60 Prozent nötig —, die Langzeitbehandlung mit Sauerstoff sowie die Hemmung der Blutgerinnung sind weitere Möglichkeiten.

Junges Herz und graue Haare?
Das Altersherz, der Seniorenkreislauf

Ab dem 30. Lebensjahr nimmt die Leistung des Herz-Kreislauf-Systems jedes Jahr um 1 Prozent ab! Das älterwerdende Herz hat ein Hauptproblem: Die Anpassungsfähigkeit nimmt ab. Eine durch körperliche Beanspruchung notwendige Steigerung der ausgeworfenen Blutmenge gelingt nur mehr durch eine Steigerung der Pulszahl. Dadurch steigt aber der Sauerstoffverbrauch unwirtschaftlich an; der Mehrbedarf an Sauerstoff kann jedoch durch die (häufig) verkalkten Kranzgefäße nicht bereitgestellt werden.

Die Anpassungsschwäche des Kreislaufes sieht man auch an der »Müdigkeit«, mit der notwendige Änderungen des Blutdruckes vorgenommen werden. So kann der rasche Lagewechsel vom Liegen zum Stehen einen Blutdruckabfall mit Schwindel und Übelkeit auslösen. Die Qualität der Blutdruckregulation zeigt dabei deutliche tageszeitliche Schwankungen. Fast immer wirkt sich körperliches Training günstig aus; Seniorensport hat also einen höchst positiven Stellenwert!

Welche Kreislaufveränderungen werden durch das Älterwerden gefördert?
- Verkalkung der Blutgefäße im Herz und im Gehirn
- Angina pectoris und Herzinfarkt
- Schlaganfall mit Halbseitenlähmung
- Beingefäßverschluß
- Herzschwäche
- Herzrhythmusstörung
- Bluthochdruck und auch niedriger Blutdruck
- Thrombosen durch Gerinnselbildung

Durch die Verkalkung der Kranzgefäße erlahmt der Herzmuskel unter Belastung viel früher. Extrem ungünstig wirken sich durch Belastung geforderte Pulserhöhungen aus: Der Sauerstoffverbrauch steigt an, und die Ruhezeit des Herzmuskels, die Diastole, verkürzt sich. Gerade von einer ausreichenden Diastolendauer aber hängt beim Älteren die den Erfordernissen genügende Durchblutung der Kranzgefäße ab. Wir wissen nämlich bereits: Die Kranzgefäße werden in der Diastole mit frischem Blut versorgt!

Beim Senior treten die Symptome der Herzenge (= Angina pectoris) oft weniger dramatisch auch unter den Bedingungen der Ruhe und Entspannung auf; kennzeichnend dafür ist ein Absinken von Puls und Blutdruck!

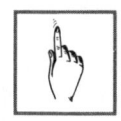

Herzinfarkte verlaufen beim Betagten in einem Viertel der Fälle »stumm«, also ohne Symptome, oder sie verbergen sich hinter unklaren Beschwerden.

Ein eigenes Kapitel im Alter ist das Thema »Bluthochdruck«. Mit der Diagnose sollte man sich etwas Zeit lassen, da der alte Mensch auf »Hochdruckpulver« sehr empfindlich reagiert. Die Besprechung des Seniorenhochdruckes erfolgt unter »Bluthochdruck«.

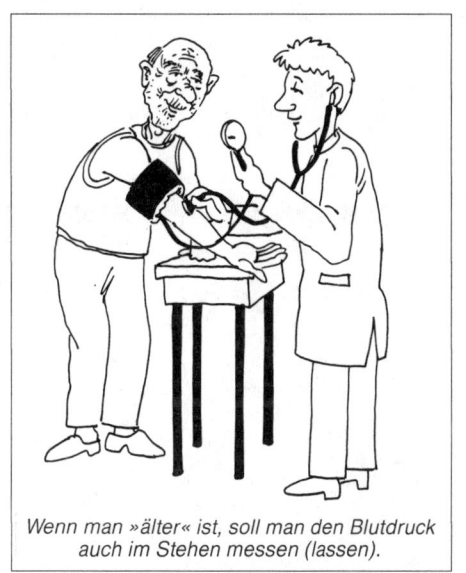

Wenn man »älter« ist, soll man den Blutdruck auch im Stehen messen (lassen).

Niedriger Blutdruck beim alten Menschen ist der häufigste Grund für Stürze. Gefährlich ist der Niederdruck besonders nachts, wenn ein plötzlicher Harndrang den raschen Weg zur Toilette erfordert.

Durch die schlechte Anpassungsfähigkeit des betagten Kreislaufes beim Übergang vom Liegen zum Stehen, versackt das Blut in die untere Körperhälfte; die plötzliche Blutleere im Gehirn verursacht Schwindel und »Schwarzwerden« vor den Augen —

man stürzt plötzlich zu Boden. Kopfverletzungen und Schenkelhalsbrüche sind die Folgen. Ursächlich ist beim niedrigen Blutdruck neben der Vielzahl an möglichen Organkrankheiten besonders auch an die Einnahme blutdrucksenkender Mittel zu denken. Auch solche Mittel können gefährlich werden, die »nur« als Nebenwirkung den Druck senken: Beruhigungs- und Schlafmittel, Medikamente gegen Depression und Parkinson'sche Krankheit, Entwässerer und gewisse Asthmapillen.

Einige einfache und probate Mittel gegen niedrigen Blutdruck sind:

1. Jeden Lagewechsel langsam und bedächtig ausführen.
2. Beine bandagieren oder Stützstrumpfhose tragen.

Schlaganfälle werden mit zunehmendem Alter häufiger. Die sichere Unterscheidung zwischen Schlaganfall durch verminderte Durchblutung (80 %) und Blutung ins Gehirn (15 — 20 %) erfolgt durch das Computertomogramm (»CT«). Zur Vermeidung von Gefäßkomplikationen im Gehirn ist es bei Bluthochdruck ganz besonders wichtig, den Druck nur sehr langsam zu senken.

Unter den Gefäßverschlüssen machen solche im Becken und Oberschenkel den Hauptteil aus. Peinlich zu achten hat jeder Ältere auf mögliche Druckstellen an den Füßen. Die schlechte Durchblutung der kleinsten Gefäße begünstigt fallweise das rasche Absterben kleiner Gewebsbezirke. Dies kann schleichend und unbemerkt vor sich gehen, wenn zusätzlich — bei der Zuckerkrankheit — eine Nervenlähmung den Absterbevorgang schmerzlos gestaltet. Medikamentös sind die meisten »Gefäßerweiterer« in Wirklichkeit Verschlechterer: Erweitert werden nämlich nur gesunde Gefäße, dem schlechter versorgten Bereich wird dagegen Blut »gestohlen«, und die Durchblutung im betreffenden Bereich wird nochmals schlechter.

Bei allen »Symptomen« im Alter ist auf durch Medikamente ausgelöste Kreislaufstörungen zu achten.

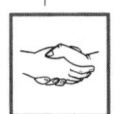

Häufige Medikamente im Alter	Häufigste Nebenwirkungen im Alter
Digitalis	Rhythmusstörungen, Übelkeit, Erbrechen, Verwirrtheit
Betablocker	Herzschwäche, langsamer Puls, Herzblock
Entwässerer	Blutdruckabfall, Austrocknung, Mineralsalzstörungen
Mittel gegen Angst und Depressionen	Blutdruckabfall, Verwirrtheit, Rhythmusstörungen, Harnverhaltung
Beruhigungs- und Schafmittel	Blutdruckabfall, Müdigkeit, Verwirrtheit

Mit krankem Herzen in den »OP«?
Der herzkranke »chirurgische« Patient

Am herzkranken Menschen sollten alle Operationen vermieden werden, die nicht lebensnotwendig sind oder mit großer Wahrscheinlichkeit die Lebensqualität nicht beträchtlich erhöhen. In jedem einzelnen Fall muß man das erhöhte Kreislaufrisiko gegen den erhofften Gewinn durch die Operation abwägen.

Herzschwäche und Operation

Die mildeste Form der Herzschwäche erhöht nicht das Operationsrisiko. Bei allen fortgeschrittenen Fällen aber sollte vorher eine ausreichende Herzstärkung angestrebt werden. Etwas ungünstiger sind die Bedingungen bei Herzflimmern. Die in früheren Jahren geübte Verabreichung von Digitalis an alle »älteren« Operationskandidaten hat sich nicht bewährt, weil besonders nach der Operation vermehrt Rhythmusstörungen beobachtet wurden.

Hoher Blutdruck und Operation

Hochdruckpatienten überstehen die meisten Operationen auffällig gut. Mit wenigen Ausnahmen kann man die gewohnten Blutdruckmittel bis zum Operationstag einnehmen. Während der Operation wird der Blutdruck mit Nitroglyzerin, in die Vene gespritzt, gesteuert. Insgesamt ist eher die zu starke Senkung des Blutdruckes nachteilig.

Angina pectoris und Operation

Wichtig ist die gute Vorbereitung mit Nitroglyzerin und Kalziumhemmern. Acetylsalicylsäure (»Aspirin«) muß eine Woche vor dem Eingriff abgesetzt werden. Bedenklich bei Herzenge sind große Blutverluste. Ab einer Hämoglobinmenge von unter 10 (Normalwert: 12 — 18) steigt das Infarktrisiko beträchtlich an.

Herzflimmern und künstliche Klappen

Diese Patienten nehmen oft Mittel zur Hemmung der Blutgerinnung (Marcoumar oder Sintrom). Wenn nur eine kleine Operation bevorsteht, sollte der Blutgerinnungswert an der oberen Normgrenze (15 für Thrombotest, 25 für Quick = PTZ) liegen.

Für größere Eingriffe muß die Gerinnung wesentlich angehoben oder normalisiert werden. Wenn das ärgste Nachblutungsrisiko zu Ende ist — etwa 8 Stunden nach der Operation — kann man wieder mit der Hemmung der Blutgerinnung beginnen.

Herzschrittmacher

Eine grundsätzliche Einschränkung für Operationen besteht nicht. Die Geräte sind empfindlich gegen alle Apparaturen, die ein elektromagnetisches Feld aufbauen.

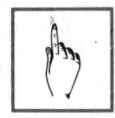

So dürfen elektrisch schneidende Messer und Schlingen nur mit größter Vorsicht benutzt werden.

Schrittmacher können durch Störfelder ihr »Gedächtnis« (= Programmierung) verlieren

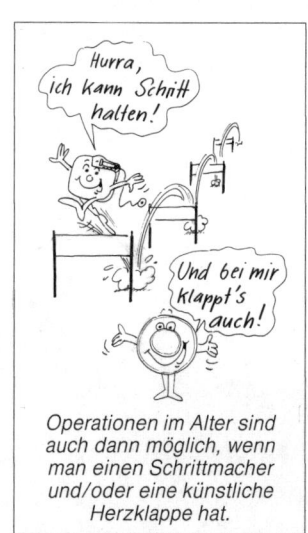

Operationen im Alter sind auch dann möglich, wenn man einen Schrittmacher und/oder eine künstliche Herzklappe hat.

oder schlimmstenfalls ganz ausfallen. Lassen sich mögliche elektromagnetische Einflüsse nicht vermeiden, besteht bei einigen Modellen die Möglichkeit, die Schrittmacherfunktion vor der Operation von außen so zu verändern, daß keine Störungen bewirkt werden können.

Blutgerinnsel

Alle Herz-Kreislaufpatienten sind verstärkt anfällig für Gerinnsel und Thrombosen. Zu achten ist in diesem Zusammenhang auf die Einnahme von bluteindickenden Entwässerern. Durch rechtzeitiges Aufstehen nach der Operation und Tragen von Stützstrümpfen wird eine sinnvolle Vorbeugung betrieben.

Herzklappenentzündung

Patienten mit einem Herzfehler oder einer künstlichen Herzklappe sind hochgradig gefährdet, eine Entzündung der Herzinnenhaut zu bekommen. Sie erhalten daher bei allen chirurgischen Eingriffen — dazu zählt auch jeder gezogene Zahn! — schon eine Stunde vorher eine vorbeugende Behandlung mit Penicillin bzw. Antibiotika.

Der alte Patient im Operationssaal

Er unterscheidet sich grundsätzlich von den jüngeren Altersklassen. Nicht so sehr das hohe Alter verstärkt das Risiko, sondern die vorhandenen Organkrankheiten des älteren Menschen. Dazu kommt noch die — schon beschriebene — geringere Anpassungsfähigkeit des Seniors, bei dem alle Kreislaufreflexe langsamer ablaufen.

Verschlimmert wird die träge Kreislaufsituation durch die sehr häufige Einnahme von Psychopharmaka. Es gibt — außer in der ersten Lebenszeit des Menschen — keine Altersperiode als die »grauen Jahre«, in der man mit Arzneimitteln so extrem zurückhaltend sein sollte. Das Gegenteil ist im Alltag leider der Fall.

Immer muß im Alter der kürzestmögliche Eingriff gewählt werden. Die Grunduntersuchung vor einer (geplanten) Operation umfaßt: Blut und Harn, EKG, Sauerstoffmessung im Blut, Lungenröntgen und Lungenfunktion. Für Notfalloperationen gelten teilweise andere Richtlinien.

> Zum Thema noch einige Zahlen: 20 Prozent aller Operationen werden im 8. Lebensjahrzehnt ausgeführt. Die Lebenserwartung für den 70jährigen beträgt zur Zeit noch 12 Jahre, für einen 80jährigen noch 6 und für einen 90jährigen 3 Jahre.

Schlußendlich ist bei der Entscheidung Ja oder Nein zur Operation (lebensrettende Eingriffe ausgenommen) nicht nur der »Kalender« anzuschauen, sondern vielmehr das »biologische Alter« des Patienten zu betrachten. Man versteht darunter, kurz gesagt, wie gut ein Mensch — ungeachtet der Jahre — in seiner geistig-körperlichen Gesamtheit »beisammen« ist.

Die Wunderpille

Jeder von uns — unabhängig davon, wie alt wir im Augenblick sind — denkt immer wieder ans »Alter«; mit dem Gedanken daran verbinden wir den Wunsch auch im

Alter gesund zu sein. Die »Wunderpille« für das Alter müssen wir schon als Junge täglich mehrmals (!) einnehmen.

Diese Pille ist rezeptfrei überall erhältlich, ihr Name lautet: »Gesunde Lebensweise«!

Eine vernünftige Lebensweise, die man das ganze Leben eingehalten hat, wird mit einem größeren Wohlbefinden im Alter belohnt.

Man sollte sich folgende Ziele setzen:
- regelmäßige körperliche Betätigung,
- ausreichende Entspannung,
- Verzicht auf Tabak»genuß«,
- mäßiger Alkoholkonsum,
- ausgewogene Ernährung.

Im Alter steigt der Eiweißbedarf, man benötigt jedoch durch die verminderte Aktivität weniger Kalorien. Lassen Sie sich unter Berücksichtigung Ihres persönlichen Bedarfs oder Ihrer Erkrankung diätetisch beraten.

Herz und Schwangerschaft

Eine Schwangerschaft bedeutet Schwerarbeit. Für alle Frauen zählen die 9 Monate einer Schwangerschaft zu den gefährlichsten Perioden im Leben überhaupt. Umso mehr trifft diese Feststellung auf herzkranke Patientinnen zu.

Vorerst — was ändert sich in der Zeit zwischen Empfängnis und Entbindung?

Im Blut nehmen fast alle Werte, auch die Blutgerinnung, zu, nur der Blutfarbstoff und die Blutdicke nehmen ab; diese Abnahme ist durch einen Verdünnungseffekt zu erklären.

Das »Herzminutenvolumen« (= Literleistung pro Minute) steigt von 4,5 Liter auf 5,7 Liter pro Minute an; ein erhöhter Puls bis 100 pro Minute kann noch als normal gelten. Der Venendruck in der unteren Körperhälfte verdreifacht sich: Die Förderung von Krampfadern durch das »Kinderkriegen« wird so leicht erklärlich.

Zusätzlich steigt die gesamte Blutmenge um 30 Prozent. Schon bei der Gesunden zeigt sich in den letzten Monaten vor der Niederkunft die Neigung zu geschwollenen Beinen, was sich bei der Herzkranken bis zur Lungenwassersucht steigern kann. Eine stärkere Gewichtszunahme im letzten Schwangerschaftsdrittel erhöht zudem die Anforderungen an den ohnehin schon — durch die erhöhte Blutmenge — belasteten Kreislauf.

Mengenmäßig ins Gewicht fallen während der Schwangerschaft die eigentlichen Herzkrankheiten und der Bluthochdruck.

Es interessieren uns die Zusammenhänge zwischen Schwangerschaft und schon bestehender Krankheit, also herzkranker werdender Mutter; dabei sollen auch die Grenzen und Möglichkeiten der Behandlung aufgezeigt werden.

Schwangerschaft und Herzschwäche

Eine geringgradige Krankheitsausprägung stört die Schwangerschaft nicht wesentlich. Bei stärkeren Graden, III und IV, steigt das Risiko steil an, so daß ein Abbruch überlegt werden muß. Eine Digitalisbehandlung ist auf übliche Weise möglich.

Wassertreibende Mittel, insbesonders solche, die »Kalium sparen«, sind gegenangezeigt (= kontraindiziert). Wichtig sind Schonung und salzarme Kost.

Schwanger bei Herzmuskelerkrankungen (= Kardiomyopathien)

Hier kommt es — bei der einen Form der Krankheitsausprägung — zu einer beträchtlichen Wandverdickung der linken Herzkammer. Die Krankheit kann lange Zeit symptomlos bleiben, erst Bewußtlosigkeitsanfälle unter Belastung sind oft der erste Hinweis auf ihr Bestehen. Diagnostisch kann es während der Schwangerschaft Probleme geben, weil die Untersuchung mit Strahlen und Kathetern nicht unproblematisch ist. Wichtig ist die Krankengeschichte, da ja bekanntlich eine familiäre Häufung auftritt. Für Mutter und Kind besteht ein Risiko; die Fortsetzung der Schwangerschaft muß im Einzelfall an Hand der Herzleistung bestimmt werden. Die Mutter soll danach trachten, besonders während der ersten 3 Monate eine Rückenlage zu vermeiden. Digitalis darf nicht genommen werden, Betablocker sind günstig. Eine Entbindung durch Kaiserschnitt ist nicht unbedingt erforderlich. Blutverluste müssen sofort ersetzt werden, daher ist eine Spitalsentbindung zwingend notwendig. Zur Vorbeugung von Herzklappenentzündung ist ein Penicillinschutz erforderlich.

Die zweite Form der Herzmuskelerkrankung geht mit Wandverdickung und Herzerweiterung einher. Symptome entstehen erst, wenn Zeichen der Herzschwäche nicht zu übersehen sind. Die Diagnose erfolgt daher oft erst sehr spät. Diese Herzkrankheit verläuft rasch fortschreitend, das Gefüge des Herzmuskels bricht zusammen. Die medikamentöse Behandlung geschieht so wie bei der Herzschwäche. Wenn die Krankheit bekannt ist, muß man wegen der zu erwartenden Komplikationen von einer beabsichtigten Schwangerschaft unbedingt abraten.

Herzklappenentzündung vor und in der Schwangerschaft

Damit es dazu kommt, ist meistens eine Vorschädigung des Herzens gegeben; auf einer lädierten Herzinnenhaut können sich Bazillen leichter ansiedeln. Erreger sind in den meisten Fällen »Streptokokken«. Bei frühzeitiger Penicillinbehandlung ist für das wachsende Kind kein Nachteil zu befürchten.

Wenn die Frau schon früher eine Klappenentzündung gehabt hat, hängt es von der Schwere der Klappenschädigung ab, ob man eine Schwangerschaft befürworten soll. Wenn die Klappen noch normal schließen, besteht lediglich die Gefahr einer erneuten Bazillenbesiedlung während der Geburt. Diese Gefahr läßt sich durch zeitgerechte Penicillineinnahme bannen.

Das gleiche Risiko der Bakterienbesiedlung finden wir auch bei allen künstlichen Klappen und sonstigen Herzfehlern.

Schwanger mit einem angeborenen Herzfehler?

Da die meisten angeborenen Herzfehler ja schon im Kindesalter korrigiert werden, ist eine Schwangerschaft bei einer Frau mit noch bestehendem angeborenen Herzfehler selten. Kleine Fehler sind durchaus mit normaler Schwangerschaft und Geburt vereinbar.
Junge Frauen mit angeborenem Herzfehler und Kinderwunsch sollten eine »Bioprothese« erhalten; dabei ist eine nachfolgende Hemmung der Blutgerinnung überflüssig. »Bluthemmer« wie Marcoumar oder Sintrom können Entwicklungsstörungen beim Kind bewirken. Auch bei Einnahme von Aspirin in frühen Phasen der Schwangerschaft besteht die Gefahr von Früh- und Totgeburten.

Erworbene Herzfehler und Schwangerschaft

Am häufigsten ist die verengte Zweizipfelklappe. Sie führt zu Lungenstauung, Lungenwassersucht und Rhythmusstörungen. Die größten Belastungen für die werdende Mutter ergeben sich zwischen der 28. und 30. Schwangerschaftswoche. Je nach Krankheitsausmaß muß auch während der Schwangerschaft an ein operatives Vorgehen gedacht werden. Für die Schwangeren unterscheidet sich das Risiko einer »Klappensprengung« nicht vom Risiko der Nichtschwangeren. Auch kann nach der Sprengung eine Klappenprothese unter Zuhilfenahme der Herz-Lungen-Maschine eingesetzt werden. Die Klappensprengung führt zu einem kindlichen Risiko von 10, die Klappenprothese von 30 Prozent. Wird die Zweizipfelklappe vor einer geplanten Schwangerschaft korrigiert und saniert, muß ca. ein Jahr bis zur Empfängnis zugewartet werden. Eine Entbindung durch Kaiserschnitt ist nicht erforderlich.

Der Vorfall der Zweizipfelklappe (= Mitralklappenprolaps)

Diese Anomalie ist relativ harmlos und hat eine normale Lebenserwartung. Die Zweizipfelklappe schlägt dabei während der Zusammenziehung in den Vorhof hinein. Wenn eine Behandlung mit Betablockern nötig ist, kann dies auch während der Schwangerschaft geschehen. Ein Kaiserschnitt ist nicht erforderlich.

Abbruch bei Herzmuskelentzündung (= Myokarditis)

Da während des Verlaufs einer Herzmuskelentzündung akute Herzerweiterungen mit Herzschwäche möglich sind, ist der Eintritt einer Schwangerschaft gegenangezeigt, bzw. ist ein Abbruch nötig. Davon gibt es eine Reihe von Ausnahmen.

Pillen bei Rhythmusstörungen der Schwangeren

Üblicherweise ist fast jede Rhythmusstörung Ausdruck einer Herzkrankheit oder schlechten Funktion des Herzens. Es kommt daher mehr auf die Auswirkung der Grunderkrankung auf die Schwangerschaft an, als auf die medikamentöse Behandlung.

Anfallsweises Herzjagen stellt meistens keinen Gegengrund zur Schwangerschaft dar, ebenso wie Vorhofflimmern oder Blockierungen vom Sinusknoten zum Vorhof bzw. vom Vorhof zur Kammer.

Die meisten Störungen können — mit Zurückhaltung in den ersten drei Monaten — medikamentös oder mittels Schrittmacher behoben werden. Dazu zählt auch die »WPW«-Störung, sofern Nebenwirkungen der Medikamente nicht zu einer ernsten Gefahr für das Kind werden.

Angina pectoris bei Schwangeren

Wegen der Altersgruppe kommt sie als Herzkrankheit in der Schwangerschaft selten vor. Nitroglyzerin und Betablocker sind zur Behandlung möglich.

Schwangerschaft und Lungenhochdruck

Ein akuter Lungenhochdruck mit akutem Lungenherz kann durch einen Lungeninfarkt oder Asthmaanfall auftreten. Ein Lungeninfarkt ist auch nach den ersten drei Schwangerschaftsmonaten mit Auflösung (»Lyse«) behandelbar.

Das chronische Lungenherz mit Herzschwäche ist eine absolute, das Lungenherz ohne Herzschwäche eine relative Gegenanzeige für eine Schwangerschaft.

Wie der Bluthochdruck in der Schwangerschaft zu beurteilen ist, wird unter »Schwangerschaftshochdruck« besprochen.

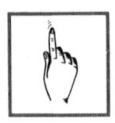

Wegen möglicher ungünstiger Nebenwirkungen auf das Kind sind folgende Medikamente unbedingt zu meiden:

- ACE-Hemmer,
- Wassertreiber,
- Kalziumhemmer,
- Mittel zur Hemmung der Blutgerinnung wie Marcoumar und Sintrom,
- Acetylsalicylsäure (Aspirin).

Alle anderen kreislaufwirksamen Präparate sollten deswegen nicht unter die Rubrik »harmlos« gereiht werden. Vielmehr muß in jedem Einzelfall der erreichbare Behandlungserfolg immer gegen mögliche Risiken und Nebenwirkungen in Rechnung gestellt werden; das heißt: Der erhoffte Nutzen muß größer sein als der mögliche Schaden.

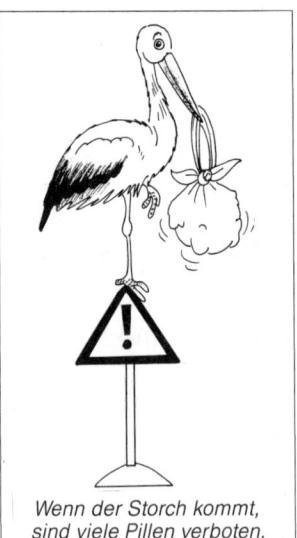

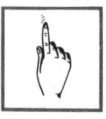

Wenn der Storch kommt, sind viele Pillen verboten.

Zusammenfassung

Eine **absolute Gegenanzeige** für eine Schwangerschaft — das heißt, die Schwangerschaft darf gar nicht eintreten — besteht bei:

- Angina pectoris,
- Herzmuskelerkrankung mit Herzerweiterung,
- fortgeschrittener Herzschwäche,
- Herzmuskelentzündung mit Herzerweiterung und
- schrumpfender Herzbeutelentzündung,
- schwerstem Bluthochdruck,
- chronischem Lungenhochdruck mit Herzschwäche.

Eine **relative Gegenanzeige** für eine Schwangerschaft — das heißt, es ist im Einzelfall zu entscheiden, ob es zu einer Schwangerschaft kommen darf oder nicht — besteht bei:
- Herzklappenentzündung mit Klappenverformung,
- Herzfehlern,
- Herzmuskelentzündung ohne Herzerweiterung,
- Lungenhochdruck ohne Herzschwäche.

Gründe für einen **Schwangerschaftsabbruch** bestehen bei:
- Angina pectoris,
- Herzmuskelerkrankung mit Herzerweiterung,
- Klappenentzündung mit Herzschwäche,
- Klappenfehlern mit Herzschwäche,
- Herzfehlern mit Herzschwäche,
- höhergradiger Herzschwäche,
- Herzmuskelentzündung mit Herzerweiterung,
- schrumpfender Herzbeutelentzündung,
- schwerstem Bluthochdruck,
- chronischem Lungenhochdruck mit Herzschwäche.

Fahren und Fliegen, Herzkranke am Steuer

Herz und Autofahren

Der herzkranke Autofahrer ist nicht in jedem Fall der schlechtere Verkehrsteilnehmer. Einsicht in das Leiden und das Wissen um die Grenzen der eigenen Leistungsfähigkeit führen bei vielen von Krankheit betroffenen Menschen zu erhöhter Vorsicht und Disziplin im Straßenverkehr. Dasselbe gilt übrigens für alte und sehr alte Autofahrer: Sie sind unverhältnismäßig selten in einen Verkehrsunfall verwickelt.
Dennoch kann eine Herz-Kreislaufkrankheit Ausmaße annehmen, die das Lenken eines Kraftfahrzeuges zu einer gefahrvollen Angelegenheit machen.

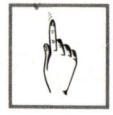

Bei welchen Zuständen sind die Ausmaße zur Fahruntauglichkeit erreicht?

Folgende Krankheiten legen es — teilweise zwingend — nahe, den Zündschlüssel aus der Hand zu geben:

- schwere Herzschwäche,
- Zustand nach unkompliziertem Herzinfarkt, 3 Monate lang nach dem Infarkt kein selbständiges Fahren,
- Zustand nach kompliziertem Herzinfarkt, 6 Monate nach dem Infarkt nur Beifahrer sein,
- nicht stabile Angina pectoris,
- Herzklappenentzündung,
- Herzrhythmusstörungen mit sehr schneller oder sehr langsamer Schlagfolge und häufigen Extraschlägen aus der Herzkammer,
- nach Herzoperationen, ca. 3 Monate lang nur »mitfahren«.

Entscheidend für die Wiedererlangung der Fahrerlaubnis sind:

1. Es dürfen keine bedrohlichen Rhythmusstörungen vorhanden sein.
2. In Ruhe dürfen keine Symptome einer Herzschwäche bestehen.

Bei der Beurteilung der Frage, ob man fahren kann bzw. darf, ist neben der Schwere der Grundkrankheit auch das Bestehen einer zusätzlichen Krankheit mitbestimmend. Vor allem ist an Lungenerkrankungen oder an die Zuckerkrankheit zu denken. Regelmäßige Kontrollen und gründliche Nachuntersuchungen in Abständen von 6 bis 12 Monaten sind daher einzuhalten.

Öfter zu einem »Fahrproblem« werden können der zu hohe und der zu niedrige Blutdruck.

Hochdruck und Auto

Fahruntüchtig sind Patienten mit krisenhaftem Blutdruckanstieg, verbunden mit Benommenheit, Kopfschmerzen, Schwindel und Herzenge; ebenso auch Patienten mit einem 2. Blutdruckwert über 100 und hochdruckbedingten Organveränderungen an den Augen, Gefäßen und Nieren. Gut eingestellte Blutdruckpatienten ohne Komplikationen können fahren, sollten aber vor Antritt einer Fahrt und bei Beschwerden den Blutdruck selbst messen.

Fallweise gefährlich ist die Neueinstellung eines Blutdruckes mit geänderten Medikamenten oder denselben Mitteln in anderer (höherer) Dosierung. Gefahr droht hier durch eine zu drastische Blutdrucksenkung vor allem zu Beginn einer Behandlung. Müdigkeit, Unaufmerksamkeit und Schwindelzustände kommen vor. Ein Fahrrisiko ist auch die Einnahme von bisher nicht gewohnten Mitteln gegen Rhythmusstörungen: Manche dieser Stoffe können nämlich sogar Herzrhythmusstörungen auslösen, die bedrohlicher sind als die, gegen welche sie in Behandlungsabsicht eigentlich eingesetzt wurden.

Bei sehr niedrigem Blutdruck ist das Lenken eines Fahrzeuges dann bedenklich, wenn anfallsweise blutdruckbedingte Störungen des Bewußtseins vorkommen.

»Pillen am Steuer« haben natürlich auch indirekt eine immer größere Bedeutung; damit sind nicht unbedingt nur kreislaufwirksame Substanzen gemeint. Eine Unzahl an Stoffen, die gegen andere (als den Kreislauf betreffende) Beschwerden und Leiden eingenommen werden, haben unerwünschte Wirkungen auf Herz, Kreislauf und Blutdruck; diesbezüglich sei nur an die große Gruppe der Psychopharmaka oder Schmerz- und Rheumamittel erinnert.

Das »Mitfahren« von Herzpatienten verursacht erfahrungsgemäß weniger Kopfzerbrechen. Allerdings sollte der Chauffeur daran denken, daß Herzkranke durch einen aggressiven Fahrstil leicht aufgeregt werden können — und gerade das sollte ja nicht passieren.

Herz und Fliegen

Die häufigsten Fragen betreffen die Verkalkung der Kranzgefäße, den Herzinfarkt, Herzrhythmusstörungen und den Bluthochdruck. Grundsätzlich ist dazu festzustellen, daß gut behandelte und stabile Erkrankungen ohne Herzschwäche fast nie den Grund zu einer Fluguntauglichkeit abgeben. Große Vorsicht ist aber geboten bei Patienten mit klar vorliegender Herz- oder Lungenschwäche oder wenn der Verdacht besteht, daß sie dazu neigen.

Im Zweifel macht man den Ergometertest: Wer am »Fahrrad« ohne Erschöpfung, ohne Rhythmusstörungen und ohne die Zeichen einer beginnenden Herzüberforderung 75 Watt leistet, darf fliegen.

Bergfahrten

In der »Höhe« ist mit Schwierigkeiten erst in einem Bereich zwischen 2000 und 3000 Meter Seehöhe zu rechnen. Zum Aufstieg sollten Bergbahnen benutzt werden, ein Aufenthalt über 3000 Meter muß aber zeitlich sehr beschränkt werden. Übernachten bzw. — wenn es die Höhe sein »muß« — urlauben sollten Herzkranke nur an Orten, die nicht höher als 1200 Meter über dem Meeresspiegel liegen. Es ist zu berücksichtigen, daß in der Höhe noch andere Einflüsse des Klimas zum Tragen kommen: höhere Sonneneinstrahlung, nächtliche Abkühlung, Wetterumschläge, Windeinfluß usw.

»Sissi«, die Kaiserin am Genfer See
Das verletzte Herz

Das Herz ist zwar gut geschützt im Brustkorb untergebracht, dennoch können spitze und stumpfe Gegenstände dem Herzen, so wie den anderen Organen auch, Verletzungen zufügen.

Eine Herzerschütterung bleibt meist ohne Folgen. Dadurch ausgelöste Rhythmusstörungen kommen vor, sie sind aber nur vorübergehend. Wenn das Herz auf die Erschütterung Symptome zeigt, sind diese im EKG nachzuweisen. Ursache ist gewöhnlich ein Aufprall, z. B. ein Faustschlag beim Boxen.

Bleibende Schäden am Herzen verursacht eine Herzprellung. Der Blutfluß in den Kranzgefäßen kann gestört sein, Klappen und Muskelfasern können ein- oder abreißen, sogar die Herzscheidewand kann einen Defekt davontragen. Rhythmus- und Leitungsstörungen sind Spätfolgen. Fremdkörper verbleiben erstaunlicherweise oft viele Jahre symptomlos im Herz.

Wichtig sind Herzinfarkte durch einen verletzungsbedingten Verschluß der Kranzgefäße. Bei allen Brustkorbverletzungen muß daran gedacht und daher ein EKG geschrieben werden.

Einrisse der Herzwand sind unter Alltagsbedingungen fast immer tödlich.

Bei einem Herzstich dagegen spritzt bei jedem Herzschlag Blut in den Herzbeutel, der sich ballonartig füllt. Bei praller Füllung kann sich das Herz nach der Zusammenziehung nicht mehr ausdehnen und bleibt stehen. Dieser Zustand wird als Herzbeuteltamponade bezeichnet. Bei einer nur kleinen schlitzförmigen Wunde würde diese Zeitspanne (vom Stich bis zum Stehenbleiben des Herzens) 20 bis 30 Minuten dauern. Eine Rettung ist nur möglich, wenn ein (daneben stehender!) Chirurg Brustkorb und Herzbeutel sofort eröffnen und die Herzwunde vernähen könnte.*

Zum ersten Mal wurde diese Operation am 9. September 1896 in Frankfurt/Main ausgeführt. Opfer war der Gärtner Wilhelm Justus, der bei einer Wirtshausrauferei durch einen Herzstich verletzt wurde. Der Chirurg war Dr. Ludwig Rehn, er wurde damit zum Wegbereiter der Herzchirurgie.

Mit einem Herzstich ermordet wurde auch Elisabeth, oder »Sissi«, 1837 — 1898, seit 1854 Gemahlin von Kaiser Franz Joseph. Der arbeitslose, 25jährige Anarchist Luigi Lucheni erdolchte die Kaiserin während eines Spazierganges am Ufer des Genfer Sees. Zwischen der Tat und dem Todeseintritt vergingen 20 Minuten. Bis zum Schluß glaubte die kleine Gefolgschaft der Kaiserin nur an eine versuchte gewaltsame Tätlichkeit. Die Gräfin Sztaray berichtet als Augenzeugin in ihren Erinnerungen:

> *... der Mann fährt im selben Augenblick mit der Faust gegen die Kaiserin. Als ob sie der Blitz getroffen hätte, sank die Kaiserin lautlos zurück. Sie schlug die Augen auf und sah sich um. Von mir gestützt, erhob sie sich langsam vom Boden. »Nein«, antwortete sie, »es ist mir nichts geschehen«. Sie grüßte freundlich das Publikum, und wir gingen.*
>
> Auf dem Linienschiff von Genf nach Montreux wird die Kaiserin ohnmächtig.
>
> *Die Gräfin berichtet weiter: »Die Kaiserin trug ein kleines schwarzes Seidenbolero, das ich, um ihr auch diese Erleichterung zu verschaffen, über der Brust öffnen wollte. Als ich die Bänder auseinanderriß, bemerkte ich auf dem darunter befindlichen Batisthemde in der Nähe des Herzens einen dunklen Fleck in der Größe eines Silberguldens. Was war das? Im nächsten Augenblick stand die lähmende Wahrheit klar vor mir. Das Hemd beiseite schiebend, entdeckte ich in der Herzgegend eine kleine, dreieckige Wunde, an der ein Tropfen Blut klebte. Lucheni hat die Kaiserin erdolcht.«*

---

*) Aus Hans Bankl: »Woran sie wirklich starben«, Maudrich Verlag Wien

Insgesamt am häufigsten unter den Herzverletzungen sind solche durch Stromunfälle. Handelt es sich um einen Niederspannungsbereich, antwortet das Herz mit sehr gefährlichen Rhythmusstörungen: In 70 Prozent führen sie zum Kammerflimmern und in 30 Prozent zum Herzstillstand. Gerettet werden kann das Leben nur, wenn sofort eine Wiederbelebung einsetzt. Bei Hochspannungsunfällen kommen dazu organische Schäden, wie Verkochung des Gewebes.

Über Streß und Süchte

VORSORGE, VORBEUGUNG UND FRÜHERKENNUNG

Wie kann ich mein Risiko, eine Herz-Kreislauferkrankung zu bekommen, vermindern?

Bemerkungen zu Streß, Nikotin, Bluthochdruck, Bewegungsarmut, Alkohol, Ernährung, Übergewicht und Cholesterin. Vorsicht bei Typ-A!

Streß

Fast jeder verwendet heutzutage das Wort Streß und meint damit belastende Situationen mit schädlichen Auswirkungen auf den Organismus. Dauerstreß wird als gesundheitsschädigend angesehen. Tatsächlich hängt die Streßwirkung aber von der Reaktion des einzelnen ab, wie er auf die Belastung reagiert. »Belastung« allein ist zuwenig, entscheidend ist, was Körper und Seele damit anfangen. Damit etwas zum »Streß« wird, braucht es immer die persönliche Reizantwort des Menschen. Wir kennen das etwa als Streß am Arbeitsplatz. Er entsteht durch Unter- oder Überforderung, Zeitdruck, monotone Arbeit (Fließband) oder Angst vor dem Verlust des Arbeitsplatzes. Auch unklare Anforderungen sind streßerzeugend.

Sozialer Streß entwickelt sich bei schwierigen belastenden Beziehungen zur Mitwelt, ebenso aber auch, wenn Beziehungen fehlen: Es droht Streß durch Einsamkeit!

Die wichtigsten »Treibmittel« für Streß erzeugt der Körper selbst; es sind dies die Botenstoffe Adrenalin und Kortison, besser als »Hormone« bekannt. Körperliche und seelische Antworten darauf sind

- Ärger,
- Angst,
- Unsicherheit,
- Konzentrationsstörungen,
- Ziellosigkeit,
- Gereiztheit,
- Schlafstörungen,
- Kummer und Depression (Niedergeschlagenheit).

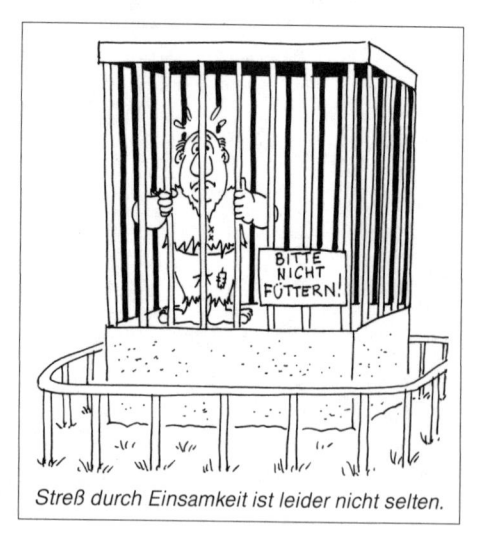

Streß durch Einsamkeit ist leider nicht selten.

Insgesamt ist Streß ein Zustand, bei dem äußere oder innere Anforderungen die Kraft eines Menschen bedenklich beanspruchen oder langfristig überrollen. Innere Anforderungen können Wünsche (»Ein eigenes Haus wär' mein Traum!«), berufliche Ziele (»Direktor möchte ich werden!«) oder selbst auferlegte Werte (»Ich möchte mich nie blamieren!«) sein. Schafft es der Mensch nicht, diese Anforderungen zu erfüllen, öffnet sich zwischen Wunsch und Wirklichkeit eine Kluft, von deren Ausmaß es abhängt, wie groß der entstandene Streß wird.

Wir wissen nun, daß die Belastung an sich nicht notwendigerweise zu Streß führt. Erst wenn wir erleben, daß wir beim Versuch, die Belastung zu bewältigen, versagen und scheitern, empfinden wir die Situation als Streß. Ein einfaches »Modell«, welche körperlichen Auswirkungen Streß haben kann, ist der Herzinfarkt: Belastung führt zum Gefühl der Überforderung, die Antworten darauf sind Alkohol und Nikotin; das führt zur Adrenalinausschüttung und nachfolgend zu Bluthochdruck. Der Überdruck erzeugt Gefäßschäden und Gefäßverkalkung, der dadurch ausgelöste Gefäßverschluß hat einen Herzinfarkt zur Folge.

Der eingetretene Infarkt ist nicht das Ende, sondern bei Überleben der Beginn einer neuen Streßkurve; nun werden Krankheit und Existenzangst zu neuen Streßfaktoren.

Besonders gut untersucht als krankmachender Umstand für den Herzinfarkt ist das Typ-A-Verhalten. Damit ist ein ganz bestimmtes Verhaltensmuster ganz bestimmter Menschentypen gemeint. Es steht in enger Beziehung zu frühzeitiger Kranzgefäßverkalkung.

Sie möchten »Ihren« Typ kennenlernen?
Machen Sie den »Typen-Test«!

1. Ich neige zur Ungeduld. . . . . ☐ Ja ☐ Nein
2. Ich gerate immer wieder in Zeitnot. . . . . ☐ Ja ☐ Nein
3. Ich bin eher mißtrauisch. . . . . ☐ Ja ☐ Nein
4. Ich vertraue eher dem Verstand als dem Gefühl.
   Gefühle haben bei mir Nachrang. . . . . ☐ Ja ☐ Nein
5. Ich muß mich für erlittenes Unrecht rächen. . . . . . ☐ Ja ☐ Nein
6. Ehrgeiz geht mir über alles. . . . . ☐ Ja ☐ Nein
7. Die Karriere ist mir heilig. . . . . ☐ Ja ☐ Nein
8. Ich bin leicht gereizt. . . . . ☐ Ja ☐ Nein
9. Wer mich reizt, macht sich zu meinem Todfeind. . . ☐ Ja ☐ Nein
10. Meinen Feinden vergeb' ich nie. . . . . ☐ Ja ☐ Nein

Nun zählen Sie bitte alle Ja und Nein zusammen.

2 Ja: Sie sind kein A-Typ, aber Vorsicht, behalten Sie Ihre Persönlichkeitsentwicklung im Auge! Sie schaffen es mit festem Willen zum gemütlichen B-Typ!

3 — 4 Ja: Sie sind an der Kippe, den A-Weg zu gehen. Kratzen Sie rechtzeitig die Kurve, und sprechen Sie mit Ihren Freunden und Ihrem Arzt.

5 — 7 Ja: Mit der Karriere geht's bergauf, mit der Gesundheit bergab. Sie stehen kurz vor dem Ritterschlag zum Typ-A! Machen Sie sich über Ihren Kreislauf Gedanken!

8 — 10 Ja: Sie sind der Typ A in Vollendung mit einem 6-fachen Risiko. Denken Sie an Urlaub oder Kur! Sprechen Sie mit Ihrem Arzt, mit der Familie und Freunden, ob Sie Ihr Dasein nicht etwas weniger kantig gestalten könnten. Es geht um Ihr Leben!

Lauter Nein:
Gratulation! Sie sind der vor Gesundheit strotzende »B-ler«. Ihr Kreislauf wird Ihnen lange ein treuer, gesunder Begleiter sein.

Dem Typ B fehlen die krankmachenden Eigenschaften. Er ist ein meist ausgeglichener Mensch, der alles in Ruhe angeht und sich realistische, erreichbare Ziele setzt. Er ist entspannt, selbstsicher und beherrscht.

Noch verschlechtert wird ein Typ-A-Verhalten durch ungesunde Lebensweise als Reaktion auf den Streß; der Griff zur Flasche oder zur Zigarette und Kummerfraß erhöhen das Risiko einer Erkrankung. Von der ungesunden Lebensweise ist das männliche Geschlecht häufiger betroffen.

So haben Männer mit hohem seelischen und gesellschaftlichen Streß ein 5,6faches Risiko, am plötzlichen Herztod zu sterben als vergleichbare Männer ohne sonderliche Streßeinflüsse.

Man muß sich das beim gesellschaftlichen Streß so vorstellen, daß er zum »Krankheitsvermittler« wird.

Welche Krankheiten und Störungen sind »streßvermittelt«?

- Die Masse der Herz-Kreislaufkrankheiten
- Krankhaft schneller und unregelmäßiger Herzschlag
- Bluthochdruck

Zu den Streßkrankheiten zählen noch das durch Streß verschlechterte Bronchialasthma, Geschwüre von Magen, Zwölffingerdarm und Dickdarm, Reizdarm, wiederholtes Erbrechen, Migräne, »Rückenschmerzen«, depressive Verstimmungen, Reizblase, Prostata- und Regelstörungen, Hautekzeme, Ausschläge, Schwitzen usw.

Neben den oben genannten Symptomen kann sich Streß auch noch folgendermaßen maskieren:

- Müdigkeit,
- sexuelle Probleme,
- Appetitlosigkeit, Verstopfung,
- Sodbrennen und Durchfall,
- Schmerzen in Kopf und Herz,
- verspannter Rücken.

Insgesamt muß man schon sagen, daß die Zeichen des Streß jede andere Krankheit nachäffen können.

Ich laß' mich nicht unterkriegen!
Der Kampf gegen den Streß — das Antistreßprogramm

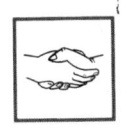

Ein »Programm« als Hilfe gegen Streß kann nicht so beginnen: »Vermeiden Sie Streß!«. Das ist ungefähr genauso klug, als wenn man Fieber durch »Vermeidung« der erhöhten Körpertemperatur senken wollte.

Wir müssen den Streß akzeptieren und lernen, besser damit »umzugehen.«

Das Antistreßprogramm läuft in Stufen ab

Die **erste** Stufe verlangt von uns zwei Schritte.

Im 1. Schritt müssen wir erkennen,

- welche Gedanken und
- welches Verhalten

Streß in uns auslösen. Dieselbe »Belastung« wird von jedem Mensch unterschiedlich erfühlt und bewertet.
»Stressig« empfundene Belastungen äußern sich als Hoffnungslosigkeit (»es hat alles keinen Sinn«), Überforderung (»ich darf keinen Fehler machen«) und in Selbstvorwürfen (»ich hab' schon wieder versagt«).
Wenn nun die Streßsituation nicht bewältigt werden kann, kommt es zu einem selbstschädigenden Verhalten mit

- Rauchen,
- Essen (»Fressen«),
- Alkohol (»Saufen«) und
- Einnahme von Beruhigungsmitteln und/oder Drogen.

Ausdruck eines selbstschädigenden Verhaltens können auch Beziehungsprobleme sein. Wir verlieren unter Streßeinfluß unsere Fähigkeit, mit unseren Mitmenschen »richtig« umzugehen.

Im 2. Schritt der 1. Stufe testen wir uns, ob wir unter Streß körperliche Symptome bekommen.

Die **zweite** Stufe der Streßleiter

Hier sollten wir einen vertrauensvollen Kontakt zum Arzt suchen. Es geht darum, rein organisch bedingte Krankheiten aufzudecken und von den Streßleiden abzugrenzen. Zu erkennen sind dabei vor allem

- echte Nervenleiden, wie Depressionen, und
- Hormonkrankheiten, wie Über- oder Unterfunktion von Schilddrüse, Bauchspeicheldrüse und Nebenschilddrüse.

Es ist im Auge zu behalten, daß organische Krankheiten einen schweren seelischen Streß auslösen und typische Streßsymptome verursachen können.

Dritte Stufe — reden wir über Streß!

Wir müssen — sooft es nur möglich ist — über Streß reden. Mit uns selbst (durch Denken und Überlegen) und mit unseren Mitmenschen. Es ist wichtig, dahinter zu kommen, ob unsere Streßsorgen einen Hintergrund haben, den wir uns genauer anschauen müssen. Antworten kann nur der finden, der die richtigen Fragen stellt.

Die 10 Fragen an den Streß:

1. Gibt es Ereignisse in meinem Leben, die mich dauernd stressen?
2. Mit welchen Menschen habe ich immer wieder Probleme — und warum?
3. Was nervt mich am Arbeitsplatz?
4. Wird »Geld« für mich zum Streß?
5. Verschafft mir die Gesundheit seelische Konflikte?
6. Wie stark bin ich eigentlich belastbar, und wie bewältige ich Belastungen?
7. Kann ich mich auf meine unmittelbaren Mitmenschen verlassen? Wer von ihnen könnte mir helfen?
8. Wie fühle ich mich in Streßsituationen? Was fällt mir bei mir selbst auf? Was kann ich selbst gegen Streß tun?
9. Wie soll ich mich zukünftig bei Belastungen verhalten?
10. Was kann ich selbst gegen Streß tun? Wo und bei wem kann ich mit Hilfe rechnen?

Die Antworten auf die 10 Fragen sind unser Werkzeug, mit dem wir die »Streßkiste« knacken.

Krallen rein' und Grübelstopp

Vierte Stufe — der Krieg gegen den Streß beginnt

Er findet an drei Fronten statt:

1. im Kopf (= Erleben),
2. im Handeln (= Verhalten) und
3. in der Entspannung.

Manchmal kann aber auch nur eine Front »bedient« werden, und darüber hinaus ist zu bedenken: Es gibt Formen von Streß, die man persönlich nur sehr schwer bekämpfen kann. Dazu zählen Situationen am Arbeitsplatz, in der Familie und sonst im häuslichen Bereich.

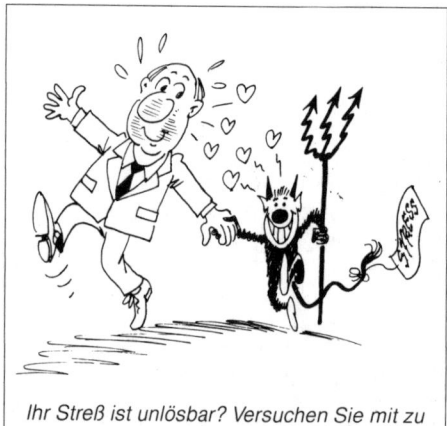

Ihr Streß ist unlösbar? Versuchen Sie mit zu leben!

In so einem Fall kann die Streßbewältigung darin bestehen, die Hoffnung in ein langfristiges Programm zu setzen. Um die mühsame Durststrecke durchzuhalten, ist es notwendig, die inneren Zusammenhänge unseres Streßproblems zu kennen. Eine doch tröstliche Warnung dürfen wir niemals aus den Augen verlieren: Mancher Streß ist völlig unlösbar! Der »Trost« kann darin bestehen, dies zu akzeptieren und zu versuchen, mit dem Streß in Eintracht und Frieden weiter zu leben.

Streßfront Nummer 1: Streßabbau durch Erleben

A) Wir müssen uns merken, daß schon die Art und Weise, wie wir Streß wahrnehmen und erleben, die Streßstärke vermehrt oder vermindert!

B) Wir müssen erkennen, welche Einflüsse — und unter welchen Umständen — für uns zur Belastung werden.

C) Nun werden die größten Anstrengungen von uns gefordert, hier beginnt der eigentliche Krieg gegen den Streß:

- Schluß mit negativen Gedanken: Sie trüben unsere Wahrnehmung und verstellen unseren Gedanken den Weg.
- Schluß mit geistiger Hochstapelei: Beachten wir unsere geistigen Grenzen, sprechen wir sie aus, z. B. gegenüber unserem Chef.

Die Folge davon wird sein: Wir fühlen uns erleichtert, und wir steigen in der Achtung unserer Vorgesetzten!

- Nehmen wir die Wirklichkeit, so wie sie ist. Das soll nicht bedeuten, daß wir mit allem einverstanden sind; denken wir daran: Indem ich zu einer gegebenen Situation »Ja« sage, wächst meine Bereitschaft zum Handeln — und zum Verbessern der Situation.
- Ziehen wir die Krallen ein: Lösen wir uns von unseren hochfliegenden Wünschen, Zielen und Erwartungen. Durch »Kralleneinzug« und Loslassen gewinnen wir Distanz.
- Alle machen mit beim »Grübelstopp«: Weg von schlechten Gedanken! Machen Sie etwas anderes, gehen Sie spazieren, joggen, oder hören Sie Musik. Entspannen Sie sich, und machen Sie Atemübungen.
- Drehen Sie an der Erwartungsschraube: Reduzieren Sie Ihre Erwartungen und Ansprüche an sich selbst und auch an Ihre Zeitgenossen! Machen Sie sich einen Tagesplan, der auch von einem »normalen« Menschen einzuhalten ist. Vergessen Sie nicht: Der Tag hat nur 24 Stunden, acht davon sollte man schlafen — und noch etwas: Es gibt das »Morgen« auch noch.

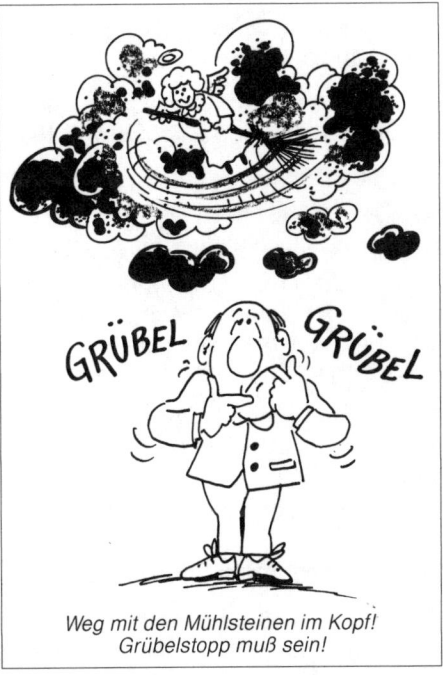

Weg mit den Mühlsteinen im Kopf! Grübelstopp muß sein!

Das soll nicht orientalische Schicksalsgläubigkeit oder romanisches »manana« bedeuten, sondern: Hören Sie auf mit dem Versuch, jedem Tag alle Hax'n ausreißen zu wollen — das Leben geht mit und ohne Sie weiter.

- Beachten wir unsere Gefühle: Benehmen wir uns nicht wie Maschinen, seien wir offen für Ereignisse von außen (= Mitmenschen) und von innen (= eigenes Herz und Gefühl).

- Treten wir aus dem Schatten der Seele: Fliehen wir aus schlechten Gedanken, durch Entspannung oder Sport. In negative, depressive Gedanken nicht verbeißen!
- Beachten wir die Sorgen des anderen. Wir haben zwei gute Gründe dafür: Durch bloßes Anhören der Sorgen des Nachbarn können wir helfen; wir helfen uns aber auch selbst damit, indem wir zu einer anderen Bewertung unserer eigenen Probleme kommen.
- Bannen wir den Wutteufel: Aggressionen machen uns verletzlich, wir fühlen uns bedroht und begehen Fehler. Wir müssen lernen, zu erkennen: Was macht uns »wild«? Wir müssen den Mut haben, dies laut auszusprechen und zu »bereden« — Sie werden sehen, es hilft: Wir ärgern uns das nächste Mal schon weniger oder gar nicht!

Streßfront Nummer 2: Streßabbau durch Änderung unseres Verhaltens

Die Voraussetzungen für das Gelingen:

- Wir müssen wissen, was uns Streß beschert.
- Wir müssen erkennen, wie wir darauf reagieren.
- Es müssen Zusammenhänge klar werden, z.B. zwischen Spannungskopfschmerz und angstbetonten Situationen.

Unterstützung bei der Selbsterkenntnis kann uns das Führen eines Tagebuches geben; versuchen Sie es, Sie werden staunen!

Sind diese Voraussetzungen erfüllt, halten wir Ausschau nach Hilfsmitteln, die es uns ermöglichen, schädliches Verhalten zu ändern. Dazu zwei Beispiele:

Alkohol fördert Geselligkeit und das Zusammengehörigkeitsgefühl, erzeugt aber auch zusätzlichen Gruppendruck. Das »alkoholische« Verhalten ändern heißt, jene Energien zu stärken, welche den Widerstand gegen den Gruppendruck erhöhen. Das soll darauf hinweisen, daß es ein erspießliches Zusammensein auch ohne Alkohol geben kann. Streßabbau kann also auch bedeuten: »Sag' nein«!

Das 2. Beispiel betrifft den blauen Dunst. Es gibt andere Methoden der Selbstbelohnung als die Zigarette. Es gibt bessere Formen des Näherkommens als das Angebot einer Zigarette. Jeder nicht gerauchte Glimmstengel bedeutet einen kleinen Etappensieg im Kampf gegen den Streß.

Streßfront Nummer 3: Streßabbau durch Entspannung

Es gibt fast eine Unzahl an Möglichkeiten, aktiv das Gefühl der Entspannung herbeizuführen. Damit wir uns nicht in einem Irrgarten verrennen, sollten wir uns auf wenige, dafür aber gut bewährte Maßnahmen stützen. Zwei davon werden hier empfohlen:

- das autogene Training und
- die progressive Entspannung.

Beide »Techniken« bewirken eine Umstimmung des inneren (= »vegetativen«) Nervensystems und vermindern die körperliche Spannung. Die Auswirkungen dieser beiden Vorgänge:

- Die ganze Muskulatur wird »weicher«, wir entspannen uns.
- Die Blutgefäße erweitern sich (Herz!), die Folge ist eine bessere Durchblutung.
- Die Atmung wird langsamer, tiefer.
- Das Herz schlägt ruhiger, wirtschaftlicher.
- Die Gehirnströme fließen gleichmäßiger, was zur Beruhigung führt.

Welche Störungen sprechen günstig auf Entspannungstechniken an?
- Herzklopfen ohne organische Ursache
- Nervös bedingter Bluthochdruck
- Alle Muskelverspannungen
- Spannungskopfschmerz und Migräne
- Nervöse Magen-Darmbeschwerden und Bronchialasthma

Es gibt auch Zustände, bei denen sich Entspannungstechniken sehr nachteilig auswirken können. Daher muß ausdrücklich bei folgenden Krankheiten davor gewarnt werden, die »100%ige« Methode zu versuchen:
- ausgeprägte Depression,
- Selbstmordideen,
- Drogenkrankheit,
- angstbetonte Neurosen und
- schwere Minderwertigkeitskomplexe.

Autogenes Training

Man versucht hier, durch innere Konzentration und »Selbsteinreden« (= »Autosuggestion«) unser Bewußtsein zu verändern. Dieses geänderte Bewußtsein soll es uns ermöglichen, körperliche Zustände wie »Wärme« oder »Schwere« wahrzunehmen. Das Programm enthält eine »Unterstufe« und eine »Oberstufe« und wird von Ärzten oder geschulten Psychotherapeuten (= »Seelenhelfer«) geleitet. In der »Taferlklasse« lernt man folgende Übungen:

1. Die Gesamtruhe: »Ich bin ganz ruhig und entspannt«.
2. Schwereübung: »Der rechte Arm ist ganz schwer«.
3. Wärmeübung: »Der rechte Arm ist strömend warm«.
4. Atemübung: »Es atmet mich«.
5. Herzübung: »Herz schlägt ruhig und kräftig«.
6. Bauchübung: »Bauch strömend warm«.
7. Kopfübung: »Stirn angenehm kühl, Schultern und Nacken strömend warm«.
8. Zurücknehmen: Leichtes Spannen und Entspannen der Muskulatur nach jeder Übung.

Progressive Entspannung

Bestimmte Muskelpartien werden hier angespannt und wieder entspannt; z. B. festes und kräftiges Schließen der Faust, danach wieder Lockerung der Hand und langsames Spreizen der Finger. Das aktive Anspannen mit dem nachfolgenden Loslassen ist für die meisten Menschen viel leichter erlernbar als das autogene Training.

Was soll mit der »progressiven (= fortschreitenden) Entspannung« überhaupt erzielt werden?

Im wesentlichen wird dabei das Gefühl »geschult«, wie die Muskelentspannung ablaufen soll. Ist dieser »Muskelsinn« nach einiger Zeit des Lernens ausgebildet, kann man sich jeglicher Entspannung leichter und schneller zuwenden. In diesem Stadium werden die Übungen wieder reduziert. Die »Lehrinhalte« der progressiven Entspannung sind:

- bewußte Wahrnehmung,
- Spannungsverminderung,
- Selbstbeobachtung,
- Kontrolle und Überprüfung der Entspannung.

Die progressive Entspannung ist eine Art »Vorschule« für andere (schwieriger zu erlernende) Verfahren. Der praktische Ablauf sieht so aus:

1. Entspannen der Arme
2. Entspannen der Beine
3. Atmung
4. Entspannen der Stirn
5. Entspannen der Augen
6. Entspannen der Muskeln in den Sprechorganen: Zunge, Lippen, Kiefer, Hals und Brustkorb

Während der Übungsphase wird der Entspannungserfolg durch den Übungsleiter überprüft, z. B. durch Abtasten von Muskeln und Beobachtung der Atmung.

Wichtig: Die Entspannungswirkung tritt sofort ein! Unterstützend wirkt das Erlebnis in der Gruppe.

Welches Programm Sie gegen Streß auch wählen, immer sollte der mögliche Erfolg oder Mißerfolg überprüft werden. Eine gute Ausgangsposition zu einem erfolgreichen Abschluß bilden:

- Begeisterung und Wille zur Besserung,
- Bereitschaft zur Zusammenarbeit und
- der Wunsch, mit gleichgesinnten Menschen zusammen zu sein.

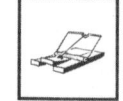

Fallstricke zum Mißerfolg dagegen sind:

- schlechte Motivation (»keine Lust«),
- zu schwieriges Programm,
- Leistungsbetonung an Stelle einer Gewichtung auf persönliche Erfahrung.

Schief geht es auch, wenn man eine Methode dort versucht, wo sie nicht angebracht ist, beispielsweise in einer tiefen Depression: »Werkzeug und Defekt« passen nicht zusammen. Auch zu viele Gruppenteilnehmer gefährden den Erfolg.

Ein abschließender persönlicher Kommentar: Auch wenn Ihre Anstrengungen gegen den Streß nicht gleich erfolgreich verlaufen, machen Sie — natürlich immer unter der Kontrolle, ob Sie nicht grundlegend falsche Maßnahmen ergreifen — weiter! Auch der versuchte Kampf gegen den Streß nützt Ihnen, genauso wie es nützt (Sie wissen es bereits), über Probleme einfach nur zu sprechen. Oft auch tobt der Kampf »Streß gegen mich« ein Leben lang. Schauen Sie dazu, daß Sie auf der »Streßwaage« dort sind, wo »oben« ist!

Sargnägel mit Filter?
Nikotin — was ich dagegen tun kann

Zigarettenrauch besteht aus bis zu 2.000 Chemikalien. Kohlenmonoxid und Nikotin gelten als Verursacher von Herz-Kreislaufschäden.

Rauchen ist ein unabhängiger Risikofaktor zur Entwicklung folgender Leiden:

- Angina pectoris bei koronarer Herzkrankheit,
- plötzlicher Herztod (»Herzschlag«),
- Gefäßverschluß (»Raucherbein«) und
- Schlaganfall (»Hirnschlag«).

Täglich sterben in Österreich 26 Menschen an den direkten Folgen des Rauchens — demgegenüber »nur« 4 bei Verkehrsunfällen.

> Von 1.000 Nichtrauchern bekommen lediglich 10 einen Herzinfarkt, von 1.000 Rauchern dagegen 131. Der Nichtraucher bekommt »seinen« Herzinfarkt mit 63, der Raucher dagegen schon mit 53.

Vom Befall des Herzens und des Kreislaufes abgesehen, sind direkte weitere Raucherschäden:

- Lungenkrebs,
- Kehlkopfkrebs,
- Mundkrebs,
- Speiseröhrenkrebs sowie
- Bronchitis und Lungenblähung.

Auch für die werdende Mutter wie auch für das wachsende Kind ist Rauchen das größte (weil am weitesten verbreitete) Gift. Rauchende Schwangere haben öfter Fehlgeburten, »Raucherbabys« ein wesentlich niedrigeres Geburtsgewicht!

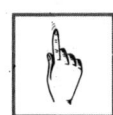

In der Vorbeugung des Rauchens ist es am wichtigsten

- vor dem 20. Lebensjahr nicht zu rauchen,
- nichtrauchende Eltern und
- einen nichtrauchenden Freundeskreis zu haben.

Der Versuch einer Rauchentwöhnung beginnt mit dem Raucher- oder »Sargnageltest«. Daraus ergeben sich die Art der Entwöhnung und die Erfolgsaussichten.

Der **Rauchertest** prüft, ob Sie vom Rauchen abhängig sind:

1. Rauchen Sie mehr als 25 pro Tag? ☐ Ja ☐ Nein
2. Ist der Nikotingehalt über 0,9? ☐ Ja ☐ Nein
3. Inhalieren Sie? ☐ Ja ☐ Nein
4. Rauchen Sie nach dem Aufstehen? ☐ Ja ☐ Nein
5. Rauchen Sie vormittags mehr als am Rest des Tages? ☐ Ja ☐ Nein
6. Fällt Ihnen Rauchverbot schwer? ☐ Ja ☐ Nein
7. Verzichten Sie schwer auf »die erste«? ☐ Ja ☐ Nein
8. Rauchen Sie auch bei Erkältung? ☐ Ja ☐ Nein

Ergebnis: Alle Nein und Ja zusammenzählen.

2 Ja: Sie sind nicht abhängig, aber gefährdet.

3 — 5 Ja: Ihre Rauchgewohnheiten entsprechen einem typischen starken Raucher; es ist höchste Zeit, aufzuhören.

6 — 8 Ja: Sie sind abhängig; eine Entwöhnung vom Rauchen kostet Kraft und Zeit. Zögern Sie nicht damit, denn jeder Zeitverlust macht alles nur schwieriger.

Mit dem Rauchentwöhnungstest prüfen Sie, wie stark Ihre Kraft (= Motivation) ist, um aufhören zu können:

1. Soll ich nur deshalb aufhören, weil man mir zugeredet (Arzt, Freunde) hat? ☐ Ja ☐ Nein
2. Ich kann mir derzeit nicht vorstellen, eines Tages überhaupt nicht mehr zu rauchen! ☐ Ja ☐ Nein
3. Ich hatte noch nie den Wunsch, das Rauchen aufzugeben. ☐ Ja ☐ Nein
4. Ich würde nie jemand anderen dazu überreden, das Rauchen aufzugeben. ☐ Ja ☐ Nein
5. Mir bereitet es jetzt schon Schwierigkeiten, in bestimmten Situationen nicht zu rauchen. ☐ Ja ☐ Nein
6. Ich habe Angst davor, die Raucherentwöhnung in Angriff zu nehmen. ☐ Ja ☐ Nein
7. Ich würde jetzt in diesem Moment gerne rauchen. ☐ Ja ☐ Nein
8. Die Kampagne gegen das Rauchen erscheint mir übertrieben, so schlimm ist es wirklich nicht. ☐ Ja ☐ Nein

Wenn Sie jetzt zusammenzählen, und Sie kommen auf 8 Nein, dann sind Sie hoch motiviert und haben die allerbesten Chancen, der Qualmerei Adieu zu sagen.

1 — 2 Ja: Nur zu, mit etwas Geduld schaffen Sie es sicher!

3 — 4 Ja: Es wird sehr schwierig, aber mit vereinten Kräften können Sie sich »lossagen«.

5 — 6 Ja: Sie brauchen unbedingt fremde Hilfe: Alarmieren Sie Freunde, Verwandte und den Hausarzt. Planen Sie eine längere Durststrecke ein!

7 — 8 Ja: Ihre Abhängigkeit ist maximal, Sie sind »nikotindurchtränkt«. Mobilisieren Sie alle verfügbaren Kräfte, es geht um Ihr Leben!

Die erfolgreiche Rauchentwöhnung beginnt mit der Information und dem Wissen, welche Schäden das Rauchen verursacht. Dabei helfen können uns Gespräche mit dem vertrauten Arzt, das Lesen von Büchern und Reden mit Rauchgeschädigten.

Ich muß mir darüber klar werden, welche Vorteile mir das Nichtrauchen bringt und welche Nachteile wie Husten, Atemnot, Herz-Lungenschädigung usw. ich dadurch vermeide. Ich muß begeistert werden von der Idee, Nichtraucher zu sein.

Als drittes Standbein überlege ich, wie ich mich selbst unterstützen kann. Dazu 3 Vorschläge:

- Bei jedem Zigarettenwunsch 10mal tief durchatmen.
- Entspannungsmethoden üben.
- Selbstbelohnung für jede nicht gerauchte Zigarette, Anschaffung eines »Tschick-Sparschweins« mit Einwurf von 5 Schilling für jede nicht gerauchte Zigarette. Bedenken Sie: Jeder Raucher verraucht pro Jahr zwischen 10.000 und 20.000 Schilling!

Mitmenschen ansprechen und bei (geschädigten) Ex-Rauchern hilfreiche Tips holen; dazu gehört auch, die eigenen guten Absichten, nicht mehr zu rauchen, auch im Freundeskreis bekannt zu machen (»Hast Du schon gehört, der Fredl raucht nicht mehr, toll was.«).

Die Straße zum Erfolg

Es gibt allgemein als erfolgversprechend anerkannte Umstände für einen Nikotinentzug:

- Geringe Zigarettenanzahl und geringe Abhängigkeit.
- Der Raucher hat's leichter, der nicht rauchen muß, um schlechte Gefühle zu »vernebeln«.
- Ein Aufhörversuch, der schon einmal über 6 Monate lang erfolgreich verlaufen ist.

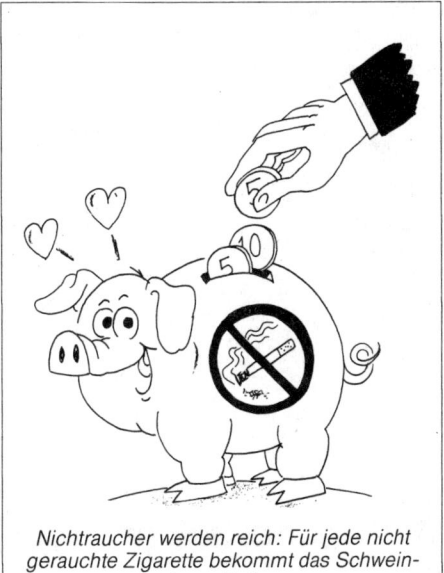

Nichtraucher werden reich: Für jede nicht gerauchte Zigarette bekommt das Schweinchen »Futter«.

Die medikamentösen Hilfen zur Entwöhnung sind das Nikotinpflaster und der Nikotinkaugummi. Obwohl beide sehr wirksam sind, haben sie sich nicht so recht durchsetzen können. Beim Kaugummi (»Nicorette«) gibt es ebenso unterschiedliche Stärken wie beim auf die Haut zu klebenden Pflaster (Nicotinell TTS). Beim Kaugummi kann durch zu heftiges Kauen der ins Blut gelangende Nikotinanteil bedenkliche Ausmaße annehmen. Gummi und Pflaster dürfen nicht verwendet werden bei:

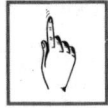

- Herzkranzgefäßverkalkung mit Herzenge,
- nach einem Herzinfarkt,
- Rhythmusstörungen,
- Schwangerschaft,
- Überfunktion der Schilddrüse,
- Geschwüren im Magen-Darm-Trakt und
- Zuckerkrankheit.

Der Erfolg der chemischen Nikotinentwöhnung schwankt zwischen 5 und 50 Prozent, er ist höher bei starken Rauchern (!) und am besten, wenn auch alle psychologischen Tricks mitausgeschöpft werden.

Achtung: Verhalten Sie sich gegenüber den diversen marktschreierischen Angeboten für eine Rauchentwöhnung sehr reserviert, denn das Zaubermittel gegen den blauen Dunst ist noch nicht erfunden!

Welcher »Lohn« winkt mir, wenn ich mit dem Rauchen aufhöre?

Risikosenkung bei	Um wieviel	Ab wann
Schlaganfall	100 % (wie Nichtraucher)	5 — 15 Jahre
Herzkranzgefäße	50 %	1 Jahr (!)
Herzkranzgefäße	100 % (wie Nichtraucher)	15 Jahre
Mund-/Kehlkopf-/Speiseröhrenkrebs	50 %	5 Jahre
Lungenkrebs	50 % — 100 %	10 Jahre
Bauchspeicheldrüsenkrebs	10 % — 90 %	10 Jahre
Blasenkrebs	50 %	5 Jahre

Das Risiko, ein untergewichtiges Baby zur Welt zu bringen, sinkt auf das einer Nichtraucherin, wenn die Mutter spätestens (!) im 3. Monat mit dem Rauchen aufhört.

Eine nützliche Adresse:

Raucherberatungsstelle, Zentrale Anmeldung und Auskünfte über Beratungsstellen Wien 1, Neutorgasse 15, Tel.: 0222/53114-87 602 Dw.

Bluthochdruck (= Hypertonie)

Der hohe Blutdruck ist ein Risikofaktor für
- die Krankheit der Herzkranzgefäße,
- Herzschwäche,
- Schlaganfall,
- Nierenversagen,
- Erblindung durch Ablösung der Netzhaut,
- Gefäßverschluß (»Raucherbein«, auch beim Nichtraucher).

Auch ohne Medikamente können wir einiges gegen den Bluthochdruck unternehmen:
- Verringern des Kochsalzverbrauches,
- mehr körperliche Aktivität,
- Vermeidung von Übergewicht sowie
- Einschränkung bei Alkohol und Nikotin.

Die Höhe des Blutdruckes einer Bevölkerung entspricht ziemlich genau ihrem Verbrauch an Salz und Alkohol und ihrem Übergewicht. Schon wenn der durchschnittliche Blutdruckwert nur um 1 (!) gesenkt werden kann, hat dies eine Verringerung der Kreislaufsterblichkeit zur Folge.

Ein anderes Beispiel:
'Wenn es gelingt, den Gesamtverbrauch an Salz um 3 Gramm (!) pro Tag zu senken, bringt das ein Minus von 15 Prozent Herzinfarkte und bei den Schlaganfällen sogar eine Reduzierung um 26 Prozent!

Bewegungsarmut

Die Verkalkung der Herzkranzgefäße hat die am besten erforschten Beziehungen zu mangelnder Bewegung.

Das Risiko eines Herzinfarktes läßt sich durch regelmäßige Bewegung um 40 Prozent reduzieren!

Durch tägliche Bewegung allein kann man die Lebenserwartung um 2 Jahre hinaufsetzen. Schon tägliches Gehen mit einer Geschwindigkeit von 5 Kilometer pro Stunde ist herzschützend. Noch besser sind Ausdauersportarten wie Joggen mit 8 — 10 Kilometer pro Stunde und Bergwandern. Je mehr der Körper auf Ausdauer trainiert wird, umso geringer ist die Herzsterblichkeit.

Auf das »rote Lämpchen« achten

Worin bestehen nun die günstigen Auswirkungen des Trainings?

1. Herzschutz

Es wird vermehrt überschüssig vorhandenes Adrenalin (das Streßhormon)

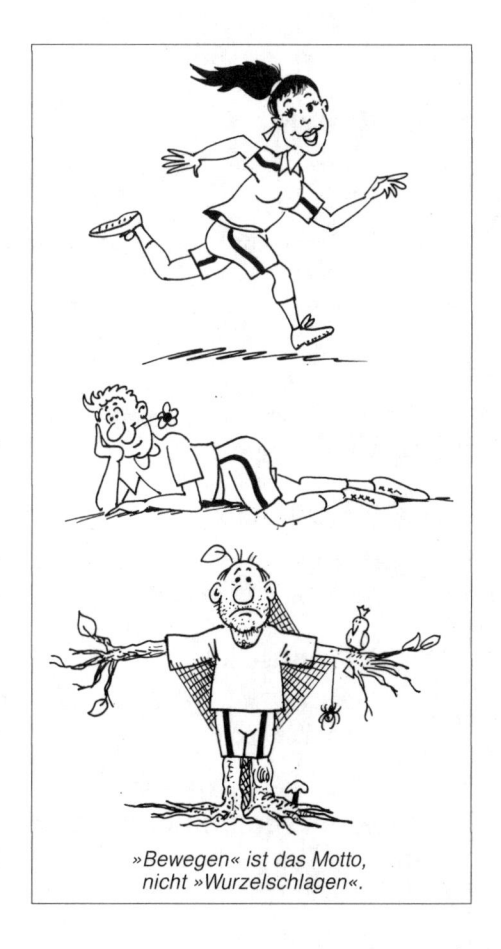

»Bewegen« ist das Motto, nicht »Wurzelschlagen«.

abgebaut und somit das Herz geschont. Der beruhigende Einfluß des Vagusnerves nimmt zu. In der Herzmuskelzelle wird der Sauerstoffverbrauch gesenkt (günstig!), interessanterweise am besten bei einer Belastungsstärke, die um ein Viertel unter der höchstmöglichen Stufe liegt.

Der entscheidende Herzschutz beruht darauf, daß die tägliche Energiebilanz durch die körperliche Anstrengung in Richtung »negativ« schaut.

Große Mengen Nahrung in sich hineinschaufeln und dazu »etwas« trainieren, ist eine Alibihandlung — man gewinnt an Gesundheit nichts! Mit einem ordentlichen Herzschutz kann bereits rechnen, wer 2- bis 4mal pro Woche 20 — 45 Minuten lang in einem mittleren Tempo läuft.

50 Prozent der maximalen Leistungsfähigkeit müssen allerdings überschritten werden. Die Blutplättchen werden elastischer und glitschiger, und die Blutgerinnung wird gehemmt: Gerinnsel entwickeln sich beim Sportler weniger leicht. Dazu kommt noch ein Anstieg des »guten« Schutzcholesterins »HDL«.

2. Blutdrucksenkung

Sie ist unabhängig vom Geschlecht und Alter und wird direkt vom Ausmaß der körperlichen Aktivität bestimmt.

3. Körpergewicht

Sport bzw. körperliche Arbeit erhöhen den Energieverbrauch und wirken der altersbedingten Neigung, »Zucker« zu bekommen, entgegen.

Somit hilft körperliche Aktivität, unser Normalgewicht zu erhalten oder zu bekommen, und schützt vor der Zuckerkrankheit. Beim Gehen mit 5 — 6 Kilometer pro Stunde werden pro Kilometer Gehen 60 Kilokalorien verbraucht.

4. Krebsschutz

Es gilt als bewiesen, daß regelmäßiges Training das Risiko, einen Dickdarmkrebs zu kriegen, um ein Drittel senkt.

5. Osteoporoseschutz

Ein bewegter Körper behält die Mineralsalze für sich. Die zur Osteoporose führende Kalkausschwemmung wird durch Sport verhindert.

6. Seelenschutz

Sportliche Betätigung hat eine Sofortwirkung auf Angst und Spannung. Langfristig schützt Sport vor Depressionen und erhellt die Stimmung.

Allgemeine Empfehlungen zur Bewegung

Als Orientierung kann uns der Puls helfen.

Die kleine Pulstabelle

Der Puls beträgt	Zahl
im Schlaf	50 pro Minute
bei normaler Tätigkeit	70 pro Minute
beim Treppensteigen	117 pro Minute
beim Geschlechtsverkehr	120 pro Minute
beim Sport	140 pro Minute
beim Hochleistungssport	190 pro Minute

In den ersten beiden Wochen soll das Trainingsprogramm nur wenig über der gewohnten körperlichen Tätigkeit liegen.

Danach langsame Steigerung auf mindestens 60 Minuten pro Woche; danach langfristig ein Ziel anstreben, das für einen normalgewichtigen Erwachsenen in der 2. Lebenshälfte so aussieht:

Drei- bis viermal pro Woche sollen während 30 — 60 Minuten 65 Prozent der maximalen Kreislauffähigkeit erreicht werden: Puls = 180 minus Alter.

Bewegung möglichst großer Muskelgruppen anstreben.

Unsere mögliche Spitzenleistung wird so errechnet: **Spitzenpuls = 220 minus Alter**

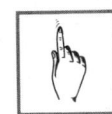

Niemals den angeborenen Schutz gegen Durchbrennen bzw. Überlastung außer acht lassen:

- Wir beginnen zu schwitzen, wenn wir 70 Prozent der maximalen Leistungsfähigkeit in Anspruch nehmen.
- Öfter den »Sprechtest« machen: Wenn wir während der Anstrengung nicht mehr sprechen können, haben wir unseren möglichen (gefahrlosen) Leistungsbereich überschritten. Der Sprechtest muß für uns das »rote Lämpchen« sein!

Aus einer finnischen Studie: Personen, die mehr als 2,2 Stunden pro Woche Sport betreiben, haben ein um 60 % geringeres Infarktrisiko als inaktive Menschen.

Am besten ist ganzjähriges Training; man sollte deshalb an die Art der Sportausübung nicht zu hohe Ansprüche stellen. Die Sportart, die dem persönlichen Lebensbereich am nächsten kommt, ist die bestgeeignete. Wer sich mit den Vor- und Nachteilen diverser Sportarten nicht auseinandersetzen will, sollte an drei »kreislauffreundliche« Bewegungen denken:

- Zügiges Gehen ist fast überall möglich.
- Bergwandern oder »Hügelabgehen«.
- Radfahren.

Noch ein Hinweis zu »Spazieren«: Es ist sicherlich günstig für die Seele, für Herz und Kreislauf ist davon aber keine sichere krankheitsvorbeugende Wirkung zu erwarten!

Die Werte in der Energieverbrauchstabelle beziehen sich auf 30 Minuten durchgehende, »richtige« Belastung bei einem Menschen mit 70 Kilogramm Gewicht.

Tätigkeit	Kalorienverbrauch in 30 Minuten
Volleyball	110
Radfahren 10 km/h	150
Hügelwandern	180
Radfahren 15 km/h	220
Federball	220
Tennis	240
Bergwandern	260
Skilanglauf, mittel	260
Kraulschwimmen, mittel	280
Basket-, Fuß-, Handball	300
Kraulschwimmen, stark	340
Joggen, 6 min/km	400
Squash	440
Joggen, 5 min/km	440
Joggen, 4 min/km	490
Skilanglauf, Hügel, schwer	580

Legt man für dieselbe Berechnung einen 80 Kilogramm schweren Menschen zugrunde, zählt man diesen Werten 20 Prozent hinzu. Für den 100 Kilogramm schweren Sportler muß man — von den 80-Kilo-Werten ausgehend — wiederum 20 Prozent dazuzählen.

Wieviel muß man leisten, um z. B. 250 kcal = 1.046 kJ abzubauen?

250 kcal sind enthalten in	werden verbraucht durch
40 Gramm Erdnüssen	2 1/2 Stunden Gehen mit 2 km/h
50 Gramm Mandeln	90 Minuten Fensterputzen
50 Gramm Schokolade	90 Minuten Bügeln
200 Gramm Fruchteis	90 Minuten Radfahren mit 10 km/h
1 Krügel Bier oder Cola	50 Minuten Tischtennis
1/4 Wein	45 Minuten Schwimmen mit 20 m/min
1 Whiskey	50 Minuten Laufen mit 5 km/h

Sport beinhaltet auch ein Risiko. Jeder, der sich in einer der nachstehenden Gruppen wiederfindet, sollte sich daher vor dem Anziehen der Turnschuhe einen Termin beim Arzt holen.

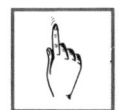

»Sporteln« beinhaltet ein Risiko bei:
1. durchgemachtem Herzinfarkt,
2. Herzschwäche,
3. Verdacht auf »stumme« Herzinfarkte,
4. Bluthochdruck,
5. Schwindelzuständen, Verdacht auf verengte Aortenklappe,
6. Alter über 65 Jahre und nicht sportgewohnt,
7. Wirbelsäulen- und Gelenkbeschwerden, die sich unter sportlicher Betätigung verschlechtern.

Achtung: Ein normales Belastungs-EKG ist zwar ein verläßlicher Wegweiser zum Sport, schließt aber ein Herz-Kreislauf-Risiko nicht aus!

Noch etwas: 59 Prozent aller Österreicher treiben nie Sport!

Der pure Streß fürs Herz
Alkohol

Fast 3 Prozent der Bevölkerung leiden unter den Folgen des Alkoholismus. Als Gefährdungsgrenze nimmt man 60 Gramm pro Tag an, für Frauen bereits 20 Gramm. Von einer Alkoholabhängigkeit spricht man, wenn der Alkoholverbrauch steigt und Entzugserscheinungen bei »Alkohollosigkeit« auftreten: Zittern, Schwitzen, schneller Puls, Übelkeit, Blutdruckabfall, Angst und Depression.

In jeder »modernen« Gesellschaft ist Alkohol der Gehirnzerstörer, während viele »nur« an die Leber denken. Alkohol vernichtet die Persönlichkeit und führt zu Frühalterung. Alle inneren Organe und das Blut werden geschädigt. Am Herzen entsteht die »alkoholische Herzmuskelerkrankung«, am Kreislauf ein Bluthochdruck.

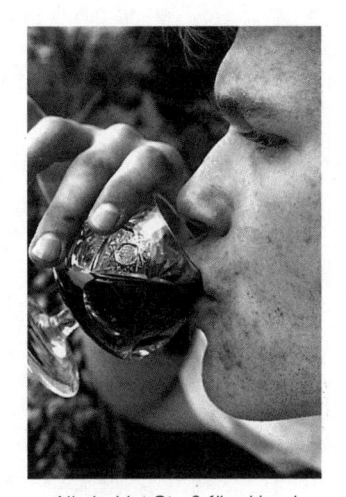

Alkohol ist Streß fürs Herz!

Wer wissen will, ob er selbst Mißbrauch treibt mit Alkohol, macht den **»Alko-Test«**:

1. Habe ich das Gefühl, ich sollte weniger trinken? . . . . ☐ Ja ☐ Nein
2. Haben mich andere Leute wegen meines Trinkverhaltens schon kritisiert? . . . . ☐ Ja ☐ Nein
3. Mache ich mir Vorwürfe wegen meiner Trinkerei? . . . . ☐ Ja ☐ Nein
4. Habe ich schon morgens zur Beruhigung oder als »Hilfe« gegen einen Kater getrunken? . . . . ☐ Ja ☐ Nein

Auswertung

1 Ja: Sie »pflegen« mit 62%iger Wahrscheinlichkeit Alkoholmißbrauch. Wann ist der nächste Arztbesuch?
2 Ja: 82 Prozent aller »2-Ja-Antworter« sind Alkoholiker. Wenn Sie nicht zu den restlichen 18 % gehören, sollten Sie an eine Entziehungskur ernsthaft denken!
3 Ja: Sie sind mit 99 %iger Wahrscheinlichkeit alkoholkrank. Alle Alarmglocken schrillen.
4 Ja: Die Diagnose Alkoholismus ist zu 100 Prozent sicher. Eine Entziehungskur kann Ihnen helfen.

Wie erkenne ich den Alkoholiker?

Untrügliche Zeichen sind:

- Alkoholfahne,
- gerötetes Gesicht,
- Schwitzen,
- Rotfärbung der Handflächen,
- rote, geschwollene Nase,
- Zittern (= »Tremor«) von Fingern, Händen und Zunge,
- schwache Muskeln,
- Verweiblichung der Brust (»Gynäkomastie«),
- aufgedunsener Bauch (bei Leberschrumpfung).

Der Wiener Psychiatrie-Professor Hans Hoff versuchte sich — sehr erfolgreich — in der Formulierung, wer denn ein Alkoholiker sei; Hoff: »Ein Alkoholiker ist ein Mensch, der ein Glas weder voll noch leer vor sich stehen haben kann.«

Die — lebensrettende — Diagnose »Alkoholismus« wird oft versäumt, weil der Alkoholpatient schwierig ist: Er/sie (!) neigt zum Abschwächen der Symptome, oder es wird überhaupt jedes Krankheitszeichen geleugnet.

Eine Behandlung des Alkoholikers muß in jedem Stadium versucht werden. Immer ist langfristig nur durch totale Alkoholabstinenz eine Besserung zu erzielen.

Die medikamentöse Hilfe »Antabus« darf bei praktisch allen Herzkrankheiten nicht angewendet werden.

Wer Antabus eingenommen hat und dazu Alkohol trinkt, bekommt sehr unangenehme körperliche Erscheinungen mit Schwitzen, Zittern und Kollaps; der Alkohol soll damit dem Patienten verleidet werden.

Insgesamt ist der Heilverlauf nicht besonders günstig, weil oft zusätzliche Schädlichkeiten bestehen: Rauchen, Beruhigungspillen und hoher Zuckerverbrauch durch Süßigkeiten.

Selbsthilfegruppen wie »Anonyme Alkoholiker« können den Genesungsprozess verbessern.

Silent killers

Die Enährung

Noch immer ist zuwenig bekannt, daß einseitige Ernährung das Entstehen folgender Krankheiten begünstigt:
- Übergewicht und Zuckerkrankheit,
- Cholesterin- und Fettblut,
- Gicht,
- Bluthochdruck,
- Osteoporose und Zahnfäule (= Karies).

Besonders Störungen des Cholesterins, etwas weniger der Blutfette (= Triglyceride), gehören mit dem hohen Blutdruck und Zigarettenrauchen zu den wichtigsten »Folterknechten« des Herzens. Übermäßiger Salz- und Alkoholkonsum wirken verstärkend nachteilig. Bevor wir uns mit Einzelheiten einer falschen Ernährung befassen, müssen wir der Frage nachgehen, was überhaupt normal ist, denn: Der Kampf gegen den Herztod beginnt auf dem Teller.

Idealerweise sollte die Ernährung so zusammengesetzt sein:

55 Prozent Kohlenhydrate,
30 Prozent Fett und
15 Prozent Eiweiß.

Von dieser Empfehlung gibt es Abweichungen, die sich durch das Lebensalter und bestimmte Mangelkrankheiten ergeben.

Die Verteilung der Nahrungsaufnahme über den Tag sollte so gestaltet werden:

25 Prozent . . . . zum Frühstück
10 Prozent . . . . zur 1. Jause
30 Prozent . . . . zum Mittagessen
10 Prozent . . . . zur Nachmittagsjause
25 Prozent . . . . zum Abendessen

In Anbetracht dieser fünfmaligen Nahrungsaufnahme ist die alte »Dreier-Regel« ebenso nicht mehr zu vertreten wie der Spruch »Morgens wie ein König, zu Mittag wie ein Bürger und abends wie ein Bettler«. Erwachsene sollten täglich 2.300 Kilokalorien aufnehmen, davon 50 Gramm als Fett, 10 Gramm sollten »essentielle« (= lebenswichtige) Fettsäuren sein. Die Vitamine A, E, B_1, B_2, B_6 und C müssen im täglichen Nahrungsangebot enthalten sein.

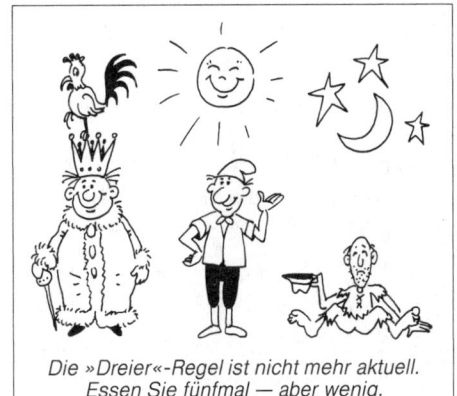

Die »Dreier«-Regel ist nicht mehr aktuell. Essen Sie fünfmal — aber wenig.

Die notwendige Mineralstoffaufnahme beträgt für:

Natrium	3,500 Gramm
Kalzium	1,000 Gramm
Magnesium	0,300 Gramm
Eisen	0,015 Gramm

Jugendliche und Schwangere brauchen von allem um 10 bis 20 Prozent mehr.

Allgemeine Richtlinien für eine gesunde Ernährung

1. Lieber öfter kleine Mahlzeiten als seltener sehr große Mahlzeiten.
2. Genug trinken — nicht bei Neigung zu Wassersucht — ca. 1,5 bis 2,5 Liter pro Tag. Günstig sind Wasser, Mineralwasser, Kräutertees, mit Wasser verdünnte Obst- und Gemüsesäfte.
3. Einschränken bei
   - allen Süßigkeiten,
   - süßen Limonaden,
   - tierischen Fetten,
   - Salz, Meersalz bietet keinen Vorteil,
   - Alkohol.
4. Fettverbrauch niedrig halten; »mager« essen bei Fleisch, Fisch, Wurst und Käse.
5. Fleischkonsum verringern, mehr Fisch und Gemüse.
6. Vollkornprodukte, Vollkornteigwaren und Vollreis bevorzugen.
7. Kochen mit Pflanzenölen, erhöhte Zulage von Kräutern und Gewürzen (an Stelle von Salz).
8. Täglich 1 Stück Obst, täglich 1 Schale Gemüse und täglich einmal Salat.
9. Günstige Zwischenmahlzeiten sind Yoghurt, Gemüserohkost und Obst.
10. Niemals essen zur Bewältigung von Konflikten (»Kummerfraß«), und niemals hungern, um einem unwirklichen Schönheitsideal näher zu kommen.

Wer Gewichtsprobleme hat, sollte sich vor den angepriesenen »100-Prozent-Diäten« (»25 kg weg oder Geld zurück«) in acht nehmen. Diese »YO-YO«-Diätversuche lassen langfristig das Gewicht ansteigen und entmutigen den stärksten Charakter! Der Körper schaltet dadurch auf einen extremen Sparstoffwechsel um, und man nimmt dann auch bei karger Nahrungszufuhr weiter zu!

Oft wird in der Kalorientabelle auf Obstsäfte und Alkohol vergessen. Ihre »versteckten« Kalorien können jede gute Absicht zunichte machen.

1/2 Liter ungezuckerter Obstsaft enthält 500 Kalorien. 1 Gramm reiner Alkohol ergibt 7,5 Kalorien. Wer pro Tag 4 Glas Bier trinkt, nimmt 450 Kalorien auf! In 1 Liter Sekt sind 600 Kalorien. Ebenso viel enthalten 6 Gläschen Obstbrand.

> _1947:_ Der Österreicher ißt pro Jahr:
> - 6 kg Hülsenfrüchte
> - 8 kg Schweinefleisch
>
> _1994:_ Der Österreicher ißt pro Jahr:
> - 1,3 kg Hülsenfrüchte
> - 57,0 kg Schweinefleisch

Des Teufels fettige Krallen?
Hinweise zu Cholesterin und Blutfetten

Cholesterin und Triglyceride werden oft auch zusammen als »Blutfette« bezeichnet. Wegen ihrer doch verschiedenen Bedeutung in gesunden und kranken Tagen müssen wir »Cholesterin« und »Triglyceride« auseinanderhalten. Der Stoffwechselweg des Cholesterins beginnt im Darm, wo es aus der Nahrung ins Blut gelangt. Körpereigenes Cholesterin wird zu 95 Prozent in der Leber und im Dünndarm erzeugt. Cholesterin ist für das Funktionieren des Körpers enorm wichtig, die gleiche Aussage trifft auf Triglyceride zu. Durch die — zu Recht — geführten Kampagnen gegen das Cholesterin (»Aktion 200«) ist aber der Eindruck entstanden, »Blutfette« seien überhaupt nur Schlacken oder gar des Teufels Werk.

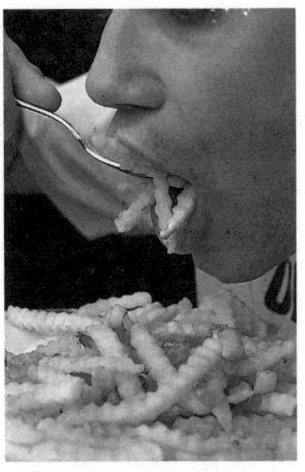

Die meisten von uns essen zu fett. Der (heimliche) Grund: Fett verbessert — leider — den Geschmack.

Was geht wirklich im Körper vor?

Die Triglyceride werden im Körperkreislauf ständig an das Cholesterin angekoppelt und dann wieder abgespalten. Bei dieser Abspaltung entstehen auch »freie Fettsäuren«, die der Energiegewinnung dienen.

Fettsäuren werden im Fett und im Muskel gespeichert oder wieder in die Leber zurücktransportiert.

Immer wieder (unser ganzes, langes Leben lang) wird Cholesterin in den Darm auch abgegeben und von dort bei Bedarf wieder aufgenommen.

Dies bedeutet: Beide Stoffe, Cholesterin und Triglyceride, kreisen ständig zwischen Blut, Darm, Körperzellen und Leber.

Die Hauptbestandteile des Cholesterins sind das HDL und das LDL.

Das LDL ist mehr die »ruhende«, ungünstige Form, das HDL ist der Cholesterintransporter.

HDL bringt das Cholesterin von der Zelle zur Leber, von wo die Ausscheidung in den Darm erfolgt.

Die Wissenschaft hat herausgefunden, daß ein höherer Anteil von LDL ungünstig und ein Hauptverantwortlicher für die Gefäßverkalkung ist; das HDL dagegen wird geschätzt, es kann nach übereinstimmender Meinung »höher« sein.

In keinem Fall aber sind wir imstande, die Höhe des Cholesterins oder der Triglyceride in unserem Körper zu »fühlen«. Nachdem das Unheil also »stumm« und auf leisen Sohlen daherkommt, sprechen wir auch von »silent (= stumm) killers« (= Mörder).

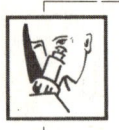

> Die — auch während einer Behandlung — angestrebten Werte sind:
>
> Gesamtcholesterin . . . . weniger als 200 — 215
> LDL-Cholesterin . . . . unter 135 — 155
> HDL-Cholesterin . . . . über 35 — 55
> Triglyceride . . . . unter 160 — 200

Exakte »Normalwerte« für Cholesterin und Triglyceride gibt es nicht — ebenso wie für die meisten anderen im Labor erhobenen Befunde. Wir sollten besser von »europäischen Durchschnittswerten« sprechen. Für die labormäßige Bestimmung ist es unbedingt erforderlich, daß 12 Stunden vor der Blutabnahme nichts gegessen oder getrunken wurde.

> *Den Zusammenhang zwischen Ernährung, Cholesterin und Herzinfarktrate bestätigen Berichte aus Japan. In Japan hat sich zwischen 1960 und 1980 die Aufnahme von gesättigten Fettsäuren verdoppelt. Im selben Zeitraum stieg bei der Bevölkerung die Konzentration des Cholesterins um durchschnittlich 10. Und: In diesen 20 Jahren verfünffachte (!) sich die Herzinfarktrate!*

Die Fettstoffwechselstörungen werden in Gruppen eingeteilt, die Untersuchung dazu heißt »Lipidelektrophorese«. Wenn Sie »schlechte« Werte haben, sollte diese Untersuchung unbedingt veranlaßt werden.

Häufig sind Typ IV (60 %), Typ IIb (25 %) und Typ IIa (10 %).
Selten sind Typ III und Typ V; Typ I ist äußerst selten.

Leider ist bei den am häufigsten vorkommenden Störungen IV, IIa und IIb das Risiko der Gefäßverkalkung sehr hoch, auch bei der seltenen Störung III. Das Risiko, bei erhöhtem Blutfett bzw. Cholesterin eine Kranzgefäßverkalkung zu bekommen, hängt vom Bestehen weiterer Risikofaktoren ab.

Was muß ich bei überhöhtem Cholesterin tun?

Grundsätzlich muß ein bestehendes Übergewicht abgebaut und eine Reduktionskost von 1.200 — 1.500 Kalorien eingehalten werden. Darüber hinaus sind drei Punkte zu beachten:

1. Vermehrt körperliche Tätigkeit (siehe Bewegungsarmut).
2. Die Zufuhr von Nahrungscholesterin und gesättigten (= ungünstigen) Fettsäuren muß gedrosselt werden.
3. Die gesättigten Fettsäuren müssen gegen »ungesättigte« ausgetauscht werden.

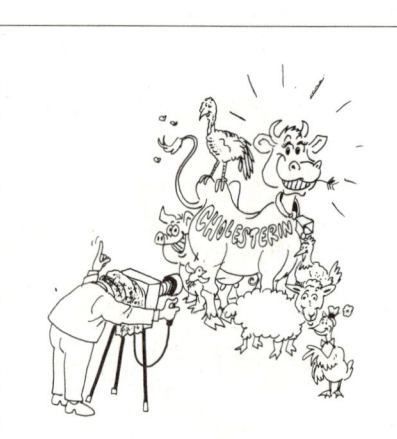

Fort mit komplizierten Tabellen, weg damit! Es geht viel einfacher: Nur tierische Lebensmittel enthalten Cholesterin!

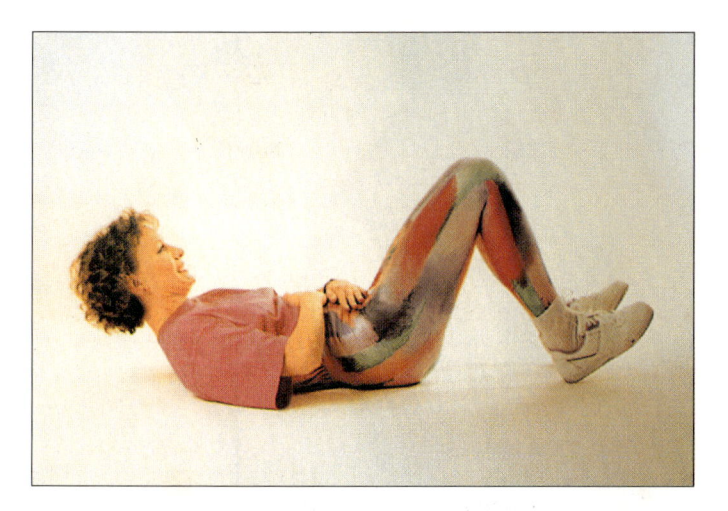

Herz- und Kreislauf-Gymnastik

1
Kräftigung der geraden Bauchmuskulatur

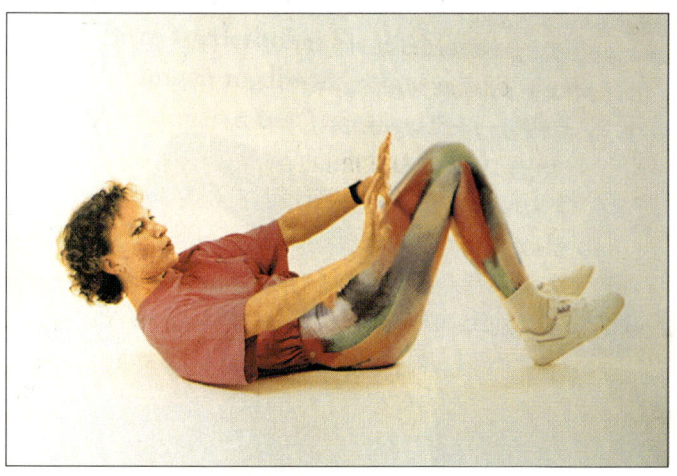

2
Kräftigung der schrägen Bauchmuskulatur

3
Kräftigung von Rücken-, Bein- und Gesäßmuskulatur

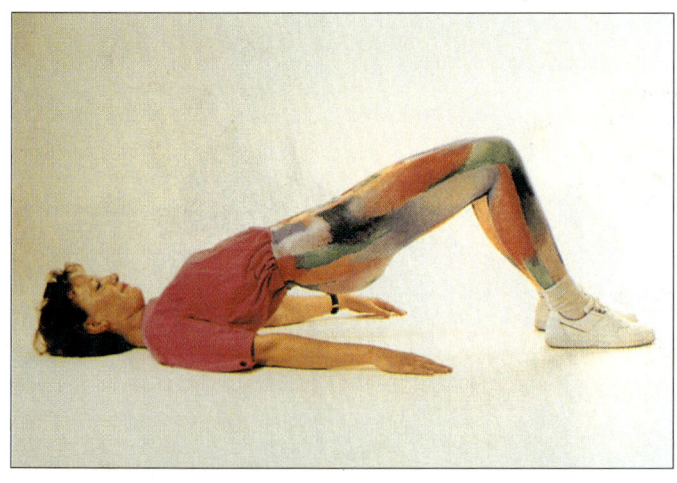

Fotos: Minden Pharma

4

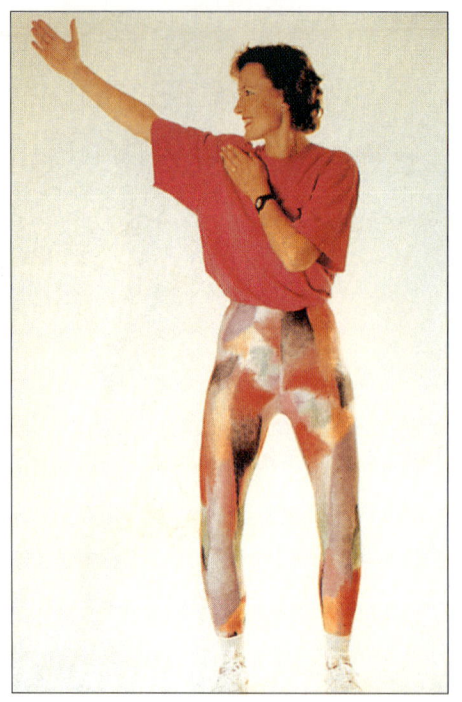

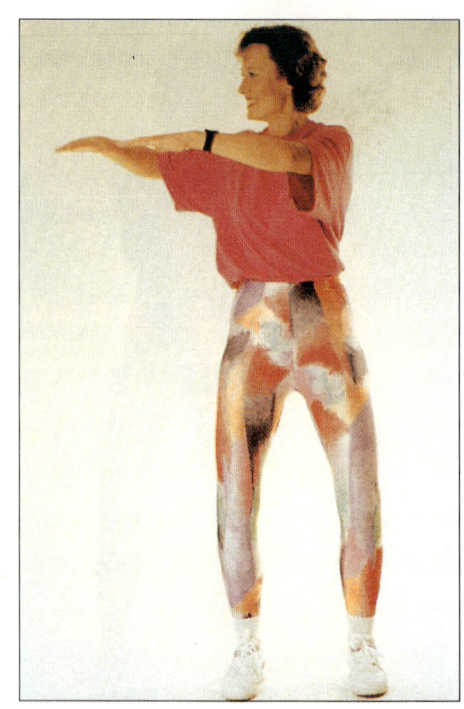

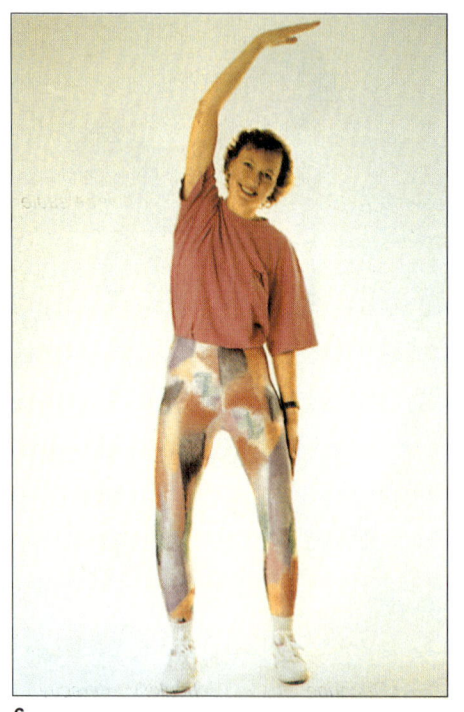

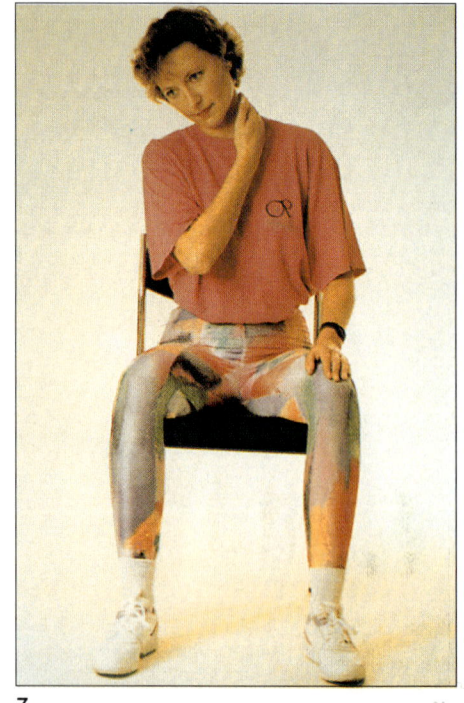

5

6

7

8

9

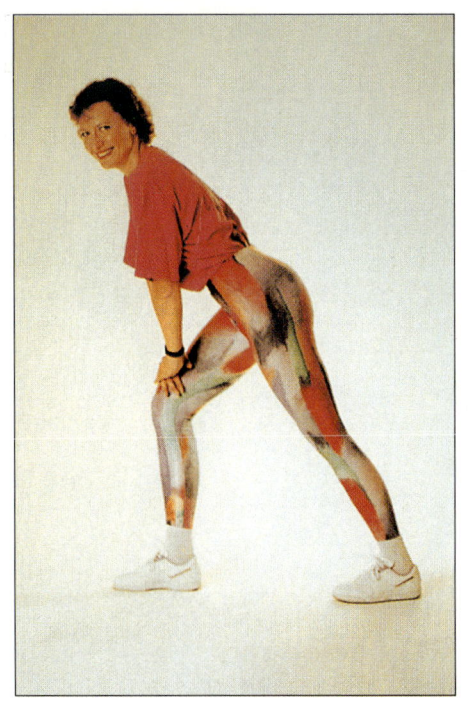

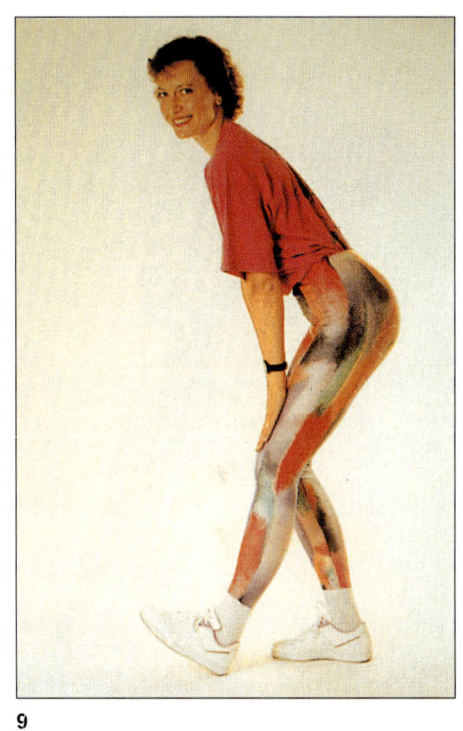

10

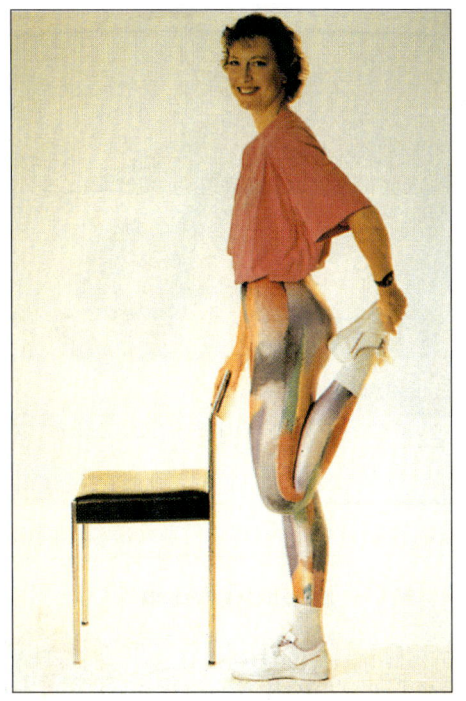

4
Dehnung der vorderen Brust- und Schultermuskeln

5
Beweglichmachung der Brustwirbelsäule

6
Dehnung der seitlichen Rumpfmuskulatur

7
Dehnung zur Lösung nach Verspannungen

8 + 9
Muskeldehnung der Beinrückseite

10
Dehnung der Oberschenkelvorderseite

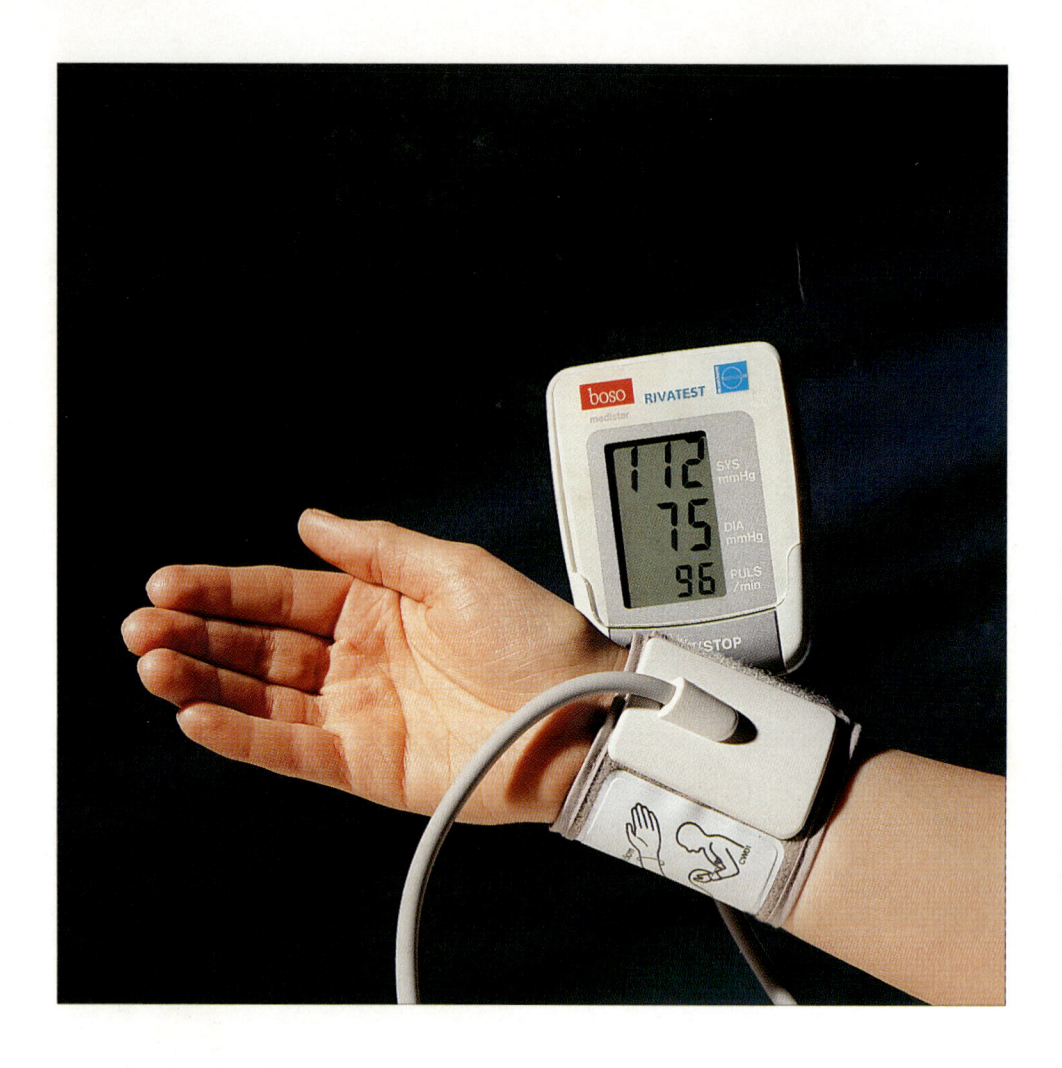

RIVATEST® medistar
Blutdruckmessen am Handgelenk

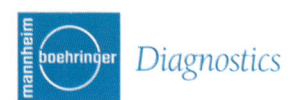

Erhältlich in Apotheken, Sanitätsfachhandlungen und ausgewählten Drogerien.

mannheim boehringer *Diagnostics*

Hiezu ist wichtig zu wissen:
- Cholesterin ist nur in tierischen Nahrungsmitteln enthalten, wie beispielsweise Fleisch, Innereien, Milchprodukten und Eiern.
- Vor allem in tierischer Kost und in einigen Pflanzenölen sind gesättigte Fettsäuren.
- Getreide, Gemüse und Obst enthalten kein Cholesterin und nur ganz wenig gesättigte Fettsäuren. Vegetarische Lebensmittel sind cholesterinfrei!
- Die mehrfach ungesättigten Fettsäuren sind vor allem in den Pflanzenölen.

Einige Nahrungsmittel mit einem besonders günstigen Verhältnis ungesättigte/gesättigte Fettsäuren: Distelöl, Sonnenblumenöl, Maiskeimöl, Heilbutt, Forelle, Weizenkleie, Haferflocken. Bei einer längerfristigen cholesterinarmen Kost darf der Höchstwert an Cholesterin in der Nahrung 100 — 150 Milligramm pro Tag nicht übersteigen.

Damit dies erreicht wird, ist die Beachtung einiger Empfehlungen nötig:
- Essen Sie mehr Früchte, Gemüse und Getreide. Eine günstige Rolle spielen Ballaststoffe; in diesen kommt »Pektin« vor, ein Stoff, welcher die Fähigkeit hat, den Cholesterinspiegel zu senken. Pektin findet sich in Früchten, Gemüse, Hafer und Bohnen. Werden täglich 120 Gramm Haferkleie oder 100 Gramm Bohnen gegessen, vermindert sich der Cholesterinwert um 20 Prozent. Eine ballaststoffreiche Ernährung garantiert eine fettarme, kohlenhydratreiche Kost.
- Essen Sie nur mageres Fleisch in kleinen Portionen; größer kann der Anteil von Geflügel (besonders günstig ist Huhn) sein, noch besser ist Seefisch. Im Fischöl, besonders von Makrelen, Lachs und Hering, vorkommende Omega-3-Fettsäuren wirken verzögernd auf die Entstehung einer Arteriosklerose.
Im Sinne einer »Eskimodiät« ist ein 2- bis 3maliger Fischverzehr pro Woche sehr zu empfehlen. Alternativ dazu besteht die Möglichkeit, Fischöl-Kapseln einzunehmen.
- Sichtbares Fett am Fleisch immer wegschneiden. Fettarme Zubereitungsarten wählen wie Druckkochtopf oder Grillen (aber nicht mit Holzkohle!). Fritteuse nicht verwenden.

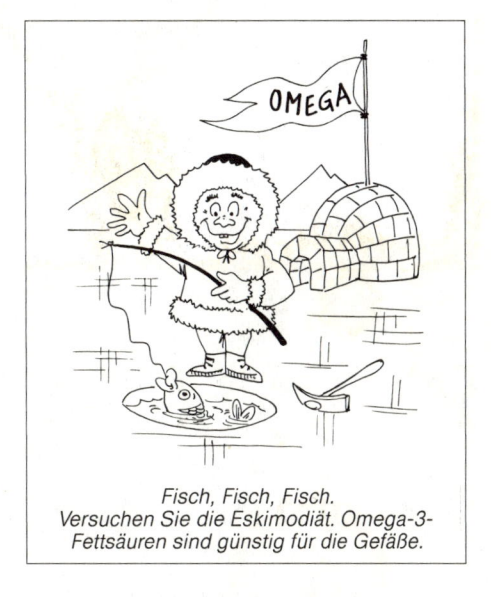

Fisch, Fisch, Fisch. Versuchen Sie die Eskimodiät. Omega-3-Fettsäuren sind günstig für die Gefäße.

- Cholesterinreiche Innereien wie Hirn, Bries, Leber und Niere nicht essen.
- Beim Backen Schmalz, Kokosnuß- und Palmöl meiden.
- Wurst und Aufstriche aus Fleisch und Fett sehr sparsam und selten verkosten.
- Wenig Eier essen. In einem Eidotter befindet sich die Cholesterinmenge von 300 Milligramm, dies ist schon das dreifache der täglich erlaubten Cholesterinzufuhr.

Cholesterinregeln — kurz gefaßt

Schlechtes LDL-Cholesterin läßt sich senken durch	Gutes HDL-Cholesterin läßt sich erhöhen durch
Fettarme Kost	Ernährungsumstellung
Ballaststoffreiche Nahrung	Abbau von Übergewicht
Sport	Sport
Medikamente	Nichtrauchen

Zur Überprüfung, ob man mit der Cholesterindiät richtig liegt, sollten

- wöchentlich das Gewicht und
- ein- bis dreimal monatlich der Cholesterinwert kontrolliert werden.

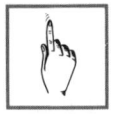

Achtung:
Immer darauf achten, daß Gesamtcholesterin, HDL, LDL und Triglyceride untersucht werden.

Was habe ich bei überhöhten Triglyceriden zu beachten?

Eine eigene Behandlung ist angezeigt, wenn der Blutwert auf 250 — 500 Milligramm angestiegen ist. Ist die Blutfetterhöhung »nur« die Folge einer anderen, bestehenden Krankheit, steigen die Werte kaum über 400. Solche »fetterhöhenden« Leiden sind:

- Fettsucht,
- Zuckerkrankheit,
- Alkoholmißbrauch,
- Einnahme von Wassertreibern, Betablockern und
- die »Pille«.

In diesen Fällen muß vorrangig das Grundleiden behandelt werden, in der Kost gelten die gleichen Empfehlungen wie für das Cholesterin.

Dasselbe ist bei den Störungen III, IV und teilweise bei V zu tun. Beim Fettblut auf Grund der vererbten Störungen I und V muß die Fettzufuhr auf 10 Prozent gedrosselt werden, manchmal muß das übliche Nahrungsfett gänzlich durch sogenannte mittelkettige Fettsäuren ersetzt werden.

Beispiele für ein mögliches Sparprogramm in der Küche:

Salzkartoffeln enthalten	0,1 % Fett
Kartoffelpüree enthält	0,7 % Fett
Pommes frites enthalten	15 % Fett
Kartoffelchips enthalten	39 (!) % Fett

Alkohol in jeder Form ist völlig zu meiden: Bei den Typen I und V besteht nämlich die hochgradige Gefahr einer Bauchspeicheldrüsenentzündung. Alkohol ist für die Bauchspeicheldrüse Gift!

Lebensmittel mit günstigem Verhältnis Cholesterin/Fett/Fettsäuren sind:
Huhn, Truthahn, Forelle und Meeresfische.

Lebensmittel mit günstigem Cholesterin/Triglycerid Verhältnis, aber ungünstigem Fettsäuregehalt sind:
Kalb-, Rind-, Schweine- und Kaninchenfleisch, alle Milchprodukte.

Lebensmittel mit niedrigem Fett-, aber hohem Cholesteringehalt sind:
Hirn, Zunge und Leber vom Kalb, Rinderherz und Schweineniere, Reh-, Hasen- und Hirschfleisch, Krusten- und Schalentiere.

Ungeeignete Lebensmittel mit hohem Gehalt an Cholesterin, Triglyceriden und Fettsäuren sind:
Ei, fettes Schweinefleisch, Schafskotelett, Gänsefleisch, Kalbsbratwurst, Trockenwurst, Käsesorten mit mehr als 40 % Fett i. T.

Von wenigen Ausnahmen abgesehen ist das Um und Auf in der Behandlung der Fettstoffwechselstörungen also die richtige Kost. Wenn dennoch einmal Medikamente notwendig sind, muß immer das Risiko der möglichen Nebenwirkungen genau abgewogen werden.

Die wichtigsten Präparate seien genannt: Arterioflexin, Bezalip, Duolip, Gevilon, Lipo Merz, Lipsin, Regelan. Das Mittel Mevacor wird vor allem zur Cholesterinsenkung eingesetzt; es muß am Abend eingenommen werden, weil der körpereigene Cholesterinaufbau in der Nacht beim Schlafen vor sich geht.

Alle Mittel werden in der Regel zu frühzeitig verordnet, die Wirkungen einer sinnvollen Diät werden oft nicht abgewartet, oder es wird überhaupt kein fettsenkender Diätplan befolgt.

Schuld daran haben Ärzte und Patienten, möglicherweise auch die Beeinflussung durch den Werbedruck der pharmazeutischen Industrie, lieber Pillen zu nehmen, als eine gesunde Kost zu essen.

Fettregeln

- Wenn Sie die Wahl haben, nehmen Sie immer fettarme Lebensmittel, wie z. B. Geflügel und Fisch.
- Verzichten Sie auf Wurst und fetten Käse.
- Verwenden Sie ein »gesundes« Kochgeschirr, wie Römertopf, Elektro-Mikro-Grill und Teflonpfannen; damit lassen sich Speisen »fettlos« zubereiten.
- Erhitzen Sie keine Öle mit ungesättigten Fettsäuren wie beispielsweise Distelöl (das gesündeste Öl überhaupt). Ein Teil des gesundheitlichen Vorteils würde dadurch zunichte gemacht.

Leben in Frieden und Wohlstand
Bemerkungen zu Harnsäure und Gicht

Überhöhte Harnsäure mit der Folge einer schmerzhaften Gicht oder nicht schmerzhaften, dafür lebensbedrohenden Gichtniere hat 3 Quellen:

1. Die körpereigene Produktion von Harnsäure.
2. Die Zufuhr über unsere Nahrung.
3. Die verminderte Ausscheidung über die Niere.

Nahrungsstoffe, die viel Harnsäure liefern, nennt man »purinreich«.

Die Harnsäureausscheidung passiert zu 80 Prozent über die Niere, der Rest geht über den Darm ab. Normalerweise schwankt der Gehalt an Harnsäure im Körper zwischen 2 und 6 Milligramm.

Steigt der Wert über 6 an, so fällt die Harnsäure in Form von kleinen Kristallen aus. Ab einem Gehalt von 8 — 9 muß bei jedem vierten Patienten und ab 9 Milligramm fast bei jedem mit einem Gichtanfall (extrem schmerzhaft!) gerechnet werden.

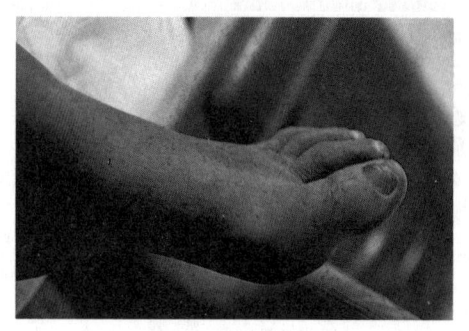

Akuter Gichtanfall. Meist ist das Grundgelenk der großen Zehe befallen.

Heute findet sich die Gicht bei nahezu 2 Prozent der Durchschnittsbevölkerung, Männer sind 10mal häufiger davon betroffen als Frauen.

Für die Annahme der Gicht als eine Wohlstandserkrankung spricht, daß die Gicht in wirtschaftlichen Notzeiten äußerst selten vorkommt. Wenn es dem Menschen gut geht, ißt er zuviel. Die akute Gicht entsteht durch Harnsäureablagerung im Gelenk und wird oft durch übermäßigen Fleisch- und Alkohol»genuß« ausgelöst.

Die chronische Gicht führt zu einer Nierenerkrankung (Gichtniere) mit Nierenversagen, Bluthochdruck und Herzschwäche.

Die Wichtigkeit, Gicht zu vermeiden, mag an ihren Begleiterkrankungen klar werden; in einer Häufigkeit von 40 — 100 Prozent kommt Gicht mit folgenden Krankheiten gemeinsam vor:

- Übergewichtigkeit,
- Nierensteine,
- Bluthochdruck,
- Zuckerkrankheit und Fettblut,
- Fettleber und
- frühzeitige Arteriosklerose.

Die Behandlung der Gicht erfolgt in erster Linie mit Diät, dann erst medikamentös.

Die Gichtdiät

In schweren Fällen darf nur eine Fleischmahlzeit pro Woche gegessen werden, sonst einmal pro Tag mit 100 — 150 Gramm. Innereien müssen gemieden werden. Als tierische Eiweißquelle sind Milchprodukte vorzuziehen.
Der erhebliche Harnsäuregehalt gewisser Pflanzenöle darf nicht übersehen werden. Wird Gemüse kritiklos gegessen, kann dabei ebensoviel Harnsäure anfallen wie bei der vergleichbaren Menge Fleisch. »Purinfreies« Eiweiß braucht nicht reduziert zu werden.

Das Übergewicht bei Gicht muß weg; durch Schlankwerden verringert sich auch die Harnsäurekonzentration. Beim totalen Fasten dagegen kommt es durch Abbau von Körpereiweiß vorerst einmal zu einem Anstieg der Harnsäure! Alkohol konkurriert in der Niere mit der Harnsäureausscheidung: Alkohol hindert die Niere daran, Harnsäure auszuscheiden. Trinken wir auch nur wenig Alkohol, so haben wir sogar bei nur mäßigem Fleischverzehr sehr bald krankhafte Harnsäurewerte.

Alkoholisches ist daher in jeder Form zu meiden. Außerdem sind neben den Alkoholkalorien auch die darin enthaltenen Purinmengen zu berücksichtigen:

Im Bier sind pro 100 Milliliter 16 Milligramm Harnsäure.

Bei Gicht muß man viel Flüssigkeit trinken. Tee und Kaffee spielen keine Rolle. In ihnen sind »Methylpurine« enthalten, welche nicht zu Harnsäure abgebaut werden. Die Empfehlung in älteren Diätvorschriften, Tee und Kaffee zu meiden, ist gegenstandslos.

In der Gichtkost müssen die purinreichen Nahrungsmittel, besonders Fleisch, Fisch, Innereien und Fleischextrakt auf »Mini«mengen beschränkt werden.

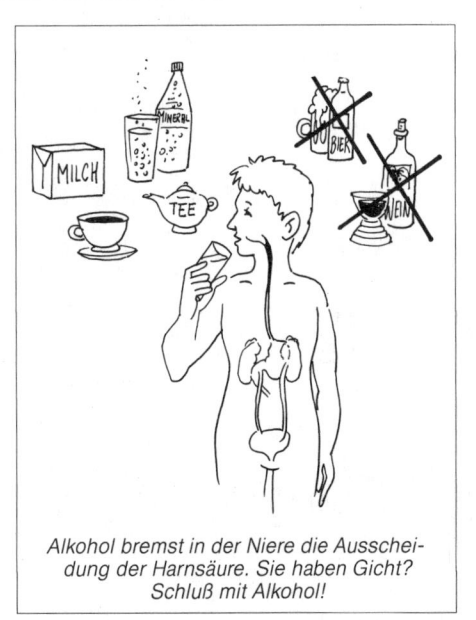

Alkohol bremst in der Niere die Ausscheidung der Harnsäure. Sie haben Gicht? Schluß mit Alkohol!

Schon die Umstellung auf Gemüse, Milch, Milchprodukte und Eier, also eine ovolactovegetabile Kostform, bringt eine erhebliche Verringerung der Purinbelastung.

Nicht wenige Patienten halten ihre vorgeschriebene Diät nur sehr oberflächlich ein. Der Grund ist darin zu finden, daß heutzutage harnsäuresenkende Medikamente oft von Anfang an verordnet und genommen werden. Diese Antigichtpillen senken so zuverlässig erhöhte Harnsäurewerte, daß die Diät als lästig und überflüssig empfunden wird.
Dies ist umso bedauerlicher, weil die Gicht sehr häufig eine schwere Allgemeinerkrankung ist — mit Übergewichtigkeit, Fettblut und Zuckerkrankheit, Bluthochdruck, Fettleber usw.

Die Harnsäuretabelle

Nahrungsmittel	Harnsäure in Milligramm pro 100 Gramm Frischgewicht
Bries	900 – 1200
Leber	200 – 300
Niere	240
Rindfleisch fett	110
Rindfleisch mager	130
Schweinefleisch fett	118
Schweinefleisch mager	130
Kalbfleisch fett	125
Kalbfleisch mager	190
Karpfen	150
Anchovis	450
Seezunge	127
Spinat	70
Erbsen	145
Spargel	30
Karfiol	25
Salat	20
Milchprodukte	0
Schwarzbrot	40
Weißbrot	5 – 25
Reis	0
Nudeln	0
1 Ei	1
Butter, Öl	0
Wein	0
Bier	16
Kaffee, Tee	0

Merken wir uns aus der Tabelle vor allem, daß mageres Fleisch eine stärkere »Gichtbombe« ist als fettes!

Eiweißregeln gegen Gicht

- Essen Sie zweimal pro Woche höchstens 20 dag Fleisch, nicht öfter!
- Essen Sie zweimal pro Woche (See-!) Fisch.
- Essen Sie dreimal pro Woche weder Fisch noch Fleisch.

- Essen Sie nur kleine Portionen.
- Essen Sie »umgekehrt«: Fleisch oder Fisch als Beilage.
- Versuchen Sie langfristig die Annäherung an eine vegetarische Essensform, in der »Tierisches« nur selten vorkommt.

Die Pillen gegen Gicht wirken auf zweierlei Arten:

- Sie vermindern die Erzeugung von Harnsäure.
- Sie verstärken die Ausscheidung der Harnsäure über die Niere.

Die wichtigsten Gichtmittel sind: Allobenz, Allopurinol, Colchicin, Duovitan, Exuracid, Gewapurol, Gichtex, Purinol, Uricovac, Uroplus, Urosin, Zyloric.

Wegen ihrer eingreifenden Wirkung ist die Liste der (theoretischen) Nebenwirkungen sehr lang. In der täglichen Praxis aber kommen Probleme praktisch nie vor.

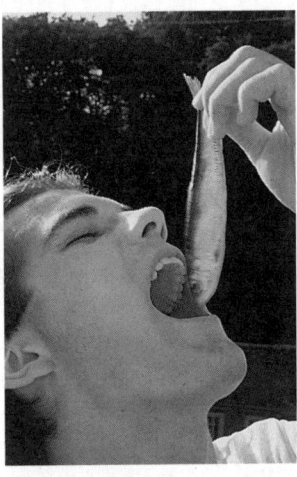

Gesund bleiben — zweimal pro Woche Fisch essen.

In einer über 20jährigen Praxis ist mir noch nie eine Nebenwirkung aufgefallen. Dies ist sicherlich mit ein weiterer Grund dafür, daß die Diät — mit der sich praktisch jede Gicht heilen ließe — ins Hintertreffen geraten ist.

Zuckerkrankheit

Der »Zucker« spielt bei den Kreislauforganen eine überragende Rolle. Dies hängt mit der Häufigkeit der Zuckerkrankheit und mit deren schädlichen Auswirkungen auf die Gefäße zusammen. Beim Diabetes mellitus (= Zuckerkrankheit) hat der Organismus zunehmend Mühe, den Zucker in die Gewebszellen zu schleusen. Daher ist der Blutzucker hoch und tritt ab einem Wert von 160 — 180 in den Harn über. Der normale Zuckergehalt liegt zwischen 60 und 105 Milligramm (beachte die Schwankungen, je nachdem welche Methode das Labor verwendet!).

Die Zuckerkrankheit hat zwei ursächliche Entstehungsgründe:

- Es wird zuwenig blutzuckersenkendes Insulin in der Bauchspeicheldrüse erzeugt.

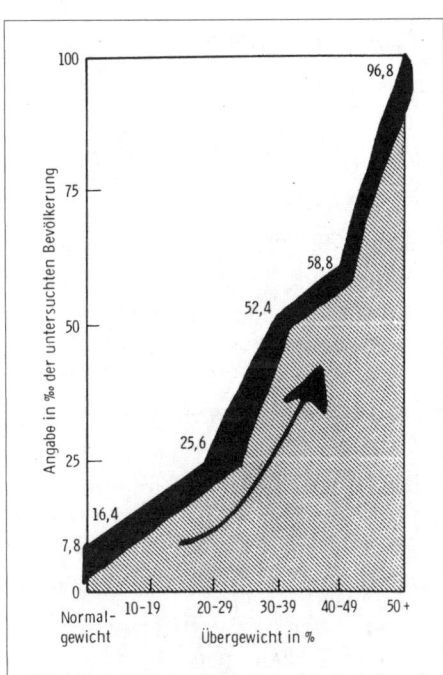

Die Häufigkeit der Zuckerkrankheit steigt mit dem Körpergewicht an.

- Das Insulin kann an der Gewebszelle nicht wirken, weil am Wirkort keine Empfänger (= »Rezeptoren«) für Insulin vorhanden sind. Dieser Vorgang spielt die Hauptrolle beim »Zucker« des Übergewichtigen.

In der Diagnose unterscheiden wir den Typ I vom Typ II. Die wesentlichen Unterschiede seien in der Tabelle dargestellt:

Typ I	Typ II
Schlank, schmaler Körperbau, kein Fett.	Dicke Menschen.
Zucker schlecht einstellbar, starke Schwankungen, spricht nicht auf Zuckertabletten an. Gefahr der »Zuckernarkose« = diabetisches Koma.	Gut einstellbar, nur geringe Schwankungen, gutes Ansprechen auf Zuckerpillen, selten Koma.
Beginn meist akut.	Beginn schleichend.
Zwischen dem 15. und 25. Lebensjahr.	Nach dem 40. Lebensjahr.
Männer und Frauen sind gleich häufig davon betroffen.	Frauen haben häufiger als Männer den Typ II.

Die Zuckersymptome

TYP I

- Plötzlicher Gewichtsverlust

TYP I oder TYP II

- Schnelles Ermüden oder Müdigkeit
- Heißhunger, Vieltrinken, häufiges Wasserlassen, erhöhte Harnmengen, häufige Infektionen, schlecht heilende Wunden oder Entzündungen
- Sehverschlechterung
- Trockene, juckende Haut
- Taubheit in Händen und Füßen
- Potenzstörungen

Typ I   Typ II
Die beiden Diabetestypen.

Aber auch möglich: Keine Symptome!

»Zucker« ist eines der stärksten Gefäßgifte. Betroffen sind alle kleinen Schlagadern (= Arterien). Ungünstige Auswirkungen finden sich vor allem am Gehirn (Schlaganfall droht) und an der Netzhaut des Auges (Erblindung droht), am Herzen (»stumme« Infarkte sind häufig, siehe auch »Krankheit der kleinen Gefäße«), an der Niere (oft Hochdruck), an den Geschlechtsorganen (Impotenz, fast regelmäßig!) und an den Beinen; absterbende Zehen (= Gangrän) sind eine typische »Zuckerfolge«.

An allererster Stelle in der Zuckerbehandlung steht die Diät. Während es beim Gesunden zu einer Insulinausschüttung nach der Nahrungsaufnahme kommt, fehlt diese beim Zuckerkranken bzw. ist nur schwach vorhanden.

Dabei lösen gleichwertige Nahrungsmittel verschieden hohe Zuckerspitzen aus. Die entstandene Blutzuckerhöhe hängt auch von der Zusammensetzung der Nahrung ab. So steigt der Zucker nur langsam an, wenn gleichzeitig mit Kohlenhydraten (= Reis, Nudeln, Brot, Zucker etc.) auch Ballaststoffe gegessen wurden. Auch ist der Blutzucker nach Brot und Kartoffeln höher als nach Spaghetti oder Hülsenfrüchten.

Kohlenhydrate sollten demnach in Form ballaststoffreicher Lebensmittel aufgenommen werden. Zu meiden sind die rasch ins Blut gehenden »schnellen« Zucker:

- Traubenzucker (Glukose),
- Küchenzucker (Saccharose),
- Milchzucker (Laktose) und
- Malzzucker (Maltose).

Fette — sie werden in der Zuckerbehandlung oft vergessen — müssen beschränkt werden, vor allem auch wegen der ungünstigen Wirkung auf die Gefäßverkalkung.

Eiweiß darf nicht über 20 Prozent der Nahrung ausmachen; zu begründen ist das mit der notwendigen Schonung der Nieren. Außerdem steigt bei unbeschränktem Eiweißverzehr die Fettaufnahme.

Alkohol darf ca. 6 Prozent der Gesamtenergie nicht überschreiten. Für einen durchschnittlichen Erwachsenen entspricht dies einer Menge von 2 Gläsern Diätbier oder 1/4 l trockenem Weißwein. Größere Alkoholmengen sind gefährlich, da die Gefahr einer Unterzuckerung (= Hypoglykämie oder »Hypo«) heraufbeschworen wird.

Der Typ-II-Diabetes kann gut mit Diät allein behandelt werden, vor allem wenn Übergewicht besteht. Wird das angestrebte Normalgewicht erreicht, ist meist auch der Zucker »weg«. Fallweise können Guar oder Glucobay als Tabletten genommen werden; sie vermindern die Zuckeraufnahme aus dem Darm.

Diät kann mit Zuckerpillen, welche die Ausschüttung von Insulin fördern, kombiniert werden. Beim Typ I kann der Insulinmangel nur durch tägliche (ein- oder mehrmalige) Einspritzungen von Insulin reguliert werden.

Dabei ist entweder die Nahrungszufuhr der Insulindosis oder die Insulinzufuhr der aufgenommenen Nahrung anzupassen.

Vor Beginn einer Diät muß der Energiebedarf errechnet werden. Bei allen Berechnungen kommen Kalorien oder Wärmeeinheiten heraus. Eine Kalorie ist jene Energiemenge, die man braucht, um 1 Gramm Wasser um 1 Grad zu erwärmen. Die Zahl der Kalorien, die ein Mensch braucht, ist abhängig

- vom Körperbau,
- von der Größe und
- vom Geschlecht,
- vom Gewicht.

Zur einfachen Orientierung berechnet man den Grundumsatz so, daß das Körpergewicht mit 24 multipliziert wird.

Ein 70 Kilogramm schwerer Mensch hat demnach einen Grundumsatz von 24 x 70 = 1680 Kalorien. Die Grundumsatzkalorien braucht man nur zur Aufrechterhaltung des Körpers. Möchte man den Arbeitsumsatz errechnen, werden 1/3 bei leichter, 2/3 bei schwerer und 3/3 bei sehr schwerer Arbeit vom Grundumsatz dazugezählt.

Der Lehrer braucht also Grundumsatz (= GU) + 1/3.

Der Schlosser braucht demnach GU + 2/3.

Der Hochofenarbeiter benötigt GU + 3/3.

Da Kohlenhydrate und Ballaststoffe die wichtigsten Nahrungsmittel in der Kost für Zuckerkranke sind, spielen bei einem Anteil von 50 — 60 Prozent Kohlenhydrate diese die größte Rolle. Nach der Berechnung des Arbeitsumsatzes wird der Kohlenhydratanteil herausgerechnet. Zur einfacheren Handhabung werden die Kohlenhydrate als »Broteinheiten« (= »BE«) angegeben. Dabei enthalten 12 Gramm Kohlenhydrate eine Broteinheit. So entsprechen einer Broteinheit:

- ein Stück Brot (1/2 Scheibe, 1 cm dick)
- drei Eßlöffel gekochter Reis,
- zwei Eßlöffel gekochte Nudeln,
- eine eigroße Kartoffel,
- 20 Stück Pommes frites,
- drei Eßlöffel Bohnen,
- sechs Eßlöffel Erbsen,
- 1/2 Banane,
- 10 Kirschen,
- drei Zwetschken,
- 1/2 Birne,
- ein Apfel,
- 1/4 Liter Milch.

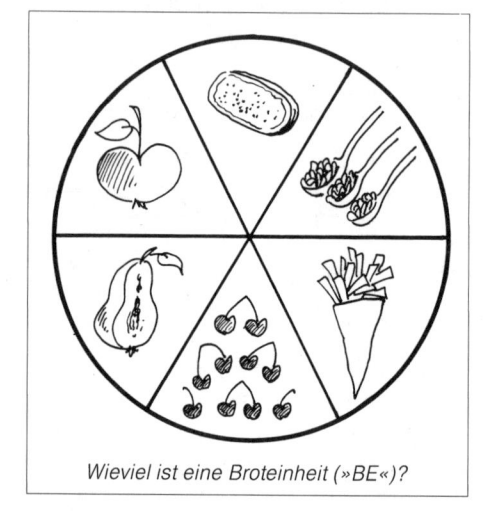

Wieviel ist eine Broteinheit (»BE«)?

Nicht nach »BE« berechnet werden: Avocados, Bambussprossen, Broccoli, Champignons, Chicoree, Chinakohl, Eierschwammerl, Endiviensalat, Gurken, Häuptelsalat, Karfiol, Kohl, Kohlrabi, Kürbis, Lauch, Melanzani, Morcheln, Oliven, Paprika, Radicchio, Radieschen, Rettich, Rhabarber, Rot- und Weißkraut, Sauerkraut, Spargel, Spinat, Steinpilze, Tomaten und Zucchini.

Ebenso ohne Berechnung bleiben Gemüsemengen unter 200 Gramm von folgenden Sorten: Artischocken, Fenchel, Fisolen, Karotten, Kohlsprossen, Rote Rüben, Sellerie und Zwiebel.

Bei einer üblichen Einstellung des Zuckers mit Insulin sollen pro Tag 5 — 7 Mahlzeiten gegessen werden. Wenn Insulin, auf die Größe der Mahlzeiten bezogen, gespritzt wird (= »intensivierte« Einstellung), kann man auch mit drei Mahlzeiten auskommen. Pro Mahlzeit sollten aber in keinem Fall mehr als 6 Broteinheiten gegessen werden.

Bei stärkerer Arbeit oder beim Sport darf bzw. muß mehr gegessen oder weniger gespritzt werden.

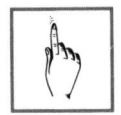

Als Faustregel gilt: Für 20 Minuten Sport eine Zusatz-BE essen oder drei Einheiten Insulin weniger spritzen.

Bei der intensivierten Zuckereinstellung werden 50 Prozent des täglich benötigten Insulins auf zwei Dosen aufgeteilt und als lang wirkendes Insulin morgens und abends gespritzt. Zusätzlich wird mahlzeitenbezogen und blutzuckerabhängig jeweils 15 Minuten vor der Mahlzeit ein normal wirkendes Insulin dazugespritzt.

Durchschnittlich rechnet man mit 1,5 — 4 Einheiten Insulin pro Broteinheit. Der Blutzucker fällt durch die Injektion von einer Einheit Insulin um 15 — 30 Milligramm ab. Eine intensive Schulung des Patienten ist für diese Methode unbedingt erforderlich.

Für den Zuckerkranken vom Typ II stehen neben der Diät (am wichtigsten!) Pillen zur Zuckersenkung zur Verfügung.

Die gebräuchlichsten Zuckerpillen sind: Diabetex, Dia-Eptal, Diamicron, Euglucon, Gewaglucon, Glibenclamid, Glibenese, Glibenhexal, Gluborid, Glucobay, Glucobene, Glucophage, Glurenorm, Glutril, Minidiab, Normoglucon, Pro-Diaban, Rastinon, Semi-Euglucon.

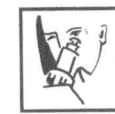

Laborkontrollen der Zuckerkrankheit fußen auf drei Methoden:

- Bestimmung des Blutzuckers, sie gibt den momentanen Blutzucker wieder.
- Bestimmung des Harnzuckers im »Sammelharn« der letzten 24 Stunden und
- Untersuchung der HbA1-Konzentration.

»HbA1« oder »Glykohämoglobin« ist eine Verbindung aus Zucker und Blutfarbstoff. Die Höhe des gemessenen Wertes spiegelt die Blutzuckerverhältnisse der letzten 3 Monate wider. Aussagen über die Güte der Behandlung sind damit »im nachhinein« möglich.

Beim Gesunden liegt der HbA1-Wert zwischen 5,5 und 8,5 Prozent. Diabetiker haben meistens über 7,1. Ein Meßwert von 9 besagt einen durchschnittlichen Blutzuckerwert von 160 im letzten Monat. Meßwerte von 11 oder darüber sind Zeichen einer sehr schlechten Einstellung.

Alternativ zur HbA1-Bestimmung können die »Fruktosamine« herangezogen werden. Sie sind Eiweißkörper im Blut; ihr Vorteil ist, daß sie rascher und empfindlicher auf den Blutzucker reagieren. Der Normalwert liegt zwischen 280 und 370. Zusätzlich zur ärztlichen Untersuchung sollten alle Zuckerkranken auch ein geeignetes Gerät zur Selbstmessung im häuslichen Bereich haben.

Empfehlenswert sind die Geräte One Touch II (das beste und preislich günstigste Gerät, Firma Laevosan), Accutrend (Fa. Boehringer), Omnican (Fa. Braun) und Supreme (Fa. Germania). Damit können in der üblichen Alltagssituation beliebig viele Werte bestimmt werden. Es gelingt mit diesem »kleinen Zuckerdoktor« im Hause viel besser, gefährliche Zuckerspitzen oder die ebenso bedrohliche Unterzuckerung zu vermeiden.

Zuviel ist zuviel
Übergewicht

Wir kennen verschiedene Möglichkeiten, Übergewicht in Worte zu fassen. Die wichtigsten Begriffe dazu sollen hier erklärt werden:

1. Übergewicht liegt dann vor, wenn der Fettanteil bei Männern 20 und bei Frauen 25 Prozent übersteigt.
2. Das Körpergewicht wird durch die Körpergröße in Metern zum Quadrat dividiert:

   Heraus kommt der Körpermasse-Anzeiger oder »Bodymass-Index (BMI)«.

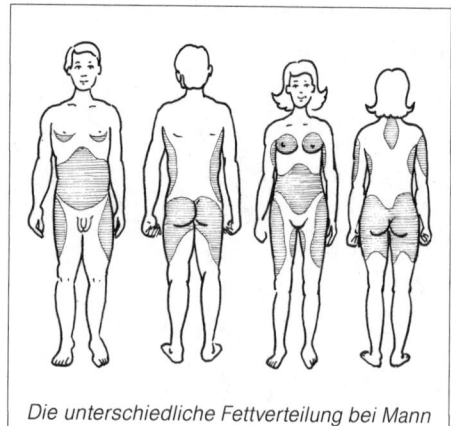

Die unterschiedliche Fettverteilung bei Mann und Frau.

BMI unter 25 . . . . Normalgewicht
BMI ab 25 . . . . mäßiges Übergewicht
BMI ab 30 . . . . starkes Übergewicht
BMI ab 40 . . . . sehr starkes Übergewicht

Berechnungsbeispiel für einen 80 kg schweren Mensch von 1,70 m Körpergröße:

$$80 : 1{,}7 \times 1{,}7 = 27$$

Dies bedeutet mäßiges Übergewicht.

3. Messung der Hautfaltendicke; gemessen wird die unter der Haut gelegene Fettschicht am Oberarm, über der Spitze des Schulterblattes, am Oberschenkel und Bauch.
4. Broca-Index: Körpergröße in Zentimetern minus 100 ergibt das Normalgewicht. Diese Messung ist für Kinder und Jugendliche unbrauchbar, für den alten Menschen problematisch, weil die Körpergröße des Erwachsenen mit dem Alter abnimmt.
5. Bauch-zu-Hüft-Umfang: Diese Angabe ist gut zu gebrauchen, da die betonte Fettsucht des Oberkörpers ein eigenständiger Risikofaktor für die Entstehung einer Kranzgefäßverkalkung ist. Dies ist insbesondere dann der Fall, wenn das Übergewicht mindestens 25 Prozent ausmacht und länger als 8 Jahre (Frauen: 14) besteht.

   Berechnung: Bauchumfang dividiert durch Hüftumfang
   Normalwert Männer: bis 1,0
   Normalwert Frauen: bis 0,8

Übergewicht gilt als bedeutender Risikofaktor für die Entstehung einer Herz-Kreislauferkrankung; verstärkt wird das Risiko noch durch Fettblut, Zigarettenrauchen und Bluthochdruck.

Zur Normalisierung von Übergewicht kennen wir folgende Möglichkeiten:

- energieverminderte Mischkost,
- Fasten,
- energiereduzierte Nahrungsmittel mit Füll- und Quellstoffen und
- Diäten mit extrem einseitigem Nährstoffangebot.

Dazu einige Bemerkungen:
Man sollte vom Idealgewicht Abschied nehmen. Besser ist es, ein »Realgewicht« oder »Wohlfühlgewicht« zu fordern.

Das ist jenes Gewicht,
- das zum betreffenden Menschen »paßt«,
- das unterhalb der gesundheitlich bedenklichen Marke liegt,
- das leicht erreicht und gehalten werden kann und
- bei dem man sich richtig wohl fühlt.

Fasten und die große Fülle der einseitigen Diäten wirken zwar — aber nur kurzfristig. Sie müssen — bis zur Erschöpfung — in immer kürzeren Abständen wiederholt werden.

Wiederholte Diäten nach dem schon erwähnten »Yo-Yo«-Prinzip sind schlecht: Der Organismus antwortet darauf mit einer Steigerung seines Leistungsvermögens, mit »weniger« auszukommen.

Er drosselt den Energieverbrauch, leistet also bei verminderter Energiezufuhr dasselbe; essen wir demnach weniger, nehmen wir trotzdem nicht ab. Man ist heute der Ansicht, daß die körperlichen und seelischen Nachteile von diätbedingten Gewichtsschwankungen viel schädlicher für uns sind, als ein geringgradiges Übergewicht.

<u>Die einzig wirksame Hilfe gegen Übergewicht ist die Einhaltung eines Langzeitprogrammes:</u>

1. Abnehmziel ist 1/2 Kilogramm pro Woche, nicht mehr!
2. Täglich 5 kleine Mahlzeiten essen, und den Energieverbrauch höher gestalten als die Energiezufuhr. Dazu muß der Grundumsatz bestimmt werden, er ergibt sich aus Körpergewicht mal 24; dazu kommen noch 1 — 3 Drittel für den Arbeitsumsatz. Die tägliche Energiebilanz muß negativ werden.
3. Die Beschäftigung mit Kalorien bzw. »Joule« zur Wiedergabe des Nährwertes ist erforderlich. Dazu gibt es anschauliche Kalorientabellen.
4. Täglich Bewegung von 30 — 60 Minuten Dauer.
5. Alkohol und Naschereien gänzlich meiden.
6. Wenn die Waage »steht«, fragen: »Was mache ich falsch?«; Gespräch mit dem Arzt suchen!
7. Psychologische Waffen einsetzen:
    - Bekanntenkreis informieren.
    - Keine Vorräte einkaufen. Vor dem Einkauf ein Stück Gemüserohkost zur Besänftigung des Magens essen.

- Fixe Essenszeiten einhalten.
- Während des Essens nichts anderes machen als essen.

8. Jeden Monat Resümee ziehen:
   - Wie geht's?
   - Was kann ich besser machen?
   - Was hab' ich falsch gemacht?

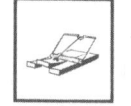

Was sind die Gründe, wenn wir beim Versuch abzunehmen versagen?

Am häufigsten ist die zu hohe Erwartung einer raschen »Erschlankung«. Dies führt zu Frustrationen und kratzt an unserer Ausdauer. Auch die zu oberflächliche Information unserer Mitmenschen und Lebenspartner kann den Durchhaltewillen schwächen.

Vorbeugen können wir dem Versagen durch:

- mehr sportliche Betätigung,
- Verlassen eingefahrener Ernährungsgewohnheiten,
- bessere Bewältigung von Streß, Ärger und Sorgen,
- Knüpfen eines »sozialen Netzes« mit der dringlichen Botschaft »Ich will abnehmen, bitte helft mir dabei«.

In Summe braucht man also zum Abnehmen Augenmaß, Geduld und Ausdauer. **Jede seriöse Gewichtsnormalisierung braucht bis zum Erfolg ein Jahr!**

Was kann man also tun, um Herzerkrankungen und Bluthochdruck vorzubeugen?

Wie bei anderen Krankheiten und Leiden auch geht es hier um das rechtzeitige »Erkennen«, Ausschalten und Behandeln von Risikofaktoren. Angeborene Störungen müssen zeitgerecht korrigiert, entzündliche Prozesse und Lungenkrankheiten saniert werden.

Die wichtigsten **Risikofaktoren** für die Verkalkung der Kranzgefäße und den Herzinfarkt sind:

- Bluthochdruck,
- Zuckerkrankheit,
- Cholesterinblut,
- Gicht,
- Rauchen,
- familiäre Belastung,
- die »Pille« bei jungen Frauen,
- Bewegungsmangel,
- Übergewicht und
- Streß.

Die entsprechenden Risikofaktoren für den Bluthochdruck sind:
- familiäre Belastung,
- Bewegungsmangel,
- hoher Kochsalzverbrauch,
- Alkoholismus,
- Nierenkrankheiten,
- Hormonstörungen und
- angeborene Gefäßverengungen.

Grundsätzlich besteht bei allen Entzündungen, Infektionen, Rheuma und Abwehrstörungen die Gefahr einer Mitbeteiligung bzw. Entzündung des Herzens.

Bei familiärer Belastung mit Bluthochdruck, Cholesterinblut und Zuckerkrankheit sollten die nachkommenden Kinder frühzeitig und dann regelmäßig auf aufkeimende Störungen untersucht werden. Wenigstens EKG, Labor und Ultraschall sollten schon beim Jugendlichen angewendet werden.

Spätestens im Schulalter muß eine entsprechende Aufklärung über die »Hauptübel« beginnen:
- Nikotin — der Gefäßmörder.
- Falsche Ernährung — Tod mit Gabel und Messer.
- Übergewicht — das Bleigewicht zum Krankenbett.
- Stoffwechselstörungen — die Boten des Infarktes.

Wer sein Herz gesund erhalten will, achtet auf
- tägliche Bewegung, körperliches Training,
- Normalgewicht, Disziplin beim Essen,
- Diät bei Zuckerkrankheit und Fettblut,
- Blutdrucksenkung bei Bluthochdruck,
- Verhütung und Behandlung von Infektionen im Atmungstrakt,
- Nichtrauchen.

Der Risikotest

Nachdem wir nun die wichtigsten »harten Fakten« der Risikofaktoren kennengelernt haben, ist nochmals daran zu erinnern, daß es auf die »Mischung« dieser Faktoren ankommt.

Eine Abschätzung des persönlichen Risikos ist nur möglich, wenn ich folgende Umstände kenne:
1. Welche Risikofaktoren habe ich?
2. Wie lange bestehen die Risikofaktoren schon?
3. Behandle ich die Risikofaktoren
    - ein bißchen,
    - ausreichend oder
    - sehr gewissenhaft?

Mit dem **Risikotest** erfahren Sie, wie es um Ihr persönliches Herz-Kreislauf-Risiko bestellt ist. Machen Sie mit!

Beantworten Sie alle Fragen mit Ja oder Nein, und addieren Sie die entsprechenden Punkte (= P)!

1. Bei meinen Eltern/Großeltern/Geschwistern gibt es Herz-Kreislaufkrankheiten. . . . . ☐ Ja 10 P ☐ Nein 0 P
2. Ich bin ein Mann. . . . . ☐ Ja 3 P ☐ Nein 2 P
3. Ein Tag müßte mehr Stunden haben. . . . . . ☐ Ja 4 P ☐ Nein 0 P
4. Ich ärgere mich leicht und oft. . . . . ☐ Ja 3 P ☐ Nein 0 P
5. Ich arbeite auch am Wochenende. . . . . . . ☐ Ja 4 P ☐ Nein 0 P
6. Der »nächste« Tag versetzt mich in Aufregung. . . . . ☐ Ja 2 P ☐ Nein 0 P
7. Für »Privates« habe ich keine Zeit. . . . . . . ☐ Ja 4 P ☐ Nein 0 P
8. Arbeitsfreie Stunden nerven mich. . . . . . . ☐ Ja 3 P ☐ Nein 0 P
9. In der Freizeit fühle ich mich unnütz. . . . . . ☐ Ja 4 P ☐ Nein 0 P
10. Ich bürde mir mehr Arbeit auf, als ich bewältigen kann. . . . . ☐ Ja 5 P ☐ Nein 0 P
11. Urlaub macht mir keine Freude. . . . . ☐ Ja 5 P ☐ Nein 0 P
12. Sport ist für mich ein Fremdwort. . . . . ☐ Ja 8 P ☐ Nein 0 P
13. Ich sportle nur am Wochenende. . . . . ☐ Ja 4 P ☐ Nein 0 P
14. Ich sportle 2- bis 3mal pro Woche. . . . . . . ☐ Ja 1 P ☐ Nein 0 P
15. Ich sportle täglich. . . . . ☐ Ja 0 P ☐ Nein 1 P
16. Am liebsten sind mir Laufen, Radfahren und Schwimmen. . . . . ☐ Ja 0 P ☐ Nein 4 P
17. Ich bevorzuge Kraftsport. . . . . ☐ Ja 2 P ☐ Nein 0 P
18. Ich bin in einem Sport-/Turnverein. . . . . . . ☐ Ja 0 P ☐ Nein 3 P
19. Ich bin zu dick. . . . . ☐ Ja 6 P ☐ Nein 0 P
20. Ich könnte schlanker sein. . . . . ☐ Ja 3 P ☐ Nein 0 P
21. Ich bin normalgewichtig. . . . . ☐ Ja 0 P ☐ Nein 2 P
22. Abmagerungsversuche haben nichts gebracht. . . . . ☐ Ja 4 P ☐ Nein 0 P
23. Meine Blutwerte kenne ich nicht. . . . . ☐ Ja 4 P ☐ Nein 0 P
24. Mein Harnsäurewert ist zu hoch. . . . . ☐ Ja 4 P ☐ Nein 0 P
24. Ich bin zuckerkrank. . . . . ☐ Ja 7 P ☐ Nein 0 P
25. Mein Cholesterinwert ist über 300. . . . . . . ☐ Ja 6 P ☐ Nein 0 P
26. Mein Cholesterinwert ist unter 200. . . . . . . ☐ Ja 0 P ☐ Nein 2 P
27. Meinen Blutdruck messe ich nie. . . . . ☐ Ja 4 P ☐ Nein 0 P

28. Mein Blutdruck ist fast immer zu hoch. . . . . ☐ Ja 7 P ☐ Nein 0 P
29. Mein Bluthochdruck ist mit
    Medikamenten gut eingestellt. . . . . ☐ Ja 0 P ☐ Nein 7 P
30. Ich rauche seit über 10 Jahren täglich
    2 Schachteln Zigaretten. . . . . ☐ Ja 8 P ☐ Nein 0 P
31. Ich rauche seit 5 Jahren täglich
    2 Schachteln Zigaretten. . . . . ☐ Ja 4 P ☐ Nein 0 P
32. Ich rauche seit über 20 Jahren
    täglich 1 Schachtel Zigaretten. . . . . ☐ Ja 6 P ☐ Nein 0 P
33. Ich rauche nie. . . . . ☐ Ja 0 P ☐ Nein 3 P
34. Ich nehme die »Pille«. . . . . ☐ Ja 4 P ☐ Nein 0 P
35. Ich trinke regelmäßig Alkohol. . . . . ☐ Ja 4 P ☐ Nein 0 P
36. Ich bin oft betrunken. . . . . ☐ Ja 9 P ☐ Nein 0 P
37. Alkohol trinke ich nie. . . . . ☐ Ja 0 P ☐ Nein 3 P
38. Ich freue mich am Leben. . . . . ☐ Ja 0 P ☐ Nein 8 P
39. Körperliche Gesundheit bedeutet
    mir etwas. ☐ Ja 0 P ☐ Nein 9 P
40. Ich gehe regelmäßig zur
    Vorsorgeuntersuchung. . . . . ☐ Ja 0 P ☐ Nein 10 P

Testauswertung

Mehr als 130 Punkte: Sie haben ein extrem hohes Risiko; die hohe Wahrscheinlichkeit zu erkranken, sollte Sie sofort zu Ihrem Arzt führen. Denken Sie daran, daß Sie die »silent killers« erst dann spüren, wenn es zu spät ist.

85 — 129 Punkte: Sie befinden sich in der Hochrisikogruppe; von jeweils vier Möglichkeiten der Lebensführung wählen Sie zwei gesunde und zwei krankmachende Möglichkeiten. Es ist höchste Zeit für Sie, umzudenken und den Weg zur Gesundheit einzuschlagen.

40 — 84 Punkte: Ihr Lebensstil ist in einiger Hinsicht als liederlich zu bezeichnen. Vieles machen Sie richtig, einiges falsch. Die Korrektur Ihres Alltages würde Ihnen vom Kreislauf gedankt werden: mit mehr Leistungsfähigkeit und einem längeren Leben.

15 — 39 Punkte: Einige Verbesserungen Ihres Lebensstiles würden Ihnen gut tun; sprechen Sie mit Ihrem Arzt, denn auch kleine positive Änderungen wirken sich langfristig günstig aus.

0 — 14 Punkte: Bravo! Hinsichtlich Vorbeugung und gesundem Lebensstil kann Ihnen niemand etwas vormachen. Machen Sie so weiter und helfen Sie mit, Ihren Mitmenschen die Brücke zur Gesundheit zu bauen.

Vorbeugen heißt messen

DER BLUTHOCHDRUCK (=Hypertonie)

15 von hundert Menschen leiden an hohem Blutdruck. Ein Viertel aller Sterbefälle nach Überschreiten des 40. Lebensjahres gehen auf hohen Blutdruck zurück. Wie gut oder wie schlecht die Aussichten, mit dieser Krankheit »gesund alt zu werden«, sind, hängt erstens davon ab, wie rechtzeitig und wie intensiv mit der Behandlung begonnen wird, und der zweite bestimmende Umstand ergibt sich aus der zugrunde liegenden Ursache.

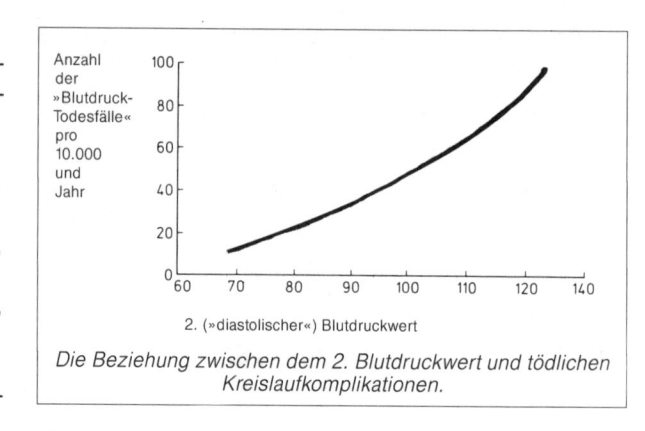

Die Beziehung zwischen dem 2. Blutdruckwert und tödlichen Kreislaufkomplikationen.

Als normal bezeichnen wir den Blutdruck unter 140/90.

Grenzwerthochdruck ist die Bezeichnung für den »Graubereich« zwischen 140/90 und 160/95. Hoher Blutdruck ist alles über 160/95.

Symptome

Ein hoher Blutdruck kann durch viele Jahre mit völligem Wohlbefinden einhergehen. Wichtig zu merken: Bei hohem Blutdruck keine Beschwerden zu haben, heißt nicht, daß er gutartig wäre oder nicht behandelt werden müßte!

Worüber klagt ein Patient mit hohem Blutdruck?

- Druck- und Engegefühle in der Herzgegend.
- Atemnot bei Belastung.
- Morgendliche Kopfschmerzen (sehr häufig!).
- Nervosität und Gereiztheit.
- Schlafstörungen.
- Schwindel ohne daß die Körperlage verändert wird.
- Konzentrationsstörungen.
- Leistungsabfall.
- Ohrensausen.
- Nasenbluten.

- Beeinträchtigte Liebesfähigkeit.
- Sehstörungen.

Wir sollten uns unbedingt merken: Bei hohem Blutdruck hat man entweder

- **keine Symptome,**
- **ein Symptom,**
- **mehrere Symptome oder**
- **viele Symptome!**

Bei den vielen Arten des Bluthochdruckes sind die möglichen Komplikationen fast alle gleich. Ob Komplikationen überhaupt eintreten, hängt vom Ausmaß und der Dauer des Hochdruckes ab. Allgemein am stärksten betroffen sind

- Herz,
- Nieren,
- Gehirn und
- Gefäße.

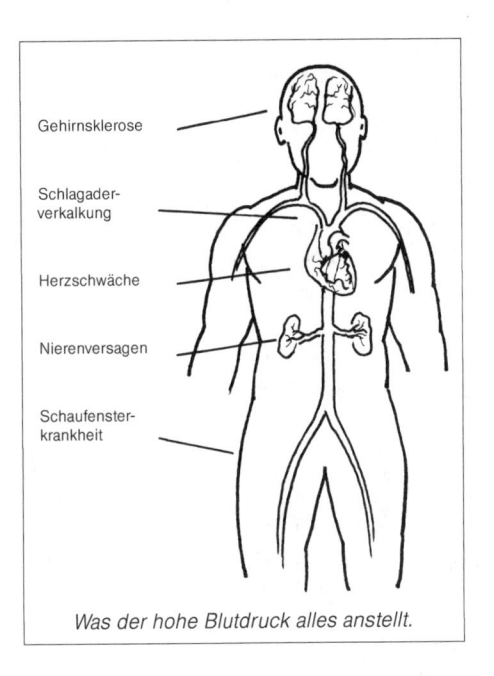

Was der hohe Blutdruck alles anstellt.

Zu frühesten Zeichen kommt es am Herzen. Die linke Herzwand verdickt sich, und die Kranzgefäße werden eingeengt. An Symptomen verspürt man Herzenge und Extraschläge. Nachzuweisen ist dies durch EKG und Ultraschall.

Die Niere verkalkt wie ein alter Wasserboiler. Im Harn tauchen Eiweiß und Blut auf; die Niere verliert die Kraft, den Harn zu konzentrieren, daher werden — als Versuch des Ausgleiches — große Harnmengen ausgeschieden. Im Endstadium findet sich die Schrumpfniere mit den Symptomen der Harnvergiftung.

Vordergründig können auch die Hirnsymptome sein: Schwindel, Kopfschmerzen und nachlassende Konzentration. Das Gehirn arbeitet langsamer, es kommt zu Persönlichkeitsveränderungen mit Sprachstörungen und Parkinsonzittern. Von häufigen kleinen Schlaganfällen (»Schlagerl«) sind bleibende Schäden zu befürchten.

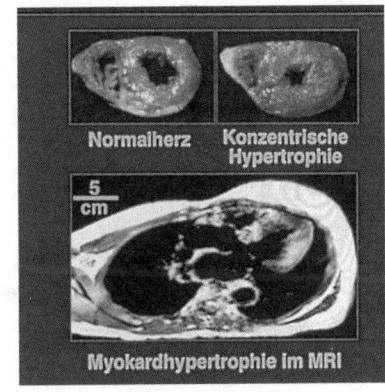

So verändert sich das Herz bei Bluthochdruck.

In schweren Fällen mit Gehirnbeteiligung kann es auch zu Erblindung und zu gravierenden Störungen des Bewußtseins kommen.

Am Augenhintergrund (= »Fundus«) verkalken die Blutgefäße. Die Engstellung der Gefäße nennt man »Kupferdrahtarterien«, in fortgeschrittenen Fällen werden daraus »Silberdrahtarterien«. Druckbedingte Ausschwitzungen von Eiweiß nennt man

»Cotton-wool«-Herde. Man kriegt sozusagen ein »Raucherbein« des Auges. Abhebungen der Netzhaut mit teilweiser oder vollständiger Erblindung folgen.

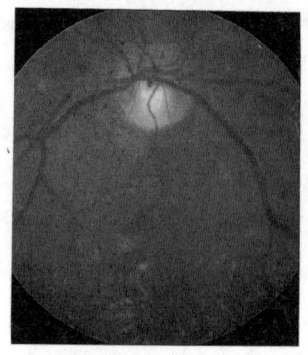

Der allgemeine Bluthochdruck

Die Ärzte bezeichnen ihn auch als »essentiell«; dieser Name ist nicht besonders glücklich, er hört sich so an, als ob er notwendig wäre.

»Cotton woll« (Baumwoll)-Herde am Augenhintergrund

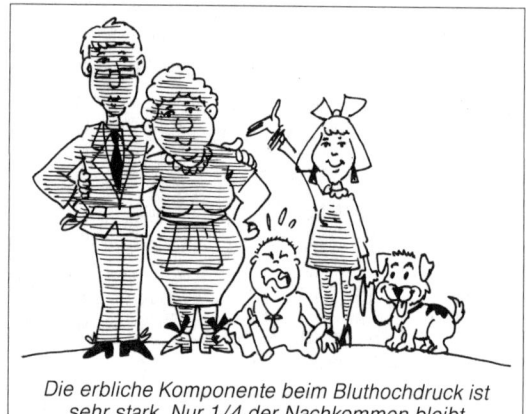

Die Ursachen des allgemeinen Bluthochdrucks sind grundsätzlich ungeklärt. Oft findet man aber folgendes Umfeld: hoher Blutdruck in der Familie, Übergewicht, reichlicher Kochsalzverzehr, Alkoholismus, Rauchen und Streßbelastung. Bei vielen Hochdruckpatienten laufen hormonelle Vorgänge in der Nebenniere rascher ab.

Das ganze sympathische Nervensystem steht unter erhöhter Spannung.

Symptome

Fast 3/4 der Familienangehörigen haben auch einen hohen Blutdruck.

Es ist für die Hochdruckform typisch, daß die Symptome häufig wechseln. Der Beginn liegt meistens zwischen dem 30. und dem 50. Lebensjahr. Anfänglich sind stärkere Druckerhöhungen vor allem unter Belastung feststellbar.

Die erbliche Komponente beim Bluthochdruck ist sehr stark. Nur 1/4 der Nachkommen bleibt unbehelligt.

Auffällig oft gesehene »Gesellschafter« sind Übergewicht, Zuckerkrankheit und Gicht.

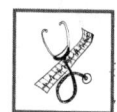

Diagnose

1. Organisch bedingte Ursachen müssen ausgeschlossen werden, um diese Blutdruckform als »allgemein« bezeichnen zu dürfen.

2. In 1/3 der Fälle sieht man eine Erhöhung der roten Blutkörperchen und der Harnsäure.

Alle weiteren Laborproben zum Nachweis oder Auschluß des Allgemeinhochdruckes sind ohne Bedeutung; das heißt: Ein völlig normales Labor spricht nicht gegen die Diagnose!

Das Übel sitzt im Filter
Der Nierenhochdruck

Er kann auf zwei Arten entstehen: Entweder durch Befall des Nierengewebes oder der Nierengefäße selbst.

Die Ursachen für den Nierengewebshochdruck sind sehr vielgestaltig: Bazillen, giftige Eiweißprodukte aus der körpereigenen Abwehr und bei Tumoren, außerdem Medikamente und Schwermetalle.

Unter den Medikamenten kommen Schmerzmittel, Antibiotika und Medikamente gegen Epilepsie in Frage.

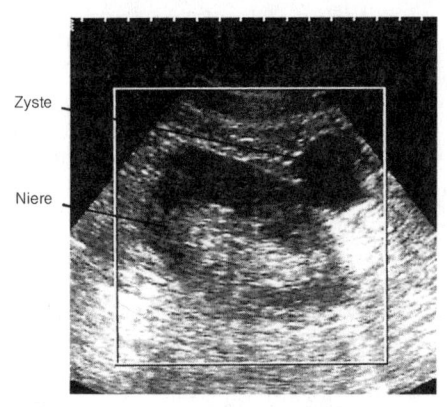

Bei jedem Bluthochdruck sollte ein Ultraschall der Nieren gemacht werden. Nierenzysten (siehe Bild) sind aber harmlos.

Weitere Ursachen sind aus anderen Organen verschleppte Erreger, Röntgen- und Radiumbestrahlungen. Ein gutes »Gelände« zur Entwicklung findet der Nierengewebshochdruck bei:

Zuckerkrankheit, allgemeinem Bluthochdruck, Harnstauungen, Schwangerschaft, ärztlichen Eingriffen mit Instrumenten, chronischer Verstopfung, Gicht, Störungen der Blutsalze und Krankheiten der Muskeln und Nerven.

Symptome
Sie können so lange fehlen, bis eine Nierenschrumpfung eingetreten ist, sonst Müdigkeit, Abgeschlagenheit, Kopfschmerzen, Appetitlosigkeit, Brechreiz, Rückenschmerzen, Gewichtsverlust, häufiges dranghaftes Urinieren.

Zeitweise kommt Fieber vor, eine Blutarmut stellt sich ein.

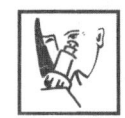

Diagnose
Der Harnbefund ist unverläßlich und wechselt sehr stark. Die Blutsenkung ist erhöht, die roten Blutkörperchen und das Kalium sind vermindert. Im Ultraschall sieht man die verkleinerten Nieren. Zusätzlich können Röntgen und eine Gewebsentnahme (= Nierenbiopsie) sowie eine Gefäßuntersuchung erforderlich sein.

Nicht zu vergessen ist, daß auch Störungen der ableitenden Harnwege zu einem Nierengewebshochdruck führen können, besonders in den Harnleitern steckengebliebene Steine können dies verursachen.

Die Ursachen des Nierengefäßhochdruckes sind hauptsächlich Verengungen der Körperschlagader und der Nierenschlagader. Solche Verengungen können angeboren oder durch Entzündungen, Verkalkungen, Verletzungen und Tumoren bedingt sein.

Die **Nierengefäßverengung** führt zu einer Störung des Hormonhaushaltes in der Niere. Die Folge ist eine »Ventilverstellung« im Organ und im weiteren hoher Blutdruck.

Symptome

Auffällig kurze Krankengeschichte und schnelle Verschlechterung eines bestehenden Bluthochdruckes. Auftreten meist vor dem 45. Lebensjahr. Kein überdurchschnittliches Vorkommen von Hochdruck in der Familie. Unregelmäßiger Pulsschlag mit Herzflimmern (Vorhofflimmern) und erniedrigtes Kalium.

Diagnose

Am wichtigsten ist die Untersuchung der Nierenblutgefäße; ein Katheter wird durch die Oberschenkeladern vorgeschoben. Im Nierenvenenblut wird der Stoff »Renin« gemessen. Wenn der Reninspiegel nach der Einnahme eines ACE-Hemmers ansteigt, wird das als Beweis für eine Nierengefäßverengung genommen.

Behandlung

1. Dehnung der Verengung mittels Katheter.
2. Hilft oder funktioniert die Dehnung nicht, so wird operiert; es gibt die Möglichkeiten der Gefäßplastik, der Bypassoperation (Umleitung) oder Einsetzung einer Gefäßprothese usw. Im ungünstigsten Fall werden ein Teil oder die ganze Niere wegoperiert.
3. Medikamentös sind ACE-Hemmer wirksam.

Drüsen machen Druck
Der Hormonbluthochdruck

Praktisch alle hormonerzeugenden Drüsen können zum Auslöser eines Hochdruckes werden. Die Symptome sind teilweise von der Art der auslösenden Drüse abhängig. Die Nebenniere kann 3 Krankheiten erzeugen, die als Phäochromozytom, Conn- und Cushingkrankheit bezeichnet werden.

Das Phäochromozytom

Ein Tumor des Nebennierenmarks erzeugt verstärkt das Hormon Adrenalin. Diese Geschwulst ist der »Schauspieler« unter den Tumoren! Unzählige Symptome sind möglich; am häufigsten kommen folgende vor: übermäßiges Schwitzen, Kopfschmerzen, Angst, Schwindelzustände, Reizbarkeit und Erschöpfung, unregelmäßiger Puls mit Wechsel rasch — langsam, Herzenge, Blutdruckabfall beim Stehen; weiters Sehstörungen, Verstopfung, Gewichtsabnahme, Atemnot und Hochdruckkrankheit des Gehirns.

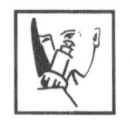

Diagnose

Im 24 Stunden lang gesammelten Harn wird Adrenalin stark erhöht nachgewiesen. 5 — 7 Tage vorher und während der Sammelperiode sollten — falls möglich — keine Medikamente eingenommen werden.

Auch muß auf den Genuß von Vanille, Nüssen, Mandeln, Bananen, Kaffee, Käse und Nikotin verzichtet werden.

Genau geortet wird der Tumor mittels CT, Ultraschall und Radioaktivität. Der ganze Untersuchungsablauf muß sehr schonend vor sich gehen, da leicht lebensgefährliche Blutdrucksteigerungen auftreten können.

Behandlung

Die Operation ist das Mittel der Wahl.

Medikamente dann, wenn der Tumor nicht gefunden (er sitzt dann eben nicht im Nebennierenmark, sondern irgendwo am sympathischen Nerv, der gleich aufgebaut ist wie das Nebennierenmark) oder operiert werden kann.

Die Conn-Krankheit

Die Nebennierenrinde produziert (einfach so) zuviel blutdrucksteigerndes Hormon »Aldosteron« oder der Hormonüberschuß geht von einem Tumor der Rinde aus.

Symptome

Wie auch sonst bei hohem Blutdruck; zusätzlich Muskelschwäche, Müdigkeit, starker Durst, Harnflut, Wasserbeine, Verstopfung, gesteigerte Nervenreflexe; unregelmäßiger Puls ist der Hinweis auf die Kaliumverarmung.

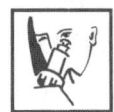

Diagnose

Zu wenig Kalium im Blut und viel zuviel im Harn. Zusätzlich Hormonbestimmung im Harn. Wassertreibende Mittel müssen 5 — 20 Tage vorher abgesetzt werden. Geortet (links oder rechts) wird die befallene Nebennierenrinde durch CT und Radioaktivität.

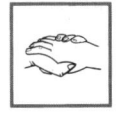

Behandlung

Operation; nach einer Entfernung beider Nebennieren (eine wäre ausreichend) muß lebenslang Kortison eingenommen werden. Ist die Operation nicht durchführbar, besteht die Möglichkeit, einen Gegenspieler des Aldosterons einzunehmen, wie z. B. das Präparat Aldactone.

Nicht immer muß bei der Conn-Krankheit die Nebenniere selbst schuld sein. Auch ein fortgeschrittener »gewöhnlicher« Bluthochdruck kann die Nebenniere so reizen, daß sie beginnt, krankhafte Mengen an Aldosteron auszuschütten.

In so einem Fall muß vorrangig das Grundübel behandelt werden.

Die Cushing-Krankheit

Der hohe Blutdruck entsteht hier durch eine übermäßige Ausschüttung des Hormons Kortison. Die Ursachen können Tumoren der Nebennierenrinde sein, aber auch eine übermäßige Reizung durch die dem Organ übergeordnete Hirnanhangsdrüse.

Symptome

Hoher Blutdruck, Fettsucht des Oberkörpers mit Büffelnacken und Mondgesicht, rote Streifen an Bauch und Hüften, Akne, männliche Behaarung bei Frauen, verstärkte Hautfärbung, Knochenschwund (Osteoporose) und traurige Verstimmung.

Diagnose

Labormäßiger Nachweis des krankhaft hohen Kortisonspiegels, CT.

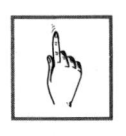

Achtung:

»Cushing«-Veränderungen gibt es auch bei Alkoholismus und langjähriger Kortisoneinnahme.

»Cushing«-Krankheit. Die krankhaft vergrößerte Nebenniere verändert das Aussehen des ganzen Körpers.

Behandlung

Operation und medikamentöse Behandlung je nach Ausgangssituation.

Der Herzhochdruck

Hier geht die Blutdruckerhöhung von einer Störung des Herzens aus. Am wichtigsten sind die schon bekannte Verengung der Hauptschlagader (Aortenisthmusstenose), die undichte Aortenklappe, die »hyperkinetische« Herzkrankheit und die Arteriosklerose.

Beim Herzhochdruck ist häufig nur der 1. Wert erhöht, während der Mitteldruck normal ist. Diese Blutdruckform ist teilweise — wie wir bereits wissen — chirurgisch behandelbar.

Der Nervenhochdruck

Der häufigste Grund ist eine »Überspannung« im Sympathikusnerv. Beide Blutdruckwerte sind erhöht, typisch sind starke Schwankungen und Gefäßstörungen; Verstopfung findet sich oft, sie kann sogar zum Darmverschluß führen.

Wichtige Maßnahmen sind

- Ruhe,
- Betablocker und Kalziumhemmer;
- auch Psychotherapie kann helfen.

Darüber hinaus können natürlich alle anderen Krankheiten des Nervensystems, wie Entzündungen, Verletzungen, Tumoren und Vergiftungen, zu Hochdruck führen.

Der Medikamentenhochdruck

Er ist keinesfalls selten. Immer daran denken muß man, wenn sich ein bestehender Bluthochdruck ohne sonst erkennbaren Grund verschlechtert. Menschen mit einer Neigung zu überhöhtem Blutdruck haben zudem eine gesteigerte Empfindlichkeit gegenüber Pillen, die blutdrucksteigernd wirken könnten.

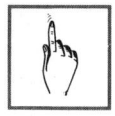

Folgende Medikamente sind mögliche »Blutdrucktreiber«:

die »Pille«, Rheumamittel, Asthmapräparate, abschwellende Nasen- und Augentropfen, Schilddrüsenhormone, Kortison, männliche Hormone (Doping!), Stoffe aus der Lakritze, Psychopharmaka, Tuberkulosemittel, Antibiotika, Sulfonamide, Gold (Rheuma!), Jod und Seruminjektionen.

Zum besseren Verständnis muß wohl gesagt werden, daß diese Medikamente nur in gewissen Einzelfällen und natürlich nicht im Normalfall zum hohen Blutdruck führen.

Die mengenmäßig größte Bedeutung hat eindeutig die »Pille«. Man schätzt, daß von 100 Frauen, welche die Pille nehmen, eine Frau eine Hochdruckkrankheit davon bekommt. Begünstigend dafür wirken:

- unregelmäßiger Blutdruck,
- Neigung zu überhöhtem Druck,
- familiäre Belastung,
- Übergewicht,
- Fettblut,
- Zuckerkrankheit und
- anderweitige Gefäßkrankheiten.

Wie soll die blutdruckerhöhte »Pillenfrau« vorgehen?

RR bis 140/90: Weiter kontrollieren!

RR 140 — 160/90 — 95:
1. Präparat mit geringerem Östrogenanteil nehmen.
2. Medikamentöse Blutdruckbehandlung.

RR höher als 160/90:
1. »Kombi«-Pille absetzen, Pille mit reinem Gestagen versuchen.
2. Eventuell andere Möglichkeiten der Empfängnisverhütung überlegen.
3. Medikamentöse Blutdruckbehandlung.

RR über 220/120:
1. Pille sofort absetzen.
2. Intensive Blutdruckbehandlung.

Zur Behandlung des anderweitig medikamentenbedingten »Pharma«-Hochdruckes genügt es im allgemeinen, die Präparate abzusetzen.

Der Schwangerschaftshochdruck

Wann spricht man davon?
Wenn

- der 1. Wert um 30 höher ist als zu Beginn der Schwangerschaft,
- der 2. Wert um 15 höher ist als zu Beginn der Schwangerschaft,
- der 1. Wert über 140 — 150 und
- der 2. Wert über 90 liegt.

Den Blutdruck muß man bei der Schwangeren im Sitzen messen, weil im Liegen die untere Hohlvene zusammengedrückt und dadurch ein falscher Wert ermittelt wird. Hinsichtlich der Entstehungsgeschichte gibt es mehrere Möglichkeiten. Zum einen kann der Hochdruck durch die Schwangerschaft (Hormone!) verursacht oder durch diese verschlechtert worden sein. Zum anderen kann der Hochdruck unabhängig von der Schwangerschaft als »allgemeiner« Bluthochdruck bestehen, oder es handelt sich schließlich um einen vorübergehenden Schwangerschaftshochdruck. Dieser tritt in den letzten 3 Monaten vor der Geburt auf und bildet sich bis zum 10. Tag nach der Geburt wieder zurück.

Insgesamt haben 20 Prozent aller schwangeren Frauen einen Blutdruckanstieg. Etwas häufiger davon betroffen sind die »Erstmalsmütter« (= »Erstgebärende«) und ältere Schwangere. Normalerweise sinkt bei schon längere Zeit hochdruckkranken Frauen in der Frühschwangerschaft der Blutdruck um 15, was nicht zur Annahme verleiten darf, der Bluthochdruck sei »weg«! Bei übergewichtigen Frauen ist wegen des vergrößerten Oberarmumfanges eine größere Blutdruckmanschette erforderlich. Die Bedeutung des Schwangerschaftshochdruckes ergibt sich aus der 2- bis 3fach höheren Gefährdung des Kindes.

Die Ursachen sind im wesentlichen ungeklärt. Überlegt werden Durchblutungsstörungen und Gefäßerkrankungen im Mutterkuchen und in der Gebärmutter.

Symptome
In den schwersten Fällen einer »Eklampsie« finden sich Sehstörungen, Kopfschmerzen, Ohrensausen, Erbrechen, Schwindel, Krämpfe und Bewußtlosigkeit. Typisch sind die drei Zeichen:

- Hochdruck,
- Eiweiß im Harn und
- Wasserbeine.

Selten kann auch eine Gelbsucht auftreten.

Leichte und mittelschwere Formen haben entweder keine Symptome oder solche wie unter »allgemeiner Hochdruck« beschriebene.

Die wichtigsten Komplikationen sind Nierenversagen und Fehlgeburten.

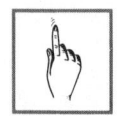

Eine Früherkennung wäre nur möglich, wenn man im letzten Schwangerschaftsdrittel wöchentlich

- Blutdruck,
- Körpergewicht und Harn kontrollieren könnte.

Behandlung

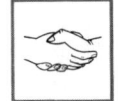

Allgemein kochsalzarme Kost und Flüssigkeitsbeschränkung; ein strenges »Salzregime« wird mehrheitlich nicht mehr empfohlen.

Bettruhe, besonders die Linksseitenlage hat in der Schwangerschaft eine deutlich blutdrucksenkende Wirkung.

Ab 140/90: Schonung, Meiden von Belastungen und Anstrengungen, genügend Nachtschlaf.

Ab 160—170/100—110: medikamentöse Behandlung.

Die geeignetsten Mittel sind die Betablocker Beloc, Lopresor und Tenormin. Geeignete Mittel zweiter Wahl sind Isoptin, Ebrantil und Nepresol. Die meisten anderen Blutdrucksenker sind nicht empfehlenswert. Nur in schwersten Fällen von Bluthochdruck ist die vorzeitige Beendigung der Schwangerschaft notwendig.

Blutdruckmessen im Kinderzimmer
Der Kinderhochdruck

Einen ständigen oder zeitweisen Bluthochdruck haben 3 bis 4 von 100 Kindern.

Als oberste, noch normale Blutdruckwerte werden erachtet:	
3 bis 6 Jahre	110/70
7 bis 9 Jahre	120/75
10 bis 13 Jahre	130/80
14 bis 15 Jahre	135/85

Als hoher Blutdruck im Kindesalter wird diagnostiziert, wenn bei einem 13jährigen Kind in drei zeitlich getrennten Untersuchungen jeweils ein Druck von über 140/90 gemessen wurde.

Symptome

Sehr oft sind keine vorhanden. Wenn doch, dann solche wie beim Erwachsenen.

Ursachen

Im Gegensatz zum Erwachsenen ist der »allgemeine« (= »einfach so«) Blutdruck beim Kind sehr selten. Die häufigsten ursächlichen Gründe sind Nierenkrankheiten und Nierengefäßstörungen, die Körperschlagaderverengung (= Aortenisthmusstenose) und der Hormonhochdruck.

Diagnose

Wichtig: Die Oberarmmanschette soll mindestens Zweidrittel der Oberarmlänge bedecken. Mit einer zu schmalen Manschette wird ein fälschlich überhöhter Druck gemessen.

Die Laboruntersuchung umfaßt:

Harn, Blutbild, Natrium, Kalium, Harnsäure und den Nierenwert Kreatinin. Die Nieren und ableitenden Harnwege werden mit Ultraschall untersucht. Dazu kommen noch EKG, Herz-Lungenröntgen und die Prüfung des Augenhintergrundes.

Behandlung

Sie soll nach Möglichkeit heilend sein. Dies ist auch durchführbar, weil die allermeisten Überdrucke beim Kind eine gesicherte Ursache haben. In der medikamentösen Behandlung werden Betablocker, Wassertreiber und Kalziumhemmer bevorzugt.

Mit den Jahren steigt der Druck
Der Seniorenhochdruck

Gemeinsam mit dem Älterwerden der Menschen nimmt die Zahl der älteren Blutdruckpatienten zu. Als Beginn des »Alters« nimmt man das 60. Lebensjahr.

Die gesonderte Besprechung findet ihre Begründung darin, daß der ältere Mensch

a) schlechtere Kreislaufreflexe hat und sich schlechter anpassen kann und

b) viel empfindlicher auf Medikamente anspricht als ein »Junger«.

Als Grenzwert gilt auch im Alter ein Wert von 160/95. Wenn nur der 1. Wert darüberhinaus erhöht ist, dann ist dies bloß ein Zeichen für weniger elastische Gefäße. Eine zwingende Behandlungsnotwendigkeit ergibt sich daraus noch nicht. Immer wieder kommt es vor, daß sich ältere Menschen nur bei »ihrem« 1. Wert so richtig wohl fühlen. Unbedingt behandelt werden sollte bei Drucken von über 180/100; vorher können Allgemeinmaßnahmen versucht werden, wie mehr Ruhe, Spazierengehen und salzarme Kost.

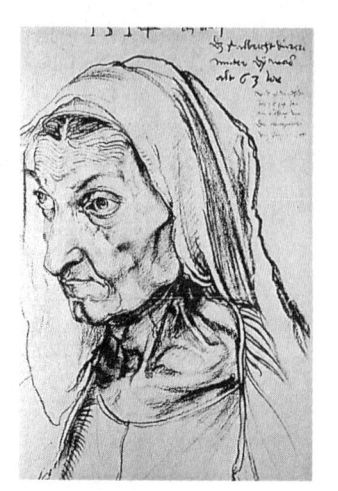

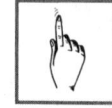

*Der ältere hochdruckkranke Mensch reagiert sehr empfindlich auf **alle** Blutdrucksenker.*

Wenn man schon älter ist, sind in der »Pillenbehandlung« einige Vorsichtsmaßnahmen zu berücksichtigen:

1. Der Blutdruck soll langsam innerhalb von 1 bis 2 Wochen gesenkt werden. Nieren, Gefäße und das Herz selbst brauchen viel länger, um sich veränderten Drucken anpassen zu können.

2. Es müssen wiederholte Blutdruckkontrollen erfolgen, vor allem im Stehen (!).

3. Ein einziges Blutdruckmittel ist einer Kombination vorzuziehen; das heißt, die Behandlung soll einfach und leicht überschaubar sein.
Keine »Pulverturm«-Therapie!

4. Nebenwirkungen treten leicht auf, daher immer mit der geringstmöglichen Dosis beginnen.

5. Folgende unerwünschte Reaktionen sind oft zu beobachten:
- Kaliummangel: macht müde, schlapp und traurig bis zur Depression.
- Rhythmusstörungen können ebenfalls Folge einer Kaliumverarmung sein.
- Blutdruckabfall im Stehen. Vorsicht, Stürze drohen!
- Die Gehirndurchblutung nimmt ab, Vergeßlichkeit kann stärker werden, Verwirrtheit tritt plötzlich auf.
- Die Nierendurchblutung nimmt ab, wodurch sich Schlackenstoffe im Körper anhäufen.
- Depressive Neigungen können in eine echte Depression übergehen.

Gut verträglich im Alter sind milde Wassertreiber, ACE- und Kalziumhemmer sowie Hydergin aus dem Mutterkorn.

Der Belastungshochdruck

Man versteht darunter ein Blutdruckverhalten, bei dem nur unter körperlicher Belastung der Blutdruck in krankhafte Höhen schießt. Menschen, die dazu neigen, haben oft schon in Ruhe grenzwertig erhöhte Drucke.

Der rechtzeitige Nachweis eines Belastungshochdruckes ist bedeutungsvoll, denn:

- Ein Viertel aller Menschen, die zuerst nur unter Belastung mit dem Blutdruck hinaufgehen, bekommen später — einige Jahre danach — auf (lebenslange) Dauer einen ständigen Bluthochdruck!
- Menschen mit einem Grenzwerthochdruck und Belastungshochdruck kriegen in der Hälfte der Fälle einen Dauerbluthochdruck.

Noch etwas: Etwa 5 Prozent der Bevölkerung reagieren unter Belastung nur mit einem Anstieg des 1. Wertes; es ist noch zuwenig bekannt, ob dies Auswirkungen für später hat.

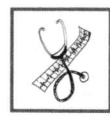

Diagnose

»Radfahren« als Belastungs-EKG (= Ergometrie). Man beginnt mit 25 Watt und steigert alle 2 Minuten um 25 Watt. Oder man beginnt bei 50 Watt und steigert jede Minute um 10 Watt.

Eine ausreichende Aussagekraft ist meistens schon bei 100 Watt möglich, und diese Stufe entspricht auch Alltagsbelastungen.

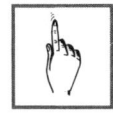

Achtung: Zum Nachweis einer Enge der Kranzgefäße ist diese Belastungsstufe meist nicht geeignet, da muß man höher belasten!

Normalwerte des Blutdruckes	»RR« unter Belastung:
Bis 50 Jahre	unter 200/100
5 Minuten nach Belastungsende	unter 140/90
Ab 50 Jahre	unter 210/105
5 Minuten nach Belastungsende	unter 150/90

Interessant ist folgende Beobachtung: Die Unterschiede zwischen trainierten und untrainierten Menschen sind auffallend gering; größer sind die RR-Unterschiede zwischen alt und jung!

Das Belastungs-EKG trifft in diesem Zusammenhang auch noch andere Aussagen:
- Wie hoch kann man sich als Blutdruckpatient belasten?
- Darf ich mich — ohne Gefahr — überhaupt belasten?
- Wie spreche ich auf die Blutdruckbehandlung unter den Bedingungen des Alltags (der wird ja mit dem Belastungs-EKG nachgeahmt) an?

Behandlung

Sehr gut geeignet für die medikamentöse Behandlung sind gewisse Betablocker, und zwar: Atobene, Beloc, Blocadren, Concor, Inderal, Seloken, Sotacor, Stresson, Tenormin.

Der bösartige (= maligne) Hochdruck

Es finden sich hier zweite (= diastolische) Blutdruckwerte über 130. Die Krankheit des bösartigen Blutdruckes ist gekennzeichnet durch Nierenfunktionsstörungen und Zerstörungen des Augenhintergrundes. Unbehandelt endet das Ganze in der Katastrophe des Nierenversagens und der hochdruckbedingten Gehirnvernichtung.

Die häufigste Quelle — mit der einstmals der »Grundstein« zur Bösartigkeit gelegt wurde — ist der »ganz normale hohe« Blutdruck! In jedem zweiten Fall hat der »Bösartige« als »Normaler« begonnen!

Andere Gründe sind:
- Nierenkrankheiten,
- Gefäßverengungen,
- Gefäßentzündungen,
- Schwangerschaft und
- Hormonstörungen.

Symptome

Typisch ist die Verschlechterung eines schon länger bekannten Bluthochdruckes. Auffällig sind Kopfschmerzen, schlechteres Sehen, Gewichtsverlust und Leistungsknick. Zeichen der Herzschwäche und Krampfanfälle können auftreten.

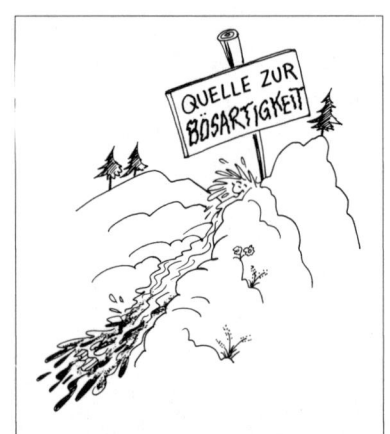

Der ganz »normale« Bluthochdruck ist meistens die Quelle des bösartigen Hochdruckes.

Im ärztlichen Befund wird immer das gleiche konstatiert:
- hoher 2. Blutdruckwert,
- schlechter Harn,
- wenig Blutplättchen,
- krankhafte Nierenwerte,
- Blutarmut,
- kranker Augenhintergrund.

Behandlung

»Bösartiger« Hochdruck bedeutet niemals, daß der Blutdruck nicht in den Griff zu kriegen wäre; es ist damit auch nicht gemeint, daß man die stärksten Mittel einsetzen müßte! Öfter ist es notwendig, mehrere verschiedene Blutdrucksenker miteinander zu kombinieren.

Bewährte Mittel sind: Catapresan, Nepresol, Presinol, Minipress und Trandate; fallweise auch ACE-Hemmer. Entwässerer sind sehr vorsichtig anzuwenden. Wenn der Druck mittelfristig erfolgreich gesenkt wurde, ist auch die Verminderung der Tablettenanzahl möglich.

Der krisenhafte Bluthochdruck

Üblicherweise kommen dabei Werte von über 240/140 vor. Die Bezeichnung »Hochdruckkrise« orientiert sich aber nicht alleine an der Höhe des Druckes.

Wesentlich sind daher

- die Ausgangshöhe,
- wie schnell der Druck angestiegen ist und
- ob sich die Gefäße anpassen können.

Somit kann auch bei (relativ) niedrigen Werten eine Hochdruckkrise diagnostiziert werden.

Symptome

Herzweh, Angst, Schwindel, Schweißausbruch, Kopfschmerzen, Nasenbluten, Sehstörungen, Brechreiz, Störungen des Bewußtseins bis zu Ohnmacht und Bewußtlosigkeit.

An organischen Komplikationen drohen Herzenge, Herzinfarkt, Herzschwäche mit Wassersucht, Rhythmusstörungen und Nierenversagen.

Ursachen

- »Einfach so«, bei allgemeinem Hochdruck
- Nikotinmißbrauch
- Nach Koliken (!)
- Absetzen von Blutdruckmitteln (!)
- Instrumentelle Untersuchungen von Mastdarm und Blase (!)
- Selten nach Magen-Darm-Spiegelung
- Nierenkrankheiten
- Gefäßentzündungen
- Vergiftungen und Allergien
- Schwangerschaft, Wechsel, Hormone
- Operationen, Verletzungen
- Nervenkrankheiten

Behandlung

Sie muß rasch erfolgen, um bleibende Schäden zu verhindern.

Geeignet sind Adalat, Catapresan, Nepresol, Ebrantil und Trandate; in schwierigen Fällen auch Nipride als Infusion.

Adalat und ähnliche Kalziumhemmer gibt es als Kapseln, die man zerbeißen kann, oder als Spray; den Kapselinhalt muß man unter der Zunge zergehen lassen. Die Blutdrucksenkung tritt sofort ein. **Solch ein Medikament muß jeder Blutdruckpatient zuhause haben bzw. »als kleiner Doktor« mit sich führen!**

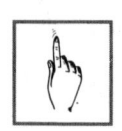

Empfehlenswerte Präparate: Buconif-Spray, Ospocard-Spray, Fedip-Tropfen, Adalat Kapseln, Gewadilat Kapseln, Majolat Kapseln, Nifedipin Kapseln.

Allgemein ist eine Senkung auf 180/95 vorläufig ausreichend, unter 160/90 sollte man nicht gehen. Am besten ist es, wenn man den Ausgangswert weiß: Der Blutdruck sollte bis dorthin gesenkt werden.

Bestehen die Anzeichen, daß Herz- und Hirnkomplikationen drohen, muß eine Intensivbehandlung unter Spitalsbedingungen eingeleitet werden.

Wer eine Blutdruckkrise mitgemacht hat, soll sich gründlich untersuchen lassen. Dabei muß (sollte) herausgefunden werden, was den krisenhaften Blutdruckanstieg verursacht hat. Eine Wiederholung dieser lebensgefährlichen Sache ist unter allen Umständen zu verhindern.

Zwei Dinge braucht der Blutdruckpatient also (auch für unterwegs): Einen Blutdruckapparat zur Selbstmessung und den kleinen chemischen Doktor!

Bluthochdruck und Arbeitsfähigkeit

Mit hohem Blutdruck kann man arbeiten, nach der gesetzlichen Spruchpraxis kann die Erwerbsfähigkeit aber je nach Schwere vermindert sein.

Schweregrad	Minderung der Erwerbsfähigkeit
Leichte Form	0–10 %
RR um 160–195/95–105, leichte Veränderungen des Augenhintergrundes, keine oder leichte Kopfschmerzen, keine Organbeteiligung.	
Mittelschwere Form	20–40 %
RR um 180–230/110–120. Deutliche Augenveränderungen, Herzvergrößerung, keine Organbeteiligung, zeitweise Herz- und/oder Kopfschmerzen.	
Schwere Form	50–100 %
RR konstant über 220/115, beeinträchtigte Herzfunktion, Minderung der Hirndurchblutung.	
Bösartige Form	100 %
2. RR-Wert konstant über 130. Schwerste Augenveränderungen. Allgemeine ausgeprägte Organbeteiligung von Herz, Gehirn und Niere. Schwere Augenveränderungen mit Blutungen.	

Die Behandlung des Bluthochdruckes

Hoher Blutdruck (= Hypertonie) ist nichts Schicksalhaftes. Die ursächlich bekannten Blutdruckarten lassen sich in einem hohen Prozentsatz heilen, die anderen Formen wenigstens am Fortschreiten entscheidend behindern.

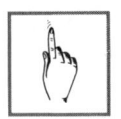

Vor einer Behandlung bzw. Überwachung müssen sich Arzt und Patient einen Fragenkatalog vorlegen.

10 Fragen an den Blutdruck

1. Muß er behandelt werden?
2. Gibt es eine Operation zur Heilung?
3. Gibt es eine heilende Behandlung ohne Operation?
4. Kann ohne Medikamente Entscheidendes erreicht werden?
5. Was kann eine Diät bewirken?
6. Muß salzarmes Leben durch Wassertreiber unterstützt werden?
7. Soll man nur ein oder mehrere Medikamente nehmen?
8. Welche Nebenwirkungen der Pillen
   - müssen beachtet,
   - können in Kauf genommen,
   - sollen unbedingt vermieden werden?
9. Welche Zusatzleiden müssen behandelt werden?
10. Gibt es Zusatzleiden, welche die medikamentöse Behandlung erschweren und den Einsatz gewisser Mittel überhaupt verbieten?

Besonderes Interesse verdienen

- die Herzschwäche,
- das Bronchialasthma (keine Betablocker!),
- Zucker und Gicht,
- Leber- und Geschwürsleiden,
- Nieren- und Blutsalzstörungen,
- Nervenkrankheiten wie Depressionen.

Der milde Hochdruck

Hier beginnt die Behandlung. Es handelt sich um den Blutdruckbereich von 140/90 bis 160/95.

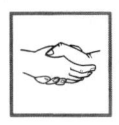

Das Problem besteht in der Vorhersage des Krankheitsverlaufes. Ein Teil der »Milden« bekommt nach ca. 5 Jahren Blutdruckkomplikationen und einen dauerhaften Bluthochdruck. Der andere Teil hingegen bleibt im wesentlichen blutdruckgesund.

Wie also soll man vorgehen? Am besten so:

1. Der Blutdruck wird einen Monat lang dreimal pro Woche, jeweils in Ruhe, gemessen. Dazu Ergometerbelastung beim Arzt.
2. Ergeben die Messungen einen 2. Wert über 90 oder einen Belastungshochdruck, wird ein weiteres Monat lang täglich gemessen.
3. a) Ist dabei der 2. Wert oft über 100, beginnt die Behandlung.
   b) Ist der 2. Wert unter 100, wird drei Monate lang weiter beobachtet, und es werden allgemeine Maßnahmen (Ruhe usw.) gesetzt. Noch keine Medikamente.
   c) Ist der 2. Wert nach diesen 3 Monaten oft über 95, beginnt die Behandlung.
   d) Ist der 2. Wert unter 95, wird weitere 3 Monate beobachtet, Allgemeinmaßnahmen (Ruhe usw.), keine Medikamente.
   e) Das ein- bis zweimalige wöchentliche Blutdruckmessen wird fortgesetzt.

Mit den »Allgemeinmaßnahmen« soll der 2. Wert dauerhaft auf unter 90 gesenkt werden.

Gemeint sind mit diesen Maßnahmen:

Gewichtsnormalisierung, regelmäßige körperliche Tätigkeit (Sport), Salzbeschränkung, Einstellen des Rauchens, Diät gegen Cholesterin- und Fettblut, also insgesamt Beseitigung der Risikofaktoren.

Ist eine medikamentöse Behandlung des milden Hochdruckes nötig, verwendet man Betablocker, Kalziumhemmer und Wassertreiber.

Die übliche Behandlungsdauer ist 2 Jahre; danach wird für 2 bis 3 Monate — unter Kontrolle — eine Pause gemacht.

Bleibt der Druck ohne Behandlung normal, sollte regelmäßig weitergemessen werden. Wenn der Druck in der Behandlungspause wiederum ansteigt, beginnt die Behandlung erneut.

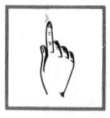

Unter welchen Umständen neigt der milde Hochdruck zum Übergang in einen Dauerhochdruck?

Diese Neigung besteht bei:

- familiärer Belastung,
- Übergewicht,
- Cholesterin- und Fettblut,
- Zuckerkrankheit,
- Nierenkrankheiten,
- Rauchen,
- Einnahme der »Pille« und
- Gefäßschäden.

Man sieht also, daß man gut zur Hälfte sein weiteres »Blutdruckleben« in der eigenen Hand hat. Vieles spitzt sich wiederum auf die »Risikofaktoren« zu!

Ständig Pillen nehmen
Der Dauerhochdruck

Die Behandlung ist umso ärmer an Komplikationen, je früher sie einsetzt.

Wann setzt sie ein?

Unter 45 Jahren	über 140/95
Über 45 Jahren	über 160/95
Bei Blutdruckproblemen in der Familie	ab 140/95
Bei blutdruckbedingten Organschäden	über 140/90

Den Blutdruck »behandeln« heißt nicht automatisch »Medikamente einnehmen«. Immer muß daran gedacht werden, ob nicht die Ursache des hohen Blutdruckes, z. B. eine Gefäßverengung in der Niere, beseitigt werden kann. Jede nicht ursächliche Behandlung, also Allgemeinmaßnahmen und Medikamente, behandelt ja nur das Symptom »hoher Blutdruck«!

Mit den Allgemeinmaßnahmen läßt sich der Blutdruck bei einem Drittel der Patienten auf normale Werte bringen.

Die drei Säulen der Blutdruckbehandlung sind

Alle 3 Säulen sind für die Behandlung gleich wichtig.

- Allgemeinmaßnahmen,
- kochsalzarme Lebensweise und
- Einnahme von Blutdrucksenkern.

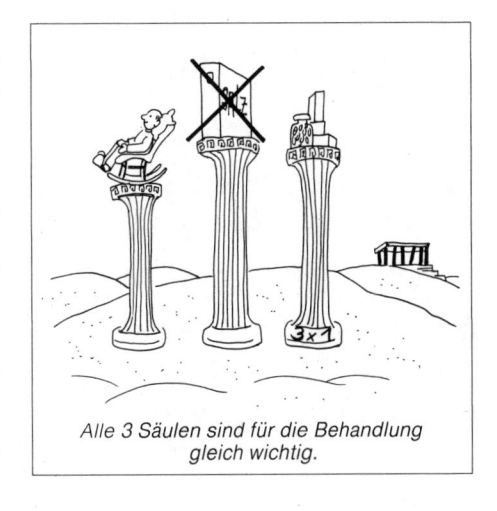

Allgemeine Behandlung

1. Regelmäßig und ruhig leben. Acht Stunden Nachtruhe. Hektik an freien Tagen und am Wochenende vermeiden.
2. Machen Sie zweimal im Jahr Urlaub, wenigstens einmal 3 Wochen lang. Empfehlenswert sind Seeklima und waldreiche Lagen von 300 bis 1000 Meter Seehöhe. Bei leichtem bis mittelschwerem Hochdruck sind auch Höhen bis 2500 Meter erlaubt. In den Urlaub (oder sonst wohin) fliegen darf nicht, wer
   - mehr als 220/140 Blutdruck hat,
   - an Herzschwäche — egal welcher Ursache — leidet,
   - einen Herzinfarkt oder Schlaganfall vor weniger als 6 Monate erlitten hat.

Im Zweifel muß man einen Ergometertest machen. Kuren mit einer speziellen blutdrucksenkenden Wirkung gibt es nicht. Von den Gegnern einer Kurbehandlung wird ein Kuraufenthalt für den Blutdruckpatienten mit der Begründung nicht empfohlen, daß die Blutdrucksenkung nur vorübergehend sei. Meine Meinung dazu: Viele Maßnahmen im Leben ganz allgemein und in der Medizin im besonderen sind nur vorübergehend wirksam. Wenn es einem Menschen mit hohem Blutdruck in der beruhigenden Kuratmosphäre gelingt

- zur Ruhe zu finden,
- neue, klare Gedanken zu fassen,
- den Körper in der belastungsarmen Umgebung zu trainieren,
- mit anderen Menschen zwecks Meinungsaustausches über die Lebensführung ins Gespräch zu kommen und
- eine gesunde Lebensweise zu erlernen,

warum soll dann eine Kur nicht sinnvoll sein? Daß Kuren jeden Bluthochdruck bessern oder heilen könnten, muß deshalb nicht behauptet werden.

3. Beschränken Sie Ihre Kalorien bei Übergewicht. Ein Drittel Übergewicht verkürzt die Lebenserwartung um die Hälfte; nur 20 Prozent Übergewicht vermindern die zu erwartende Lebensspanne immer noch um ein Drittel (im Vergleich zum normalgewichtigen Blutdruckpatienten).

4. Rauchen Sie nicht!

5. Bemühen Sie sich aktiv um die Beseitigung der Risikofaktoren, welche den »RR« schlecht beeinflussen: »Zucker + Fett + Gicht«.

6. Tee, Kaffee und Cola-Getränke nur sehr wenig, nur mit Süßstoff bzw. »light« und nicht nachmittags oder abends (Coffein stört den Nachtschlaf!).

7. Trinken Sie Alkohol — wenn überhaupt — nur selten. Mengenangaben, bis zu denen der »Genuß« sicher unschädlich ist, gibt es nicht.

8. Sporteln Sie! Sportart, Dauer der Belastung, Belastungsgrenzen und dergleichen sollten Sie nach dem Ergometertest mit Ihrem Arzt besprechen. Es können hier nur allgemeine Empfehlungen gegeben werden:
   - Grundlage für die Sportausübung ist ein gut eingestellter Blutdruck.
   - Leistungssport und übertriebener Ehrgeiz sind abzulehnen. Gefährliche Sportarten wie Tauchen sind verboten.
   - Generell günstig für jüngere (!) Blutdruckpatienten ist das Intervalltraining: 3 Minuten stärkere Belastung, dann 3 Minuten Erholungsphase mit geringeren Belastungen usf.

Welche Sportarten sind bei Bluthochdruck geeignet?

Günstig

- Skilanglauf, Joggen, Radfahren
- »friedliche« Ballspiele, Volleyball
- alle Ausdauersportarten mit geringem Krafteinsatz

Mäßig günstig

- Schwimmen, Rudern (Wandern)
- Handball, Fußball
- Tennis, Tischtennis

Ungünstig

- Leichtathletik
- Federball, Squash, Basketball
- Eishockey, Landhockey
- Kraftsport, Bodybuilding
- Kampfsport, Boxen, Fechten
- Mannschaftskegeln

Über die Besonderheiten der einzelnen Sportarten sprechen wir im Kapitel »Sport« noch genauer.

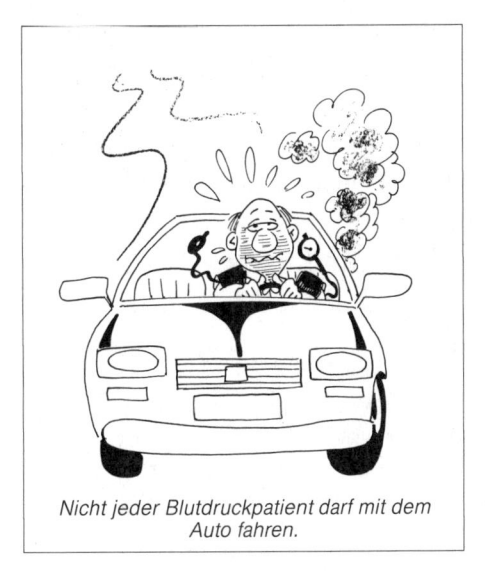

Nicht jeder Blutdruckpatient darf mit dem Auto fahren.

Was ist mit der Sauna?

Wir wissen, daß es während der Heiz- und Schwitzperiode zu keiner wesentlichen Belastung von Herz und Kreislauf kommt. Äußerst gefährlich dagegen ist das Kaltwasserbad: Extreme Blutdruckanstiege sind möglich.

Empfehlung:

Bei stärkerem Bluthochdruck nicht in die »normale« (= Trocken-) Sauna gehen, sondern nur die (mildere) Dampfsauna aufsuchen. Danach keine kalte Dusche und kein Sprung ins Kaltwasserbecken, sondern ruhig hinlegen und 1/2 Stunde ruhen.

Darf man mit hohem Blutdruck Autofahren?

Für Privat- und Berufsfahrer sind 2. Werte von 100 — 140 und darüber problematisch. Schwierigkeiten kann sicheres Autofahren während der Einstellung eines Hochdruckkes machen: Bis zur Stabilisierung sollte man den Autoschlüssel nicht in die Hand nehmen. Auch beruhigende (einschläfernde) Nebenwirkungen der Medikamente sind zu bedenken. Manche Blutdruckmittel vermindern unabhängig von ihrer blutdrucksenkenden Wirkung Konzentration und Aufmerksamkeit. Siehe dazu auch: »Herz und Autofahren«.

Kochsalzarme Lebensweise

Von einer strengen Salzbeschränkung ist man schon länger wieder abgekommen; es hat sich gezeigt, daß sie — wie andere »strenge« Diäten — nicht einhaltbar ist. »Kochsalzarm« leben heißt:

- nicht zusalzen und
- ungeeignete Lebensmittel vermeiden.

Zusätzlich hilfreich ist die zeitweilige Einnahme eines Wassertreibers. Mit der kochsalzarmen Diät kommt man auf eine tägliche Salzzufuhr von ca. 6 Gramm.

Vorteile und Erfolge des »Salzsparens«:

- 20 Prozent der Blutdruckpatienten können allein durch diese Diät ihren Hochdruck verlieren.
- Die Wirkung der Blutdrucksenker wird verstärkt.
- Die Nebenwirkungen der Mittel werden reduziert.

Die Speisekarte bei hohem Blutdruck

Nicht geeignet

Kochsalz, Meersalz, Gewürzsalz, Selleriesalz, Räuchersalz, Knoblauchsalz, Curry, Brühwürfel, Streuwürze, flüssige Würze, Suppen-, Saucen- und Fleischextrakte, salzige Hefeextrakte, fertige Saucen, Senf, Ketchup, Salatsaucen, Marinaden, Mayonnaise.

Gesalzene, gepökelte und geräucherte Fleisch- und Wurstspeisen, Schinken, Rauchfleisch, Mettwurst, Salami, Corned beef, fertige Wurst- und Fleischsalate.

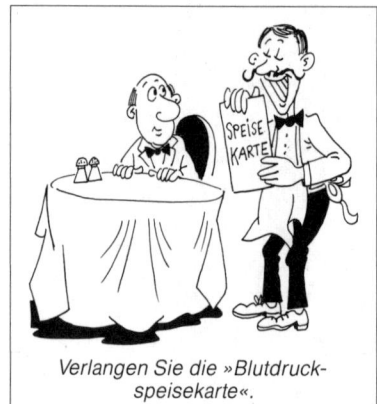

Verlangen Sie die »Blutdruckspeisekarte«.

Marinierte, gesalzene und geräucherte Fische, Fischkonserven, fertige Fischsalate.

Gesalzene Butter, Käse, besonders Schmelzkäse, Tilsiter, Camembert, Brie.

Gemüse- und Pilzkonserven, »fertige« Gemüsegerichte, eingelegtes Essiggemüse, Sauerkraut, Kapern, Oliven.

Gesalzene Nüsse und Mandeln.

Tiefgekühlte oder eingedoste Fertigspeisen, Fertigsuppen und -saucen, fertige Kartoffelspeisen.

Salzgebäck, Soletti, Chips, Crackers, Soletti.

Cornflakes, etliche Brotsorten.

Trinkbrühen, gesalzene Gemüsesäfte, Milch in größerer Menge, Mineralwasser mit mehr als 100 Milligramm Natrium pro Liter.

Beim Mineralwasser kommt es für die Beurteilung »geeignet« oder »nicht geeignet« allerdings auf das Verhältnis der einzelnen Mineralsalze an! Auf Grund der bloßen Natriumangabe sollte die Qualität eines Mineralwassers nicht beurteilt werden! Daher ist der Hinweis »Nicht geeignet« bei Mineralwasser mit Vorbehalt aufzufassen.

Geeignet

Kochsalzersatzmittel, Küchenkräuter wie Basilikum, Beifuß, Bohnenkraut, Borretsch, Dill, Oregano, Estragon, Kerbel, Knoblauch, Kresse, Liebstöckl, Petersilie, Rosmarin, Salbei, Schnittlauch, Sellerie, Thymian, Zitronenmelisse, Zwiebeln, Anis, Koriander, Kümmel, Lorbeer, Muskat, Majoran, Nelken, Paprika, Pfeffer, Piment, Wacholder, Zimt, Kren, salzfreier Curry, Hefeflocken, Tomatenmark ungesalzen, Senfextrakt ohne Salz, salzfreie Hefe.

Frisches Fleisch, kalter Braten, Faschiertes und Tartar ohne Salz.

Ungesalzene, nicht geräucherte See- und Flußfische.

Trinkmilch, Buttermilch und Dickmilch, geringe Mengen Yoghurt, Speisetopfen und Frischkäse.

Alle frischen oder tiefgefrorenen Gemüsearten, Salate, Pilze und Kartoffeln.

Alle Sorten Obst.

Brot nur von speziellen, salzarmen Vollkornsorten.

Kaffee, alle Teesorten, Frucht- und Gemüsesäfte ohne Salzzusatz, kleine Mengen Milch, Mineralwässer mit weniger als 100 Milligramm Natrium.

Tips und Tricks für die salzarme Küche:

- Gewürze und Kräuter; frisch, getrocknet oder tiefgefroren großzügig einsetzen.
- Fleisch »beizen« in Knoblauch- oder Kräuteröl, Essig-, Rot- oder Weißweinmarinaden. Fleisch erst am Ende der Zubereitung salzen.
- Herstellen von »Pasten« im Mörser oder Mixer aus Knoblauch, Zwiebeln, Pfefferoni, Tomaten, Kräutern und Gewürzen.
- Für Salatsaucen kräftig schmeckende Öle einsetzen wie selbstangesetztes Kräuter- oder Knoblauchöl, Haselnuß-, Walnuß- oder Olivenöl. Geeignet sind auch Kren, salzarmer Senf, ungesalzenes Tomatenmark, frische Kräuter und Zwiebel.
- Vollkornprodukte schmecken von sich aus kräftig.
- Überbacken, Braten, Grillen verstärkt den Eigengeschmack.
- Zum Würzen von selbstgebackenem Brot eignen sich Sesam, Weizenkeime, Sonnenblumenkerne, Nüsse, Zwiebeln, Kräuter, Knoblauch und Gewürze wie Kardamom, Koriander, Majoran, Kümmel und Anis.
- Süße und saure Saucen, Eigelb und Butter — falls sonst erlaubt (Cholesterin!) — verwenden.
- Fertigprodukte und Konserven (sie sind alle stark gesalzen) meiden, ebenso Wurst und Wurstwaren.
- Beginnen Sie nie eine Mahlzeit mit gesalzenen Speisen.

Was ist noch zu beachten?

Lebensmittel mit natürlichem Natriumgehalt

Bis 40 Milligramm pro 100 Gramm enthalten:

Frischobst, Obstkonserven, Obstsäfte, Nüsse, Marmelade, Honig, Zucker, Schokolade, Kakao, Mehl, Reis, Getreideflocken, Frischgemüse, Kräuter, Kartoffeln, ungesalzene Fette, Schlagobers, Topfen, Tee, Kaffee, Bier, Wein, Limonaden, natriumarme Heil- und Mineralwässer sowie alle natriumarmen diätetischen Lebensmittel.

So kommt das Salz ins Essen

Dem Salzgehalt von	entspricht der Salzgehalt von
25 g Tomatensuppe	1.300 g Tomaten
20 g Kartoffelchips	3.100 g Kartoffeln
25 g Erdnüsse gesalzen	4.700 g Erdnüsse ungesalzen
35 g Konservengemüse	5.000 g Gemüse frisch
8 g Salami	160 g Schweinefleisch roh
1 Biß Hamburger	135 g Steak roh
8 g Eckerlkäse	200 ml Milch
25 g Hülsenfrüchte konserviert	2.500 g Hülsenfrüchte trocken
4 g eingelegte Matjes	225 g Frischfisch

Bis 120 Milligramm enthalten:

Milch und Milchprodukte, Eier, Teigwaren, Fleisch und Geflügel, Wild, frische Fische, Gemüse bzw. Säfte von: Sellerie, Spinat, Mangold, Möhren, Rote Bete, Artischocke, natriumreduzierte Mineralwässer.

Lebensmittel mit zugesetztem Kochsalz

Bis 400 Milligramm pro 100 Gramm:

Frischkäse, Krusten- und Schalentiere wie Krebse, Muscheln, Garnelen (haben natürlichen Gehalt!), geräucherte Bücklinge und Makrelen, Zwieback, Gebäck, Kuchen, fertige(s) Kartoffelknödel und -püree, Gemüsekonserven, fertige Gemüsesäfte, Mineralwässer.

Mehr als 400 Milligramm pro 100 Gramm:

Käse, Wurstwaren, Gemüsepasteten, Fischkonserven, geräucherter Fisch, Brötchen, Brot, Cornflakes, fertige Semmelknödel, Kartoffel-Fertigprodukte wie Kroketten und Bratkartoffeln, Essiggurkerl und sonstiges Essiggemüse, Tomatenmark, Grill- und Cocktailsaucen, Fertigsuppen und -saucen, Fertiggerichte in Dosen und tiefgekühlt, Mineralwässer.

Mehr als 1.200 Milligramm pro 100 Gramm:

Dauerwurst, roher Schinken, Salzheringe, Lachsersatz, Schafkäse, Schmelzkäse, Salzgebäck, Oliven, Kapern, Ketchup, Senf, Gewürzmischungen.

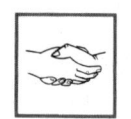

Tablettennehmen leicht gemacht
Einnahme von Blutdrucksenkern

Häufig verordnet werden Wasser- bzw. Salztreiber. Wir kennen sie schon von der Behandlung der Herzschwäche. Zu beachten ist dabei, daß ihre Wirkung durch eine salzarme Kost verstärkt wird; die Einnahme »jeden 2. Tag« wird dadurch ermöglicht. Viele dieser Mittel wirken leider erhöhend auf das Cholesterin und die Blutfette; das einzige diesbezüglich neutrale Mittel ist das extrem nebenwirkungsarme Fludex!

Die wichtigen Betablocker und Kalziumhemmer haben wir ebenfalls schon kennengelernt. Mit ihnen läßt sich der größte Teil der Blutdruckpatienten sehr gut behandeln.

Zu den »Großen Drei« (Salztreiber + Betablocker + Kalziumhemmer) gibt es noch eine Reihe weiterer Blutdrucksenker; sie wirken bei richtiger Anwendung alle gut. Die wichtigsten Präparate und ihre Nebenwirkungen seien kurz vorgestellt:

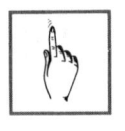

Trandate:
Beta- und Alphablocker; die Haupt- und Nebenwirkungen sind gleich wie bei den Betablockern, zusätzlich können Störungen der Harnentleerung vorkommen.

Aldometil, Presinol:
Müdigkeit, Allergien, Leberschäden.

Nepresol:
Herzklopfen, Kopfschmerzen, Brechreiz, Herzenge.

Catapresan:
Mundtrockenheit, langsamer Puls, Schlafumkehr, Blutdruckkrise nach Absetzen.

Minipress, Supressin, Vicard:
Schwindel, Kopfschmerzen, Übelkeit und Erbrechen können als »Erste-Dosis-Komplikation« auftreten. Bei Weitereinnahme problemlos.

Ebrantil:
Kopfschmerzen, Müdigkeit.

Wir kennen nun einige der wichtigsten Stoffe zur Blutdrucksenkung. Es gibt über 20 verschiedene Wirkstoffe und fast nicht zu überblickende Kombinationen. Was ein »gutes« Blutdruckmittel ausmacht, ist gar nicht so leicht zu beantworten. Es sollte folgendes Anforderungsprofil erfüllen:

1. Es muß bei der Hochdruckform »passen«.
2. Die Nebenwirkungsrate muß — gemessen an der Schwere des Hochdrucks — klein und überschaubar sein.
3. Der Arzt muß mit dem Mittel vertraut sein, und der Patient muß sich hinsichtlich häufiger Gefahrenmomente und Nebenwirkungen »auskennen«.

Achtung: Es ist wichtig, daß Ihr Arzt wenige Mittel gut kennt.

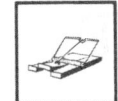

Etwas zu den Nebenwirkungen:
Sie sollten keinesfalls den Eindruck bekommen, daß medikamentöse Blutdrucksenkung »gefährlich« sei. Die möglichen Nebenwirkungen zu kennen, heißt nicht, der Behandlung mehr Gefahr beizumessen, sondern mögliche »Behandlungsfallen« im voraus zu kennen, um nicht hineinzufallen.

Der größere Fehler aber, als ein »falsches« Medikament zu nehmen, ist, in der Hochdruckbehandlung — wenn Pillen erforderlich wären — gar nichts zu nehmen.

Bei leichtem Hochdruck bevorzugt man bei Jüngeren Betablocker und ab 50 Kalziumhemmer und Wassertreiber. Beim mittleren und schweren Hochdruck kombiniert man in der Behandlung diese genannten Mittel untereinander.

Bisweilen kommt es vor, daß Mittel nach längerer Einnahmedauer »unwirksam« werden, das heißt in der bisher bekannten Wirksamkeit nachlassen. Versuchsweise kann man dann einige Tage extrem salzarm leben: Oft hilft das; wenn nicht, muß ein Wechsel des Mittels durchgeführt werden, oder man geht von einer »Zweierkombination« auf eine »Dreier- oder Viererkombination« über. Die Kombinationen (»sooo viele Pulver«) sind nicht das schlimmste, denn: Durch die Blutdrucksenkung an mehreren Angriffsorten der Blutdruckregulation läßt sich die Dosierung der einzelnen Medikamente oft erstaunlich niedrig halten!

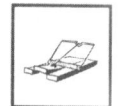

Welche anderen Gründe kann es geben, daß ein/mehrere Mittel nicht wirkt/wirken?

- Allzu geringe Dosierung.
- Zu seltene und unregelmäßige Einnahme.
- Wechselwirkung mit anderen Substanzen.
- Unwirksamkeit von Salztreibern bei einem Nierenwert (= Kreatinin) von über 2,0.
- Nierenprobleme.
- Einnahme von Mitteln, die den Blutdruck erhöhen (siehe S. 272).

Die Überwachung der Blutdruckbehandlung

1. Von Anfang an muß man eine unbequeme Tatsache akzeptieren: Blutdruck behandeln heißt (meistens) lebenslang behandeln!
2. Der Blutdruck sollte täglich vom Patienten selbst gemessen, und die Werte müssen aufgeschrieben werden. Immer wieder Messungen im Sitzen, Stehen (!) und Liegen durchführen. Zusätzlich den Blutdruck messen, wenn unangenehme Zeichen wie Schwindel oder Kopfschmerzen auftauchen. Immer den Pulsschlag mitmessen.
3. Wenn der Blutdruck gut stabilisiert ist (»er ist fast immer gleich«), 1/4jährlich zum Arzt gehen und die Blutdrucktabelle herzeigen.
4. Halbjährlich dem Arzt vorführen, wie man den Blutdruck mißt; eventuelle Fehler lassen sich dabei ausmerzen. Das Meßgerät regelmäßig eichen lassen.

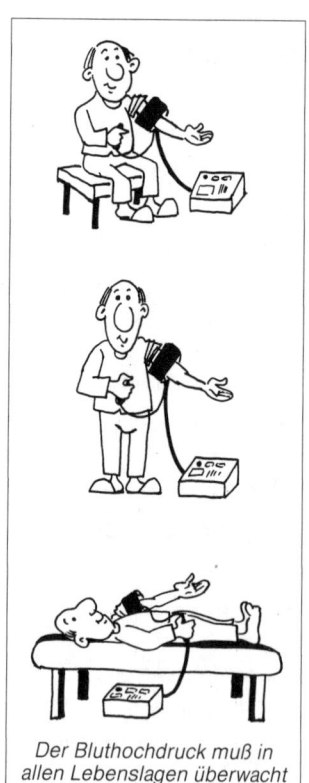

Der Bluthochdruck muß in allen Lebenslagen überwacht werden.

5. Arzttermine:
- Zu Beginn der Einstellung alle 2 Wochen das Kalium überprüfen. Dann halbjährlich Prüfung von Blutzucker, Cholesterin, Blutfetten, Harnsäure, Kreatinin und Kochsalzausscheidung im Harn.
- Jährlich EKG, Herzultraschall, Nierenultraschall, eventuell Ergometrie, großer Laborbefund und Augenarzt.
- Jährlich 24-Stunden-EKG und 24-Stunden-Blutdruckmessung.

Bei der jährlichen Kontrolle wird immer wieder — zumindest die ersten Jahre — die Diagnose auf ihre Richtigkeit dahingehend überprüft, ob nicht doch eine faßbare organische Ursache für den Hochdruck vorliegt. Zur Erinnerung seien nochmals die Krankheiten mit hohem Blutdruck erwähnt, bei denen operative Behandlungsmöglichkeiten bestehen:

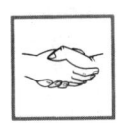

- Nierenkrankheiten,
- Nieren und Harnleitersteine,
- Nierengefäßverengungen,
- Einengungen der Körperschlagader (Aorta),
- hormonbildende Tumoren und
- Überfunktion der Drüsen.

Hat sich der Blutdruck nach ein — zwei Jahren beruhigt und normalisiert, kann man in Absprache mit dem Arzt versuchen, die »chemische« Behandlung abzusetzen; die Allgemeinmaßnahmen gegen den Blutdruck müssen bleiben. Das Absetzen der Mittel soll dabei langsam, »schleichend«, und nicht überfallsartig erfolgen. Nicht zu selten sieht man dann, daß — wenigstens über einige Monate — der Blutdruck auch ohne Pillen stabil bleibt; man hat den Eindruck, daß man den einen oder anderen Blutdruck »zähmen« kann. Wenn der »Dressureffekt« wieder nachläßt, muß man halt wieder mit der medikamentösen Behandlung beginnen.

Kopfweh, Schwindel, Müdigkeit

DER NIEDRIGE BLUTDRUCK (=HYPOTONIE)

Die Grenzen zwischen Normaldruck und Niederdruck sind fließend. Ein (eher) niedriger Blutdruck gehört auch zur »Persönlichkeit« von gar nicht so wenigen Menschen; er hat dabei gar nichts mit einer »Krankheit« zu tun. Ob ein auffällig niedriger Blutdruck Beschwerden macht und als Krankheitszeichen zu werten ist, hängt fast ausschließlich vom Ausgangswert ab. Für einen Hochdruckpatienten mit einem durchschnittlichen Druck von 160/90 ist ein Blutdruckwert von 100/60 mit gravierenden Symptomen, eventuell sogar Ohnmacht, verbunden. Für einen Menschen mit einem mittleren Wert von 90/60 bedeutet 100/60 einen geradezu »aktiven« Druck.

Vereinbarungsgemäß reden wir von niedrigem Blutdruck, wenn

- bei unter 40jährigen der 1. Wert im Liegen und im Ruhezustand unter 100 ist,
- bei über 40jährigen der 1. Wert unter 105 ist und
- der 2. Wert unter 60 liegt.

Fälschlich wird ein zu niedriger Druck gemessen, wenn ein schmaler Armumfang keine 28 Zentimeter erreicht.

Der niedrige Blutdruck kann akut (= plötzlich) auftreten oder chronisch (= dauerhaft) sein.

Den akuten Blutdruckabfall erleben etliche Menschen ein- oder mehrmals im Leben. Wir bezeichnen ihn als Ohnmacht, wenn er mit kurzzeitigem Bewußtseinsverlust einhergeht; der Arzt spricht von »Synkope«. Dazu kommt es, wenn der schwache Druck zur Blutversorgung des Gehirns nicht mehr ausreicht. Sobald der Mensch in die Horizontale kommt — also hinfällt oder hingelegt wird —, »erwacht« er wieder und die Ohnmacht ist vorbei.

Akuten Niederdruck gibt es bei:

- Herzschock durch Infarkt,
- Blutmangelschock nach Blutungen,
- Infektionen,
- Sonnenstich,
- Hitzekollaps,
- Vergiftungen,
- Blutvergiftung,
- allergischem Schock,
- Reisekrankheit,
- Hormon- und Stoffwechselschock,
- Nervenschock durch Aufregung und
- Reizung des Nervengeflechtes in der Gabel der Halsschlagader.

Ein langdauernder oder immer wieder abnorm niedriger Blutdruck als Symptom einer übergeordneten Krankheit kann fast unzählige Gründe haben. Einige davon seien aufgezählt:

Herz

- Herzschwäche
- Herzrhythmusstörungen
- Verengte Zweizipfel- und Aortenklappe
- Herzmuskel- und Herzbeutelentzündung
- »Lachschlag«: Bei besonders starker, heiterer Gemütserregung kann über die Auslösung von Nerven- und Gefäßreflexen Ohnmacht durch niedrigen Blutdruck auftreten.

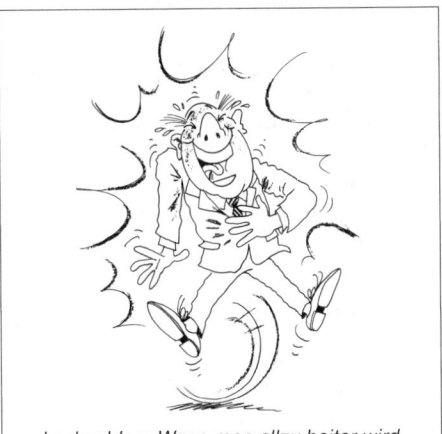

Lachschlag: Wenn man allzu heiter wird, kann man durch einen Blutdruckabfall sogar bewußtlos werden.

Gefäße

- Gefäßverschlüsse und Verengungen
- Gefäßentzündungen

Hormone

- Schwäche der Drüsen
- Unterzuckerung
- Tumoren der Drüsen

Nerven

- Angeborene Krankheiten
- Entzündungen
- Multiple Sklerose
- Parkinson-Krankheit
- Alkoholismus

Venen

- Krampfadern
- Nach Thrombosen
- Schlaffe Bauchdecken und schlaffe Muskulatur

Lunge

- Lungenblähung
- Lungenhochdruck (!)
- Lungenschrumpfung

Mineralsalze

- Zu wenig Natrium
- Zu wenig Kalium
- Zu wenig Kalzium

Verschiedene Ursachen

Starke Abmagerung, Blutarmut, Nikotinmißbrauch, Salz- und Wassermangel, Schwangerschaft, Depressionen, Reisekrankheit, lange Bettruhe, Leistungs- und Spitzensport.

Der Kreuzestod des Stifters der christlichen Religion, Jesus von Nazareth, ist auch auf extrem niedrigen Blutdruck zurückzuführen. Der Krankheitsforscher Professor

Bankl schreibt dazu: »Beim Gekreuzigten versackt eine beträchtliche Blutmenge in den unbeweglichen Beinen und geht dadurch dem Kreislauf verloren. Der Puls steigt stark an, der Blutdruck fällt ab. Es kommt zu Blässe der Haut, kaltem Schweiß, erweiterten Pupillen, Ohrensausen und Schwindel. Diese Neigung zum Kollaps geht in einen fortschreitenden Schock über, die Blut- und Sauerstoffversorgung der Organe wird bedrohlich mangelhaft. Die durch die Kreuzigung fast aufgehobene Atmung und der schwerstens gestörte Blutkreislauf wirken jeweils gegenseitig verschlimmernd! Es entwickelt sich ein Schockzustand, welcher tödlich endet. Die kritische Zeitdauer ist zwei Stunden, d. h. wer länger hängt, kann nicht mehr überleben. Somit liegt ein eindeutiger Beweis vor, daß Jesus am Kreuz gestorben ist, denn seine Leidenszeit betrug zumindest drei Stunden.«

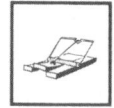

Auch durch Medikamente kann niedriger Blutdruck ausgelöst werden:

- Blutdruckmittel (überdosiert),
- Salztreiber (überdosiert),
- gefäßerweiternde Mittel (Blut versackt),
- Kalziumhemmer (Blut versackt durch Gefäßerweiterung),
- Rhythmusmittel,
- Asthmamedikamente,
- Epilepsiemittel,
- Präparate gegen Parkinson,
- Beruhigungsmittel und Psychopharmaka,
- Nitroglyzerin und
- Schmerzmittel.

Insgesamt am häufigsten ist der »ursachelose« (»einfach so«), gewöhnliche Niederdruck. Man findet ihn als Merkmal der ganzen Gestalt bei schmalen, schlanken Menschen; wir bezeichnen diese auch als »Astheniker« oder »Leptosome« zum Unterschied vom »Athleten« und »Pykniker« (dick und rund).

Symptome

Meistens keine. Wenn welche auftreten, so ist dies an allen Organsystemen in unterschiedlicher Stärke möglich. Herzklopfen, Extraschläge, Drücken und Enge am Herzen. An Händen und Füßen kann sich ein unangenehmes Kältegefühl einstellen; Schwindel im Stehen. Nase, Ohren und Fingerspitzen sind kühl. Einatmungsschwierigkeiten, Atemnot und Knödelgefühl im Hals können anfallsweise vorkommen.

Übelkeit, Appetitlosigkeit, Magendrücken, Blähungen, Aufstoßen und Stuhlunregelmäßigkeiten sind die »Bauchzeichen« der müden Durchblutung.

Auch das Gehirn macht auf sich aufmerksam: Kopfschmerzen, Ohrensausen, Schwarzwerden und Flimmern vor den Augen, Unruhe, Zittern, Reizbarkeit, Konzentrationsmängel und geringe Leistungsfähigkeit. Depressionen und Unlust machen sich breit, die Liebesbereitschaft kann sehr eingeschränkt sein.

Die Diagnose des gewöhnlichen Niederdrucks soll nur gestellt werden, wenn andere Ursachen ausgeschlossen sind!

Behandlung

Normalerweise keine; sie ist nur dann notwendig, wenn sehr starke Symptome vorhanden sind.

Merke:

Die Lebenserwartung beim gewöhnlichen Niederdruck ist besser als beim Normaldruck!

Der nervöse Niederdruck

Der aktivierende Partner des inneren Nervensystems, der »Sympathikus«, schafft es nicht, den Blutdruck auf Touren zu bringen (der andere Partner ist der blutdrucksenkende »Vagus«). Der Arzt nennt dieses unstimmige Verhalten »vegetative Dystonie«.

Symptome

Neben dem niedrigen »RR« findet man typische »Nervenzeichen«: Bestreicht man die Haut so, als ob man auf ihr schreiben würde, wird die Schrift durch einen Gefäßreflex für einige Zeit (Sekunden) sichtbar; das Ganze heißt Dermographismus. Dieses Zeichen kommt aber auch ohne Niederdruck vor. Machen Sie bei sich selbst den Test! Auch die Körperreflexe sind gesteigert, und die Lider flattern beim Augenschluß.

Behandlung

Man kann verschiedenes versuchen, nur eines nicht: Gefäßverengende Mittel nehmen, denn dadurch wird alles schlechter (siehe »Therapie«). Günstig sind sämtliche abhärtenden Übungen sowie Kur, Kneipp und Sport.

Der Niederdruck in der Schwangerschaft

Zu zwei Terminen kann der Blutdruck in der Schwangerschaft kritisch abfallen. Im 5. bis 6. Monat ist bei nervösen Frauen die Blutdruckregulation etwas müder. Das 2. Tief findet sich im letzten Schwangerschaftsdrittel: Die schwere Gebärmutter drückt im Liegen auf die untere Hohlvene und verhindert damit den Blutstrom. Dadurch entstehen im Liegen Übelkeit, Blässe, schnelles Herzklopfen und »Bauchweh«.

Behandlung

Aufstehen, bzw. das Liegen auf dem Rücken meiden. Keine gefäßverengenden Mittel einnehmen!

Allgemeinbehandlung des Niederdruckes

Sie ist nur dann angebracht, wenn wiederholt Schwierigkeiten im Alltag auftreten.

1. Vermeidung von »Fehllagen«:
   - Langsames Aufstehen morgens, eventuell noch im Bett eine Tasse Tee oder Kaffee trinken.

- Jede Änderung vom Liegen zum Stehen langsam durchführen.
- Meide: Langes Stehen, rasches Bücken, schnelles Aussteigen aus einem Fahrzeug, große Mahlzeiten, Sonnenbäder, zu heiße Wannenbäder, viel Alkohol.

2. Kopfende des Bettes um 25 Zentimeter höher stellen. Dies dient der nächtlichen Kreislaufgewöhnung an das morgendliche Aufstehen (Versuch lohnt sich fallweise).
3. Immer zu beherzigen bei drohenden Zeichen einer Ohnmacht: Beine hoch (auf den Tisch, an eine Wand) und Kopf tief!

Am wichtigsten ist die Behandlung durch körperliche Übungen, ergänzt durch »physikalische« Anwendungen. Es soll dabei die Beinmuskulatur gekräftigt und der Blutrückstrom aus den Venen zum Herz gefördert werden.

Empfehlenswert sind:

- Gymnastik,
- Joggen,
- Schwimmen,
- Atem- und Entspannungsübungen.

Auch Wechselbäder und Kneipp-Kuren sind günstig. Für den Urlaub ist das Reizklima am Meer und im Hochgebirge vorzuziehen.

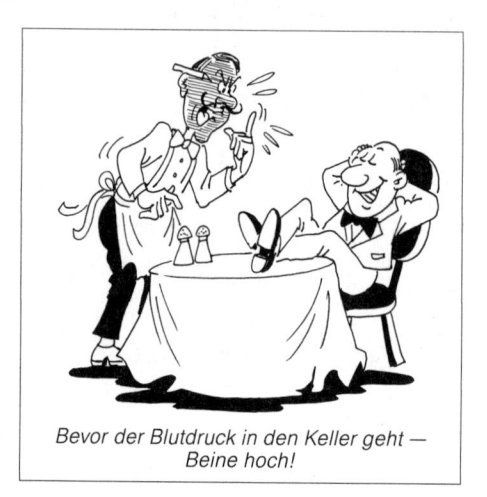

Bevor der Blutdruck in den Keller geht — Beine hoch!

Hilfreich kann auch das Tragen von Gummistrümpfen oder einer Leibbinde beim Hängebauch sein.

In der Kost soll — im Gegensatz zum Hochdruck — mehr gesalzen werden. Die Salzwirkung besteht darin, daß die Fähigkeit der Gefäße, sich zusammenziehen zu können, gesteigert wird. Über- und Untergewicht beeinflussen den Niederdruck gleich nachteilig, daher sollte Normalgewicht angestrebt werden.

Eine medikamentöse Behandlung des Niederdruckes ist meistens nicht notwendig. Wird ein Medikament versucht, muß man sich danach richten, welche Form des niedrigen Blutdruckes vorliegt. Besteht ein niedriger Druck mit gleichzeitiger Venenschwäche, gibt man Präparate, die aus dem Mutterkorn gewonnen werden: Adhaegon, Agilan, Defluina, Detemes, Dihydergot, Divegal, Effortil, Ergont, Ergovasan, Hypodyn.

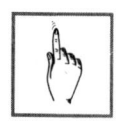

Nebenwirkungen sind Übelkeit und bei längerer Anwendung Durchblutungsstörungen der kleinen Gefäße; mit Mutterkornpräparaten daher nach 4 — 8, spätestens 12 Wochen pausieren!

Der Großteil der Niederdruckpatienten spricht auf Mittel an, welche den Sympathikusnerv reizen und eine Zusammenziehung der Blutgefäße bewirken: Akrinor, Amphodyn, Analeptan, Carnigen, Effortil, Gutron, Novadral. Nebenwirkungen sind Rhythmusstörungen, Kopfschmerzen und Übelkeit. Nicht verwendet werden dürfen diese Mittel bei: Überfunktion der Schilddrüse, grünem Star, Prostatavergrößerung, Herz- und Gefäßschäden. Sehr ungünstig sind diese »Blutdrucktreiber« beim besprochenen »nervösen Niederdruck«. Bei dieser Störung ist der Blutdruckabfall im Stehen besonders ausgeprägt. Ein Beispiel ist das Umfallen von Soldaten bei längerdauernden Truppenparaden. Werden die vorstehend genannten Stoffe dennoch eingenommen, verschlechtern sich alle Symptome! Deshalb bei »Blutdruckpillen« aufpassen! Blutdruck ist nicht gleich Blutdruck — auf die Ursache kommt es an!

Auch Betablocker können wirksam sein. Es sprechen jene Fälle darauf an, die auf längeres Stehen mit Herzrasen und Schweißausbruch reagieren. Die Blocker müssen aber in kleiner Dosierung genommen werden, weil sich sonst der niedrige Blutdruck verstärken kann!

Wenn die Symptome sehr arg sind und alle bisher eingenommenen Pillen nicht geholfen haben, kann man kurzfristig auf Kortison zurückgreifen. Kurzfristige Nebenwirkungen des blutdrucksteigernden Kortisons (es gibt ja mehrere Arten »Kortison«) sind Kaliumverarmung und Wasserbeine.

Wo der Puls schlägt

KRANKHEITEN DER SCHLAGADERN

Die größte Bedeutung haben Verengungen und Verschlüsse der Schlagadern. Die übliche Bezeichnung dafür lautet »Verschlußkrankheit«. Ist eine Schlagader verengt, so fließt durch sie — bei gleichbleibendem Blutdruck — weniger Blut. Schon durch eine mäßige Gefäßverengung wird die Durchblutung der Organe wesentlich vermindert. Da im Bauplan des Organismus aber ein großer Sicherheitsspielraum vorgesehen ist, kommen Beschwerden erst spät zum Vorschein.

Gefäßeinengung	Beschwerden
Um 1/3	noch keine
Um 2/3	nur bei Arbeit
Um 90 Prozent	auch in Ruhe

Das Ausmaß der Beschwerden hängt nicht nur von der Verengung selbst ab, sondern auch davon, wie lange der Krankheitsprozeß gedauert hat. Bei monate- und jahrelanger Krankheitsdauer gelingt es dem Körper, Nachbarschlagadern zu erweitern und die Gefäßenge zu umgehen. Man bezeichnet das als »Kollateral-Kreislauf«. Der plötzliche Verschluß einer Schlagader dagegen verläuft viel dramatischer.

Die verschiedenen Arten der Arterienverschlüsse

Der akute Verschluß

Die Ursache ist in der Mehrzahl der Fälle ein verschlepptes Blutgerinnsel, eine »Embolie«. Diese Gerinnsel bleiben oft dort hängen, wo sich ein Blutgefäß aufgabelt. In jede Gefäßgabel kann dann ein Schenkel des Gerinnsels hineinhängen und somit beide Gefäßäste verstopfen.

Woher kommen diese Gerinnsel?

Meistens aus dem Herzen bei Herzklappenfehlern und Herzflimmern, nach Herzinfarkt durch Ausbuchtung der Herzwand und aus Entzündungen der Herzinnenhaut.
Auch die Schlagadern selbst kommen als Gerinnselerzeuger in Frage. Bei der Arteriosklerose und bei Gefäßinnenhautentzündungen können abgestorbene Teile ihrer Innenhaut vom Blutstrom abgerissen und fortgetragen werden.

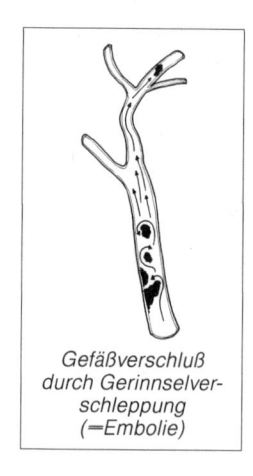

Gefäßverschluß durch Gerinnselverschleppung (=Embolie)

Auch aus den Venen können Gerinnsel stammen: Die Voraussetzung dafür ist ein Loch im rechten Herzvorhof mit Druckerhöhung des rechten Herzens; das Gerinnsel kann dann vom rechten Vorhof mit dem venösen Blut in den linken Vorhof schwimmen und von dort mit dem arteriellen Blut in die Schlagadern geschleudert werden. Seltener sind Gerinnsel bei krankhafter Vermehrung der roten Blutkörperchen und der Blutplättchen.

Von Embolien werden die Schlagadern verschieden häufig heimgesucht. Verschlüsse der Beinschlagadern sind achtmal häufiger als die in den Armschlagadern.

Die langsame Einengung der Gefäßlichtung ist eine typische Folge der Arteriosklerose. In die Gefäßinnenhaut werden Fett und Kalk eingelagert: Die Lichtung wird enger; zusätzlich verliert die Gefäßinnenhaut ihre Glätte. An den aufgerauhten Stellen scheidet sich Eiweiß ab; darauf bildet sich nun ein Gerinnsel, das weiter wächst und das Gefäß verschließen kann: Es entsteht eine »Thrombose«. Blutgerinnsel und Wandbröckel können auch abgerissen und als Embolie verschleppt werden. Stark gefördert wird die »Arterienverhärtung« (= Arteriosklerose) durch die schon öfter genannten Risikofaktoren Rauchen, Bluthochdruck, Übergewicht und Zuckerkrankheit.

Gefäßeinengungen können auch durch einen Krampf der Muskeln in der Schlagader entstehen. Gesteuert werden diese Muskeln durch den Sympathikusnerv. Werden diese an den Gefäßmuskeln endenden Gefäßnerven stark gereizt, kann die Zusammenziehung dieser Muskeln zur fast völligen Gefäßeinengung führen.

Eine weitere Möglichkeit der Gefäßeinengung schließlich ist z. B. die uns schon bekannte angeborene Einengung der Körperschlagader.

Symptome des akuten Gefäßverschlusses

Ausgeprägt sind die Krankheitszeichen bei einem Verschluß an Armen oder Beinen.

Der Schmerz beginnt plötzlich, wie ein Peitschenhieb. Die Haut wird blaß und später leicht bläulich, marmorartig gezeichnet. Die Hauttemperatur fällt, die Pulse verschwinden, das Empfinden für Berührung wird verändert und läßt dann völlig aus. Die Muskelkraft wird herabgesetzt, bald können Hand oder Fuß nicht mehr bewegt werden. Im weiteren Verlauf entwickelt sich ein Schock.

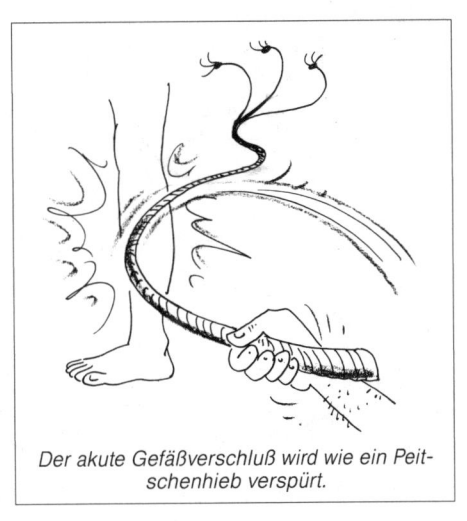

Der akute Gefäßverschluß wird wie ein Peitschenhieb verspürt.

Die Komplikationen des akuten Gefäßverschlusses sind der schon erwähnte

- Kreislaufschock,
- Darmlähmung und
- Nierenversagen.

KRANKHEITEN DER SCHLAGADERN

Akutdiagnose

Durch die typischen Symptome ist keine weitere Diagnostik erforderlich. Sonst Ultraschall und Gefäßröntgen (= Arteriographie = Angiographie).

Behandlung

Intensivbehandlung! Man versucht, das verstopfende Gerinnsel durch »Lyse« (= Auflösung) aufzulösen. Medikamente wie Streptokinase oder Urokinase werden dazu in die Vene eingespritzt oder als Infusion in den Körper gebracht. Eine diesbezügliche Möglichkeit ist auch die Katheterlyse, dabei wird das »Lyse«-Mittel direkt über einen Gefäßkatheter in den Thrombus gespritzt. Ist die Lyse nicht möglich (bei den vielen Gegenanzeigen, welche diese Medikamente haben), wird gerinnungshemmend mit Heparin und Marcoumar oder Sintrom behandelt.

Wann wird akut operiert?

Diese Entscheidung hängt

- vom Ort des Verschlusses,
- dem Ausmaß des Verschlusses und
- der Zeitdauer, die seit dem Verschluß vergangen ist, ab.

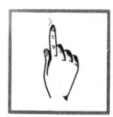

Wenn der Verschluß vollständig ist, soll innerhalb der 6-Stunden-Grenze operiert werden. Diese Grenze ist auf maximal 10 Stunden ausdehnbar. Bei einem unvollständigen Verschluß (= es rinnt noch etwas Blut durch) hat man länger Zeit, zu überlegen.

An den Schlagadern der Bauchorgane und an der Halsschlagader sollte unbedingt operiert werden. An den Armen gilt die unbedingte Operationsanzeige bis zum Ellenbogen und an den Beinen bis zur Kniekehle. Ist der Verschluß mehr in Richtung Hand bzw. Fuß gelegen, behandelt man lieber medikamentös, weil der Gefäßdurchmesser für eine Operation bald zu klein wird. Auch bei Verletzungen und eingerissenen Ausbuchtungen (= Aneurysma) der Schlagadern mit den Zeichen der völligen Blutlosigkeit wird operiert.

Gewählt wird immer der kleinstmögliche Eingriff. In Frage kommen

- die operative Freilegung und Aufschneidung der Schlagader,
- die Embolieentfernung mit Katheter und
- die »Thrombendarteriektomie« mittels Ringsonde (siehe »Gefäßoperationen«).

Die Auswirkungen eines Gefäßverschlusses auf den Körper hängen davon ab, in welchem Organ und in welcher Körpergegend der Verschluß stattfindet:

Es entstehen

- Herzenge und Herzinfarkt bei Verschluß der Kranzgefäße,
- Gehschwierigkeiten beim Verschluß von Bein- und Beckenschlagader,
- Schlaganfall bei Verschluß von Hals- und Kopfschlagadern,
- »Darmtod« bei Verschluß von Darmschlagadern und
- Bluthochdruck bei Verengung der Nierenschlagader.

Prozentuell sind folgende Komplikationen beim plötzlichen Verschluß dieser Adern zu befürchten:

Halsschlagader	20 % Schlaganfall
Innere Kopfschlagader	40 % Schlaganfall
Wirbelschlagader	10 % Schlaganfall
Leberschlagader	10 % Leberausfall
Obere Darmschlagader	ohne Operation tödlich
Armschlagader	30 % Amputation nötig
Becken- und Oberschenkelschlagader	50 % Amputation
Schienbeinschlagader	10 % Amputation

Wenn die Körperschlagader oberhalb des Abganges der Nierenschlagadern verschlossen ist, gibt es kein Weiterleben; bei einem Verschluß darunter sterben die Beine ab.

Die chronische Verschlußkrankheit

Sie verläuft in Schüben oder gleichmäßig fortschreitend. Sie führt zur Verdickung, Verhärtung und Einengung der Gefäßwand durch die Einlagerung von Eiweiß, Fett und Kalk. Im Bereich dieser Ein- und Auflagerungen der Gefäßwand entstehen Geschwüre, in welche es hinein blutet; örtlich lagern sich Gerinnsel darauf. Für die chronische Verschlußkrankheit kennen wir Risikofaktoren 1. und 2. Ordnung.

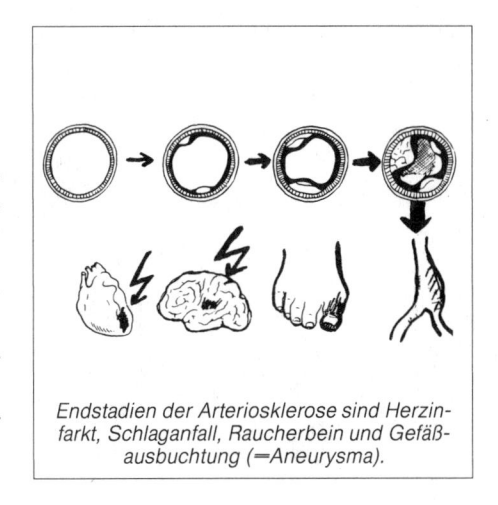

Endstadien der Arteriosklerose sind Herzinfarkt, Schlaganfall, Raucherbein und Gefäßausbuchtung (=Aneurysma).

Bluthochdruck, Rauchen und Cholesterin-Fettblut sind Risikofaktoren 1. Ordnung. Übergewicht, Zuckerkrankheit, Gicht, Bewegungsmangel und familiäre Neigung sind Faktoren 2. Ordnung.

Zusätzliche Schädlichkeiten, die den Gefäßschaden begünstigen, sind: Weibliche Hormone (Östrogene), chronische Infektionen, Streß, erhöhte Blutdicke und verstärkte Blutgerinnung.

Operationen an Schlagadern

Bevor wir uns den einzelnen Verschlußtypen zuwenden, ist es notwendig, daß wir uns mit den operativen Möglichkeiten an Schlagadern befassen.

1. Schlagaderersatz durch eine Vene

Muß man ein völlig zerstörtes Stück einer Schlagader herausschneiden, so kann an dieser Stelle ein Venenstück eingesetzt werden. »Gut erhaltene« Stücke aus einer Schlagader sind praktisch unentbehrlich und dürfen nicht entfernt werden. Der Verlust und anderwärtige Einsatz eines Venenteils macht dagegen nichts. Aus folgendem Grund kann man eine Vene in eine Schlagader »einbauen«: Die Vene ist fast gleich aufgebaut wie die Arterie, nur dünner ist sie. Nach der Einsetzung nimmt die Venenwand in kurzer Zeit die Eigenschaften der Schlagader an und funktioniert so wie diese.

2. Gefäßprothesen

Sie werden gebraucht, weil körpereigene Venen ja nicht in jeder Stärke, Länge und Weite verfügbar sind. Man verwendet hiezu Kunststoffschläuche aus Dacron und Teflon, die für den Chirurgen in jeder gewünschten Paßform vorhanden sind. Diese Schläuche bestehen aus einem gitterartigen Material, das von körpereigenem Gewebe durchwachsen werden kann. Nach dem Einsetzen der Prothese werden die Poren des Gitters mit Bluteiweiß durchtränkt; dadurch verkleben die Poren, sie werden abgedichtet. Nach und nach wird dieses Bluteiweiß bei der Protheseneinheilung durch lebendes Gewebe ersetzt. Zum Schluß berührt das in der Prothese fließende Blut nicht mehr den Kunststoff, sondern eine aus körpereigenen Zellen gebildete Innenhaut, die den Schlauch glatt auskleidet.

3. Bypass

Bypass ist englisch und bedeutet »Umgehung«.

Eine verschlossene oder verengte Schlagader muß man nicht unbedingt herausschneiden. Um eine Strombahn wieder herzustellen, kann man auch eine Vene oder einen Kunststoffschlauch einsetzen. Ein Ende wird vor, das andere Ende nach der Engstelle seitlich in die Wand der Schlagader eingesetzt. Die Umgehung, der »Bypass«, ist fertig.

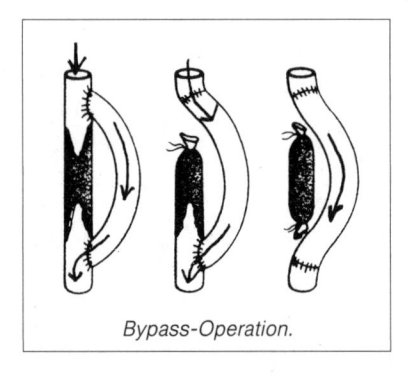

Bypass-Operation.

4. Die Gerinnselentfernung (= Embolektomie)

Den Versuch, einen verschließenden Blutpfropf zu beseitigen, macht man vor allem bei Becken-, Oberschenkel-, Hals-, Achsel-, Oberarm- und Bauchschlagadern. Nur wenn das Gefäß unmittelbar unter der Oberfläche liegt, schneidet man an der Stelle die Haut und das Gefäß auf und versucht, das Gerinnsel direkt zu entfernen. Normalerweise liegt der Verschluß aber tiefer. Die dabei zur Gerinnselentfernung verwendete Methode heißt »Fernembolektomie«.

Technik:

Die davon betroffene Schlagader wird an einer zugänglichen Stelle aufgeschnitten. Nun wird der »Fogarty«-Katheter (nach dem amerikanischen Arzt Thomas Fogarty benannt) bis zum Gerinnsel vor- und an diesem vorbeigeschoben.

Die Möglichkeiten, mit einem Fogarty-Katheter ein Gerinnsel herauszuziehen.

Fogarty-Katheter bei der »Arbeit«.

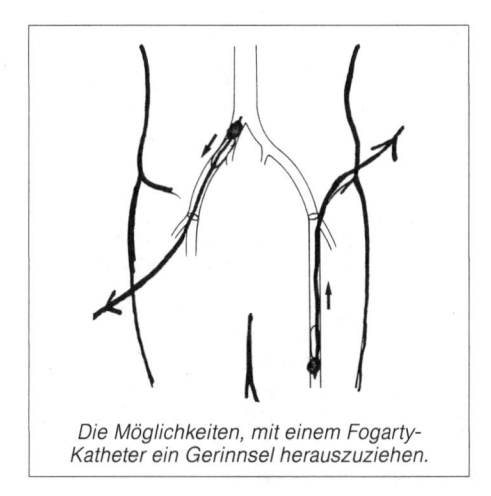

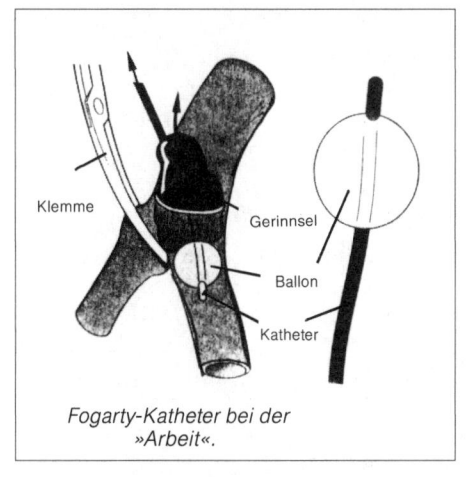

An der Katheterspitze befindet sich ein aufblasbarer Ballon. Der Ballon wird im leeren, nicht aufgeblasenen Zustand am Gerinnsel vorbeigeschoben. Nun wird der Ballon mit Kochsalz gefüllt und der Katheter langsam wieder zurückgezogen. Beim Zurückziehen schiebt der Ballon das Gerinnsel vor sich her nach außen: Das Gefäß ist wieder durchgängig. In den letzten Jahren hat sich als Alternative dazu die »Lyse« (= medikamentöse Auflösung des Gerinnsels) immer stärker breit gemacht; in Zukunft wird damit ein Teil der Gefäßoperationen ersetzt.

Ganz ungefährlich ist die operative Gefäßeröffnung nicht. Im schlecht durchbluteten Gewebe (hinter dem Verschluß) sammeln sich nämlich Abfallprodukte des Stoffwechsels an; werden diese nach Wiedereröffnung des Gefäßes plötzlich in den Körper geschleust, drohen Störungen wichtiger Organe, besonders von Nieren und Lunge.

5. Die Ausschälung

Man macht sich zunutze, daß viele Krankheiten der Schlagadern von der Gefäßinnenhaut ausgehen. Daher schützt auch die alleinige Gerinnselentfernung oft nicht vor einem neuerlichen Verschluß. Bei der Ausschälung oder »Thrombendarteriektomie« (= »TEA«) wird die Gefäßinnenhaut im erkrankten Bereich herausgekratzt.

6. Ballondehnung

Ein Katheter, der von einem Ballon umgeben ist, wird in die Engstelle des Gefäßes vorgeschoben. Die richtige Lage wird durch Einspritzen von Kontrastmittel überprüft. Auch der Ballon wird mit etwas Kontrastmittel gefüllt, sodaß man das Ausmaß der Dehnung ständig mitverfolgen kann. Durch »Aufblasen« des Ballons wird die Verengung schrittweise nach und nach gedehnt.

Diese »**p**erkutane **t**ransluminale **A**ngioplastie« (= »PTA«) kann auch mit einer örtlichen Lyse, einer medikamentösen Gerinnselauflösung, kombiniert werden.

Die langfristigen Ergebnisse sind sehr gut, wenn man Risikofaktoren abbaut und Aspirin einnimmt.

7. Laserbehandlung

Bei diesem Verfahren versucht man, Verengungen mit Laser »aufzuschießen«. Es wird auch mit der Ballonmethode und örtlicher Lyse gemeinsam angewendet. Gute Ergebnisse bringt diese »Laserangioplastie« bei langstreckigen oder stark verkalkten Verengungen.

8. Sympathektomie

Alle Gefäßnerven werden vom Sympathikusnerv gesteuert. Wird dieser große Nerv mittels chirurgischer Durchtrennung ausgeschaltet, erschlafft das Gefäß und bekommt seine maximale Weite. Die Wirkung einer Sympathikusdurchtrennung ist am Arm besser als am Bein. Seitdem das »Kathetern« von Gefäßen zur (erfolgreichen) Routine geworden ist, hat diese Operation fast keine Bedeutung mehr.

Der Verschluß von Bein- und Beckenschlagadern

Die Hauptschlagader teilt sich unterhalb des Nabels in die rechte und linke gemeinsame Beckenschlagader auf. Diese teilt sich nach ca. 5 Zentimetern auf jeder Seite wiederum in je eine innere und eine äußere Beckenschlagader.

Die äußere zieht weiter zum Bein und heißt dort Beinschenkelschlagader. Sie ernährt die Muskelmasse des Oberschenkels und zieht weiter zum Knie, wo sie Kniekehlenschlagader heißt. Diese spaltet sich in drei Äste auf: die vordere und hintere Schienbeinschlagader und die Wadenbeinschlagader.

Je nach Befall des Gefäßgebietes unterscheiden wir den

Aortentyp: Schwächegefühl und Schmerzen im Bereich der Beine, fehlende Leistenpulse und Potenzstörungen.

Beckentyp: Beschwerden im Bereich einer Gesäßhälfte, im Oberschenkel, seltener in der Wade.

Oberschenkeltyp: Schmerzen in der Wade, Kältegefühl.

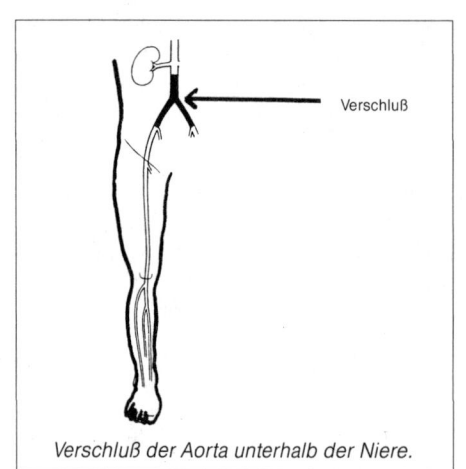

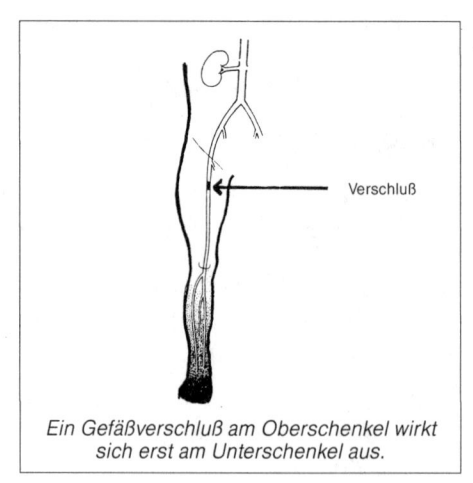

Verschluß der Aorta unterhalb der Niere.

Ein Gefäßverschluß am Oberschenkel wirkt sich erst am Unterschenkel aus.

Unterschenkeltyp: Schmerzen und »Ameisenlaufen« in den Füßen und Zehen. Schlecht heilende Pilzerkrankungen zwischen den Zehen.

Für die Zuordnung zu einem Typ ist der am weitesten oben liegende Verschluß maßgeblich:

- Beckentyp . . . . 30 Prozent
- Oberschenkeltyp . . . . 50 Prozent
- Unterschenkeltyp . . . . 20 Prozent

Je nach der Schwere der Symptome werden 4 Stadien unterschieden:

Stadium I: Es sind keine Beschwerden vorhanden, obwohl im Gefäßröntgen die Verengung sichtbar ist. Die Pulse sind vermindert, können aber auch fehlen! Der Grund für die Beschwerdefreiheit ist darin zu finden, daß nur eine der drei Unterschenkelarterien verschlossen ist und sich ein Umgehungskreislauf gebildet hat.

Stadium II: Es kommt zu zeitweiligem Hinken, weil das Gehen schmerzhaft ist. Dies nennt man »Claudicatio intermittens«. Während die Blutversorgung in Ruhe ausreicht, wird der Blutzufluß für den erhöhten Sauerstoff- und Energiebedarf beim Gehen zu knapp. Üblicherweise kann man ein Stück gehen, dann zwingt einen der Schmerz, stehen zu bleiben.
Nach kurzer Pause kann man wieder ein Stück weitergehen. Die erzwungene Ruhepause kann der in der Stadt spazierende Mensch zum Anschauen der Schaufenster benutzen. Dies hat dem Leiden den Namen »Schaufensterkrankheit« gegeben. Durch die Ausmessung der länger (= Durchblutung wird besser) oder kürzer (= Durchblutung wird schlechter) werdenden Gehstrecke kann man die Besserung oder das Fortschreiten der Krankheit feststellen. Außer den Schmerzen treten auch noch Gefühlsstörungen mit Kribbeln und Kältegefühl auf.
Ist die Gehstrecke über 100 Meter, spricht man vom Stadium IIa, ist sie unter 100 Meter vom Stadium IIb.

Stadium III: Es beginnt die quälende Zeit des Ruheschmerzes. Die Blutversorgung ist sogar schon für die ruhende Muskulatur zu wenig. Auch in der Nacht treten verstärkt Schmerzen auf. Die Beschwerden werden ärger, wenn die Beine angehoben, und besser, wenn sie gesenkt werden.

Stadium IV: Es ist praktisch keine Belastung mehr möglich. Ruheschmerz. Das Gewebe beginnt abzusterben. Wenn sich das abgestorbene Gewebe infiziert und »brandig« wird, heißt das »Gangrän«. Das Absterben beginnt an den Zehen und schreitet von dort auf den Fuß und den Unterschenkel fort.

Diagnose

Zusätzlich zur ärztlichen Untersuchung: Ultraschall und vor einem Eingriff ein Gefäßröntgen (Angiographie).

Behandlung

Allgemeine und medikamentöse Behandlung (siehe dort).

Operative Möglichkeiten: Ist der Verschluß plötzlich aufgetreten, wird man versuchen, das Gerinnsel herauszuholen; in Betracht kommt die »Embolektomie«.

Beim schleichenden Verschluß kommt es auf den »Typ« an.

Beckentyp: Bei kurzstreckigen Verschlüssen wird die Gefäßinnenhaut mit dem Gerinnsel herausgeschält (Thrombendarteriektomie). Bei langstreckigen Verschlüssen kommt ein Bypass in Betracht; die Umgehung erfolgt entweder von der Körperschlagader aus, von der Achselschlagader (!) oder von der gegenüberliegenden Oberschenkelschlagader. Diese beiden letztgenannten »Bypässe« macht man nur bei hohem Operationsrisiko.

Der Verschluß von Darmschlagadern

Der insgesamt 3 bis 5 Meter lange Darm wird nur von drei Arterien durchpumpt, die aus der Körperschlagader entspringen. Die drei Gefäße haben zueinander viele Querverbindungen, sodaß mit einer Durchblutungsstörung nur zu rechnen ist, wenn mehrere nebeneinander liegende Äste verschlossen sind. Am wichtigsten von allen ist die »obere Gekröseschlagader«. Bei einem plötzlichen Verschluß entsteht innerhalb weniger Stunden höchste Lebensgefahr.

Symptome

Nach ca. 6 Stunden beginnen heftige Bauchschmerzen mit Koliken und Durchfall, eventuell Blutabgang. Danach lassen die Schmerzen etwas nach, weil es zur Darmlähmung kommt. Zunehmend verschlechtert sich das Befinden durch die Zeichen der Bauchfellentzündung (= Peritonitis).

Diagnose

Gefäßröntgen mit Kontrastmittel
über die Hauptschlagader.

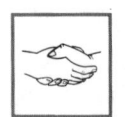

Behandlung

Ohne Operation ist die Sterblichkeit fast 90 Prozent. Bestehen die Möglichkeiten des Gefäßröntgens im Krankenhaus nicht, so muß bei Verdacht trotzdem der Bauch aufgeschnitten werden. Operativ kommen

- die Embolieentfernung,
- die Gerinnselausschälung oder
- ein Bypass in Frage.

Ist der Darm schon sehr geschädigt, müssen abgestorbene Darmteile entfernt werden. Auch ist nicht immer sicher zu sagen, ob »beleidigte« Darmteile nicht doch — etwas später — absterben. Dies wäre gefährlich, da ein abgestorbener Darm in die Bauchhöhle durchbricht. Deshalb wird auch bis zu zwölf Stunden nach der 1. Operation der Bauch nochmals eröffnet und der Darm wiederum inspiziert. Die vorher fraglichen Darmanteile sind jetzt klar als krank oder gesund zu beurteilen.

Beim chronischen Verschluß finden sich stärkere, teilweise kolikartige Bauchschmerzen hauptsächlich 1/2 Stunde nach den Mahlzeiten.

Die Schmerzdauer beträgt 1 — 2 Stunden. Begleitet werden die Schmerzen von Windigkeit, Blähungen und überstarken Darmbewegungen. Dadurch entsteht eine regelrechte Angst vor dem Essen, und es werden nur mehr kleinste Portionen verzehrt. Daraus folgt ein Gewichtsverlust.

Wenn das Gefäßproblem durch das Röntgen rechtzeitig erkannt wird, sollte mit der frühzeitigen Operation nicht gezögert werden.

Die sonstige Therapie besteht aus:

- 5 — 7 kleinen Mahlzeiten über den Tag verteilt,
- Nitroglyzerin,
- Hemmung der Blutgerinnung und
- krampflösenden Mitteln.

Der Rohrbruch im Kopf, »Schlagerl« und drop attacks
DER SCHLAGANFALL

Wir verstehen darunter das plötzliche Einsetzen einer halbseitigen Lähmung. Die Ursache dafür kann in den Blut zuführenden Halsgefäßen oder in einem Hirngefäß selbst liegen.

In der Halsgegend haben wir zwei große Blutgefäße mit einer Weite von 5 — 8 Millimeter. Beide, die Halsschlagader und die Schlüsselbeinschlagader, entspringen aus der Hauptschlagader (= Aorta) dort, wo sich diese spazierstockartig nach hinten krümmt. Diese Krümmung nennen wir »Aortenbogen«.

Die Halsschlagader teilt sich in die innere und äußere Kopfschlagader, die das Gehirn und Gesicht mit Blut versorgen.

Die Schlüsselbeinschlagader zieht als Achselschlagader durch die Achsel und wird am Arm zur Armschlagader. Ein Ast von ihr geht als Wirbelschlagader zum Gehirn hinauf.

Das ganze Blut für das Gehirn muß durch den Hals laufen. Auf beiden Seiten ziehen je eine Kopfschlagader und je eine Wirbelschlagader ins »Zentrum«. Diese vier Blutgefäße bilden an der Unterseite des Gehirns eine Art »Ringleitung«, den »Circulus arteriosus«. Diese Ringleitung ist vom Schöpfer aus Sicherheitsgründen so angelegt. Fällt eine Schlagader aus, ist in der anzuzapfenden Leitung immer noch Blut aus den drei anderen Schlagadern vorhanden. Leider hat der Ring oft Defekte (Verengungen), oder er ist gar nicht

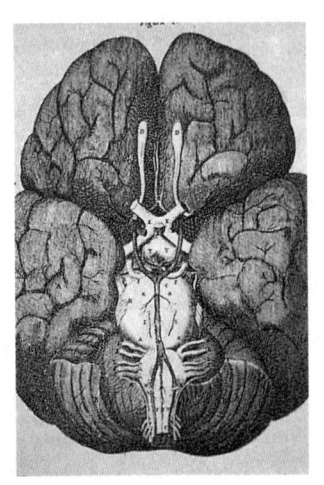

Gehirnunterseite mit Blutgefäßen.

komplett geschlossen. Deswegen treten auch bei einem Verschluß von nur einer der 4 Blutzuführer Störungen auf. Die beiden Wirbelschlagadern vereinigen sich an der Hirnbasis zur Basisschlagader, die in den »Circulus« einströmt. Aus diesem Gefäßring zweigen nun die Äste fürs Gehirn ab. Zum Großhirn ziehen je eine vordere, mittlere und hintere Gehirnschlagader (= »Arteria cerebri«); zum Kleinhirn und zum Hirnstamm führen mehrere kleine Gefäße.

Das gesunde Gehirn besteht aus zwei Hälften; einer rechten »Hemisphäre«, welche die linke Seite des Körpers kontrolliert und einer linken Hemisphäre, welche die rechte Seite des Körpers kontrolliert. Jede Hemisphäre besteht wiederum aus 4 Lappen und einer Kleinhirnhälfte, die unsere täglichen Funktionen wie Stehen, Liegen, Sitzen, Orientierung im Raum usw. steuert.

Je nachdem, welcher Abschnitt des Gehirns in Mitleidenschaft gezogen wurde, entwickeln Schlaganfallpatienten eine Reihe von ganz bestimmten Nervenausfällen. Ist die Lähmung vollständig, spricht der Arzt von einer »Plegie«; ist die Lähmung nur teilweise vorhanden, von einer »Parese«. Auch Empfindungsstörungen verschiedenen Ausmaßes treten auf. Das Bewußtsein schwankt zwischen normal und tiefem Koma.

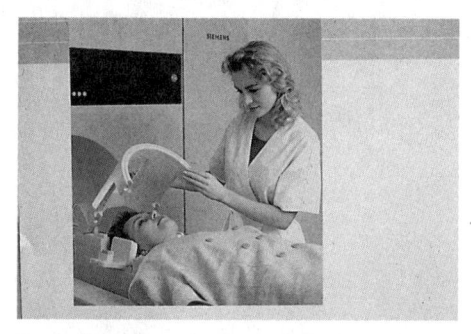

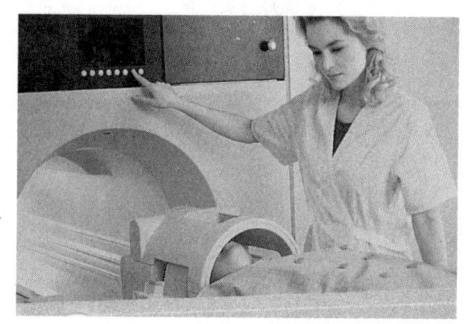

Die computergestützte Untersuchung des Gehirns deckt — auf unblutige Weise — Gefäßkrankheiten auf.

Symptome

Sie sind sehr wechselhaft und vielgestaltig, da alle Gefäßzubringer netzartig untereinander verbunden sind. Die Zeichen einer mangelnden Gehirndurchblutung können Sekunden, Minuten bis Stunden bzw. Tage oder länger anhalten.

Symptome finden sich »halbseitig« an einer Körperhälfte, es treten Sprachstörungen auf, einseitige Sehstörungen, Schwindel, Schwäche von Arm oder Bein und Schluckstörungen.

Als »drop attacks« bezeichnet man Stürze ohne Bewußtseinsverlust.

Hat der Schlaganfall seinen Sitz in der linken Hirnhälfte, so kommt es zu Sprachstörungen und dem Nachlassen geistiger (= intellektueller) Fähigkeiten. Sitzt die Durchblutungsstörung in der rechten Gehirnhälfte, so ist mehr das Gefühlsleben beeinträchtigt; andererseits ist hier eine sprachliche Verständigung meistens möglich.

Linksseitiger Schlaganfall	**Rechtsseitiger Schlaganfall**
Rechtsseitige Lähmung. Sprech- und Sprachvermögen vermindert.	Linksseitige Lähmung. Probleme bei der räumlichen Wahrnehmung.
Langsames, vorsichtiges Verhalten.	Schnelles, jähes Verhalten.
Rechtsseitiger Gesichtsfeldausfall.	Linksseitiger Gesichtsfeldausfall.
»Verwaschene« Sprache und rechtsseitiges Herabhängen des Mundes aufgrund einer Muskelschwäche.	»Verwaschene« Sprache und linksseitiges Herabhängen des Mundes aufgrund einer Muskelschwäche.
Unfähigkeit, Sprache zu bilden oder zu verstehen (= Aphasie).	Gedächtnisverlust beim Vortragen. Unfähigkeit, die Muskulatur zu kontrollieren; Bewegungen sind unkoordiniert und ruckartig (= Apraxie).

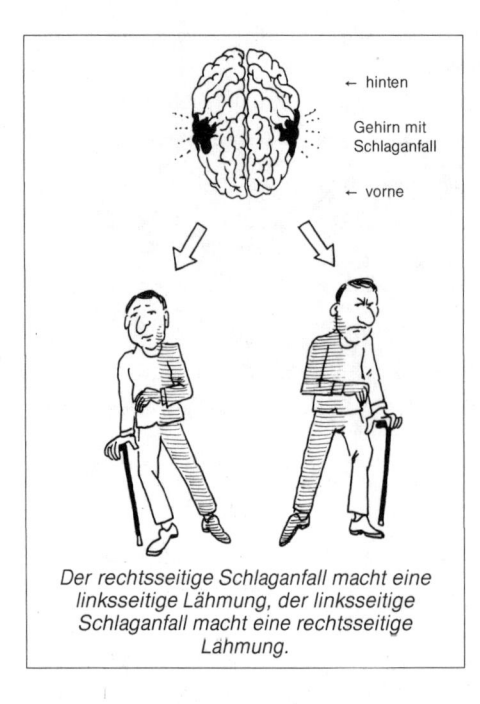

Der rechtsseitige Schlaganfall macht eine linksseitige Lähmung, der linksseitige Schlaganfall macht eine rechtsseitige Lähmung.

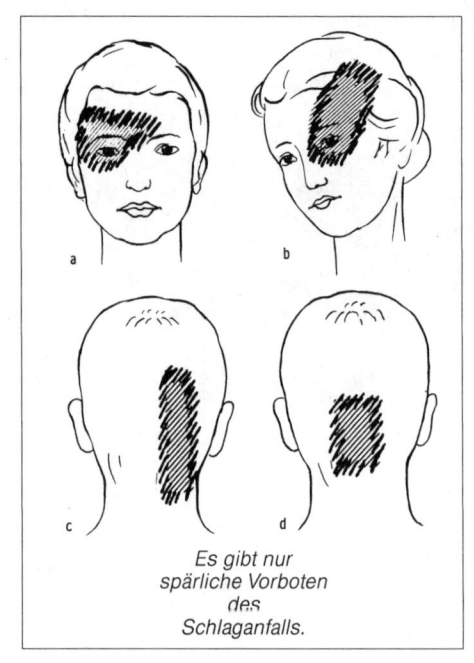

Es gibt nur spärliche Vorboten des Schlaganfalls.

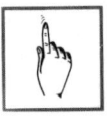

Gibt es Vorboten des Schlaganfalls?

Leider nur zum Teil und man kann sich auf sie nicht sonderlich gut verlassen. Ein Drittel der Schlaganfälle hat überhaupt keine Vorboten, ein Drittel der (späteren) Patienten hat nur sehr allgemeine Krankheitszeichen wie

- Kopfschmerzen,
- Schwindel,
- Schlafstörungen,
- nächtliche Erregungszustände und
- Schwankungen des Gemüts.

Wer von uns hätte zumindest gelegentlich diese Symptome nicht?

Nur bei einem Drittel gibt es Zeichen, die auf einen drohenden Schlaganfall hinweisen. Wir finden Sprech- und Sehstörungen, halbseitige Lähmungen, Lähmungen des Gesichtsnervs, Kribbeln und »bamstiges« Gefühl in Fingern und Zehen.

Kurzzeitigen Bewußtseinsverlust und Hinstürzen ohne Bewußtseinsverlust gibt es sowohl bei der vorübergehenden »Attacke« als auch als Symptom eines bevorstehenden Schlaganfalls. Sofern also überhaupt Vorboten vorhanden sind, muß man sie als Ausdruck einer schwer gestörten Durchblutung des Gehirns werten.

Ursachen des Schlaganfalls

- Durchblutungsstörungen auf Grund einer Gerinnselbildung an Ort und Stelle oder durch Embolie: Dabei wird das Gefäß durch ein Gerinnsel, das in einer anderen Gefäßgegend entstanden und nunmehr verschleppt worden ist, verstopft. Auch hier entsteht ein Hirninfarkt. Die Thrombose (Gerinnselentstehung an Ort und Stelle) entwickelt sich meist in den frühen Morgenstunden und zeigt eine langsame Verschlechterung. Der Hirninfarkt durch Embolie (= Gerinnselverschleppung) beginnt schlagartig tagsüber und ist meist mit einer Herzerkrankung verknüpft.

- Blutung: Es bricht eine Gefäßausbuchtung (= Aneurysma) auf, oder das Gefäß zerplatzt durch Brüchigkeit.
- Tumoren: Hirninfarkte durch Verstopfung oder Embolie sind viermal häufiger als die Blutung. Dem Infarkt gehen zum Teil Warnzeichen voraus, der Blutung meistens nicht. Die Hirnblutung tritt oft ohne warnende Vorzeichen auf und ist meist mit Kopfschmerzen, Übelkeit, Nackensteife oder Bewußtlosigkeit verbunden.

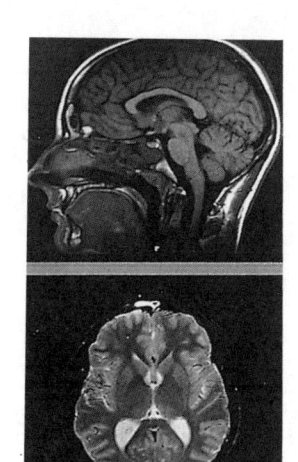

CT des Gehirns.

Unterschiede zwischen Infarkt und Blutung

	Infarkt	Blutung
Häufigkeit	80 %	20 %
Beginn	mit Warnzeichen	ohne Warnzeichen, plötzlich
Kopfschmerz	manchmal	stark
Übelkeit	selten	stark
Bewußtlosigkeit	manchmal	oft
Nackensteife	nein	ja

Hirnblutungen können sich als »Massenblutungen« äußern oder als sogenannte »Spinnengewebshautblutung« (= »Subarachnoidalblutung«).

Die Symptome einer Massenblutung sind:

- plötzlicher Beginn, oft mit Bewußtlosigkeit,
- die halbseitige Lähmung ist häufig komplett,
- ein Viertel der Patienten hat Krampfanfälle.

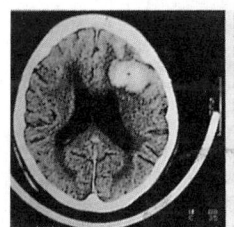

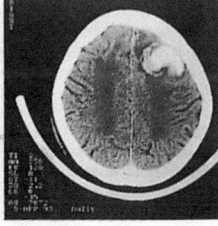

Hirninfarkt rechts im Computertomogramm. Das CT kann verläßlich zwischen Blutung und Gerinnsel unterscheiden.

Bei Beteiligung des Kleinhirns findet man akute Störungen der Bewegung und Orientierung im Raum.

Ursachen der Massenblutung:

- Bluthochdruck bei sklerotisch veränderten Gefäßen; die verkalkten Röhren halten den Druck nicht aus, die Folge ist ein »Rohrbruch«: Blut tritt offen aus und wühlt sich ins Gehirn.
- Gefäßgeschwülste und Ausbuchtungen (= Aneurysma).
- Nachträgliche Blutung in einen »erweichten«, von der Durchblutung ausgeschlossenen Hirnanteil.
- Blutung während einer Gerinnselauflösung (Lyse).
- Blutung bei Blutgerinnungsstörungen.
- Blutung bei Leukämien.
- Verletzungen.

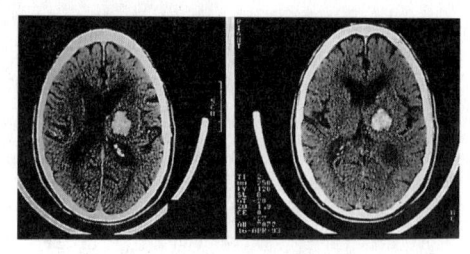

Hirnmassenblutung im Computertomogramm.

Bei der **Spinnengewebshautblutung** blutet es in einen Spalt zwischen die weichen Gehirnhäute. Die Blutungsquelle ist meistens eine angeborene, nunmehr aber geplatzte Erweiterung (= Aneurysma) eines Gefäßes.

Ursachen von Blutungen der Spinnengewebshaut:

Gefäßausbuchtung (= Aneurysma)   55 %
Gefäßgeschwulst   5 %
»Andere«   20 %

In ca. 20 Prozent der Fälle ist die Blutung in der Angiographie (= Gefäßröntgen) nicht sicher zu orten!

Vorgeschichte und Symptome:

Der Kopfschmerz setzt akut ein und ist sehr heftig. Patienten berichten von einem Gefühl, als ob sie einen Schlag in den Nacken bekommen hätten. Der Schmerz beginnt zwar örtlich, kann sich aber rasch auf den ganzen Kopf ausdehnen. Oft setzt der Schmerz — und damit die Blutung — während des Geschlechtsverkehrs (»in coito«) oder beim Pressen während des Stuhlganges ein. Wenn dem akuten, schweren Ereignis Symptome wie »Kopfweh« um Stunden oder Tage vorausgehen, dann ist dieses Kopfweh meistens der Ausdruck von kleineren »Vorblutungen«. Wie schwer eine Blutung verläuft, kann man an der Schwere der Kopfschmerzen und dem Ausmaß der Nackensteifigkeit ablesen.

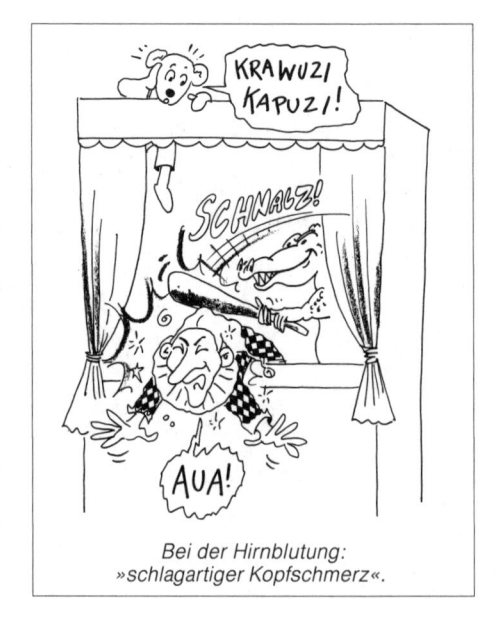

Bei der Hirnblutung: »schlagartiger Kopfschmerz«.

Wie erkenne ich die Nackensteifigkeit?

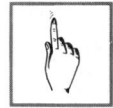

Wenn man den Kopf von der Unterlage aufheben will, kommt es zu heftigen Nackenschmerzen oder es ist durch reflexartige Muskelverspannung überhaupt nicht möglich; gleichzeitig werden die Knie gebeugt. Ob man bei einer »Spinnenblutung« bewußtlos ist bzw. wird, hängt vom Ort und der Schwere der Blutung ab. Es gibt alle Abstufungen von völlig klarem Bewußtsein bis zur tiefen Bewußtlosigkeit. Eingeteilt wird die Subarachnoidalblutung in 5 Schweregrade.

Grad I: Blutung ohne Symptome oder nur leichte Kopfschmerzen oder leichte Nackensteifigkeit.

Grad II: Schwere bis schwerste Kopfschmerzen, Nackensteifigkeit, keine wesentlichen Nervenausfälle.

Grad III: Schläfrigkeit und leichte Nervenausfälle, die auf einen »Herd« im Hirn hinweisen.

Grad IV: Schwere Bewußtseinstrübung mit kurzfristigem Orientierungsbemühen bei Anruf; eine selbständige spontane Aktion ist unmöglich. Es besteht Halbseitenlähmung.

Grad V: Tiefste Bewußtlosigkeit, Koma, Zeichen der Gehirnlosigkeit.

Augensymptome mit Lähmungen sind am häufigsten, wenn die Halsschlagadern und die Wirbelarterien von einem Aneurysma betroffen sind.

Die Halbseitenlähmung ist hinweisend auf eine Engstellung der Gefäße oder einen Einbruch der Blutung ins Hirngewebe. Wiederholte Blutungen erfolgen meistens kurz nach der 1. Blutung, sie sind wesentlich gefährlicher als die Erstblutung.

Ob und wann eine Hirnblutung operiert wird, hängt wesentlich vom Blutungsort ab. Tief im Hirnstamm gelegene Blutungsherde sind wesentlich schlechter erreichbar als solche in der Nähe des Schädeldaches. Der behandelnde Arzt sucht daher ständig das Einvernehmen mit dem Neurochirurgen. Im überwiegenden Fall aber — in 80 % der Fälle — entstehen Schlaganfallsymptome durch einen Gefäßverschluß.

Die Verschlußkrankheit des Gehirns teilt man in Stadien ein:

Stadium I: Im Ultraschall und im Röntgen sieht man eindeutig Verengungen. Beschwerden hat der Betroffene keine. Der Grund dafür liegt in einer besonders guten Anlage der »Ringleitung«.

Stadium II: Dies ist das wichtigste, weil häufigste Stadium des Schlaganfalls durch Gefäßverschluß. Immer wieder kommt es zwischenzeitig zu Schwächen des Gehirns mit diversen Störungen.
Ausfälle dauern Minuten bis Stunden, aber nicht länger als 24 Stunden. Welche Symptome auftauchen, hängt vom betroffenen Gefäßbereich ab. Es finden sich Lähmungen (Bein sinkt ein), Gefühlsstörungen (Kugelschreiber fällt aus der Hand), Sprechen (Lallen) und Schlucken (Suppe läuft heraus) sind gestört, Bewegungen werden unsicher (Eindruck der Trunkenheit), Schwindelanfälle und Sehstörungen kommen hinzu, auch Bewußtlosigkeit kann sich einstellen. Wenn Zeichen auftreten, ohne daß sie vom Patienten oder dessen Angehörigen bemerkt werden, nennt man dies »stumme« Schlaganfälle oder »silent strokes«.

Der Arzt spricht von »TIA« oder »transitorisch-ischämischen Attacken«. Der Volksmund verwendet dafür das Wort »Schlagerl«.

Am häufigsten beim »Schlagerl« sind halbseitige Lähmungen; Patienten bemerken, daß sie einen Arm oder ein Bein nicht bewegen können. Gegenstände können plötzlich nicht mehr ergriffen werden, auch Stehen kann unmöglich sein. Verschwommenes Sehen kann auftreten und das Gesichtsfeld eingeschränkt sein: Man stößt, wenn man durch eine Tür geht, am Türrahmen an, weil man ihn nur zur Hälfte wahrnimmt. Beim Doppeltsehen liegen die Gegenstände neben- oder übereinander. Eigentümlich ist die optische »Agnosie«: Gegenstände werden nicht erkannt, dabei verhält sich der Patient wie ein Blinder, weil er den Schaden nicht erkennt. Mit diesen Defekten sind klarerweise Unsicherheiten und Gefahren im Straßenverkehr verbunden.

Auch Schwindel und Erbrechen kommen vor; sie bewirken einen unsicheren Gang mit dem Eindruck — für den Betrachter — des Betrunkenseins. Bei den Sprechstörungen — als »Aphasie« bezeichnet — unterscheidet man zwei Arten:

Bei der »motorischen« Aphasie kann man keine Wörter bilden, also nicht sprechen, man versteht aber alles.

Bei der »sensorischen« Aphasie kann man zwar sprechen, man versteht aber das gesprochene Wort, also auch sein eigenes (!), nicht.

Bei einer anderen Form der Sprechstörung — der »anamnestischen« Aphasie — hat man Schwierigkeiten, die Gegenstände beim Namen zu nennen, man kann jedoch deren Funktion beschreiben. Liegt die Störung in Bereichen, die das notwendige Zusammenwirken verschiedener Gehirnbezirke zum Sprechen notwendig machen, entsteht die »Dysarthrie«: Man redet wie mit einem Knödel im Mund. Bei der »Apraxie« hat man Schwierigkeiten, gewollte Bewegungen zu vollenden. Wenn man vorhat, das Ohrläppchen anzufassen, greift man stattdessen an den Mund.

Auch ist es möglich, daß wiederholte Schlagerl nur seelisch-geistige Veränderungen machen. Das kann sich in einer Störung des Kurzzeitgedächtnisses zeigen. Man stellt beispielsweise immer wieder die gleiche Frage, ohne sich der zuvor erhaltenen Antwort zu entsinnen. Darauf hinweisend können »Kleinigkeiten« sein:

- Es schwindet der Optimismus.
- Wesensveränderungen mit Niedergeschlagenheit und Verzweiflung treten auf.
- Die Schärfe der Gedanken läßt nach.
- Erregungszustände häufen sich.

Diese Symptome verschwinden oft nach einer Woche. Das »Schlagerl« oder die »Streifung« ist üblicherweise erster Beginn und Ausdruck eines erhöhten Gefäßrisikos.

Man könnte das Stadium II als Warteraum zum endgültigen Schlaganfall bezeichnen.

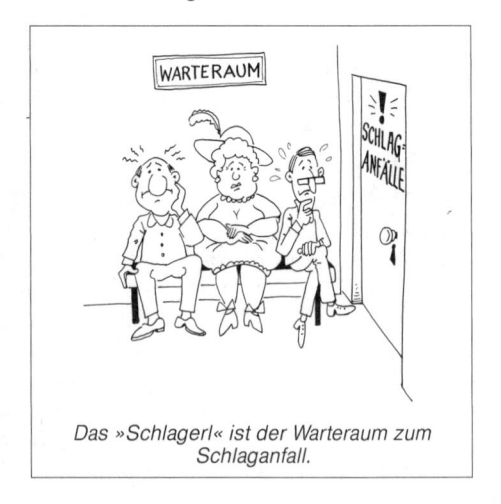

Das »Schlagerl« ist der Warteraum zum Schlaganfall.

Stadium III: Dies ist der Schlaganfall.

Andere Bezeichnungen dafür sind:

- Apoplexie,
- Hirninfarkt,
- »progressive stroke« und
- Hirnschlag (alter Ausdruck).

Alle unter »Stadium II« genannten Beschwerden halten länger als 24 Stunden an, sie verschwinden aber im Laufe der nächsten Wochen.

Der Schlaganfall entwickelt sich langsam oder sehr rasch.
Die Nervenausfälle können sich

- vollständig,
- teilweise oder
- gar nicht zurückbilden.

Beim Stadium IIIa bilden sich die Symptome in 4 Wochen zurück. Beim Stadium IIIb bleiben die Symptome über 4 Wochen bestehen.

Als Zwischenstadium oder »PRIND« bezeichnet man die verzögerte Rückbildung der Symptome meist innerhalb von 3 Wochen. Für »Engländer«: Prind = prolonged reversible ischaemic neurological deficit.

Stadium IV: Dies ist der Endzustand nach dem Schlaganfall, das eigentliche Schlaganfall-Leiden. Alle — oder die meisten — Beschwerden halten über sechs Wochen an. Dieser komplette Schlaganfall (»completed stroke«) beinhaltet bleibende Nervenausfälle. Die fortgeschrittene Verlegung von Gefäßen macht die Wiederherstellung unmöglich und bedeutet meist die komplette Lähmung einer Körperhälfte.

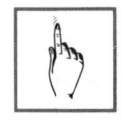

Kennzeichnend für den Schlaganfall ist die Kombination »Sehstörung auf der gleichen Seite des Gefäßschadens mit Lähmungszeichen der gegenüberliegenden Körperhälfte«! Wenn es sich um eine fortschreitende Gefäßerkrankung handelt, werden die genannten Stadien nicht selten hintereinander durchlaufen. Es ist aber auch möglich, daß eine Gefäßschwäche aus dem Stadium I ohne irgendwelche Symptome direkt in das Stadium IIIb führt und anschließend ins Stadium IV mit zurückbleibenden Schäden übergeht. Kurzzeitige Schwächen (»Schlagerl«) sollten als dringende Warnhinweise auf einen drohenden Schlaganfall gesehen werden! Eine auch nur ganz kurz dauernde Störung mit Verdacht auf einen Ursprung im Gehirn sollte Anlaß zu einer eingehenden Untersuchung geben!

Diagnose

Untersuchung durch Nervenarzt und Internist.

»Abhören« der Halsschlagadern. Schon damit können in einem Teil der Fälle jene Herde, die zu Ausfallserscheinungen geführt haben, aufgedeckt werden. Die Qualität der Blutströmung in den Gefäßen kann mit Ultraschall nachgewiesen werden. Bei Blutungen oder Verdacht darauf leistet die Gefäßuntersuchung mit Kontrastmittel, die »Angiographie«, entscheidende Dienste. Sehr wichtig für die

Unterscheidung, ob es sich um eine Blutung oder eine Gehirnerweichung durch fehlende Durchblutung (= typische Schlaganfallursache) handelt, ist das Computertomogramm. Mit dem »CT« sind auch der Ort des Geschehens, dessen Ausdehnung und die Kontrolle des Krankheitsverlaufes möglich. Für weitere Fragestellungen wird das »MR« herangezogen.

Ergänzt wird die Diagnostik durch EEG (= Aufzeichnung der Hirnströme), Labor und Röntgenaufnahmen von Schädel und Brustkorb. Auch die Herzuntersuchung mittels EKG und Ultraschall gehört dazu.

An den Symptomen eines Schlaganfalles läßt sich erkennen, welches Gefäßgebiet und welcher Hirnanteil befallen sind; so z. B. weist eine gleichzeitige Lähmung in einer Gesichtshälfte und einem Arm auf einen Verschluß der mittleren Hirnarterie hin. Doppelsehen, Schwindel und plötzliches Hinstürzen sind typische Zeichen von Störungen der Wirbelarterie.

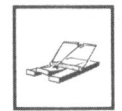

Vorsicht, Imitation!

Es gibt eine Reihe von Krankheiten, die einen Schlaganfall »nachahmen«. Ihre rechtzeitige Erkennung ist mitunter lebenswichtig:

Epilepsie und Migräne können Symptome verursachen, die aber nicht länger als 24 Stunden dauern.

Tumoren verursachen oft Kopfschmerzen in der Vorgeschichte. Am häufigsten sind die Tumorkopfschmerzen morgens, nach Husten und Bücken, oft mit Übelkeit.

Blutungen unter die harte Hirnhaut (= »subdurale Blutung«) haben in der Vorgeschichte eine Schädel-Hirnverletzung.

Hirnabszesse sind mit anderen »streuenden« Infektionen vergesellschaftet, z. B. Eiterungen in der Lunge oder im Hals-Nasen-Ohren-Bereich.

Hirnhautentzündungen zeigen oft Fieber (der Schlaganfall macht kein Fieber!) und Nackensteife.

Hochdruckkrisen gehen mit Kopfschmerzen, Übelkeit, Erbrechen und fallweise Krämpfen einher; der 2. Blutdruckwert ist auf über 130 erhöht.

Unterzuckerung (»Hypo«) kann sogar die Ursache für eine Halbseitenlähmung sein: Diese Lähmung verschwindet wieder, wenn der Blutzuckerspiegel auf normale Werte gebracht wurde.

Wichtige Folgerung: Es muß bei auf Schlaganfall verdächtigen Symptomen immer auch an andere nicht durch Gefäßkrankheiten bedingte Ursachen gedacht werden!

Der Heilverlauf nach einem Schlaganfall steht in Beziehung zur Bewußtseinslage. Am besten sind die Chancen auf Überleben und volle Wiederherstellung, wenn

- das Bewußtsein innerhalb der ersten 48 Stunden »da« ist und
- der Patient immer ansprechbar war.

Patienten, die länger als 36 Stunden in tiefer Bewußtlosigkeit verharren, haben sehr schlechte Chancen.

Wenn bei einem Patienten ein Bein und ein Arm total gelähmt und kraftlos sind, besteht nur mehr sehr geringe Aussicht auf die volle Wiederherstellung. Das gleiche ist der Fall, wenn ein Patient am 4. Tag nach dem Schlaganfall nicht beide Augen auf die gelähmten Gliedmaßen richten kann.

Langzeitig gilt: 70 Prozent überleben die 1. Woche; von diesen wiederum werden 20 Prozent völlig gesund und weitere 10 Prozent haben eine kleine Behinderung. Alle übrigen behalten eine mehr oder weniger starke Behinderung auf Dauer.

Was beeinflußt den Heilerfolg noch?

Der Allgemeinzustand; den größten Einfluß auf das Schicksal des Schlaganfallpatienten haben Herzleiden und Bluthochdruck. Immer wieder ist zu beobachten, daß Menschen nach überstandenem Schlaganfall auch Opfer einer Herzattacke werden. Die Wegbereiter für einen neuerlichen Schlaganfall sind

- schlecht eingestellter Hochdruck,
- schlecht eingestellte Zuckerkrankheit,
- nicht behandeltes Cholesterin- und Fettblut sowie
- erhöhte Blutdicke.

Chronische Bronchitiker und Menschen mit Lungenemphysem (= Lungenblähung) haben nach einem Schlaganfall die »schlechteren Karten«, weil sie viel anfälliger für eine Lungenentzündung sind.

In der Nachbehandlung gehandicapt sind auch Patienten mit orthopädischen Leiden: Steh-, Gang- und Greifsicherheit brauchen bei vorgeschädigten Gelenken länger zur Wiederherstellung.

Was ist mit dem Sprechen?

Je höher das geistige Niveau eines Menschen vor dem Schlaganfall war, umso schneller schreitet die Besserung der sprachlichen Funktionen voran.

Der gelähmte Schlaganfallpatient, der (vor dem Schlaganfall) mehrsprachig war, bekommt als erste seine Muttersprache zurück.

Wenn jemand mehrere Sprachen spricht, ist die erste Sprache, die nach dem Schlaganfall wieder verwendet wird, die Muttersprache.

Wer sind die Kandidaten?
Risikofaktoren für den Schlaganfall

Risikofaktoren sind Umstände, die ein Risiko erhöhen. Wenn mehrere Risikofaktoren vorhanden sind, genügt es nicht, diese zu addieren; es ist vielmehr so, daß sie sich teilweise multiplizieren und so das Risiko steil in die Höhe treiben.

Je mehr Risikofaktoren vorhanden sind, desto größer wird die Wahrscheinlichkeit von »SchlagerIn« und Schlaganfällen. Die Leiter zum Schlaganfall hat folgende Sprossen:

- Bluthochdruck
- Verkalkung der Kranzgefäße
- Vorübergehende Attacken, Schlagerl
- Rauchen
- Cholesterin- und Fettblut
- Verengung der Halsschlagader
- Verschlußkrankheit der Beine
- Alkoholismus
- Übergewicht
- Zu dickes Blut
- Die »Pille«

Dazu kommen noch familiäre Neigung, Bewegungsmangel, unangenehme lebensverändernde Ereignisse, negative Gefühle und Arbeitssucht (= »Workaholismus«).

Arbeitstiere sind gefährdet.

Der hohe Blutdruck steigert das Risiko auf das 6-fache. Nach dem 65. Lebensjahr sinkt dieses Risiko bei Hochdruckpatienten auf das zweifache — was für den einzelnen natürlich belanglos ist.

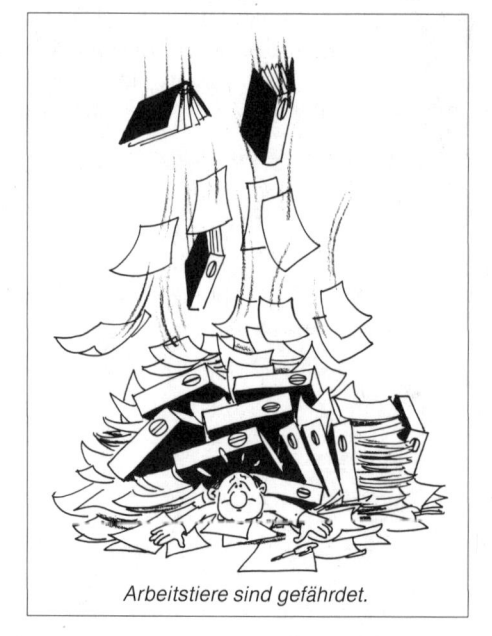

Zuckerkrankheit erhöht das Schlaganfallrisiko um den Faktor 3; für die Störungen bei Cholesterin und Blutfetten sind die Ziffern unter den Wissenschaftern nicht einheitlich, sie schwanken zwischen 2 und 3.

Die Verkalkung der Blutgefäße bedeutet eine Risikosteigerung um das bis zu achtfache! Geringer ist dieser Wert für Frauen.

Risikotreiber, die vom Herzen ausgehen, sind Herzschwäche, Herzklappenerkrankungen und Rhythmusstörungen, vor allem das Vorhofflimmern. Das herzbedingte Risiko steigt damit auf das 10-fache.

Für das Zigarettenrauchen ergibt sich eine Steigerung um das 2- bis 5-fache, dabei sind Raucherinnen wesentlich stärker betroffen. Rauchen

- fördert an den Hirngefäßen die Arteriosklerose,
- erhöht den Blutdruck und die Blutdicke,
- verengt die Gefäße und
- vermindert direkt die Hirndurchblutung (das ist die direkte Giftwirkung des Nikotins).

Alkohol verdoppelt das Schlaganfallrisiko durch die ungünstigen Herz-Kreislauf-Wirkungen; »Geistiges« hat unmittelbar giftige Wirkungen auf die Hirndurchblutung und den Hirnstoffwechsel.

Die »Pille« geht mit dem 2- bis 4fachen Schlaganfallrisiko einher; nochmals verdoppelt — also auf das achtfache erhöht — wird dieses, wenn die pillenschluckenden Frauen gleichzeitig Raucherinnen sind.

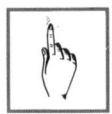

Die Risikotabelle

Risikofaktor für Schlaganfall	Risiko
Angina pectoris und Herzrhythmusstörung	zehnfach
Angina pectoris	sechsfach
Hoher Blutdruck	sechsfach
Rauchen	dreifach
Zuckerkrankheit	dreifach
Fett-Cholesterinblut	zweifach
»Pille«	zweifach
Alkoholismus	zweifach
Arteriosklerose	zweifach

Von 100 Patienten mit	erleiden pro Jahr einen Schlaganfall
Halsschlagaderverengung um über 80 %	8 %
durchgemachtem »Schlagerl«	4 %
Halsschlagaderverengung bis 70 %	2 %

Es kann somit mit Fug und Recht behauptet werden, daß die »Zivilisation« mit Essen, Rauchen, Trinken und »Pille« zu einer Vermehrung der Schlaganfälle führt.

Auch die Fließeigenschaften des Blutes können krankmachend wirken.

Entscheidend dafür, wie »gut« das Blut fließt, sind folgende Einflußgrößen:
- die Anzahl der roten Blutkörperchen,
- die Anzahl der Blutplättchen,
- die Neigung der Blutzellen, sich zusammenzuballen, und
- die Menge der Gerinnungsstoffe.

Sind alle Größen verstärkt vorhanden, steigt die Blutdicke dramatisch an: Das Blut fließt zäh wie Honig; kommen nun noch Verletzungen der Gefäßinnenhaut vor, sind alle Voraussetzungen zur Entwicklung eines Gerinnsels gegeben, mit der Gefahr einer nachfolgenden Embolie.

Es sei nochmals betont: Gesellen sich verschiedene Risikofaktoren zusammen, ist das Gesamtrisiko höher als durch ein einfaches Zusammenzählen der einzelnen Faktoren.

13mal (!) so hoch wird das Risiko, wenn sich Bluthochdruck, Zuckerkrankheit, Gefäßverkalkung und familiäre Hochdruckneigung (= Eltern haben hohen Blutdruck) kombinieren.

Herr Schmalhans wird Küchenchef!

Wie kann ich dem Schlaganfall vorbeugen?

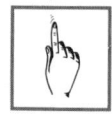

Die Vorbeugung steht auf drei Säulen:

1. Verminderung der Gefäßrisikofaktoren
2. Medikamente
3. Änderung der Lebensumstände

An der Basis der ersten Säule steht die Erhebung eines Risikoprofiles; für uns bedeutet dies die Untersuchung auf »Herz und Nieren« und zumindest die jährliche Vorsorgeuntersuchung.

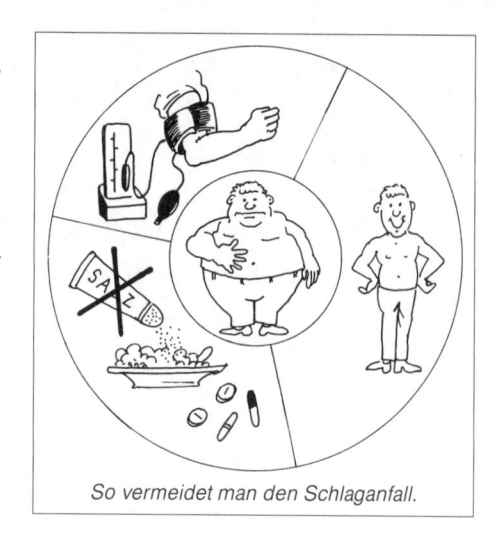

So vermeidet man den Schlaganfall.

Herzkrankheiten — auch in der Phase der Entstehung — müssen so schnell wie möglich erkannt und fallweise behandelt werden.

Stoffwechselkrankheiten mit Übergewicht bekommt man mit drei »Werkzeugen« am sichersten in den Griff; wir brauchen

- eine Waage,
- ein neues Kochbuch und
- einen großen Spiegel, in dem wir uns täglich nackt (!) betrachten müssen.

Auch Turnschuhe und Gartengeräte können uns in der guten Absicht unterstützen. Wollen wir das alles nicht, genügt es zur Gesundheitsverbesserung, Herrn Schmalhans eine Dauerstellung in unserer Küche zu geben.

Zu den medikamentösen Maßnahmen zählt auch die Verbesserung der Fließeigenschaften des Blutes. Dazu eignen sich die uns schon bekannten Plättchenhemmer wie das Aspirin oder die Blutverdünnung.

Wir wissen heute, daß die Vernachlässigung eines aufgetretenen »Schlagerls« mit höchster Wahrscheinlichkeit zu einem vollständigen Hirnschlag oder zum totalen geistigen Abbau führt. Immer ist — wie schon ansatzweise erwähnt — daran zu denken, daß kleine Infarkte »nur« seelische Veränderungen

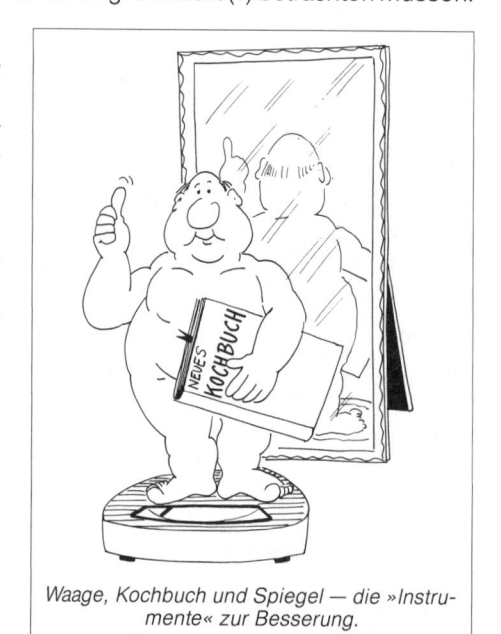

Waage, Kochbuch und Spiegel — die »Instrumente« zur Besserung.

auslösen können, die aber in ihrer Tragweite (von Patient und Arzt) nicht erkannt werden. Nicht selten ist auch das Schlagerl Nummer 1 von einem nur vorübergehenden Nervenausfall begleitet, das Schlagerl Nummer 2 dagegen führt zu lediglich seelischen Änderungen.

Gehen die Schlagerl weiter, so kann zwischen der Zeit von der 1. Streifung bis zur völligen Invalidität eine Zeit von 3 — 8 Jahren vergehen. Diese Zeit gilt es, energisch und zielgerichtet gegen die Krankheit anzukämpfen. Das Schlechteste wäre »abzuwarten«.

Robin Hood und Aspirin
Die Behandlung des Schlaganfalls

Die »konservative« (= nicht chirurgische) Behandlung des Schlaganfalles entspricht derjenigen, mit der gefäßverengende Krankheiten grundsätzlich behandelt werden.

Die ersten 6 Stunden der Behandlung sind wesentlich dafür verantwortlich, in welchem Ausmaß sich bleibende Hirnschäden entwickeln. Läßt man die ersten 24 Stunden untätig verstreichen, verschlechtert sich der weitere Heilverlauf.

Beim frischen Schlaganfall sind Entwässerer und »Gefäßerweiterer« ungünstig. Entwässerer steigern die Blutdicke, gefäßerweiternde Mittel erweitern meist nur die gesunden Blutgefäße im gesunden Hirnbereich; sie führen also zu einem gegenteiligen Robin-Hood-Effekt: Dort, wo schon viel Blut ist, kommt noch mehr hin; dem minder durchbluteten Bezirk wird noch mehr entzogen.

Ungünstig — von Ausnahmen abgesehen — ist auch die Blutdrucksenkung: Sie verschlechtert den Umgehungskreislauf. Kortison und Traubenzuckerinfusionen sind ebenfalls schlecht; dadurch wird die Stoffwechsellage im Infarktgebiet verschlechtert und die (ungünstige) Milchsäurebildung erhöht. Auch soll in den ersten 4 Stunden keine Hemmung der Blutgerinnung gestartet werden.

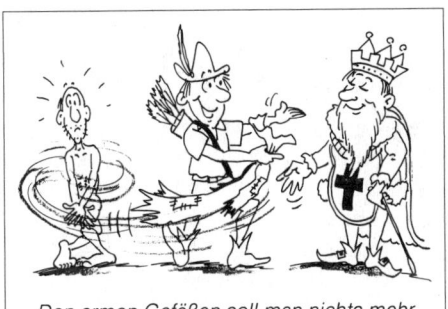

Den armen Gefäßen soll man nichts mehr wegnehmen!

Günstig dagegen sind:

- die Senkung der Blutdicke auf unter 40 Prozent,
- die Blutverdünnung mit »Hydroxyäthylstärke«.
- Blutdruck nur bei einer Blutdruckkrise senken; sonst kann durch ein plötzliches Senken des Blutdruckes das Gebiet des Schlaganfalls vergrößert werden.
- Niedrigen Blutdruck anheben.
- Herz stützen.
- Plättchenhemmer geben.

Je nach Stadium eines Schlaganfalls macht man also folgende Behandlung:

Im Stadium I: Keine Blutverdünnung, jedoch Einnahme von Aspirin. Interessanterweise ist die Aspirinwirkung bei Männern besser als bei Frauen.

Im Stadium II: Blutverdünnung mit Dextran und Langzeitbehandlung mit Aspirin.

Im Stadium II — IV: spezielle Infusionsbehandlung.

Ob man im weiteren Verlauf eine Hemmung der Blutgerinnung mit Marcoumar oder Sintrom einleitet, hängt von der Art des Schlaganfalls ab. War nämlich eine Hirnblutung die Ursache des Schlaganfalls, so können mit gerinnungshemmenden Stoffen katastrophale Folgen gesetzt werden. Diese Mittel haben nur eine schmale Behandlungsnische von 5 Prozent. Erfolgreich anwenden kann man sie bei Fällen mit beginnendem Schlaganfall, also dort wo der Patient in einem Arm oder Bein eine leichte Schwäche verspürt, aus der dann in 1 — 3 Tagen ein vollständiger Schlaganfall geworden wäre. Marcoumar und Sintrom lösen Gerinnsel nicht auf, sie verhindern aber deren weitere Ausdehnung. Zu Beginn der Hemmung wird Heparin verwendet, die Marcoumar- (bzw. Sintrom-) therapie geht dann einige Monate oder viele Jahre lang weiter. Eine größere Rolle spielen in letzter Zeit die »Lyse«mittel wie Urokinase, die in der Lage sind, Gerinnsel aufzulösen. Vielleicht sind sie die Mittel der Zukunft. Die Wirkung der Plättchenhemmer ist vorwiegend in der Vorbeugung von Streifungen zu sehen.

Zusätzlich zur Grunderkrankung ist immer auf »Nebenkrankheiten« zu achten: Herzschwäche, Blutarmut, Bluthochdruck und Rhythmusstörungen dürfen nicht aus dem Blickfeld geraten. Man weiß, daß 1/4 aller Durchblutungsstörungen des Gehirns ihre Ursache in einer Erkrankung der Halsschlagadern haben. 3/4 der Ursachen liegen im Gehirn selbst. Während die Gefäße am Hals gut zugänglich sind, kann man dies von den Schlagadern im Gehirn nicht behaupten. 50 Prozent der Gefäßverschlüsse am Hals liegen in der »Gabel«, wo sich die gemeinsame Halsschlagader in die innere und äußere Kopfschlagader aufzweigt.

Die andere Hälfte der Verschlüsse »sitzt« auf der Wirbel-, Schlüsselbein- oder Halsschlagader oder im Aortenbogen. Auch chirurgische Maßnahmen sind möglich; ein gutes Beispiel ist die Entfernung von Gerinnseln aus der Halsschlagader. Keinen großen Nutzen dagegen haben operative »Gefäßkurzschlüsse« von außen am Kopf liegenden Gefäßen mit Gehirnarterien. Der grundsätzliche Entschluß zu einer Operation hängt vom Sitz und vom Stadium der Krankheit ab.

Stadium I: Die Entscheidung ist schwierig und nicht eindeutig zu treffen. Zum einen kann man fallweise durch die Operation einen Schlaganfall verhindern; zum anderen ist der Eingriff ein gewisses Risiko. Man kann nicht sicher sagen, daß alle Nichtoperierten tatsächlich auch einen Schlaganfall erlitten hätten!

Stadium II: Ohne Operation ist in 50 Prozent der Fälle mit schweren Durchblutungsstörungen zu rechnen. Bei 90 Prozent der Operierten kann der Krankheitsfortschritt verhindert werden. Üblicherweise faßt man das II. Stadium als dringende Operationsanzeige auf.

Stadium III: Bei IIIa besteht ein eingeschränktes Ja zur Operation innerhalb der ersten 6 Stunden. IIIb wird nicht operiert.

Stadium IV: Die Schäden gehen auch nach der Operation nicht weg. Einen Sinn ergibt das Operieren als vorbeugende Maßnahme gegen weitere Schlaganfälle. Bestehende Symptome werden durch die Operation nicht besser.

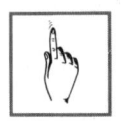

Es gibt eine Reihe von allgemeinen Gegengründen zur Operation. Die wichtigsten von ihnen sind:

1. sehr vorgerücktes Alter,
2. Verwirrtheit durch Arteriosklerose,
3. schwere Schäden nach Hirnschlag,
4. schlechtes, unterentwickeltes Gefäßsystem,
5. Tumoren mit Absiedelungen,
6. schwere Begleiterkrankungen.

Wie wird operiert?

Gemeinsam mit der Gefäßinnenhaut der Schlagader wird das Gerinnsel herausgeholt; wir kennen das als Thrombendarteriektomie. Die verschlossene Stelle wird direkt eröffnet und, um Narben zu vermeiden, wird ein Kunststoffstreifen eingenäht.

Auch ein Bypass kann angelegt werden; dies ist dann der Fall, wenn der Verschluß nahe zur Hauptschlagader liegt. Eine Reihe weiterer Möglichkeiten beschäftigt sich mit dem Austausch von Gefäßen und mit der Gefäßdehnung mittels Katheter, die vom Bein oder Arm her eingeführt werden.

Gefahrenquelle »Bett«

Eine große Bedeutung in der Schlaganfallbehandlung hat die Vermeidung von Folgeschäden. Normalerweise ist das akute Stadium des Schlaganfalls nach der 1. Woche beendet, und oft sind erste Anzeichen der Besserung zu sehen. Nun aber wächst die Gefahr für andere Komplikationen wie Lungeninfarkt und Lungenentzündung.

Die Lungenentzündung nistet sich »gerne« ein, weil die meisten Schlaganfallpatienten nicht in der Lage sind, richtig zu husten und tief genug zu atmen. Wichtig sind daher

- Atemgymnastik,
- frühes Aufstehen und
- gute Lagerung des Patienten.

Der Lungeninfarkt lauert um den 10. Tag der Bettlägerigkeit. Meist beginnt er in einem Gerinnsel der Beine. Erste Anzeichen sind oft

- Schmerzen in der druckempfindlichen, geschwollenen Wade und
- Temperaturerhöhung.

Vorbeugend wirken das Tragen von Gummistrümpfen und ein Hochstellen des Bettendes um 20 — 25 Zentimeter. Unter die Haut gespritztes Heparin (»subkutan«) hat eine besonders gute vorbeugende Wirkung.

Man darf nie vergessen, daß die meisten Schlaganfallpatienten nicht an den Folgen des Schlaganfalls sterben, sondern an vorbestehenden Leiden oder den Auswirkungen der Bettlägerigkeit: Lungeninfarkt und Lungenentzündung.

Bewegungsübungen der gelähmten Gliedmaßen sind im akuten Stadium — entgegen einer allgemeinen Ansicht — wenig sinnvoll. Gut dagegen ist die Übungsbehandlung am Brustkorb, um Infektionen hintan zu halten. Nach dem akuten Stadium wird für jeden einzelnen Patienten ein eigenes Übungsprogramm entworfen, das auf die spezielle Behinderung Rücksicht nimmt. Generelle Empfehlungen dafür gibt es eigentlich nicht. In jedem Fall aber ist der intensive Einsatz verschiedener Betreuer bis zur Wiederherstellung nötig. Der behandelnde Arzt selbst spielt dabei nur die Rolle eines »Regisseurs«. So übernimmt etwa der »Logopäde« die Sprechschulung und der Psychologe versucht, den Kranken seelisch wieder aufzubauen. Der weitere Verlauf bei Schlaganfall wird sehr stark durch den Willen des Patienten bestimmt, wiewohl es schwierig ist, diesen abzuschätzen und zu beeinflussen. Wichtig ist die Kenntnis, daß bei 70 Prozent aller Schlaganfallpatienten eine Depression hinzutritt; oft ist es notwendig, diese medikamentös zu behandeln, um nicht den Genesungsfortschritt durch die Verdunkelung der Seele zu behindern.

Die wichtigste Tätigkeit nach einem Schlaganfall ist das selbständige Gehen; so lange dies nicht möglich ist, liegt die Heimkehr in die häusliche Umgebung noch in weiter Ferne.

Die Wiederherstellung des Gehvermögens ist beim Schlaganfall die Voraussetzung für ein selbständiges Leben.

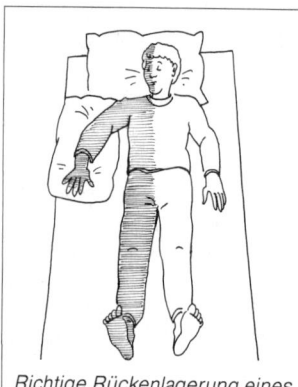

Richtige Rückenlagerung eines Patienten mit Schlaganfall.

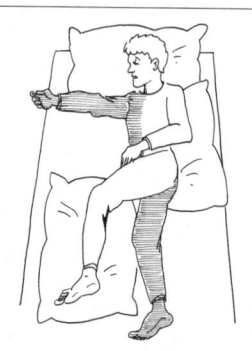

Richtiges Liegen eines Schlaganfall-Patienten auf der kranken Seite.

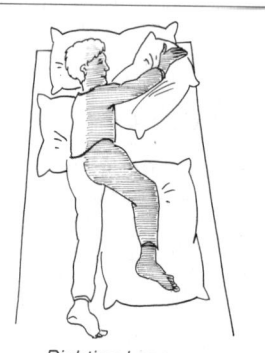

Richtige Lagerung eines Schlaganfall-Patienten auf die gesunde linke Seite.

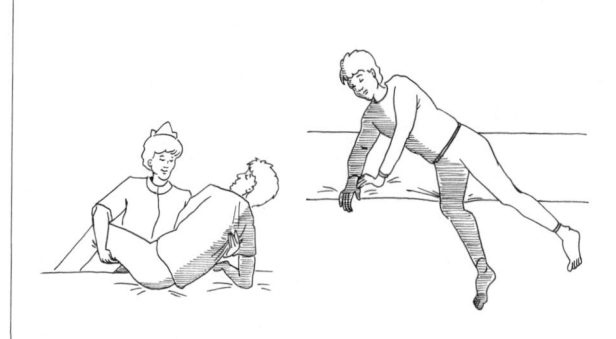

Aufsetzen eines Patienten mit Schlaganfall am Bettrand über die gelähmte Seite.

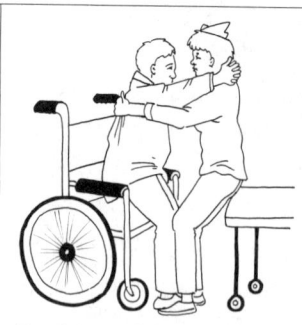

Der Schlaganfallpatient wird mit einer Drehbewegung vom Bett in den Rollstuhl gesetzt, ohne daß er dabei zum Stehen kommt.

Der Verschluß der Wirbelschlagader

Die wichtigsten Symptome sind Störungen des Gleichgewichtes und Schwindelerscheinungen. Der Schwindel tritt hauptsächlich als Drehschwindel und bei Lageänderungen auf. Auch Sehstörungen kommen vor; im Gegensatz zu den Verschlußzeichen der inneren Kopfschlagader (bei der die Sehstörungen einseitig sind) finden sich die Sehstörungen beidseits. Doppeltsehen und Flimmern sind ebenfalls häufig. Weiters: Störungen des Bewußtseins, Ohrgeräusche, Hörminderung, Kopfschmerzen, Sprech- und Schluckbeschwerden, epileptische Anfälle.

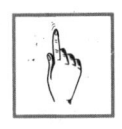

Merke: Ein ganz typisches Zeichen für den Verschluß der Wirbelschlagader ist die Abhängigkeit der Beschwerden von der Kopfhaltung; dies ist auf die enge anatomische Beziehung zwischen dem Gefäß und der Wirbelsäule zurückzuführen.

Diagnose

Zum Gefäß kommt man störungsfrei nur sehr schlecht heran. Auch mit Ultraschall ist das Gefäß schwer zu orten. Es sind daher genaue ärztliche Untersuchungen im »Umfeld« der Arterie zu machen: Nervenarzt, Orthopäde, Internist, Ohrenarzt und Augenarzt müssen aufgesucht werden. Die Angiographie (mittels Operation!) hat in 3 bis 5 Prozent Komplikationen, die nicht wieder gut zu machen sind.

Behandlung

Sie entspricht der allgemeinen Gefäßtherapie bzw. einer Schlaganfallbehandlung.

Der Verschluß der Schlüsselbeinschlagader

Sprachen wir beim Bein vom »Beckentyp« usw., ist dies hier der »Schulter-Arm-Typ«.

Er ist links häufiger. Dafür gibt es zwei Begründungen:

1. Die linke Armschlagader ist kürzer.
2. Bei stärkerer Muskeltätigkeit des Armes werden früher Umgehungskreisläufe ausgebildet; da es mehr Rechts- als Linkshänder gibt, sind die Voraussetzungen dafür rechts besser als links.

An Symptomen findet man oft nur — je nach Seite des Befalls — eine Schwäche des Armes mit auffälliger Ermüdbarkeit; es kommen Kältegefühle und belastungsabhängige Schmerzen, z. B. beim Koffertragen, vor. Gewisse Turnübungen, Frisieren, Kämmen oder Rasieren können erschwert sein.

Große Bedeutung erlangen kann die »Stehl- oder Anzapfkrankheit« der Schlüsselbeinschlagader.

Diese Eigentümlichkeit besteht bei einer Einengung des Gefäßes vor dem Abgang der Wirbelschlagader: Bei stärkerer Muskeltätigkeit des Armes wird das dafür notwendige Blut der Wirbelschlagader »gestohlen«, und diese Blutmenge geht dann an der Hirnbasis im »Circulus« ab. Die Folgen sind gravierend: Schwindel, Kopfschmerzen, beidseitige Sehstörungen mit Doppelbildern, Sprech- und Hörstörungen, kurze Bewußtlosigkeit und vorübergehende Lähmungen können auftreten.

Diagnose

Schwache Pulse am betroffenen Arm. Zwischen der gesunden und kranken Körperseite besteht eine Blutdruckdifferenz. Der Sicherung der Diagnose und Ortung des Verschlusses dienen Ultraschall und Angiographie.

Behandlung

Es gelten die üblichen Maßnahmen der medikamentösen Gefäßtherapie. Operativ wird man im Stadium II bei bestimmten Berufsgruppen, wie Tischlern, Malern und Mechanikern, aktiv. Sonst sind die Stadien III und IV Operationsanzeigen, wenn vom Ort des Verschlusses her eine Zugangsmöglichkeit besteht. Ein eindeutiger Operationsgrund ist die »Stehlkrankheit« auch dann, wenn keine starken Symptome bestehen.

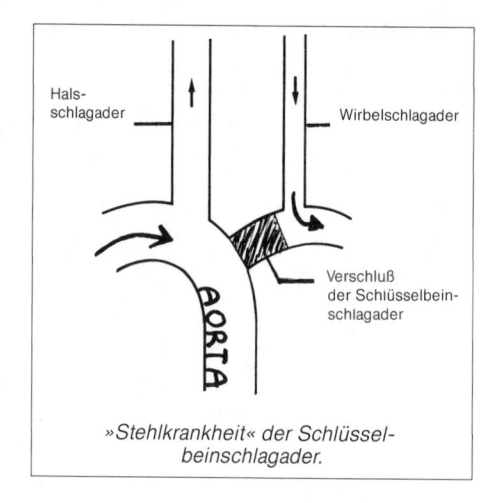

»Stehlkrankheit« der Schlüsselbeinschlagader.

Hinsichtlich der operativen Technik werden

- Bypässe angelegt,
- Gefäße vertauscht und
- die Gefäßinnenhaut ausgeschält.

Der Verschluß im Aortenbogen

Wir finden hier eine bunte Mischung von Symptomen. Handelt es sich doch um den Ausfall der Durchblutung im Bereich der Halsschlagader, der Schlüsselbeinschlagader und der Wirbelschlagader.

Es gibt trotzdem einige charakteristische Zeichen: Schwindelerscheinungen, Sehstörungen mit Augenschmerzen bis zur Erblindung, Kopfschmerzen, gestörtes Bewußtsein und Schwierigkeiten beim Stehen; beim Aufstehen aus der Horizontalen können epilepsieartige Anfälle ausgelöst werden, die durch Wiederhinlegen verschwinden. Auch beim Kauen können Schmerzen auftreten, Gewebsstörungen im Gesicht und an der Nase kommen vor. An den Armen tauchen Schmerzen auf; ebendort auch Kältegefühl, Kribbeln, Muskelschwäche und Hautveränderungen.

Diagnose

Der Blutdruck an den Oberarmen ist gegenüber dem an den Beinen stark erniedrigt und manchmal kaum meßbar. Zusätzlich Ultraschall und Angiographie.

Operiert wird im Stadium II, gelegentlich im Stadium IV zur Vorbeugung, nicht bei III und I. Angewendet werden die bekannten Techniken wie Bypass und Thrombendarteriektomie.

Wir haben bisher einiges über die operativen Verfahren an den Gefäßen kennengelernt. Wir dürfen dabei nicht vergessen, daß die Erfolgsbasis dennoch in (fast) allen Fällen die Allgemein- und »Pillen«behandlung ist. Und diesen Heilverfahren wollen wir uns jetzt zuwenden.

Bisher haben wir immer von der Verschlußkrankheit gesprochen. Als geläufigeren Namen können wir ohne weiteres auch »Arteriosklerose« dazu sagen. In fast allen Fällen nämlich ist die Ursache des Verschlusses eine »Verhärtung« (= »Sklerose«) und Verkalkung der Blutgefäße (= Arterien) durch Eiweiß, Fett, Cholesterin und Kalk.

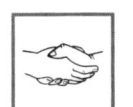

Was also können wir dagegen tun?

Die Behandlungsziele sehen folgendermaßen aus:
1. Dem Fortschreiten der Sklerose und dem Rückfall eines Verschlusses muß vorgebeugt werden.
2. Förderung des Gefäßtrainings mit Ausbildung von Umgehungskreisläufen.
3. Verschlossene Gefäße sollen wieder eröffnet werden.
4. Örtliche Probleme mit Ruheschmerzen und Gewebstod müssen bekämpft werden.

Gefäße »putzen«
Die Arteriosklerosebehandlung

Von den vier Säulen, auf denen die »Wiederbelebung« für erkrankte Gefäße steht, haben wir die chirurgische Säule schon besprochen. Die anderen drei sind die

- allgemeine und
- örtliche sowie
- die medikamentöse Säule.

Die Allgemeinbehandlung

1. Ganz wesentlich für die Entstehung der Verschlußkrankheit ist das Rauchen. Ein Patient, der sich nicht an ein totales Nikotinverbot hält, ist für jede weitere Behandlung verloren. Nikotin — auch in Zigarren, Pfeife, Schnupf- und Kautabak — verhält sich zur Krankheit so wie Benzin zum Feuer!

Der berühmte Gefäßarzt Leo Buerger brachte in seinem Wartezimmer eine Tafel mit folgender Inschrift an: »Your Cigarettes or Your legs!« (Deine Zigaretten oder Deine Beine).

Eine »Umstellung« des Gewohnheitsrauchers von Zigaretten auf Zigarren oder Pfeife ist völlig unsinnig und ändert nichts.

2. Medikamente, von denen wir wissen, daß sie die Durchblutung verschlechtern könnten, müssen — wenn irgendwie möglich — abgesetzt werden.

Verdächtige »Sklerosepillen« sind:

- Betablocker,
- Östrogene (weibliche Hormone),
- »Alpha«-Blocker (gegen hohen Blutdruck),
- Substanzen aus dem Mutterkorn.

3. Zusätzlich vorhandene Leiden, welche die Durchblutung weiter verschlechtern können, müssen entschieden bekämpft werden.

Solche »Skleroseleiden« sind:

- Herzschwäche,
- niedriger Blutdruck,
- Venenschwäche und Krampfadern,
- orthopädische Krankheiten,
- Nerven- und Muskelkrankheiten.

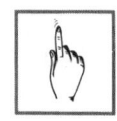

4. Risikofaktoren müssen beseitigt werden. Das heißt Kampf gegen

- Bluthochdruck,
- Übergewicht,
- chronische Infektionen,
- chronische Gifteinwirkung (Alkohol! Nikotin!),
- zu dickes Blut (= Polyglobulie),
- Fett- und Cholesterinblut,
- Gicht und
- Zuckerkrankheit.

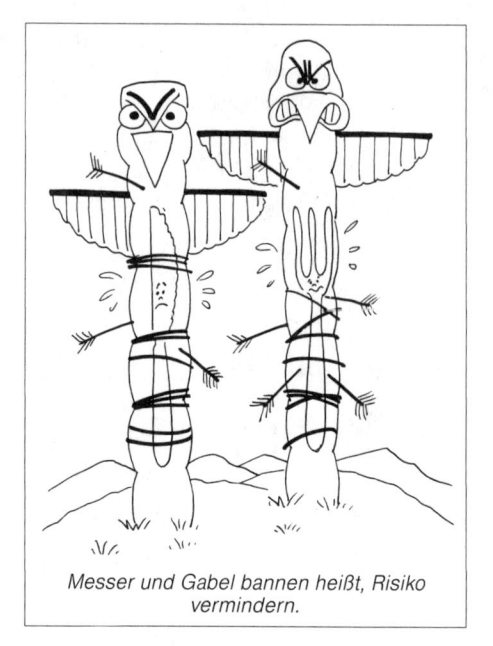

Messer und Gabel bannen heißt, Risiko vermindern.

Punkt »4.« bedeutet also im wesentlichen, gegen den Selbstmord mit **Gabel und Messer** anzukämpfen! Wir müssen uns langfristig mit einer »Antisklerosediät« vertraut machen. Dazu ein Vorschlag:

Gefäßfreundliche Speisen und Getränke

Maiskeimöl, Sonnenblumenöl, Distelöl, spezielle Margarinesorten (becel etc.).

Buttermilch, Magermilch, Magertopfen, Magerjoghurt, Magerkäse (z. B. »Hüttenkäse« bis 15% F.i.T.).

Hühnereiweiß, Eigelb höchstens 1- bis 2mal pro Woche.

Gegrilltes (Elektrogrill, nicht Holzkohle, da sonst Krebsgefahr!) oder gekochtes mageres Fleisch, alles sichtbare Fett wegschneiden, wenig magere Wurst.

Geflügel — Truthahn oder Huhn gebraten ohne Haut.

Magere Fischsorten sind — wenn sie nicht gebacken werden — äußerst herzfreundliche Eiweißlieferanten.

Gekochte Kartoffeln, Salzkartoffeln, wenig Püree, Reis.

Fettarmes Gebäck, »magere« Kuchen.

Gemüse, Salate und Obst.

Wenig Zucker, besser Süßstoff. Wenig Marmelade, Honig, Kompott.

Ungesalzene Nüsse in ganz geringen Mengen.

Kaffee und Tee bis zu Mittag und wenn gut verträglich. Kräutertees und milde Mineralwässer.

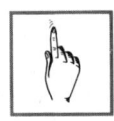

Gefäßfeindliche Speisen und Getränke

Tierische Fette wie Schweineschmalz, Butter, Kokosfett, »normale« Margarine.

Vollmilch, Schlagobers, fetter Käse.

Mehr als 2 Eigelb pro Woche.

Fettes Fleisch, Speck, die meisten Wurstsorten.

Gans, Ente.

Aal, Kaviar, Konserven und fette Saucen.

Bratkartoffeln, »Rösti«, Pommes frites, Kroketten, fettes Gebäck, Kuchen mit Schlagobers oder Buttercreme.

»Zuckerl«, Bonbons, Schokolade, fettiges Speiseeis.

Kokosnüsse.

Süße Getränke wie Fruchtsäfte, Cola, Wein, Bier und alkoholische Getränke.

Alle Nahrungsmittel sind Energiequellen. Für die »Rechner« (und es sollte mehr davon geben!) unter den Lesern einige Zahlen:

Die Maßeinheit für die Energie sind »Joule« oder Kalorien.

Eine Kilokalorie (kcal) entspricht 4,184 Kilojoule (kJ).

```
1 kcal . . . . . . . . . . . . . . . . . . . 4,184 kJ
1.000 kcal . . . . . . . . . . . . . . . . . 4184 kJ
1.000 kcal . . . . . . . . . . . . . 4,184 MJ (= Megajoule)
1 kJ . . . . . . . . . . . . . . . . . . . 0,239 kcal
1.000 kJ . . . . . . . . . . . . . . . . . . 239 kcal
1 MJ . . . . . . . . . . . . . . . . . . . 239 kcal
```

Weiters gelten folgende »Brennwerte«:

4 kcal oder 17 kJ pro Gramm Kohlenhydrate
9 kcal oder 38 kJ pro Gramm Fett
4 kcal oder 17 kJ pro Gramm Eiweiß
7 kcal oder 30 kJ pro Gramm Alkohol

Alkoholgehalt verschiedener Getränke in Volumsprozent

Leichtbier	2
Weißbier	2 – 3
Export	4 – 5
Bock	5 – 6
Starkbier	6 – 8
Apfelwein, Most	5 – 6
Tafelwein	8 – 11
Bordeaux	10 – 12
Sekt	10 – 12
Spätlese	10 – 13
Wermut	14
Portwein	15 – 17
Liköre	24 – 42
Cognac	38
Obst»wasser«	35 – 45
Whiskey	40 – 45
Wodka	40 – 50
Arrak	50 – 52
Rum	40 – 70
Obst»doppel«brände	– 80

Eine Flasche Bier enthält 220 kcal, eine Flasche Bockbier 320 kcal, 1/4 Wein ca. 180 kcal, ein Stamperl Magenbitter 170 kcal.

Alkohol ist nach dem Fett der energiereichste »Nährstoff«, er wird vom Körper in Fett umgewandelt — außerdem ist Alkohol durch die Anregung der Magensaftproduktion der stärkste Appetitmacher.

Alkohol ist

- ein Peiniger der Herzmuskelzelle,
- er vernichtet Gehirnzellen und
- treibt die Leberzellen in den fettigen Untergang.

Soll man da noch »Prost« sagen?

Noch zu den Allgemeinmaßnahmen zählen Sport und Bewegung. Durch eine verstärkte Anregung des Muskelstoffwechsels werden mehrere wünschenswerte Ziele erreicht:

- Haargefäße (= Kapillaren) sprießen in den Muskel aus.
- Umgehungskreisläufe werden gefördert.
- Die Schmerzschwelle steigt an.

Es ist entscheidend, jene Muskelfasern zu trainieren, die unmittelbar hinter dem verengten oder verschlossenen Gefäß liegen. Also:

- Faustschlußübungen bei Durchblutungsstörungen im Armbereich.
- Radfahren und Treppensteigen beim Verschluß der Beckenarterie.
- Rollübungen der Füße und Zehenstandsübungen bei Verschlüssen in der Wade.

Trainiert werden muß täglich

- 2- bis 3mal über 30 — 45 Minuten, wenn möglich öfter und länger.
- Dazwischen geschaltete Pausen sollen nur unfreiwillig gemacht werden, nämlich wenn es zunehmende Beschwerden erzwingen.

Eine Gegenanzeige für Bewegung und Sport ist eine Durchblutungsstörung im Stadium IV: Dies bedeutet Ruhe- und Nachtschmerz mit Gewebsveränderungen.

Die örtliche Behandlung

Größtes Gewicht hat sie dann, wenn Durchblutungsstörungen schon gewebliche Veränderungen, z. B. an der Haut der Füße, erzeugt haben. Die nachstehenden Ratschläge für durchblutungsbedingte Arm- und Beinleiden sollten alle genau befolgt werden:

Mein Durchblutungsbrevier

1. Vermeide Nässe und Kälte.
2. Nicht verwenden:
    - enge Schuhe,
    - enge Handschuhe,
    - Strumpfbänder.
3. Kein Übereinanderschlagen der Beine beim Sitzen!
4. Vermeide:
    - Heizkissen,
    - Wärmflaschen,
    - heiße Fußbäder,
    - unbekannte chemische Mittel.
5. Größte Vorsicht bei der Nägel- bzw. Fußpflege:
    - »Ausschneiden« der Fußnägel kann gefährlich sein.
    - Infizierte Hühneraugen können schwerste Komplikationen verursachen.
6. Fußschweiß mit kalten Alkoholabreibungen und Puder behandeln.
7. Fußpilz sanieren. Empfehlenswert sind: Canesten, Daktarin, Nizoral, Pevaryl und Trosyd.
8. Alle Wunden, auch die kleinsten, sollten ärztlich kontrolliert und behandelt werden. Eine ungepflegte Wunde kann den Startschuß zur baldigen Amputation abgeben!

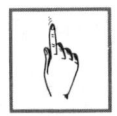

Süßklee und Plättchenhemmer

Die medikamentöse Säule

»Gefäßerweiternde« Mittel

Sie sind nicht das Um und Auf der Behandlung, vielmehr ist ihr Wert umstritten. Dazu einige Bemerkungen:

- Es besteht die Gefahr, daß nur der ohnehin gesunde Gewebsbezirk stärker durchblutet wird; dem kranken Anteil wird durch eine Weitstellung der gesunden Gefäße Blut entzogen.
- Viele dieser Mittel verbessern nur die Hautdurchblutung; dies wird zwar nicht angestrebt, dennoch kann manchmal eine positive Wirkung erzielt werden. Durch das in der Haut entstandene Wärmegefühl wird der Körperteil stärker belastet und dadurch die Muskeldurchblutung gefördert.
- Teilweise noch beliebte Infusionen in Arterien sind nicht unbedenklich: An der Punktionsstelle können Narben und Verletzungen entstehen, die den Blutstrom behindern.

Flußverbessernde Mittel

Sie machen die roten Blutkörperchen biegsamer und elastischer, damit können sich diese Sauerstofftransporteure leichter durch Engstellen in den kleinsten Gefäßen durchschlängeln. Auch die Neigung der Blutplättchen (= Thrombozyten), sich nebeneinander zu legen, wird vermindert.

Eine weitere Möglichkeit, das Blut »quirliger« zu machen, besteht in der Anwendung von Schlangengift (Arwin, Defibrase); das »Gift« senkt den Blutgehalt an sogenanntem »Fibrinogen«. Dieser Stoff spielt in der Blutgerinnung eine zentrale Rolle. Die kostspielige und nicht ungefährliche (Blutungen!) Schlangengiftbehandlung ist den Stadien III und IV vorbehalten und wenn der Gewebstod droht.

In der »normalen« flußverbessernden Behandlung gibt es gesicherte, gute Erfahrungen mit den Mitteln Dusodril, Ludilat, Pentoxi, Trental, Vasonit.

Andere für die Durchblutung verwendete Mittel sind: Apoplectal, Cinnabene, Complamin, Cosaldon, Dilaescol, Dilatol, Instenon, Lamuran, Pericephal, Provascul, Sklerovitol, Stutgeron, Tebofortan, Tebonin, Vasculat, Xuprin.

Mutterkornpräparate sind: Aramexe, Diertina, Dorehydrin, Ergomed, Ergotop, Hydergin, Nehydrin, Nicergolin, Sermion.

Blutverdünnung

Bezweckt wird, das Blut »dünner« zu machen. Erreicht wird dies mit sogenannten »Dextranen« oder — mit weniger Nebenwirkungen — mit 10%igem »HÄS« (= Hydroxyäthylstärke).

Diese Technik wird in zwei Arten zur Anwendung gebracht:

1. HÄS wird als Infusion dem Blut zugesetzt.
2. Es wird vorher eine bestimmte Menge Blut abgezapft (= »Aderlaß«) und danach die gleiche Menge HÄS aufgefüllt. Auf diese Weise bleibt die Blutmenge gleich, das Blut wird aber dünner.

In allen Fällen ist es das Ziel, die Blutdicke (= Hämatokrit) auf Werte von 33 — 38 Prozent zu senken. Die ganze Behandlung dauert 3 — 4 — 6 Wochen.

Gegenanzeigen sind nicht stabile Angina pectoris, kurz zurückliegender Herzinfarkt, schlecht eingestellter Bluthochdruck und Nierenschwäche mit einem Nierenwert (Kreatinin) über 2.

Die Blutverdünnung kann auch mit Plättchenhemmern kombiniert werden
Plättchenhemmer

Die Blutplättchen (= Thrombozyten) sollen daran gehindert werden, sich zu einem Knäuel aneinander zu legen. Bewährte Mittel — mit dem Inhaltsstoff »Acetylsalicylsäure« — sind: Aspirin, Aspro, Colfarit, Kinderaspirin, Thrombo ASS. Das Mittel Thrombosantin enthält noch einen zusätzlichen Stoff, der allerdings keine besondere Wirkung entfaltet. Der Einfachheit halber wollen wir im folgenden das wirksame Prinzip als »Aspirin« bezeichnen.

Was sind nun die Vorteile einer Plättchenhemmung im Vergleich zur Gerinnungshemmung?

- Aspirin verlangsamt den Fortschritt der Arteriosklerose.
- Aspirin vermindert nach Operationen die Rückfallgefahr für einen Schlaganfall.
- Bei einer Vermehrung der Blutplättchen ist Aspirin günstig.
- Nach Kathetereingriffen mit Dehnung und Ausschälung der Innenhaut ist Aspirin besser als ein Gerinnungshemmer.
- Bei nicht operierten Verengungen im Stadium I — III senkt Aspirin das Schlaganfallrisiko.
- Aspirin ist dann einzusetzen, wenn ein Gerinnungshemmer gegenangezeigt ist.

Im Nachteil gegenüber einem Gerinnungshemmer (der Gerinnungshemmer ist also besser) ist Aspirin

- im Stadium II und III und
- nach Bypassoperationen.

Mögliche — sehr seltene — Nebenwirkungen des niedrig dosierten (!) Aspirins: Durchfälle, Allergien und Ausschläge, Magen-Darm-Geschwüre, Verminderung der weißen Blutkörperchen.

Aspirin sollte nicht eingenommen werden bei Blutungsneigung, Geschwürsleiden, Schwangerschaft und bekannter Überempfindlichkeit gegen »Salicylate« (= Inhaltsstoff von Aspirin).

Die Blutgerinnungshemmung

Bei der Verstopfung der Gefäße nimmt — wie wir bereits wissen — die Blutgerinnung eine bedeutende Stellung ein. Mit der Absicht, die Blutgerinnung zu hemmen, wird das Ziel verfolgt, Gefäßverschlüsse und die Entstehung von Gerinnseln zu verhindern. Es stehen uns dazu zwei Mittel zur Verfügung: Das 1916 von McLean erforschte »Heparin« und die »Cumarine«.

Heparin

Der Stoff kommt in den körpereigenen Mastzellen vor. Er wirkt hemmend auf die Blutgerinnung. Gewinnen läßt sich Heparin in größeren Mengen aus Rinderlunge und Schweinedarm. Heparin ist nicht nur zur Behandlung geeignet, es ist auch ein wichtiger Stoff im Labor: Blutproben werden durch Heparinzusatz ungerinnbar!

Industriell hergestelltes Heparin kann nicht »gegessen«, also nicht in Tablettenform eingenommen werden, weil es aus Zucker und Eiweiß besteht.

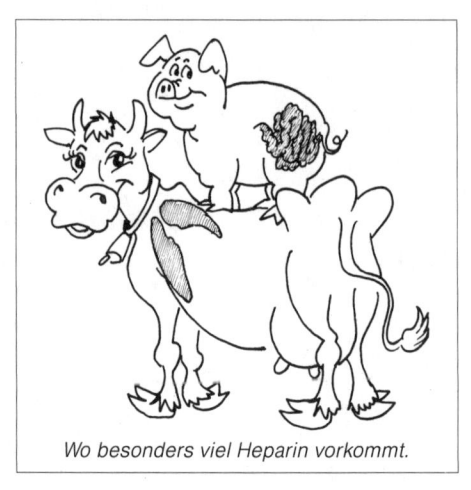

Wo besonders viel Heparin vorkommt.

Vor dem Wirksamwerden noch hätte es der Darm »verzehrt«; dieses Schicksal teilt Heparin ja beispielsweise mit Insulin.

Die Anwendungsgebiete für Heparin sind ähnlich den »Cumarinen«, trotzdem hat es eine Sonderstellung (so wie die Cumarine auch).

Heparin wirkt sofort, und man braucht es:
- als verbindendes medikamentöses Glied zwischen einer »Lyse« (= Auflösung eines Gerinnsels mit Strepto- oder Urokinase) und der Langzeittherapie mit Cumarinen,
- zur schnellen Hemmung der Blutgerinnung, wenn Gegenanzeigen für die Gerinnselauflösung bestehen,
- zur kurzfristigen allgemeinen Thromboseprophylaxe.

Dosierung:
1.000 — 1.500 Einheiten pro Stunde über 2 — 4 Tage als Dauertropf oder 3 x 5.000 Einheiten pro 24 Stunden als Einspritzung unter die Haut (= »subkutan«).

Nebenwirkungen: Allergien, Haarausfall, Blutungen.

Die Behandlung muß durch das Labor mit der Bestimmung der »Thrombinzeit« überwacht werden. Diese Thrombinzeit soll das 2- bis 3fache der Norm betragen.

Präparate:
Heparin »Immuno«, Fragmin, Heparin »Novo«, Liquemin, Lovenox, Sandoparin.

Cumarine

Diese Hemmstoffe der Blutgerinnung wurden erstmals in faulendem Süßklee gefunden. Die Wirkung beruht auf seiner chemischen Ähnlichkeit mit dem Vitamin K (welches allerdings die Gerinnung fördert); in der Behandlung wird der Patient auf einen »Quickwert« zwischen 15 und 25 Prozent oder auf den »Thrombotest« zwischen 5 und 15 Prozent eingestellt. Aufgehoben werden kann die Wirkung durch Vitamin K oder Plasma.

Nebenwirkungen: Ansteigen der Leberwerte, Allergien, Gelbsucht, Haarausfall, Gefäßentzündungen, Absterben von Gewebe und Durchfälle. Manchmal kommt es nicht wieder zur Normalisierung der Blutgerinnung nach Absetzen der Behandlung.

Präparate: Marcoumar und Sintrom, in Deutschland zusätzlich Warfarin. Welches Präparat bevorzugt wird, hängt meistens von den Gewohnheiten des Arztes ab. Für die Dosierung gibt es nur Faustregeln, es muß immer nach den Bedürfnissen des Einzelfalles behandelt werden.

Cumarine entfalten erst nach einigen Tagen ihre Hauptwirkung (deshalb braucht man als sofort wirksame Zwischenlösung ja das Heparin), andererseits beträgt die Wirkdauer nach Absetzen bei

- Marcoumar   7 — 10 Tage,
- Sintrom   1 — 4 Tage und
- Warfarin   4 — 6 Tage.

Wann werden Heparin und Cumarine gebraucht?

Bei Krankheiten mit Emboliegefahr, Gerinnselbildung in Blutgefäßen, Herzinfarkt, Lungeninfarkt, Verschlußkrankheit, Ausbuchtungen der Blutgefäße, Nachbehandlung von Gefäßoperationen, Nachbehandlung von Bypassoperationen, Gefäßentzündungen, zur Gerinnselvorbeugung beim Herzflimmern und vor und nach Operationen.

Es gibt auch mehrere Gründe, Stoffe, welche die Blutgerinnung hemmen, und gerinnselauflösende Substanzen (»Lyse«) nicht zu geben.

Keine Hemmung der Blutgerinnung und keine Lyse macht man bei:

Blutungsneigung, schweren Lebererkrankungen, Dickdarmentzündung, Tumoren, Magen-Darm-Geschwüren, sofort nach der Operation, 1 — 2 Wochen nach Blutungen aus großen Gefäßen, frischem Schlaganfall und Blutungen ins Auge, Herzinnenhautentzündung mit Blutvergiftung, Verengung der Zweizipfelklappe mit Herzflimmern, schwerem Bluthochdruck, unmittelbar nach Infektionen mit »Streptokokken« (betrifft Lyse), komplizierter Ausbuchtung der Hauptschlagader, schlechter Behandlungsüberwachung, fehlender Mitarbeit des Patienten.

Nicht ganz verboten, aber sehr eingeschränkt wird die Behandlung bei:

schlechter Nierenleistung, blutenden Hämorrhoiden, schwerer Arteriosklerose, Allergien auf die Mittel, Knochenschwund, Schwangerschaft, Nierensteinen, Alter über 70 — 75 Jahre, schwerer Zuckerkrankheit und Stillperiode.

Für den Menschen, der gerinnungshemmende Stoffe (Marcoumar, Sintrom) nehmen muß, ist die Frage nach dem Einfluß von Vitamin-K-reichen Nahrungsmitteln wichtig. Wir wissen bereits, daß Vitamin K zwar mit den »Cumarinen« Marcoumar und Sintrom chemisch verwandt ist, trotzdem aber als deren Gegenspieler im Körper fungiert.

Besonders reich an Vitamin K sind Geflügel, Spinat, Karfiol, Weißkohl, Kartoffeln, Möhren und Leber. Letzte Untersuchungen zu dieser Frage haben ergeben: Selbst ungewöhnliche Mengen von Spinat, 1/2 Kilo täglich!, haben den Quickwert praktisch nicht beeinflußt.

Wenn der Verzehr vom wichtigsten Vitamin-K-Lieferanten, dem Blattgemüse, konstant bleibt, ist eine Wirkung auf den Quickwert nicht zu erwarten. Sehr wohl zu Quickänderungen kommt es unter anderen Umständen; diese Umstände sind:

- grobe Änderung der Kost überhaupt,
- Umstellung auf sehr fettarme Kost (Vitamin K ist fettlöslich!),
- Umstellung auf rein vegetarische »Blatt«-Kost,
- Einnahme von Antibiotika: Vitamin K wird auch im Dickdarm von Bakterien erzeugt!

Mehr noch als die Nahrung sind Medikamente in der Lage, die Wirkung der die Blutgerinnung hemmenden Mittel zu verstärken — es droht Blutungsgefahr! — oder abzuschwächen, dann droht wegen ungenügenden Schutzes eine Gerinnselbildung!

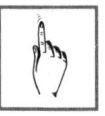

Die Wirkung von Sintrom und Marcoumar wird verstärkt durch:

Schmerzmittel, Aspirin, Mittel gegen Juckreiz, Tuberkulosemedikamente, Mittel gegen Fettblut, Androgene (= männliche Hormone), Breitbandantibiotika, Dextrane, Schilddrüsenhormone, Sulfonamide (gegen Bazillen), Durchblutungsmittel, paraffinhaltige Abführmittel, Gichtmedikamente, Stoffe gegen Epilepsie.

Sintrom und Marcoumar werden in ihrer Wirkung vermindert durch: Vitamin K, Schlafmittel, Kortison, Nervenpillen, weibliche Hormone, Blutdrucksenker, Wassertreiber, Abführmittel, Pilzmittel, gewisse Tuberkulosemedikamente. Auch körperliche Zustände können die Wirksamkeit von Sintrom und Marcoumar empfindlich beeinträchtigen.

Zu einer Wirkungsverstärkung kommt es bei:

- Leberschäden (Vitamin-K-Aufbau ist verlangsamt),
- Herzschwäche,
- Alkoholismus (Leber ist beeinträchtigt),
- Verdauungsschwäche,
- Unterernährung,
- Fieber,
- Schilddrüsenüberfunktion und
- Röntgenbestrahlung.

Zu einer Wirkungsverminderung kommt es bei:

- Operationen (danach),

- Besserungsstadium nach Herzschwäche,
- Wasserausschwemmung,
- Durchfällen,
- Übergewichtigkeit,
- Schilddrüsenunterfunktion,
- Schockzuständen.

Die Gerinnselauflösung oder »Lyse«

Man versucht, Mittel an das Gerinnsel heranzubringen, die in der Lage sind, den Blutpfropf aufzulösen. An eine Auflösung denkt man immer dann, wenn:

- im Stadium III und IV eine Operation nicht möglich ist,
- Verschlüsse der großen Gefäße (Becken, Oberschenkel) nicht älter als 6 Monate sind, 4 — 6 Wochen nach einem Verschluß erreicht man mit einer 50 %igen Wiedereröffnung des Gefäßes die besten Ergebnisse. Im Bereich des Gefäßabganges der Beckenarterien aus der Körperschlagader erzielt man auch nach 1 — 2 Jahren noch Erfolge, allerdings in weniger als 20 Prozent der Fälle.

Die Auflösung (Lyse) kann auf zwei Arten geschehen: Bei der einen Methode wird bis zu 5 Tage lang eine Infusion mit Streptokinase gegeben.

Vorteil: Alle Gerinnsel in allen Gefäßen werden gleichzeitig aufgelöst.

Nachteil: Blutungsgefahr.

Diese Form der Lyse oder »Fibrinolyse« wird angewendet bei Gerinnseln ab dem Ellbogen und Kniegelenk, beim Vorkommen von Gerinnseln an vielen Stellen und bei Gerinnseln im Becken- und Oberschenkelbereich, falls dort die örtliche Auflösung nicht möglich ist, und bei gerinnselverschlossenen Gefäßersatzstücken.

Die örtliche Auflösung wählt man dann, wenn die Gerinnselentfernung (= Embolektomie) nicht möglich ist sowie bei länger bestehenden Gerinnseln der Becken-, Oberschenkel- und Kniearterien.

Technik: Über einen Katheter werden in Abständen von 3 — 10 Minuten kleine Streptokinasemengen eingespritzt. Beginnt sich das Gerinnsel aufzulösen, wird der Katheter langsam weitergeschoben, bis er sich durch das ganze (nunmehr aufgelöste) Gerinnsel »durchgefressen« hat. Dieses Verfahren ist das Mittel der Wahl bei Verschlüssen der Oberschenkel- und Knieschlagader; auch Verschlüsse von 5 — 10 Zentimetern Länge bringt man damit wieder auf. Das Risiko besteht in Gefäßverletzungen und Blutungen.

Eine Stoffgruppe hat in den letzten Jahren in der Behandlung von Durchblutungsstörungen auf sich aufmerksam gemacht. Es handelt sich dabei um die »Prostaglandine«. Ihren Namen haben sie zwar vom Organ Prostata; sie kommen darin vor, aber auch in einigen anderen Körperorganen. Prostaglandine wirken gefäßerweiternd und machen die roten Blutkörperchen sowie die Plättchen beweglicher.

Bisher erfolgt deren Anwendung im Stadium II, III und IV. Verabreicht werden die Mittel in die Vene oder direkt in die betroffene Schlagader.

Die Behandlung dauert mindestens 20 Tage. Der Platz der Prostaglandine ist besonders bei Patienten, die schon von einer baldigen Amputation bedroht sind, aber keine anderen Behandlungsmöglichkeiten mehr zu erwarten haben.

Auch Antibiotika (Penicillin) kommen zur Anwendung: Wenn abgestorbenes Gewebe durch Bazillen infiziert ist, versucht man durch Injektion von Antibiotika in die Schlagader des befallenen Körperteils, das Gewebe zu retten.

Entzündungen der Blutgefäße

Davon sind vorwiegend die kleineren und mittleren Gefäße betroffen. Der Entzündungsort ist vor allem die Gefäßinnenhaut. Ursächlich ist der Großteil der Gefäßentzündungen ungeklärt. Die Krankheiten beginnen meist vor dem 45. Lebensjahr — im Gegensatz zur Arteriosklerose. Ein weiterer Unterschied zur uns bekannten Verschlußkrankheit ist das Fehlen von Risikofaktoren (Rauchen usw.); gleichwohl verstärken diese das Krankheitsbild ganz erheblich, wenn sie vorhanden sind. Die Symptome der Entzündung entsprechen weitgehend denen der Gefäßverkalkung, weil die Gefäßlichtung schrumpft; dazu kommt fast regelmäßig ein Befall aller inneren Organe und des Gehirns. Einige dieser »Gefäßmörderleiden« verlaufen ständig fortschreitend, andere in Schüben.

Wichtige Vertreter dieser eigentümlichen Krankheiten sind die »Kollagenosen«, die »Riesenzellentzündung« oder der »Lupus«. Wiederum zum Unterschied von der Arteriosklerose spielt hier das Labor eine ganz überragende Rolle. Alle Entzündungszeichen, vor allem die Blutsenkung, sind sehr stark erhöht.

In der Diagnostik kommen jene Verfahren zur Anwendung, die wir schon bisher kennengelernt haben.

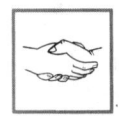

Die Behandlung ist so wie bei der Verschlußkrankheit — mit einer Ausnahme. Das Hormon Kortison ist für viele Entzündungsprozesse praktisch unverzichtbar, ein Großteil der Patienten muß es lebenslang einnehmen.

Neurosen erzeugen Leichenfinger
Die Gefäßneurosen

Sie sind gekennzeichnet durch das zeitweise Auftreten von Gefäßveränderungen vor allem an den Fingern. Deren Gefäße leiden an »Neurosen«. Wir verstehen darunter Störungen, bei denen die Ursachen meistens nicht faßbar sind. Durch eine überschießende Tätigkeit des Sympathikusnervs verkrampfen sich die Gefäße, um sich nach einem »Anfall« krankhaft zu erweitern.
Der Großteil der Gefäßneurosen ist hinsichtlich der Entstehungsgeschichte unklar.

Gesichert sind:
- der bevorzugte Befall des weiblichen Geschlechtes (fast 75 Prozent) und
- die ungünstigen Auswirkungen von Kälte und Wärme.

Einer der bekanntesten unter den Gefäßneurotikern ist die »Raynaud«'sche Krankheit. Daß bei dieser auch hormonelle Umstände mitwirken, wird daran erkenntlich, daß die stärksten Krankheitsperioden während der Menstruation und im Wechsel vorkommen. Interessanterweise bessern sich die Symptome in der Schwangerschaft.

Symptome

- Anfallsweise Abblassung und Abkühlung des 2. bis 5. Fingers der Hand, am häufigsten des Zeigefingers. Man spricht wegen der hochgradigen Blässe auch von »Leichenfingern«.
- Kribbeln und Stechen.
- Schmerzen, besonders wenn sich der Anfall löst.
- Die wenige Minuten bis mehrere Stunden dauernden Anfälle werden durch Aufregungen, niedrige Temperaturen oder ein kaltes Wasserbad (z. B. beim Salatwaschen!) ausgelöst.
- Ist der Anfall vorbei, verbleibt zeitweilig eine bläuliche Rotfärbung.
- Ohren, Nase und Kinn sind seltener in Mitleidenschaft gezogen.

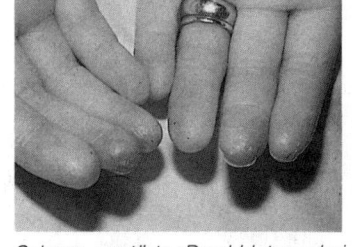

Schwer gestörte Durchblutung bei der Raynaud-Krankheit.

Außerhalb der Anfälle klagen die Betroffenen (Frauen) oft über kalte Hände und Füße, Kribbeln, Schwitzen und die Zeichen einer mangelnden Robustheit des Körpers.

Der Erkrankungsgipfel liegt zwischen dem 10. und 45. Lebensjahr. Zunehmend milder werden die Beschwerden, wenn der »Wechsel« vorbei gezogen ist. Für die Entstehung eines »Raynaud« haben die uns bekannten Risikofaktoren keine Bedeutung. Es kommt auch zu keiner Arterienverkalkung. Bleibende organische Schäden und Gefäßveränderungen sieht man nur bei schwerem und langdauerndem Verlauf.

Für die Diagnose kommen die uns schon bekannten Verfahren wie Ultraschall und Angiographie zum Einsatz. Manchmal ist auch eine mehrjährige (!) Beobachtungszeit erforderlich.
Dies deshalb, weil es eine übergroße Zahl an organisch bedingten (und damit behandelbaren) Gefäßkrankheiten gibt, welche die Zeichen der Raynaud'schen Krankheit voll imitieren können. Im wesentlichen handelt es sich um alle uns schon bekannten Gefäßleiden.

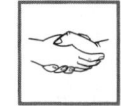

Behandlung

Keine ursächliche bekannt. Medikamentös bewährt haben sich Kalziumhemmer und Nitroglyzerin; »Nitro« wird auch in Salbenform zum Einreiben von Händen und Füßen angewendet. Auch die Blutverdünnung (siehe dort) und Prostaglandine können helfen.

Nichtmedikamentös versucht man:

- Faustschlußübungen,
- Heißluft,
- Mikrowelle,
- ansteigende warme Bäder,
- Massagen und
- Kohlensäurebäder.

Blaue Hände und Füße

Der Angriffsort bei dieser Störung ist der Gefäßbezirk, der vor den Haargefäßen liegt. Diesen Gefäßabschnitt nennt man bei den Schlagadern »Arteriolen« und bei den Venen »Venolen«. Wechselweise Verkrampfungen und krankhafte Erweiterung von Venolen, Arteriolen und Kapillaren sind für die Blau- oder Rotfärbung verantwortlich.

Die Ursachen sind nicht geklärt. Vermutet werden hormonelle Störungen, eine gesteigerte Tätigkeit der Nervenreflexe und örtliche Überempfindlichkeit auf Kälte und Wärme; schließlich sind auch angeborene Besonderheiten des Organismus denkbar.

Bei der **Akrozyanose** entsteht eine durch Kälte ausgelöste Blaufärbung der Hände und Füße; dazu

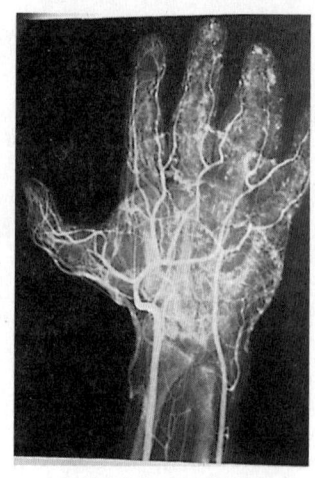

Gefäßröntgen der Hand

kommen Kribbeln, Kältegefühl, Schwitzen und Schwellungen. Der Beginn ist meistens in der Pubertät, bevorzugt sind Mädchen. Mit dem 30. oder 40. Lebensjahr verschwinden die Symptome von selbst wieder. In der Behandlung ist der Kälteschutz durch wärmeisolierende Kleidung am wichtigsten.

Gut geeignet sind:

- Wechselbäder und Sauna,
- Moorpackungen und Unterwassermassagen,
- Kohlensäure- und Lichtbäder,
- Einreibungen und Salbenverbände.

Ungünstig ist die Einnahme von weiblichen Hormonen, Hormonpräparaten überhaupt, gewissen Kreislaufmitteln und Stoffen aus dem Mutterkorn.

Eine andere Erscheinungsform auf der gleichen Basis nennt man **Erythrozyanose:** Die Haut verfärbt sich besonders an den Wangen, Oberarmen, Waden und Brüsten fleckförmig, blau-

Akrozyanose: ständig kalte Hände und Füße.

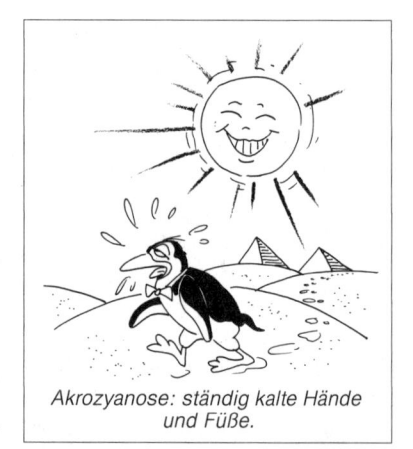

grau-lila. Schwellungen, Schwitzen und Kälteempfindlichkeit finden sich ebenso.

Bei der **Erythromelalgie** bestehen anfallsweise schmerzhafte Rötungen mit Schwellung; der Anfall dauert Minuten bis Stunden. Befallen sind besonders die Fußsohlen bei jüngeren Erwachsenen ohne Geschlechtsbevorzugung. Auslösend sind körperliche Überbelastung und Wärme mit einem kritischen Bereich von 32 bis 37 Grad C.

In der Behandlung kann man eine »Abhärtung« mit gesteigerten Wärmeteilbädern versuchen. Sehr ungünstig wirkt die örtliche Einreibung mit Alkohol!

Als **Livedo** bezeichnet man eine marmorähnliche Hautäderung mit rot-blau-brauner Färbung und Abkühlung. Betroffen sind die Beine von jungen Mädchen und Frauen. Ausgelöst wird alles durch Kälte, in der Wärme verschwinden die Symptome.

Die Krankheit kann zu organischen Beschwerden hin fließende Übergänge haben. Eine eigentliche Behandlung der Livedo ist nicht notwendig (wenn ein organischer Grund ausgeschlossen wurde).

Frostbeulen entstehen am häufigsten im Herbst und Frühjahr. Die feuchte Kälte führt an den der Kälte ausgesetzten Hautstellen zu einer fleckigen, juckenden Rötung, die auch Blasen aufweisen kann. Schmerzen, Juckreiz und Schwitzen sind oft dabei. Die Veränderungen sind beidseitig an den Fußknöcheln, auch an Fingern und Zehen von Mädchen oder Frauen im Wechsel. Es werden deshalb auch hormonelle Mitursachen vermutet. In einigen Wochen sieht man meistens eine selbständige Rückbildung, besonders in der warmen Jahreszeit. Auch chronische Verläufe sind möglich.

Behandlung: So wie bei der Akrozyanose mit Gefäßtraining; Sauna und Wechselbäder sind günstig.

Das »Raucherbein« des Armes

Mit dem Rauchen hat diese Störung zwar nichts zu tun, sie macht aber ähnliche und gleiche Symptome wie die »Claudicatio intermittens« am Bein des Rauchers.

Ursächlich besteht eine Einengung
- der Schlüsselbeinschlagader,
- der Schlüsselbeinvene und
- des Nervengeflechtes im Arm.

»Einenger« sind Muskeln, Zwischengewebe und Knochen wie z. B. eine große »Halsrippe«. Gefäße und Nerven haben dann zuwenig Platz, und sie werden »gedrückt«.

Auch am Arm gibt es ein »Raucherbein«.

Symptome: Ruhe- und Belastungsschmerz, Kältegefühl, schnelle Ermüdbarkeit. Die Beschwerden können — erstmals zwischen dem 20. und 50. Lebensjahr aufgetreten — immer da sein oder nur bei gewissen Arm- und Körperhaltungen auftauchen. Nicht ungefährlich ist das Ganze wegen der Gefahr einer Gerinnselbildung in der Schlüsselbeinschlagader.

Die Diagnose wird erleichtert durch Röntgen und Angiographie von Schlagader und Vene (= Phlebographie).

Zur Behandlung bieten sich in erster Linie operative Maßnahmen an; medikamentös kann ein Versuch mit Hydergin (aus dem Mutterkorn) gestartet werden. In jedem Fall günstig sind spezielle Turn- und Bewegungsprogramme zum Vermeiden schädlicher Fehlhaltungen und zur Kräftigung der Schultermuskulatur.

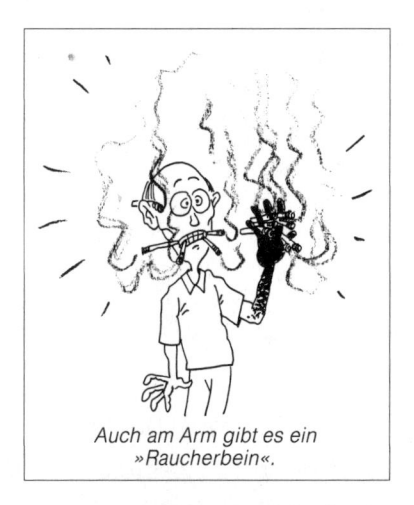

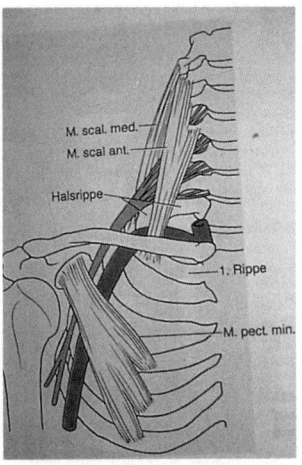

Eine überzählige »Halsrippe« (normalerweise nicht vorhanden) kann die Blutgefäße bedrängen.

Ein Übungsprogramm aus der Mayo-Klinik:

1. Mache im Stehen kreisende Bewegungen der Schulter nach vorne und zurück bei hängenden, seitlich mit 1 bis 5 Kilogramm belasteten Armen.
2. Strecke die Arme im Stehen waagrecht auf Schulterhöhe aus und belaste sie mit 1 bis 5 Kilogramm; darauf folgt ein kreisförmiges Heben der Arme, bis sie sich über dem Kopf treffen.
3. Setze Deine Handflächen in Schulterhöhe auf jeweils eine Seite einer Zimmerecke auf, die Ellbogen sind gebeugt, die Bauchmuskulatur ist angespannt, dann lasse den Brustkorb langsam unter Einatmung nach vorne in die Ecke gleiten; nun durch Armdruck unter Ausatmung zur Ausgangsstellung zurückkehren.
4. Versuche durch seitliche Kopfneigung, das linke und das rechte Ohr abwechselnd auf die nicht angehobene Schulter zu legen.
5. Hebe in Bauchlage mit auf dem Rücken verschränkten Armen den Kopf möglichst stark und möglichst lange an.
6. Liege in Rückenlage mit einer Rolle oder einem kleinen Kissen unter den Schulterblättern; atme nun langsam ein und führe die Arme während des Ausatmens nach hinten über den Kopf.

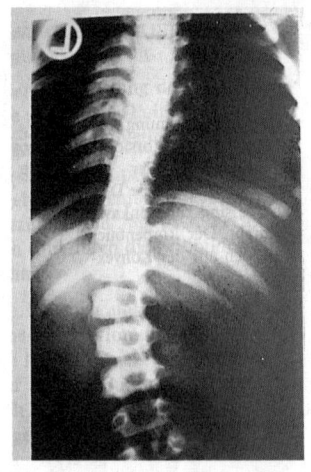

Eine »schiefe« Wirbelsäule kann der Anlaß für Herzschmerzen sein.

Der Ameisenhaufen im Bett

Der »falsche« Kreislauf in der Nacht

Sehr häufig klagen Menschen über nächtliche »Kreislaufbeschwerden«. Oft handelt es sich bei den Patienten um Frauen im Wechsel oder auch nach einer Schwangerschaft. Geschildert werden die Beschwerden als Kribbeln und Ameisenlaufen in einem oder beiden Armen und auch Händen. Taubheit in den Fingern und dumpfe Schmerzen sind oft dabei.

Typisch: »Wenn ich aufstehe und ein paar Minuten herumgehe, sind die Beschwerden weg.«

Die eigentliche Ursache dieser Beschwerden ist nicht der »Kreislauf«, sondern eine Reizung des im Schulter-Armbereich verlaufenden Nervengeflechtes (= Plexus brachialis) und des von ihm versorgten Gefäßgebietes.

Die weitaus häufigste Ursache ist ein krankhafter Druck auf den »Medianusnerv«, der am Handgelenk unter dem Querband zur Hohlhand verläuft. Chronische Überbeanspruchung kann das Band

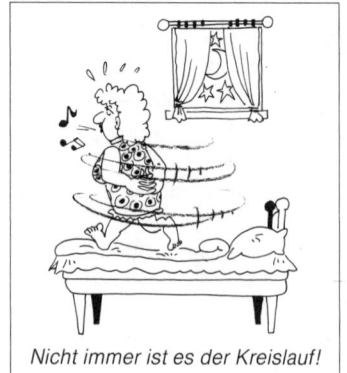

Nicht immer ist es der Kreislauf!

dicker werden lassen; wegen der beengten Verhältnisse genügt eine zusätzliche geringgradige Wasseransammlung in der Nacht, und bedenkliche Druckerscheinungen auf den Nerv sind die Folgen.
Der Arzt nennt diese Folgen »Karpaltunnelsyndrom«.

Diagnose
Röntgen der Halswirbelsäule und Bestimmung der Nervenleitgeschwindigkeit am Medianusnerv; diese Untersuchung macht der Nervenarzt.

Behandlung
Bewegen der Arme, Kuranwendungen, medikamentöser Versuch mit Hydergin. Beim Karpaltunnelsyndrom ist die operative Spaltung des Querbandes meist heilend.

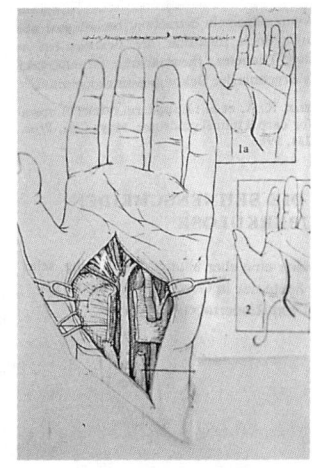

Die Operation des »gedrückten« Medianusnerv.

Gefäße zum Spengler bringen?
Die ausgebeulten Gefäße

Unter »gesunden Umständen« sind die Blutgefäße wie glattwandige, »gezogene« Rohre gebaut.

Während innen liegende Auflagerungen zu Verengungen und zu den Symptomen von Angina pectoris und Arteriosklerose führen, verursachen Ausbuchtungen der Gefäße nach außen

- Strömungsverlangsamung,
- Wirbelbildung und
- Gefahr der Gerinnselentstehung.

Die krankhafte Ausbuchtung nennt man »Aneurysma«. Sie kann verschiedene Gestalt haben.

Es gibt
- sackförmige,
- kirschförmige,
- allseitige (konzentrische) und
- einseitige (exzentrische) Aneurysmen.

Drei grundsätzliche Ausbuchtungsarten müssen unterschieden werden:

1. Das »echte« Aneurysma:
   Alle Schichten der gesamten Schlagaderwand sind ausgeweitet (so wie der Knieteil bei einer alten Hose).

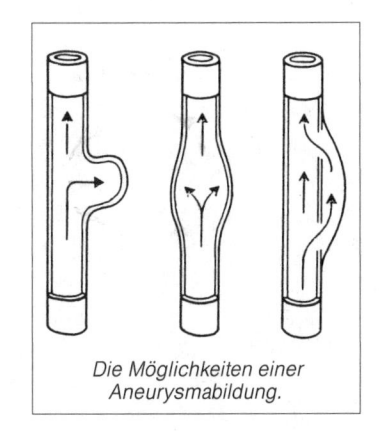

Die Möglichkeiten einer Aneurysmabildung.

2. Das »falsche« Aneurysma:

    Die Schlagaderwand ist eingerissen oder durchlöchert, ein Ausbuchtungssack bildet sich nicht aus der Schlagaderwand, sondern aus Teilen des umgebenden Gewebes.

3. Das gespaltene Aneurysma:

    Hier ist die Innenhaut (das ist die innerste Schicht der drei hauptsächlichen Schlagadernwände) eingerissen, und das Blut wühlt sich zwischen zwei Schichten in die Gefäßwand hinein.

Ursachen der Entstehung

80 Prozent aller echten Ausbuchtungen entstehen durch die Wandschwäche bei der Gefäßverkalkung (= Arteriosklerose). Auch hier wird sichtbar: Gefäßverkalkung bedeutet nicht Stärkung, sondern Schwächung der Gefäßwand. Weiters: Verletzungen, Entzündungen der Gefäße, Bindegewebskrankheiten, Gefäßverengungen und ärztliche Eingriffe, bei denen ein Gefäß angestochen werden muß.

Symptome

Meistens keine; der Großteil der Aneurysmaträger hat keine Beschwerden. Oft ist die Feststellung eines Aneurysmas eine Zufallsentdeckung im Rahmen einer Untersuchung aus anderen Gründen.

Beschwerden können sich als unklares Fremdkörpergefühl und Drücken äußern. Werden umliegende Nerven oder Gefäße durch die Ausbuchtung bedrängt, treten Kribbeln oder örtliche Durchblutungsstörungen auf. Je nach der Lage des Aneurysmas sind auch fallweise typische Symptome zu erwarten.

Am häufigsten von der Ausbuchtung betroffen ist die Körperschlagader, und da wiederum der Bauchanteil.

Symptome eines »Bauchaortenaneurysma« sind

- unklares »Bauchweh«,
- Brechreiz, Durchfall oder Verstopfung,
- Zeichen der Verschlußkrankheit der unteren Körperhälfte: Kribbeln im Becken und an den Beinen, Harndrang, Schmerzen in den Flanken und Nierenkolik.

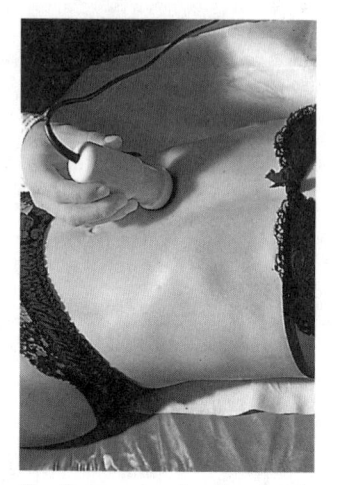

Ein Aneurysma der Bauchaorta kann sehr leicht mit Ultraschall aufgespürt werden.

Der Arzt hört mit dem auf den Bauch gehaltenen Stethoskop während der Herzzusammenziehung Geräusche.

Bei der Ausbuchtung der Brustaorta finden sich Atemnot, Brustschmerzen, Husten, Schluckbeschwerden und Heiserkeit.

Ein gespaltenes Aneurysma macht schwerste akute Symptome, die mit einem Herzinfarkt verwechselt werden können: plötzliche in den Rücken ausstrahlende Schmerzen mit Vernichtungsgefühl und Schock.

Sind kleinere körperferne Schlagadern betroffen, rühren die Symptome vom Druck auf die Umgebung her: gestaute Venen und Kribbeln oder taubes Gefühl. Das Aneurysma ist oft als pulsierende Geschwulst zu tasten.

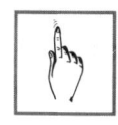

Die größte Gefahr besteht im Aufbrechen mit nachfolgender Blutung. Je nachdem, wo die Blutung stattfindet, sind auch massive Krankheitszeichen vorhanden: Brustschmerzen, nicht auszuhaltende Bauchschmerzen, Darmverschluß und Schock.

Auch der Durchbruch der Hauptschlagader in den Zwölffingerdarm oder Dünndarm kommt vor. Stockt das Blut in einer großen Ausbuchtung, erscheinen die rasch zunehmenden Symptome eines Gefäßverschlusses.

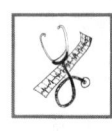

Diagnose

Fühlen, Betasten und Abhören. Ultraschall, Röntgen, Angiographie, CT und MR. Mit Ausnahme des Labors (das keine Rolle spielt) und der Endoskopie werden eigentlich alle Verfahren herangezogen.

Behandlung

Durch medikamentöse Blutdrucksenkung wird die Gefahr von Durchbruch und Blutung etwas vermindert.

Am besten ist natürlich die operative Sanierung. Von den Symptomen läßt man sich bei der Entscheidung zum Operieren nicht leiten, da bekanntlich 20 Prozent der Aufbruchsblutungen in der Aorta ohne vorherige Symptome passieren.

Das Risiko der Operation an der Hauptschlagader ist nicht gerade gering und muß im Einzelfall immer genau abgewogen werden.
Andererseits wissen wir, daß sich die Lebenserwartung der Patienten durch die Operation verdoppeln läßt im Vergleich zur nichtoperierten Gruppe!

Feuermale und Blutschwämme

Tumoren der Blutgefäße

Bösartige Tumoren sind äußerst selten. Wir haben es gewöhnlich mit gutartigen Veränderungen zu tun, die den meisten von uns geläufig sind:

- **»Sternchen« und »Spinnen«:** Wir kennen sie als kleinste Gefäßknäuel mit einem feinen Pulsieren in der Mitte. Am liebsten sitzen sie in der Haut des Brustkorbes und im Gesicht. Sie kommen angeboren und stärker in der Schwangerschaft, bei Schilddrüsenüberfunktion und Leberschrumpfung (= Zirrhose) vor. Behandlung: keine.

- **»Knäueltumoren«:** Lieblingssitz ist unter den Fingernägeln, wo sie manchmal Erbsengröße erreichen und sehr schmerzhaft sein können.

- **»Glomus-caroticum-Tumoren«:** Sie wachsen wie ein Baumschwamm in der Gabel der Halsschlagader. Die Entwicklung erfolgt aus den dort schon normaler-

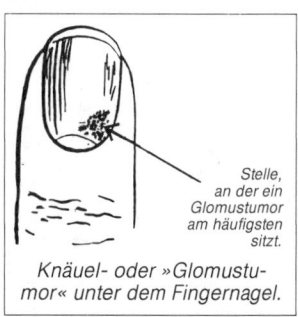

Stelle, an der ein Glomustumor am häufigsten sitzt.

Knäuel- oder »Glomustumor« unter dem Fingernagel.

weise sitzenden Spezial- und Wächterzellen; diese Zellen haben eine wichtige Funktion in der körperweiten Blutdruckkontrolle. Vermehren sich diese Zellen, können Druck- und Spannungsgefühl in der betreffenden Halsseite und Beschwerden bei bestimmten Drehungen des Kopfes entstehen. Über Nervenreflexe können auch Kollaps und (selten) Herzstillstand auftreten; man nennt dies »Karotissinussyndrom«. Behandlung: operative Entfernung.

- **Feuermale:** Sie sind meistens blaurote, scharf begrenzte Flecken; entstanden (bzw. angeboren) sind sie durch eine bleibende krankhafte Erweiterung der Haargefäße oder »Kapillaren«. Feuermale gehen mit dem Wachstum des Körpers mit.
- **»Gefäßpunkte«** oder **»Teleangiektasien«:** Es handelt sich um stecknadelkopfgroße Pünktchen auf dem Brustkorb; sie sind angeboren oder vermehren sich mit zunehmendem Alter.
- **Blutschwämme:** Sie machen fallweise Probleme, je nachdem wo sie sitzen und wie groß sie sind. Große Blutschwämme auf der sichtbaren Haut werden für den Träger oft zu einer kosmetisch bedingten seelischen Belastung. Die häufigste Behandlungsart ist die Röntgenbestrahlung. Blutschwämme im Magen-Darm-Kanal, in der Leber oder Niere können dagegen Anlaß zu gefährlichen Blutungen geben; man sollte diese daher — je nach Ausdehnung — operativ entfernen. Die dazu nötige diagnostische Abklärung erfolgt mit Angiographie, Röntgen, Ultraschall, Computertomographie (»CT«) und feingeweblicher Untersuchung unter dem Mikroskop.

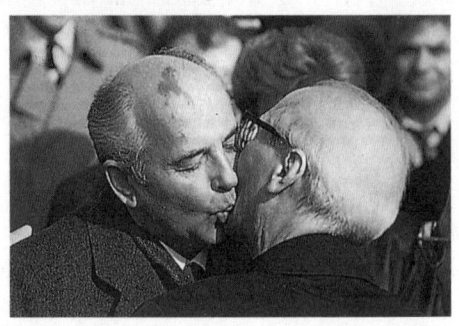

Gorbatschow, der bekannteste Feuermalträger.

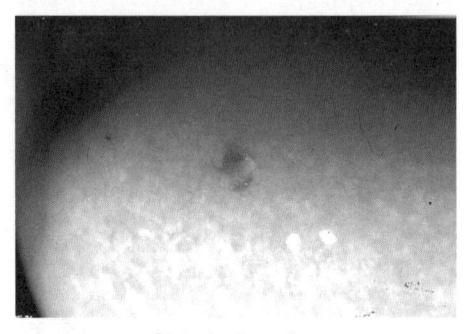

Blutschwämmchen

Blutegel oder die »lebende« Apotheke

DIE ERKRANKUNGEN DER VENEN

Gemessen an der Zahl der Patienten müßte man bei den Venenleiden von einer »Volkskrankheit« sprechen. Es gibt nur wenige (ältere) Erwachsene, die nicht selbst mit Venen »zu tun« haben, und es gibt praktisch keinen, der nicht mehrere von »Venen« geplagte Mitmenschen kennen würde.

Vier Hauptprobleme bescheren uns die »Saugadern« (= Venen), die das ganze Blut wieder dem Herzen zuführen:

- die an der Oberfläche liegende, akute Venenentzündung,
- die tief gelegene Venenthrombose (= Gerinnsel) und
- die daraus folgende Lungenembolie bzw. der Lungeninfarkt,
- aus gehäuften Entzündungen und verstopfenden Gerinnseln wird schließlich die chronische Venenkrankheit, mit der man schließlich sein Leben lang »zu tun« hat.

Die akute Venenentzündung

Voraussetzung für die Entzündung ist eine Schädigung der Venenwand. Passieren kann dies durch Einstiche wie etwa Injektionen, Verletzungen oder Insektenstiche und nach allergischen Krankheiten der Haut.

Gefördert und begünstigt wird die Entzündung durch jede Verlangsamung der Blutströmung; wir finden dies bei längerer Bettlägerigkeit, nach Operationen, bei Herzschwäche und auch bei der gerinnselbedingten Verstopfung tief gelegener Venen.

Auch »Neigungen« zu Venenentzündung sind zu beachten; zu Venenentzündungen neigt man bei:

- erhöhter Blutgerinnungsfähigkeit,
- Krampfadern,
- Krankheiten der Bauchspeicheldrüse und
- bösartigen Tumoren.

<u>Symptome</u>

An der betroffenen Stelle kommt es zu einer schmerzhaften Schwellung und Rötung des umgebenden Gewebes; die Stelle ist druckempfindlich und fühlt sich derb an. Die Haut ist »krankhaft« rot und wärmer als die gesunde Umgebung. Auch fieberhafte Temperaturen sind möglich, im Labor ist die Blutsenkung erhöht. Liegt die Entzündung sichtbar an der Hautoberfläche und kann man sie fühlen, ist eine Verschleppung (= Embolie) nicht zu befürchten; ebenso muß sich ein Patient mit einer oberflächlichen Venenentzündung nicht vor einer chronischen Venenkrankheit fürchten.

Behandlung

Straffe Bandagen und Umschläge mit Salben, die den gerinnungshemmenden Stoff »Heparin« enthalten. Bei starken Schmerzen empfiehlt sich kurzzeitig die Einnahme eines Schmerzmittels, z. B. Aspirin.

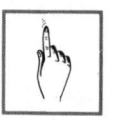

Bettruhe ist nicht angebracht, weil dadurch die Entwicklung eines tiefliegenden Venengerinnsels gefördert wird.

Bekannte Salbenpräparate sind: Exhirud, Hemeran, Heparin, Hirudoid, Ichthalgan, Irudil, Lasonil, Perthrombon, Thrombon, Thrombocid, Thrombophob, Venobene, Venostasin. Venenmittel mit abschwellenden Inhaltsstoffen sind Ditaven, Opino, Reparil, Tantum, Venoruton.

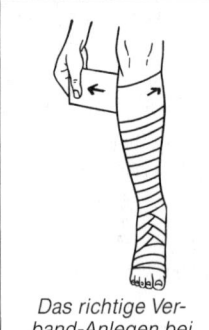

Das richtige Verband-Anlegen bei »Venensachen«.

Der entzündete Krampfadernknoten

Wir haben dann damit zu rechnen, wenn an Krampfadernbeinen eine Entzündung auftritt.

Die Symptome sind gleich wie bei der oberflächlichen Entzündung einer (Normal-) Vene; der Knoten ist druckschmerzhaft und unter dem tastenden Finger mit Schmerzen hin- und herzurollen. Die Gefahr einer Lungenembolie besteht nicht.

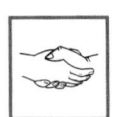

Behandlung

Durch einen kleinen Einstich (= »Stichinzision«) wird das Gefäß eröffnet und das Gerinnsel herausgedrückt. Die Weiterbehandlung erfolgt gleich wie bei der oberflächlichen Entzündung. Später kann eine Operation oder »Verödung« der Krampfadernknoten überlegt werden.

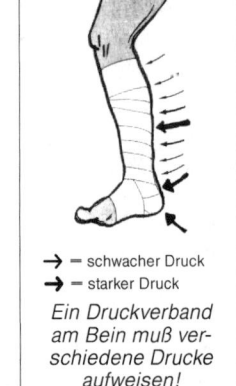

→ = schwacher Druck
➡ = starker Druck

Ein Druckverband am Bein muß verschiedene Drucke aufweisen!

In früheren Zeiten war das Anlegen von Blutegeln üblich. Auf entzündete Gerinnsel wurden 2- bis 3mal wöchentlich 3 bis 6 Blutegel für 1 bis 3 Stunden angesetzt. Die wurmähnlichen Tierchen saugen das gestockte Blut ab und sorgen durch gerinnungshemmende Stoffe für eine kurze Nachblutung.

Dr. Sawyer, der Gründer einer Blutegelfarm in Wales: »Der Blutegel ist eine lebende Apotheke; wenn er beißt, verwendet er zum Beispiel:

- *ein örtliches Betäubungsmittel, damit Sie den Biß nicht spüren,*
- *eine gefäßerweiternde Substanz, damit das Blut besser fließt,*
- *einen gerinnungshemmenden Stoff, damit das Blut nicht stockt,*
- *ein Antibiotikum, damit das gesaugte Blut während der monatelangen Verdauung im Egel nicht verdirbt und damit das »Opfer« gesund bleibt, für den Fall, daß er ein zweites Mal zubeißen müßte«.*

Die Venenentzündung auf Wanderschaft

Es gibt oberflächliche Venenentzündungen, die schubweise und plötzlich zum Vorschein kommen. Die befallenen Venenbereiche sind gerötet und schmerzen auf Druck und Berührung. Das sprunghafte Wandern auf andere Körperteile, wie z. B. Arme und Beine, geht mit leichten Temperaturen einher. Die Rückbildung der Veränderungen geschieht oft von selbst; Emboliegefahr droht nicht.

Der Arzt spricht bei dem ganzen Geschehen von einer »Wanderentzündung«. Als Ursachen kommen wiederholte Infektionen in Frage, Insektenstiche, Allergien, Gefäßentzündungen und auch bösartige Tumoren.

Behandlung

So wie bei der oberflächlichen Venenentzündung; wichtig ist die Suche nach möglichen Ursachen.

Die Venenentzündung mit Blutvergiftung

An der entzündeten Vene entsteht durch das Eindringen von Bazillen eine eitrige Einschmelzung von Gewebe. Die Zeichen dafür sind Schüttelfrost und hohes Fieber. Es besteht Lebensgefahr!

Gefährlich ist eine Veneneiterung im Gesicht: Die Bazillen schwimmen und kriechen entlang der Gefäße ins Gehirn — es drohen schwerwiegende, fallweise tödliche Komplikationen!

Behandlung

Bettruhe, hochdosiert Antibiotika, Aufschneidung von Eiterknoten; keine Bandagen!

Die »ärztliche« Venenentzündung

Nach Injektionen in die Vene (»iv«) oder versehentlichen Einspritzungen »daneben« entstehen schmerzhafte, gerötete Stränge im Bereich der Einstichstelle.

Noch häufiger ist dies, wenn Venenkatheter für Infusionen über einige Tage in den Hautvenen gelegen sind. Meistens geht dieses — nicht immer zu vermeidende — Malheur gut aus: Ruhigstellung des Armes, Umschläge und Salben sind oft ausreichend. Im Verdachtsfall müssen frühzeitig Antibiotika gegeben werden.

Als »Mondor'sche Krankheit« bezeichnet man Venenentzündungen im Bereich des Oberkörpers; man findet sie bevorzugt bei Frauen nach operativer Brustentfernung.

Die Embolie liegt auf der Lauer
Die tiefe Venenentzündung

Befallen werden große Venen (»Leitvenen«) der Arme und Beine, des Beckens und Halses sowie die großen zum Herz führenden Hohlvenen. Die Entzündung der Venenwand hat praktisch immer eine Gerinnselbildung am Ort der Entzündung zur Folge; man spricht daher von »Phlebothrombose«.

Ursachen

Nach dem großen Krankheitsforscher (= Pathologe) Rudolf Virchow (1821–1902, Würzburg und Berlin) sind die Ursachen als »Virchow-Trias« bekannt:

1. Schädigung der Venenwand,
2. erhöhte Blutgerinnungsbereitschaft und
3. Verlangsamung des Blutstromes.

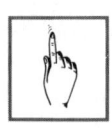

Es gibt Umstände, die eine tiefe Venenthrombose fördern. Die wichtigsten von ihnen sind:
- Krampfadern,
- Herzschwäche,
- Bettruhe,
- Übergewichtigkeit,
- kurz zurückliegende Operationen und Verletzungen,
- Gefäßschäden der Schlagadern,
- dickes Blut,
- zuviel an Gerinnungsstoffen,
- zuviele Blutplättchen,
- Austrocknung des Körpers,
- Zuckerkrankheit und
- die Einnahme der »Pille«.

Symptome

In jenem Bereich, in dem die Venenthrombose sitzt, tut es bei Belastung weh. Auch Kribbeln oder taubes Gefühl können vorkommen.

Die Patienten, die bettlägerig sind, fühlen nach Auftreten einer Venenthrombose ein unbestimmtes »neues« Krankheitsgefühl. Es ist unmöglich, davon betroffene Beine bzw. Arme ganz durchzudrücken, das Arm- oder Beinhochheben schmerzt ebenso wie Husten.

Ist die Thrombose im Becken, findet sich unklares Bauchweh.

Achtung! Die Oberschenkel schwellen schmerzlos an, dabei sind nur die Leistenbeugen druckempfindlich.

Das Ausmaß der Beschwerden kann ziemlich stark schwanken. Die Hautvenen sind gestaut, Wasseransammlungen führen zu einer glänzenden Haut, das Relief von Knochen und Gelenken verschwindet. Finger bzw. Zehen können bläulich verfärbt sein, der betroffene Körperteil ist kühler. In der Tiefe der Muskulatur ist fallweise ein derber, schmerzender Strang zu tasten. Fieberhafte Temperaturen mit Schüttelfrost sind möglich, eine Herzschwäche kann hinzutreten.

Die gefürchteten Komplikationen sind
- die Lungenembolie und
- eine chronische Venenkrankheit.

Diagnostisch verwendet man zum genauen Aufspüren des tiefen Gerinnsels den Ultraschall und das Gefäßröntgen (= Phlebographie).

Behandlung

1. Als Sofortmaßnahme muß ein stützender Verband angelegt werden, um das Gerinnsel zu fixieren; damit wird auch die Gefäßlichtung eingeengt und die Emboliegefahr reduziert. Danach wird im Spital weiterbehandelt; Bettruhe für 7 bis 10 Tage ist notwendig. Der Arm bzw. das Bein wird hochgelagert. Nach Abklingen der akuten Erscheinungen wird wiederum bandagiert und mit vorsichtigen Bewegungsübungen begonnen. Ist nur der Unterschenkel betroffen, kann die Bettruhe auch kürzer ausfallen.

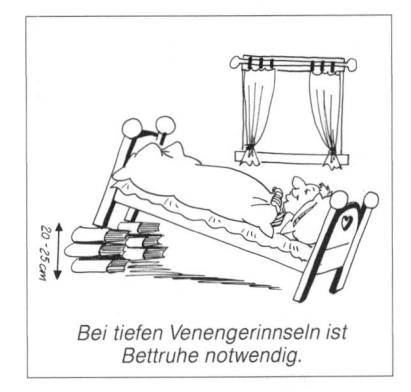

Bei tiefen Venengerinnseln ist Bettruhe notwendig.

2. Eine Gerinnselauflösung, die Lyse, ist mit 85%iger Gefäßwiedereröffnung am erfolgreichsten in den ersten drei Tagen. Bei 6 bis 7 Tage alten Gerinnseln sinkt die Erfolgsrate auf 60 Prozent; sie geht sehr stark zurück ab dem 7. bis 12. Tag. Eine »Spätlyse« kann auch zwischen dem 14. Tag und 3. Monat mit einer Öffnungsrate von bis zu 50 Prozent bei den großen Venen versucht werden. »Große« Venen sind: Hohlvene, Schlüsselbein- und Armvene, Becken-, Oberschenkel- und Knievene.

Gleichzeitig bzw. überlappend beginnt die Gerinnungshemmung mit Heparin und Marcoumar oder Sintrom. Ist eine volle Gerinnungshemmung nicht durchführbar (wegen Gegenanzeigen), so kommt als Alternative die niedrig dosierte Heparinbehandlung mit Einspritzung unter die Haut in Frage.

Zur Beachtung: Plättchenhemmer (»Aspirin«) sind im Bereich der venösen Strombahn nicht sinnvoll!

Die Operation von Thrombosen ist vor allem dann zu bevorzugen, wenn Gegenanzeigen zur medikamentösen Auflösung bestehen. Solche Gegenanzeigen sind etwa Bluthochdruck, Schlaganfall, Geschwürsleiden, Tumoren und sehr alte Patienten.

Die besten Resultate ergibt die Thromboseentfernung innerhalb der ersten zwei Tage; danach steigt das Risiko einer erneuten Gerinnselbildung.

Als 100prozentige Anzeige zur Operation erachtet man die beweglichen Thrombosen im Becken und in der Hohlvene.

Nach einer operativen Gerinnselentfernung muß man sich bewegen, Bettruhe ist schlecht. Marcoumar oder Sintrom müssen mindestens ein halbes Jahr eingenommen werden. Nach der Wundheilung werden Gummistrümpfe getragen, die an der Hüfte zu befestigen sind.

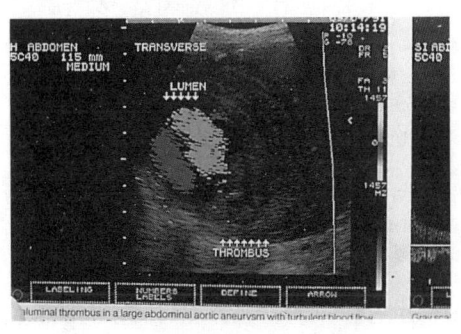

Gefäßthrombose im Ultraschall-Farbdoppler.

Die Thrombose der Schlüsselbein- und Achselvene

Ursächlich wirken hier nicht so sehr Venenschädigungen, sondern Überlastung (schwere Arbeit oder Sport) und Druck auf das Gefäß.

Erkennbar wird die Thrombose durch Schmerzen und eine bläuliche Anschwellung des Armes; die Schwellung verstärkt sich beim Herunterhängen und durch Bewegung.
Gesichert werden kann die Diagnose durch die Phlebographie.

In der Behandlung wird die Lyse bevorzugt, operative Maßnahmen kommen dann zum Zuge, wenn Gegengründe zur Auflösung vorliegen.

Das Hohlvenengerinnsel

Ausgangspunkt ist nicht selten eine Beckenvenenthrombose. Auch als Folge eines Tumoreinbruches kann die Hohlvene verstopft werden.

Symptome

Ziehende Schmerzen im Bauch und in den Flanken. Leider ist der Schmerz nicht typisch; der Unterbauch kann druckempfindlich sein. Im weiteren Verlauf schwellen die untere Körperhälfte und meistens auch die Geschlechtsorgane an. Es kann zu Schwierigkeiten bei der Harn- und Stuhlentleerung kommen. Bald bildet sich ein Umgehungskreislauf mit nach außen hin sichtbaren Venen am Bauch aus.

Diagnose

Schon bei geringem Verdacht einer Hohlvenenthrombose muß eine Phlebographie veranlaßt werden.

In der Behandlung ist das operative Vorgehen wichtig; die Auflösung kommt in Frage, wenn Operieren nicht möglich ist.

Die Thrombose der Nierenvene

Sie nimmt ihren Ausgang meist von einer Hohlvenenthrombose oder von Tumoren und Entzündungen der Niere. Das Nierenvenengerinnsel kommt umso häufiger vor, je jünger man ist (Kleinkinder!).

Symptome

Akute Bauchschmerzen mit Schmerzbetonung der Flanken. Schmerzen können aber auch fehlen. Im Harn erscheint sehr viel Eiweiß, gelegentlich auch Blut. Manchmal vermindert sich die Harnmenge, die Harnproduktion kann sogar aufhören.

Diagnose

Ultraschall, Röntgen, radioaktive Methoden (Szintigraphie), Phlebographie (= Venenröntgen).

Behandlung

Bei einseitigem Befall wird die Auflösung mittels Lyse (siehe dort) versucht. Die Methode an der Niere ist nicht ungefährlich, da risikoreiche Blutungen möglich sind.

Thrombosen im Bauch

Vorangehend bestehen oft Entzündungen, Leberschrumpfung, Rechtsherzschwäche und Krankheiten im Einzugsgebiet der Pfortader.
Der Verschluß der Gekrösevene ist von dem der artgleichen Schlagader kaum auseinanderzuhalten.
Es finden sich schwerste Bauchsymptome, Darmlähmung, Schock und Blutungen im Magen-Darm-Kanal.

Die Diagnose kann mittels Ultraschall, Phlebographie oder Baucheröffnung (= »Laparotomie«) gestellt werden.
Eine Lyse zur Behandlung hilft nicht, lebensrettend ist lediglich die rasche Operation.

Ein Verschluß der Pfortader hat schwerwiegende Folgen:

- Milzvergrößerung und Blutung aus der Speiseröhre
- Rasch zunehmende Bauchwassersucht
- Gelbsucht und schlechtes Allgemeinbefinden

Diagnose: Ultraschall, Phlebographie und CT.

Behandlung: Es gibt praktisch nur die Möglichkeit der »Lyse«.

Das Gerinnsel lauert in der Hüfte
Die Lungenembolie, der Lungeninfarkt

Diese gefährlichste Komplikation bei tiefen Venengerinnseln ist leider auch die häufigste.

Besonders oft tritt sie auf bei Thrombosen
- der Hohlvene,
- der Beckenvene und
- der Oberschenkelvene.

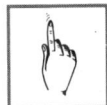

Gefördert werden Lungenembolien bzw. -infarkte durch
- Herzschwäche,
- Übergewicht,
- Operationen und Verletzungen (dabei wird die Blutgerinnung stark angefacht); besonders »gerne« nach Hüftoperationen,
- Vermehrung der Blutplättchen,
- Bettruhe, Bettlägerigkeit und
- Einnahme der »Pille«.

Anmerkung: Im Sprachgebrauch wird zwischen Lungeninfarkt und Lungenembolie nicht unterschieden, sie sind gleichbedeutend.

Die Symptome sind »ein breites Band«. Sie reichen von der Beschwerdelosigkeit bis zu Atemnot mit Herztod innerhalb von Sekunden.

Was ist typisch und charakteristisch für die Lungenembolie?

Zuerst: Eigentliche Beschwerdefreiheit, aber erhöhte Temperaturen, bis 38 Grad C, nicht darüber. Man hat irgendwie das Gefühl, eine neue Krankheit zu bekommen, alles ist irgendwie »anders«. Leichte Angstzustände können vorkommen, die weißen Blutkörperchen (= Leukozyten) sind erhöht.

Dann: Plötzlich tritt Atemnot auf, das Herz geht sehr schnell, Haut und Schleimhäute färben sich bläulich; Übelkeit, Brechreiz und Schock treten hinzu.

Angst, Herzschmerzen, »Nicht-Durchatmen-Können« und Schwäche der rechten Herzkammer folgen.

Bei einer anderen Form der Lungenembolie sind die Symptome nicht so dramatisch. Es handelt sich um die Krankheit der wiederholten, kleinen Lungenembolien. An Beschwerden finden sich Atemnot bei Belastung und nur selten in Ruhe (zumindest in der ersten Zeit), erhöhte Atemfolge, Herzklopfen, manchmal kurze Bewußtlosigkeit bei körperlicher Anstrengung. Gehen die kleinen Embolien weiter, entwickelt sich zunehmend eine chronische Rechtsherzschwäche.

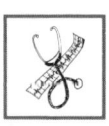

Diagnose der Lungenembolie

EKG, Blutgase und Röntgen. Die beste Methode mit hoher Treffsicherheit ist die »Szintigraphie« der Lunge: Dabei kommt zur günstigen diagnostischen Ausbeute noch die Schonung des Patienten hinzu.
Weitere Prüfungen sind die Angiographie und der Ultraschall.

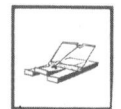

Nicht verwechselt werden darf der Lungeninfarkt mit

- Herzinfarkt,
- Rippenfellentzündung,
- Muskel- und Gelenkschmerzen sowie
- der Asthmakrankheit!

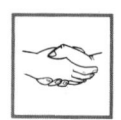

Behandlung

Beruhigung, Schmerzbekämpfung und Lösung der verkrampften Bronchien.

Bei massiver Embolie erfolgt die sofortige »Lyse«, danach kommen Heparin und als Langzeitbehandlung Marcoumar oder Sintrom.

Bei mittleren und kleineren Embolien kann man sich auch ohne Lyse auf Heparin bzw. Marcoumar beschränken.

Medikamentös ist eine umfangreiche Zusatzbehandlung nötig wie zum Beispiel die Gabe von Antibiotika bei Verdacht einer Lungenentzündung.

Wird rechtzeitig die drohende Gefahr einer Embolie aus den Beckenvenen erkannt, wird unterhalb der Nierenvenen ein sogenannter »Cavaschirm« eingepflanzt; dies ist ein Filter (ähnlich einem Maulkorb), der in die Vene eingesetzt wird. Im Blut treibende Gerinnsel werden damit heraus»gefischt« und vor dem rechten Herzen — und somit vor der Lunge — aufgehalten.

Auf dem Kreuzweg der Venen
Die chronische Venenkrankheit

Sie ist eine typische »Defekt«-Krankheit und erklärt sich aus einer Verstopfung vieler Venen. Dem Krankheitsbild geht gewöhnlich eine Gerinnselbildung in den Beinen voraus, die vom Patienten nicht unbedingt bemerkt worden sein muß.
Die zweite und häufigere Ursache ist eine Gerinnselkrankheit ohne ausreichende Behandlung.
Die Zeit dazwischen kann 6 Monate bis zu 10 Jahre ausmachen.

Was geht dabei vor?

Von dem gerinnselbedingten Verschluß abwärts steigt der Druck im Gefäß an. Es entsteht ein »Venenhochdruck«. Vermehrt strömt Flüssigkeit aus der Vene in das umliegende Gewebe und stört dort den Stoffwechsel. Wassersucht, Geschwüre, Krampfadern und oberflächliche Venenentzündungen sind die Folgen. Auch die Lymphgefäße leiden erheblich mit; sie werden teilweise ausgeweitet, teilweise verschlossen.

Symptome

Der betroffene Patient klagt über ziehende Beinschmerzen, besonders nach langem Stehen und Gehen; die Beine fühlen sich schwer an, es bestehen Kältegefühle, Kribbeln und nächtliche Wadenkrämpfe, in den Beinen ist ständige »Unruhe«.

Die Beine sind geschwollen, man sieht Krampfadern, Venenerweiterungen, Hautveränderungen mit Verhärtungen und Geschwüren. Auch Infektionen mit Bakterien und Pilzen sind verstärkt anzutreffen.

Die weitaus gefährlichste Komplikation der chronischen Venenkrankheit ist die Lungenembolie.

Diagnose

Zur Anwendung kommen Ultraschall, Phlebographie und eine Reihe von Spezialuntersuchungen.

Behandlung

Am wichtigsten ist das straffe Bandagieren der Beine. Bei dieser Basisbehandlung macht man zuerst fixierende, nicht nachgebende Verbände. Erst wenn die Geschwüre abgeheilt sind und das Wasser herausgetrieben ist, wird mit sogenannten Kompressionsstrümpfen (Kompression bedeutet »Zusammenpressung«) weiterbehandelt: Dabei werden vier Kompressionsklassen, je nachdem wie stark der Strumpf das Bein zusammendrücken soll, unterschieden. Diese Kompressionsstrümpfe müssen ständig (Geduld und Ausdauer sind erforderlich!) getragen werden.

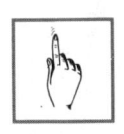

Auch Gesichtspunkte des täglichen Lebens sind zu beachten: Es kommt auf die bewußte und aktive Betätigung der Muskelpumpe an; somit ist aktives, muskelbetontes Gehen gefragt.

Zu vermeiden — wann immer es geht — sind langes Stehen und Sitzen.

Beine zwischendurch hochlagern. Hitze am Bein wie Heizkissen, Radiatoren usw. dringend meiden. Die örtliche Behandlung der Geschwüre darf nicht vernachlässigt werden. Gereinigt werden sie mit Kochsalz; »Verbinden« ist günstig mit zinkhaltigen Präparaten und bei Bazillenbefall mit Antibiotika.

Äußerst nachteilig sind Kortisonsalben und Heftpflaster; bei diesen sind auch Allergien zu befürchten.

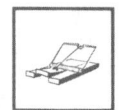

Eine weitere »Fallgrube« in der Behandlung ist die Einnahme von Wassertreibern; durch deren Wirkung wird das Blut noch dicker und die Gerinnselgefahr steigt abermals.

Die meisten — von der Werbung sehr gepriesenen — Venenpräparate sind in ihrer Wirkung sehr fraglich.

Als »Venenmittel« angeboten werden: Aesrutan, Doxium, Glyvenol, Opino, Pedopur, Reparil, Sandoven, Venoruton, Venostasin, Venotop, Venowaldheim.

Chirurgisch kann man bei ca. 10 bis 15 Prozent der Patienten durch eine Operation der Krampfadern, welche im Laufe der Krankheit entstanden sind, etwas machen.

Es ist extrem gefährlich, alle Krampfadern operieren zu wollen, denn sie stellen den Großteil des Umgehungskreislaufes dar! Würde man nämlich die Krampfadern entfernen, könnte das Blut überhaupt nicht mehr aus den Beinen abfließen!

Wenn Hunde am Bein fressen
Der »offene« Fuß

Der Volksmund versteht darunter ein sehr klares und gut bekanntes Krankheitsbild. Unterschenkelgeschwüre, in der Gesamtheit als offener Fuß bekannt, sind die häufigste — aber nicht gefährlichste! — Komplikation der chronischen Venenkrankheit. Nur ganz selten findet man offene Füße auf der Basis einer arteriellen Verschlußkrankheit, von Infektionen, Allergien oder Giften aus dem Stoffwechsel.

Gefördert in der Entstehung und Ausdehnung wird der offene Fuß durch
- Übergewicht (Überlastung durch überflüssiges Fettgewebe),
- Herzschwäche (Blutumlauf ist schwach) und
- Blutarmut (Sauerstoff fehlt).

Die Symptome sind abhängig von der zugrundeliegenden Krankheit und dem Ort des Befalls, sonst so wie bei der chronischen Venenkrankheit mit Juckreiz, unbestimmten oder bestimmten Schmerzgefühlen (oft gehört: »als ob ein Hund drinnen fressen würde«). Der Geschwürsträger hat auch das Gefühl von »rastlosen« Beinen.

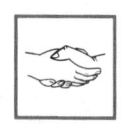

Behandlung

Wichtig ist die sorgfältige Behandlung des Grundleidens.

Reinigung des Geschwürs: mit Kochsalz, Betaisadona, Gentianaviolett oder Brillantgrün.

Zur Geschwürsabdeckung bieten sich Zinkpaste oder Betaisadona-Wundgel an.

Keine Salben verwenden, da Fett ein Nährboden für Bazillen ist.

Bei einer Geschwürsinfektion (= Geschwür wird gelbgrün, stinkend) sind kurzfristig Antibiotika bzw. Pilzmittel angebracht.

Nur wenn ein Ekzem vorliegt, kann für kurze Zeit ein Kortisonschaum hilfreich sein.

Insgesamt ist die Behandlung von Beingeschwüren — mit Recht — eine eigene Wissenschaft geworden. Sie fällt großteils ins Fachgebiet des dafür besonders ausgebildeten Venenarztes (= Hautarzt). Wird ein Geschwür »im ersten Anlauf« nicht gut, sollte man mit dem Gang zum Hautarzt nicht zu lange zögern.

Salben sind schlecht für Geschwüre — die Bazillen leben davon!

Stiche, Kribbeln, Krampf und Wasser
Krampfadern (= Varizen)

Wer kennt sie nicht, wer von den (älteren) Erwachsenen — besonders weiblichen Geschlechtes — hat sie nicht?!

Was ist eine Krampfader?

Eine Krampfader ist eine Vene, die

- krankhaft erweitert und
- stark geschlängelt ist und
- deren Gefäßwand einen Muskelschwund hat.

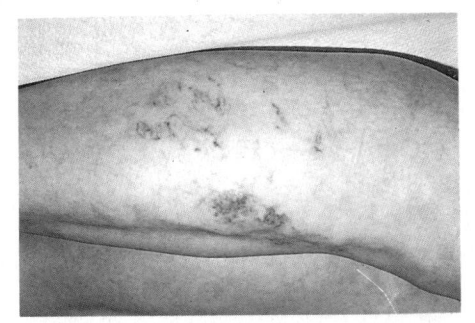

Krampfadern am Bein

Hinsichtlich (der Sinnhaftigkeit) einer Behandlung müssen wir zwischen ursprünglichen und den einer Krankheit nachfolgenden Krampfadern oder »Varizen« unterscheiden.

»Ursprüngliche« Varizen sind gewissermaßen beim betreffenden Menschen schon angelegt. Die Umstände des Lebens bzw. des Berufes (langes Stehen), Übergewicht und Schwangerschaften fördern die Entwicklung der »in die Wiege gelegten« Venenerweiterungen. Zu dieser Form zählen die Erweiterung der großen Venenstämme und ihrer Äste, tief liegende Krampfadern und auch die »Besenreiser-Varizen«.

»Folge«-Krampfadern sind Ergebnisse einer Abflußstörung, z. B. bei der chronischen Venenkrankheit, bei Schwäche der Venenklappen, Tumoren, Verletzungen und Krankheiten des Stützapparates.

Die Einteilung einer Venenschwäche geschieht nach Stadien:

Stadium I: Die Schwäche besteht nur im Mündungsbereich in der Leistenbeuge.
Stadium II: Die Schwäche beginnt oberhalb des Knies.
Stadium III: Die Schwäche reicht schon unterhalb des Knies.
Stadium IV: Die Schwäche reicht bis zum Innenknöchel hinunter, auch die tiefen Venen sind erweitert.

Symptome

Krämpfe und Schmerzen im befallenen Bereich, Stiche, Juckreiz, Schwere- und Spannungsgefühl, Kribbeln. Auffällig und quälend sind nächtliche Beinkrämpfe.

Stärker werden die Symptome nach längerem Stehen und auch beim Gehen. Oft sieht man auch »Wasser« in den Beinen, Ekzeme, Geschwüre und oberflächliche Entzündungen.

Alle Krampfadern machen irgendwann alle oder einen Teil folgender Komplikationen:

1. Entzündungen der Knoten
2. Blutungen nach Platzen der Knoten
3. Offener Fuß und entzündliche Verhärtungen
4. Bazillen- und Pilzinfektionen
5. Gefäßentzündungen
6. Thrombosen

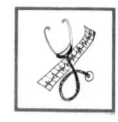

Diagnose

Ultraschall und Venendruckmessung. Die Vornahme einer Phlebographie (= Venenröntgen) ist nur dann angebracht, wenn ernsthaft eine operative Möglichkeit in Betracht gezogen werden kann.

Behandlung

Das wichtigste sind gut sitzende Stütz- bzw. Gummistrümpfe, die angemessen werden müssen. Stark zusammenziehende Verbände sind angebracht, wenn das Krampfadernbein noch stark »wäßrig« ist (= »Ödem«). Ist das Bein jedoch vom Wasser »entstaut«, sind Strümpfe angezeigt; der Strumpf paßt nur zum »trockenen« Bein und dient der Vorbeugung vor neuerlicher Durchwässerung.

Hochlagern der Beine soll möglichst oft geschehen, zu vermeiden sind langes Stehen und heiße Bäder. Spazieren und Schwimmen sind günstig, ein bestehendes Übergewicht muß abgebaut werden.

Für die medikamentöse Behandlung stehen mehrere Dutzend Medikamente zur Verfügung, ihre Wirkung muß als sehr spärlich angesehen werden. Der Nachteil dieser »Venenmittel« liegt meines Erachtens gar nicht so sehr in ihrer fraglichen Wirkung, sondern darin, daß sich der betroffene Patient darauf verläßt! Die entscheidende Behandlung mit Zusammenziehung (Kompression), Stützen und Bewegung kommt dadurch zu kurz.

Manchmal ist zusätzlich eine schmerz- und entzündungshemmende Behandlung nötig.

Achtung! Wassertreibende Mittel sollen nur mit größter Zurückhaltung genommen werden, weil jeglicher Wasserentzug die Bereitschaft zur Gerinnselbildung stark erhöht!

Die Entscheidung, ob grundsätzlich eine operative oder allgemein-medikamentöse Behandlung das Beste ist, kann man mit der Venendruckmessung herbeiführen. Sie ist einfach und wird vom Arzt durchgeführt und beurteilt; selbst braucht man nicht mehr als 20 Kniebeugen in 40 Sekunden zu machen.

Zur letztlichen Entscheidung und welche Operationsart gewählt wird, benötigt man weitere eingreifende Tests, vor allem die Phlebographie (= Venenröntgen mit Kontrastmittel).

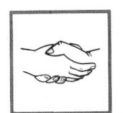

Einzelne Verfahren seien kurz dargestellt:

A Normaler Zustand
B Operative Entfernung der ganzen Vene
C Zustand nach Operation
D Hier kann man veröden
E Verödung an beiden Beinen
F Hier sind nur Kompressionsstrümpfe möglich

Krampfadern, wann und wie operieren?

Verödung

Die Anwendung erfolgt ambulant (= man muß nicht in einem Spital bleiben) am sitzenden oder liegenden Patienten. Die Krampfader wird angestochen; nun injiziert man etwas Luft (»Air-Block«) ins Gefäß, wodurch das Blut aus dem Knotenbereich entfernt wird. Jetzt wird eine für die Venenwand unverträgliche Substanz eingespritzt. Die Krampfader reagiert darauf mit einer selbständigen bindegewebigen Durchwucherung des nunmehr — bis auf das Verödungsmittel — leeren Knotens. Nach dem Narbenstadium ist von der Krampfader nur mehr eine bindegewebige Narbe vorhanden.

Das in Verwendung stehende Verödungsmittel heißt Aethoxysklerol und steht in Stärken von 0,5, 1, 2, 3 und 4 Prozent zur Verfügung. Die Verödung ist vor allem bei erweiterten kleinen Hautvenen (»Besenreiser«) und Seitenästen der großen Hautvenen angezeigt. Bis alle Krampfadern eines Beines verödet sind, braucht es mehrere »Sitzungen«.

Stripping

Die in ihrer ganzen Länge krampfig veränderte Vene wird mit der »Babcock-Sonde« aufgefädelt und als Ganzes herausgezogen.
Dazu wird die Vene am Knöchel freigelegt und ein Führungsdraht in der Vene bis zum oberen Ende nahe der Leistenfurche bzw. der Kniekehle nach oben geschoben. Dann wird ein Knopf auf den Führungsdraht aufgesetzt, der etwas größer ist als der Durchmesser der Vene. Zieht man nun den Führungsdraht sanft in Richtung Oberkörper zurück, so wird die Vene mit dem Draht herausgerissen; dabei fädelt sich die Vene zieharmonikaartig auf den Führungsdraht auf.
Größere Seitenäste der herauszuziehenden Vene müssen vor dem »Strippen« (engl.: ausziehen) der Vene abgebunden werden.

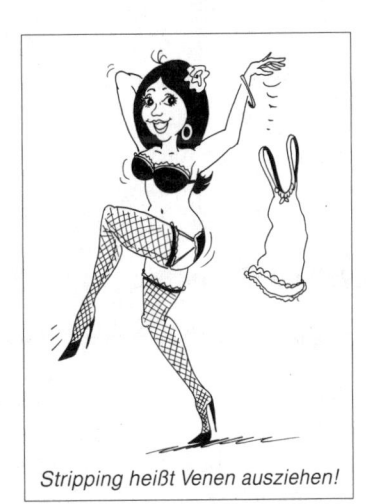

Stripping heißt Venen ausziehen!

Knotenentfernung

Einzelne Knoten werden nach chirurgischer Art herausoperiert und entfernt.

»Verbindungs«-Chirurgie

Verbindungsvenen zwischen innen und außen liegenden Venen werden durchtrennt. Dadurch kommt es zur Entlastung der an der Oberfläche liegenden betroffenen Vene.

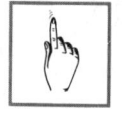

Unter welchen Umständen sollen Krampfadern nicht operiert werden?

Im Einzelfall werden immer wieder Ausnahmen gemacht, doch im wesentlichen gelten folgende Gegengründe zum Operieren:

- Alter über 60
- Schwangerschaft
- Herzschwäche
- Schwere Zuckerkrankheit
- Frische Venenentzündung
- Verschlußkrankheit der Beine
- Chronische Hautentzündungen mit Geschwüren und Furunkeln

Sollen Krampfadern bei einem offenen Fuß operativ beseitigt werden, so müssen die Geschwüre vor der geplanten Operation zum Abheilen gebracht werden.

Operieren oder Veröden?

Die Vorteile des Operierens sind:

- das Operationsergebnis ist »haltbarer«,
- große Venenstämme können in kürzester Zeit saniert werden,
- kein Risiko einer Verödungsmittelallergie.

Die Vorteile des Verödens sind:

- keine Unterbrechung der Arbeitsfähigkeit,
- beliebig wiederholbar,
- kein Spitalsaufenthalt,
- kein Operationsrisiko,
- keine Narben.

Überschwemmung im Bauch

Der Hochdruck in der Pfortader

Alles Blut, das aus Organen abfließt, gelangt über Venen zum Herzen. Eine Ausnahme davon macht die Pfortader. Sie sammelt das (nährstoffreiche, aber sauerstoffarme) Blut aus Magen, Darm, Bauchspeicheldrüse und Milz und führt es erneut in die Leber, unserem hauptsächlichen körpereigenen Labor.

In der Leber verzweigt sich die Pfortader in kleinste Gefäße und durchströmt so das Organ. Nach der Aufarbeitung des ganzen »Bauchblutes« in der Leber, verläßt es in Lebervenen das 1,5 Kilogramm schwere Verdauungsorgan und mündet unterhalb des Herzens in die untere Hohlvene. Der Sinn dieses »Doppelkreislaufes« ist leicht zu erklären: Im Darm und Magen hat das Blut die Nährstoffe — Eiweiß, Kohlenhydrate, Fett, Salze und Vitamine — aufgenommen; damit diese »passend« für die Bedürfnisse des Körpers werden, müssen sie zuerst in der Leber umgebaut werden. Dabei dürfen wir nicht vergessen, daß wir täglich — und fast ununterbrochen — Giftstoffe aufnehmen.

Auch diese werden in der Leber

- zurückgehalten wie in einem Sieb,
- in harmlose Stoffe verwandelt und
- in eine für den Darm oder die Niere ausscheidungsfähige Form gebracht.

Auf diese Weise sorgt die Leber dafür, daß die richtigen Nähr- und Aufbaustoffe an den richtigen Platz kommen und daß wir nicht mit Schadstoffen überschwemmt werden. Dies betrifft — manchmal zu unserem Nachteil — allerdings auch Medikamente. Sie werden ebenfalls in der Leber ab- und umgebaut und gelangen so zumindest in wesentlich niedrigerer Konzentration in den Organismus. Für die Wirksamkeit von Tabletten usw. ist also die Kenntnis des Leberstoffwechsels unbedingt erforderlich.

Ein Hochdruck in der Pfortader entsteht, wenn in der Strömungsrichtung Pfortader → Leber → Herz ein Hindernis auftaucht. Dieses Hindernis kann vor, in oder hinter der Leber liegen.

Vor der Leber, in ca. 20 Prozent der Fälle, liegt es bei Gerinnseln in der Pfortader oder bei einem Tumordruck auf dieses Blutgefäß. In weniger als 1 Prozent liegt die Behinderung hinter der Leber, wenn die Mündung der Lebervenen in die untere Hohlvene verengt oder verschlossen ist.

In über 80 Prozent ist das Flußhindernis in der Leber selbst. Die absolut häufigste Ursache dafür ist der übermäßige Alkohol»genuß«. Auch die infektiöse Gelbsucht (= Hepatitis), Tumoren und Würmer sind zum kleinen Teil daran schuld.

Der Pfortaderhochdruck erzeugt

- Krampfadern,
- Wassersucht und
- Milzvergrößerung.

Krampfadern

Sie finden sich vorwiegend an den Grenzen des Stromgebietes der Pfortader. Bei einem Stau auf einer Hauptstraße oder Autobahn versuchen viele — bald allzu viele — Autofahrer, über Umgehungsstraßen voranzukommen; nicht anders ist es auch im Körper. Beliebte Umgehungen führen über die Speiseröhre, den Nabel, die Nebenniere und den Mastdarm. Geht der Blutfluß vermehrt Umwege

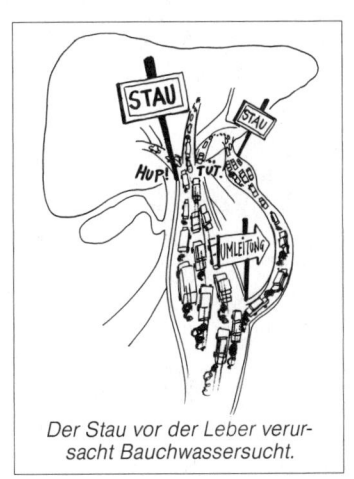

Der Stau vor der Leber verursacht Bauchwassersucht.

über den Nabel, so sieht man sternförmig um den Nabel verlaufende Krampfadern. In der Speiseröhre wird die Schleimhaut von — sehr verletzungsgefährdeten — Krampfadern vorgewölbt.

Bauchwassersucht

Durch den hohen Druck in der Pfortader wird Blutwasser herausgepreßt; dieses tritt in die freie Bauchhöhle über und sammelt sich dort an. Verstärkt wird dies durch die geringere Eiweißproduktion in der kranken Leber: Eiweiß hat auch die Rolle eines »Wasserbinders«. Somit wird die Rücksaugekraft des Blutes immer weiter vermindert.

Wie geht's weiter?

Obwohl der leberkranke Mensch ständig schlechter aussieht und abmagert, schwillt sein Bauch mächtig an. Im Bauch ist aber nicht Fett, sondern Wasser! Dabei darf nicht vergessen werden: Es gibt noch andere Gründe für »Wasser im Bauch«; nicht jeder »Aszites« (= Bauchwassersucht) ist Folge eines Pfortaderhochdruckes. Auch muß betont werden: Nicht jede Bauchwassersucht ist die Folge von Alkoholmißbrauch!

Milzvergrößerung

Eine vergrößerte Milz kann gewaltige Ausmaße annehmen und dabei sowohl die Verdauung als auch die Atmung beeinträchtigen.

Die größte Komplikation hingegen ist die Blutung aus einer Krampfader der Speiseröhre. Wenn die Grenze der Venendehnbarkeit überschritten wird, genügt ein minimaler zusätzlicher Druckanstieg und das Gefäß platzt auf: Das Pressen beim Stuhlgang beispielsweise kann dafür ausreichen. Diese sogenannte »Ösophagusvarizenblutung« erfordert die sofortige Unterbringung in einer Intensivstation, denn es droht unmittelbare Lebensgefahr! Die Bedeutung dieser Krankheit kann man an der Größenordnung ablesen: 6 von 1.000 Menschen leiden an Leberzirrhose!

Die wichtigsten Untersuchungen bei einem Pfortaderhochdruck sind:
- ausführliches Labor,
- Ultraschall und CT der Leber,
- Spiegelung (= Endoskopie) von Speiseröhre und Magen,
- Röntgen-Kontrastmitteluntersuchung der Pfortader,
- Gewebsentnahme (= Biopsie) aus der Leber.

Behandlung

Im Vordergrund steht die ursächliche Lebererkrankung. Da aber oft eine Speiseröhrenblutung zum ersten Arztkontakt führt, steht die Beherrschung der Blutung an erster Stelle.

Sie erfolgt unter intensivmedizinischen Bedingungen mit
- Kreislaufstabilisierung,
- Infusionen und Bluttransfusionen,
- Verödung der Krampfadern in der Speiseröhre und

- Ballonsonde: Ein Schlauch mit einem umgebenden Sack wird in leerem Zustand in die Speiseröhre eingeführt. Sitzt die Sonde »richtig«, wird der Sack dort aufgeblasen, wo die Krampfadern sind. Eine Blutstillung wird somit durch den Druck des aufgeblasenen Sackes auf das blutende Gefäß erreicht.

Vorbeugend und um den Druck in der Pfortader langfristig zu senken werden künstliche Abflüsse der Pfortader operativ geschaffen. Den Eingriff nennt man »Shuntoperation«. Es wird entweder die Pfortader mit der unteren Hohlvene oder Pfortaderäste werden mit dieser verbunden. Durch die Druckentlastung werden alle Beschwerden und Komplikationen geringer. Leider treten durch die Shuntoperation neue Probleme und Beschwerden auf. Da jetzt ein Teil des Magen-Darm-Blutes nicht mehr den — entgiftenden — Weg über die Leber nimmt, erreicht nun auch unentgiftetes Blut das Gehirn. Dies kann zu Bewußtseinsstörungen und Veränderungen der Persönlichkeit führen.

Es geht schließlich um die Menge von 1.500 Litern Blut, die täglich ungefiltert ins Gehirn strömt! Zurückzuführen ist die Schädigung des Gehirns vorwiegend auf den Anteil des hirngiftigen Ammoniak. Ammoniak nämlich bindet die für das Nervensystem so wichtige Glutaminsäure, die dann dem Gehirn fehlt.

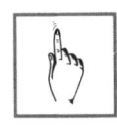

Um dieser Ammoniakvergiftung vorzubeugen, bedient man sich zweier Methoden:

- Zum einen wird die Eiweißzufuhr (Ammoniak entsteht ja aus Eiweiß) gedrosselt;
- zum anderen muß man gewisse Medikamente einnehmen. Diese wirken gegen jene Darmbakterien, welche im Darm aus dem Speisebrei Ammoniak erzeugen.

In der medikamentösen Behandlung der Bauchwassersucht werden wassertreibende Mittel eingesetzt; pro Tag soll aber nicht mehr als 1/2 Liter Bauchwasser ausgeschwemmt werden. Die einzige Behandlungsform mit heilender Absicht jedoch ist nur die Lebertransplantation.

Mein Leben mit den Venen

Wie man Venenkrankheiten im Alltag meistert

In den Schlagadern fließen nur etwa 15 Prozent der Blutmenge, in den Venen dagegen befinden sich über 60 bis 85 Prozent!

Auf die Venen »aufpassen« heißt somit, mehr als zwei Drittel unserer Blutmenge zu zähmen.

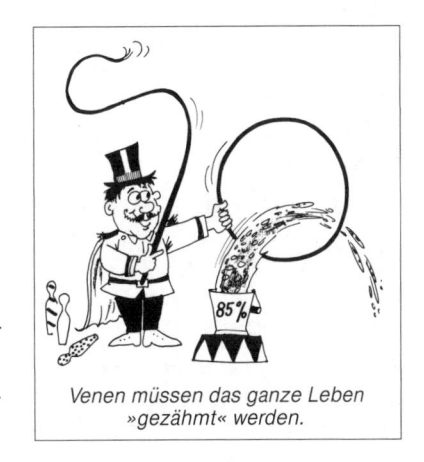

Venen müssen das ganze Leben »gezähmt« werden.

Der Beginn jeder Venenerkrankung ist die Stauung, der eine Entzündung nachfolgen kann. Wenn wir daher daran denken, im häuslichen Bereich auf »nichtmedikamentöse« Weise für unsere Venen etwas Gutes zu tun, kommt es darauf an, die Gefäße zu entstauen und Entzündungen zu vermeiden.

Ein abschreckendes Beispiel, wie man es nicht machen sollte: Nimmt man bei kalten Füßen ein heißes Fußbad, so wird die Blutzufuhr in den Schlagadern gesteigert und das Venensystem wird mit Blut vollgepumpt; wir haben somit die Erwärmung des Fußes mit einer massiven Venenstauung erkauft, und das ist schlecht. Lassen wir dagegen unseren Fuß gehen oder laufen, so pumpt der arbeitende Muskel das Blut aus den Venen weg und der Fuß wird durch den höheren Sauerstoff- und Energieumsatz auf gesunde Weise warm.

Die Venen-»Fahrschule«

Welche »Anwendungen« — die man teilweise erlernen und dann selbst machen oder in ambulanten Einrichtungen (Kurhäuser, Institute) in Anspruch nehmen kann — sind für Venenbeine günstig?

Massagen

Gut sind langsame Streichmassagen, großflächig vom Knöchel bis zum Oberschenkel. Ist keine Entzündung vorhanden, kann »entsaftend« etwas kräftiger massiert werden, sonst nur ganz fein. Die Gelenke kann man zwar kräftiger anpacken, Kneten, Schütteln und Klopfen müssen aber streng vermieden werden. Der Erfolg zeigt sich in einem wohltuenden Gefühl, in Schmerzfreiheit und Entstauung für mehrere Tage.

Die Massage darf nicht zu lange dauern und nicht zu rasch oder zu fest ausgeführt werden. War die Massage falsch, kommt es zu Schmerzen, Schwere, Ziehen, Spannung und Wasserbildung (= Ödem).

Bindegewebsmassage

Sie ist auch bei der chronischen Venenkrankheit, bei Krampfadern und dem offenen Fuß erfolgreich. Massiert werden darf aber nur entlang sogenannter »Striche«, die sich an gewissen anatomischen Fixpunkten und Linien orientieren. Nicht massiert werden darf bei frischer Gerinnselbildung und frischer Venenentzündung. Zeichen einer fehlerhaften Anwendung sind Reizzustände und Schmerzen.

Lymphdrainage

Regelmäßig wiederholte, kreisende, stufenlos gleitend zu- und abnehmende Drucke sollen den Übertritt von eiweißhaltiger Flüssigkeit in die Lymph-Haargefäße verbessern. Es darf dabei nicht zu einer verstärkten Durchblutung kommen. Bei allen länger dauernden Stauungen und Zuständen nach einer Venenthrombose kann die Lymphdrainage entscheidend zur Verkürzung der Krankheitsdauer beitragen.

Bürsten am Bein muß vermieden werden, »Besenreiser« werden durch Bürsten vermehrt und vergrößert. Ebenso schlecht und abzulehnen sind Vibrationsapparate, sie schütteln das Bein voll durch und das Gewebswasser nimmt zu; dies gilt auch für

Ultraschall. So hat man z. B. nach der Ultraschallzertrümmerung von Nierensteinen öfter akute Thrombosen gesehen.

Die Kompression mit Geräten ist in den letzten Jahren wieder verstärkt angewendet worden. Damit bietet sich eine zusätzliche Behandlungsmöglichkeit in der häuslichen Umgebung. Dankbar für diese Behandlungsart sind Wasserstauungen bei chronischer Venenschwäche und auch teilweise bettlägerige Patienten, hier als Vorbeugung. Mit diesen Geräten werden abwechselnd Drucke erzeugt, welche von einer völligen Druckentlastung gefolgt sind. Man will mit dieser Methode am liegenden Menschen die Muskel-Venen-Pumpe nachahmen. Die Druckhöhe muß dem jeweiligen Krankheitsbild angepaßt werden. Im Anschluß daran müssen jedoch festsitzende Bandagen oder Strümpfe angelegt werden, weil sonst sofort wieder Wasser ins Gewebe nachströmen würde.

Wirkungsvoller ist natürlich — für den gehenden Menschen — der »Kompressionsverband nach Fischer«.

Dieser erfüllt die drei idealen Bedingungen einer »Bandage«, nämlich

- Vorbeugung,
- Entstauung sowie
- Thrombose- und Embolieschutz.

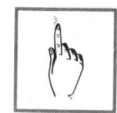

Was ist dabei zu beachten?

- Der Patient muß mit dem Verband von der ersten Minute an gehen. Die tätige Muskulatur wirkt im Verband als Saug- und Druckpumpe und beschleunigt den Rückstrom der »Säfte« um ein Vielfaches.
- Der Verband muß fest und unnachgiebig sein; nur so kann er der Muskulatur das nötige Widerlager geben. Die Festigkeit im Verband muß den Stauungsdruck im Gewebe überwinden können. Diese Widerstandskraft haben die »elastischen Verbände« leider nicht. Fischer-Verbände dürfen nur vom Fachmann angelegt werden.

Galvanischer Strom

Er ist gut geeignet zur Wiederherstellung nach Gerinnseln und chronischen Stauungen. Durch den Stromdurchfluß wird auch die Muskelspannung erhöht, was günstig für die Pumpwirkung auf die Venenwände ist. Fehler sind zu hohe Dosierung und zu lange Dauer, sie äußern sich als Reiz- und Schmerzzustände, Ermüdbarkeit und Nervosität.

Fußbäder

Alle warmen, ansteigenden und wechselwarmen Fußbäder sind bei Venenerkrankungen schlecht, genauso wie die direkte Sonnenbestrahlung. Dies trifft auch auf Heißluftbehandlungen zu.

Jede örtliche Wärme erweitert und erschlafft die Haargefäße und Venen. Die Blutüberfüllung der Gefäße führt zu Stauungen. Der Sauerstoffmangel wird durch Steigerung des Stoffwechsels im Gewebe vergrößert, was sogar den Gewebstod zur Folge haben kann; zumindest neuerliche Entzündungen folgen nach.

Alle hier als ungünstig genannten Anwendungen können aber als »Segmentbehandlung« im Rücken-Kreuzbein-Bereich in Angriff genommen werden; dazu gehören auch heiße Schlammpackungen oder Heublumensäcke. Über Nervenverbindungen (das »innere Stromnetz«) können sie den Gefäßstoffwechsel günstig beeinflussen.

Gymnastik

Gut ist Gehen, wobei der Schritt aus der Hüfte zu entwickeln ist; durch den Gegenschwung der Arme wird der Rumpf aufgerichtet, sodaß auch eine vertiefte Bauchatmung zustande kommt. Alle gymnastischen Übungen, welche die Bauchatmung benötigen, sind vorteilhaft, weil durch sie der Eigenschaft des Blutes, in den tiefen Bein- und Beckenvenen zu versacken, entgegen gewirkt wird.

Förderlich sind weiters Streckübungen mit Hüpfen und Springen; dabei wird die Beinmuskulatur aktiviert, die als Venenpumpe wichtig ist.

Wer im Bett bleiben muß, bewegt die Vorfüße auf und ab mit kräftigem Beugen und Strecken der Zehen.

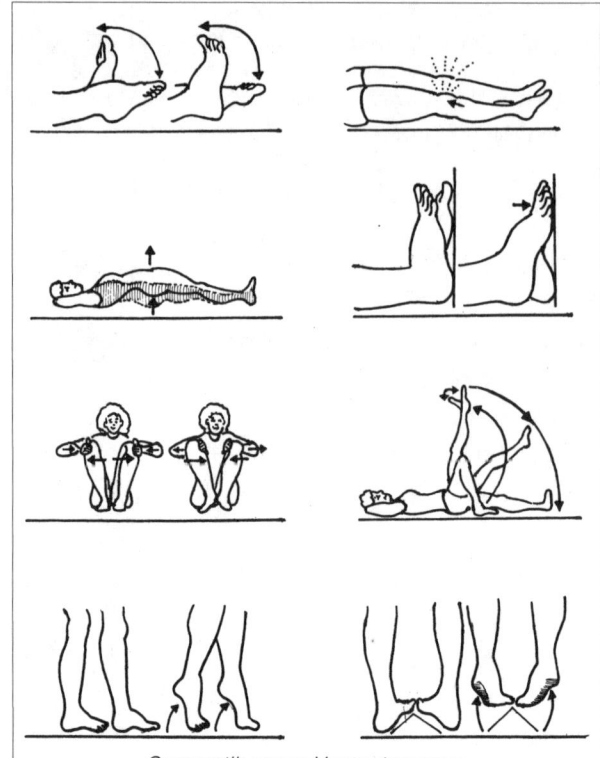

*Gymnastik gegen Venenstauungen.
Ziel ist, jene Muskeln zu trainieren, die für die Entleerung der tiefen Beinvenen verantwortlich sind.*

Die Kniescheibe wird angezogen und losgelassen. Diese beiden Übungen werden als »Bettspaziergang« zur Förderung des Blutrückflusses pro Stunde mindestens 20mal ausgeführt.

Atemgymnastik

Von den Venen am Bein zwar weit »entfernt«, ist sie von größter Wichtigkeit: Sind Bauch- und Brustmuskeln ohne Kraft und Spannung, versickert das Blut in die »Gefäßschlaffis« der unteren Körperhälfte!

Kneippanwendungen

Sie sind gut geeignet, Venenwände zu straffen, um damit Stauungen und Gerinnseln vorzubeugen.

Für das Wassertreten ist eine gute Durchblutung notwendig. Örtliche Wärmeanwendung, auch in Form sogenannter »Blitzgüsse«, muß sorgfältig vermieden werden.

Ein Fehler ist aber auch die kalte Anwendung am kalten Bein; auch sollen nicht zu viele Anwendungen pro Tag erfolgen, da sonst das Reaktionsvermögen des Körpers überfordert wird (siehe auch Sport, Kur und Kneipp).

Thermalbäder

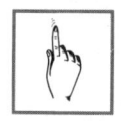

»Therme« heißt immer Wasser über 20 Grad C.

Grundsätzlich gilt also das, was über die »Wärme« schon gesagt wurde.

Unter welchen Voraussetzungen darf ein Venenpatient »in die Therme«?

Die 6 Thermengebote für Venenkranke:

1. Es darf keine Entzündung vorhanden sein.
2. Das Wasser darf nicht wärmer als maximal 28 Grad C sein.
3. Während des Aufenthaltes im Wasser müssen die Beine ständig aktiv (Muskelpumpe!) bewegt werden. Nicht im Wasser stehen und »weiken«!
4. Nicht länger als 15 bis 20 Minuten im Wasser bleiben.
5. Nach dem Verlassen des Bades sofort hinlegen und die Beine 20mal durchstrecken und hochlagern: Die großen Zehen müssen höher als die Nasenspitze zu liegen kommen.
6. Achtung! Immer mindestens so lange liegen, wie man im Bad gewesen ist!

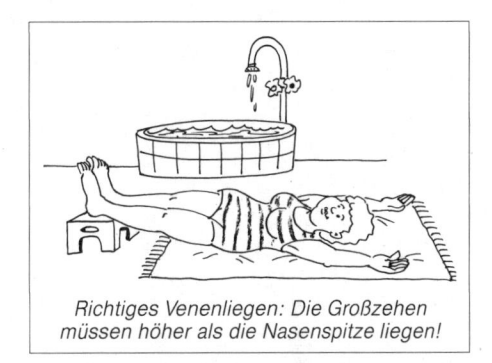

Richtiges Venenliegen: Die Großzehen müssen höher als die Nasenspitze liegen!

Moorbäder

Sie können sich günstig auf die Venen auswirken, wenn sie sehr genau nach bestimmten Vorschriften gemacht werden.
Geringfügige Fehler aber können sehr nachteilige Wirkungen entfalten, daher soll man — wenn die kundige Anleitung fehlt — von Moor- und anderen Überwärmungsbädern lieber doch die Finger lassen.

Sauna

Durch die Erhöhung der Körpertemperatur drohen auch hier Wärmestauung und Gefäßerschlaffung. Feuchte Wärme wirkt dabei stärker venenerweiternd als trockene. Die Venenerweiterung wird durch eine nachfolgende Kaltwasserbehandlung (Tauchbecken) teilweise ausgeglichen, meist aber erst nach Stunden (!).
Zu bedenken ist, daß das Kaltbecken nicht für jedermann geeignet ist. Venenpatienten müssen also im Zweifel von der Sauna Abstand nehmen.

Unterwasserstrahlmassage

Der bloße Aufenthalt im Wasser wirkt schon gefäßerschlaffend; der zusätzliche Reiz des Wasserstrahls wirkt ausgesprochen gefäßreizend, und damit kann die Anwendung sehr gefährlich werden. Dasselbe gilt auch für Whirlpools!

Schwimmen

Kräftiges Schwimmen im Wasser mit dem »goldenen« Temperaturbereich von 18 bis 28 Grad C ist Urlaub und Kur zugleich für die Venen. Noch günstiger als normales Hauswasser wirken Sole oder Meerwasser. Schwimmen ist durch den gleichzeitig wirkenden Kaltreiz des Wassers und die vertiefte Atmung der beste »Venendoktor«, den Sie finden können.

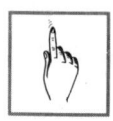

Aber Achtung: Niemals (!) bei einer Wassertemperatur unter 15 Grad C schwimmen; dieses führt zu einer Lähmung der Haargefäße und durch zu geringe Bewegung zu Unterkühlung. Das winterliche »Baden« in Eiswasser trägt zur Abhärtung nichts bei, es ist gefährlich und nur schädlich.

Klima, rauf oder runter?

Fast alle Höhenlagen sind geeignet. Höhenlagen von 1.000 bis 2.000 Meter können durch die damit verbundenen Bergwanderungen zu einem empfehlenswerten Training der Beinmuskulatur beitragen. Günstig ist es, wenn sich gleichzeitig eine Möglichkeit zum Schwimmen findet. Für empfindliche und körperlich überlastete Menschen sind dagegen »mildere« Höhen von 300 bis 800 Meter besser.

Wen es zum Meer zieht, sollte eher das kräftige Reizklima an der Nordsee vorziehen und nicht an einem südlichen Strand »grillen«. Auf alle Fälle ungünstig für Venenleiden sind: Feuchtes oder feuchtwarmes Klima (»Traum«strände in den Tropen!), Föhngebiete, große Hitze und Sonneneinstrahlung. Mittelmeerküsten sind im Frühjahr und Herbst zu nebelig, im Sommer zu heiß und im Winter zu kalt. Summa summarum: Lassen Sie sich von Ihrem (Venen-)arzt beraten und nicht vom Reisebüro! Der Traumurlaub könnte sonst zum Alptraum werden.

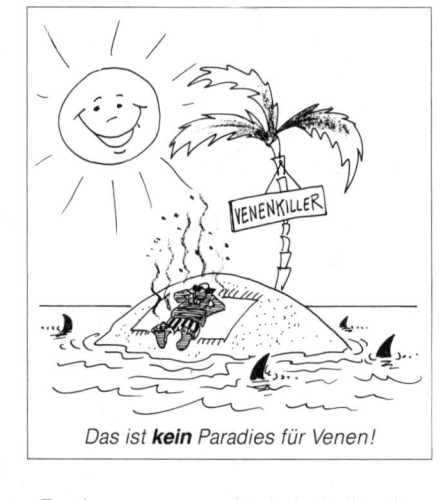

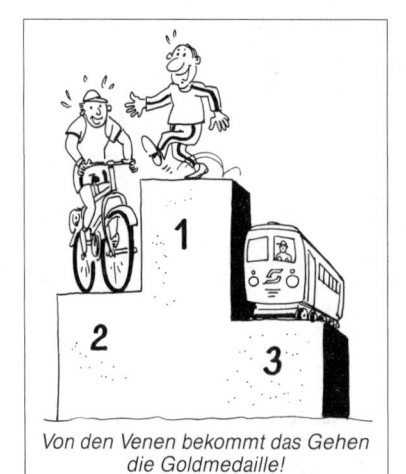

*Das ist **kein** Paradies für Venen!*

Reisen

Das beste Fortbewegungsmittel sind die eigenen Füße, das zweitbeste ist das Fahrrad. Zuträglich sind auch Bahnreisen, weil man im Waggon und in den Stationen auf- und abgehen kann. Für längere Fahrten über 10 Stunden Dauer Liegewagen reservieren.

Venenfeindlich sind:
- Autobusfahren.
- Privatreisen mit dem eigenen Auto: Die abgewinkelten Beine werden stillgehalten, ständig geschüttelt und durch das Gebläse abgekühlt oder — noch schlimmer — erhitzt.

Von den Venen bekommt das Gehen die Goldmedaille!

Daher: Die Fahrt alle 1 bis 2 Stunden unterbrechen und 15 Minuten rasch herumgehen. Vor jeder längeren Fahrt die Beine gut bandagieren!

- Flugzeug, am schlechtesten: Wer an Venengerinnseln leidet oder eine Embolie mitgemacht hat, sollte das Flugzeug überhaupt nicht benutzen, es sei denn — gut gebettet — in der 1. Klasse bzw. liegend; eine Ausnahme davon machen kurze Städteflüge. Ununterbrochenes Sitzen ab einer Dauer von 5 Stunden bewirkt eine massive Zunahme des Venenblutes in den Beinen um 20 Prozent. Es kommt zu einem Anstieg des Thromboserisikos durch Bluteindickung. Diese Bluteindickung entsteht durch:

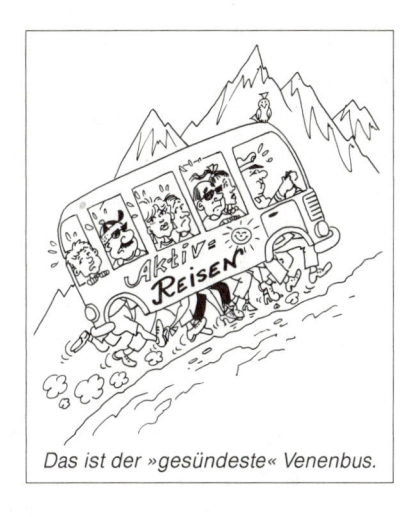

Das ist der »gesündeste« Venenbus.

- ○ geringe Flüssigkeitszufuhr vor und während der Reise,
- ○ vermehrtes Schwitzen,
- ○ niedrige Luftfeuchtigkeit (sie beträgt im Flugzeug unter 10 %!),
- ○ verstärkte Harnflut durch Alkohol, Tee und Kaffee, stark gezuckerte Getränke.

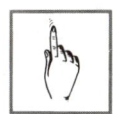

Venenkranke, die fliegen »müssen« (z. B. Geschäftsleute), sollten beachten:

- • Liegesitz buchen (Geldfrage).
- • Saloppe, nicht einschnürende Kleidung.
- Einengende Strümpfe oder Socken ausziehen.
- Eigene Schuhe gegen die sogenannten »Jet-Patschen« (= an Bord erhältliche, leichte Stoffschuhe oder Socken) austauschen.
- Stündlich im Mittelgang auf- und abwandern.
- »Nähmaschinentreten«: Kräftiges Auf- und Abwippen der Füße.
- Ausreichend Mineralwasser und Fruchtsäfte trinken, Alkohol und Flugzeugkost meiden, der Nähr- und Vitaminwert der »Jet-Kost« ist ohnehin fragwürdig.

Essen

Es gibt keine heilende »Venenkost«. Strikt zu meiden sind Übergewicht und Verstopfung. Die Kalorienzahl ist auf 1.600 kcal bzw. 5.000 Joule zu beschränken, der Fettanteil darf nicht mehr als 20 Prozent der Gesamtkalorien ausmachen. Kräuter, Gewürze und Kaffee in Maßen sind erlaubt. Alkohol in geringen Mengen. Rotwein wirkt stärker venenerweiternd als Weißwein; Bier, Dessertweine, Liköre und Schnäpse sind ungünstig. Vom Rauchen ist wegen der Wirkung auf die Schlagadern unbedingt abzuraten.

Wer an einer akuten Venenkrankheit — z. B. einer frischen Gerinnselbildung = Venenthrombose — leidet, soll eine ganz leichte Kost einhalten, die nicht blähend und stopfend sein darf. Empfehlenswert sind Obst als Kompott, püriertes Feingemüse (Spinat und Karotten) sowie Obst- und Gemüsesäfte.

Zur Erleichterung des Stuhlganges zusätzlich:

- 1 bis 2 Joghurt pro Tag,
- 1/2 Stunde vor den Mahlzeiten ein eher kühles Glas eines hochmineralisierten Mineralwassers,
- abends 3 bis 5 Stück eingeweichte Dörrzwetschken oder Feigen und
- als milde Abführhilfe 2 Eßlöffel Laevolac oder Laevoral Konzentrat.

Kleidung

Venenkranke müssen sich schon ab einer Außentemperatur von unter 15 Grad C eine wärmere Beinkleidung zulegen. Ab dieser Temperatur nämlich kommt es zu einer Kapillarlähmung und damit zu bläulicher Verfärbung und Stauung der Beine.

Sonst ist Barfußgehen, wann immer dies möglich ist, das Kapillartraining für die Blutverteilung.

Kniestrümpfe, Sockenhalter und »Gummiringerl« zum Stützstrumpfhalten sollten unbedingt gemieden werden. Auch durch enge Miederbekleidung werden Abflußbehinderungen an den Beinen erzeugt. Dasselbe trifft auf einschnürende Korsetts zu. Hosenträger sind besser als Gürtel.

Schuhe sollten so aussehen wie ein ursprünglicher gesunder Fuß. Schuhe mit einem sogenannten »Fußbett« sind meistens schlechter als solche ohne diese passive Stütze. Ausgezeichnet dagegen sind die im Handel befindlichen »Bama«-Schuhe für venenleidende Füße.

Beruf

Bei der Wahl eines Berufes sind mögliche Venenerkrankungen der Eltern ins Kalkül zu ziehen.
Die erbliche Bereitschaft zu »Venensachen« ist so hoch, daß man in der Berufsentscheidung durchaus daran denken sollte: Jeder Mensch muß schließlich ein Leben lang mit seinen Venen auskommen.

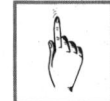

Ungünstig sind Berufe

- mit anhaltendem Stehen und stundenlangem Sitzen;
- mit Stehen auf kalten, harten Böden: Montage, Drehbank, Blumenhandlung, Fließband;
- mit feuchter Luft: Küche, Wäscherei, Backstube;
- mit langen Arbeitszeiten: Gastronomie und Hotelgewerbe;
- mit schweren Arbeiten: Landwirtschaft, Krankenpflege;
- mit Steigerung des Bauchdruckes: Blasmusiker, Glasbläser.

Welche Berufe sind für Venengefährdete geeignet?

Alle, bei denen Pausen öfter möglich sind und ständig wechselnde körperliche Bewegung gefordert wird.
Vorhandene Freizeit sollte ganzjährig zu kräftigendem Ausdauersport genutzt werden, Wandern und Schwimmen sind vorrangig als günstig zu nennen.

Die 10 Gebote für gesunde Venen

1. Meiden Sie langes Stehen und Sitzen.
2. Machen Sie als Mindestbewegung einen Spaziergang pro Tag.
3. Gießen Sie Ihre Beine morgens kurz mit kaltem Wasser ab.
4. Absolvieren Sie wöchentlich mindestens eine Schwimmstunde und einmal Ganzkörper-Gymnastik.
5. Wandern und schwimmen Sie in Ihrer Freizeit.
6. Achten Sie auf lockere Kleidung.
7. Wählen Sie Ihren Urlaub gesundheitsbewußt: Kur, Kneippkur, Gebirge, Nord- und Ostsee.
8. Bei Stauungen tragen Sie Bandagen oder Stützstrümpfe.
9. Halten Sie Ihr Normalgewicht.
10. Verlassen Sie sich nicht auf Salben, Tropfen und Pillen »für die Venen«. Bis auf die Gerinnungshemmer sind die allermeisten ihre Rezeptgebühr nicht wert.

In der Kläranlage

Erkrankungen der Lymphgefäße

Wir behandeln sie wie die Stiefkinder unseres Körpers, doch nein, manchmal wissen wir sie zu würdigen. Wir haben uns an der Rosenhecke gestochen und 1 bis 2 Tage später erscheint ein dünner, roter Streifen an der Haut des verletzten Körperteils. Wir fragen: Bekomm' ich eine Blutvergiftung? Jetzt schlägt die Stunde der Lymphgefäße, denn der »rote Streifen« ist ein entzündetes Lymphgefäß.

Lymphgefäße erfüllen viele Funktionen als

- Abwasserkanäle für Bakterien, Fremdkörper und Zellen,
- Transporteure für Hormone und Enzyme,
- Filtertüten in der Körperabwehr und
- Produzenten von Blutbestandteilen.

Die Masse der Lymphgefäße fließt in zwei Schichten; die oberflächlichen verlaufen im Fett- und Bindegewebe der Haut, die tiefen verlaufen entlang der Venen. Die Lymphknoten (alter Ausdruck: »Drüsen«) sind als Filterstationen der Lymphgefäße dazwischengeschaltet.

Der rote Streifen

Die akute Entzündung des Lymphgefäßes

Dies ist die im Volksmund sogenannte »beginnende Blutvergiftung«. Den Ausgang nimmt sie von einer eitrigen Entzündung. Man sieht einen unter der Haut liegenden schmalen Strang von mehreren Zentimetern Länge. Der Strang schmerzt und tut auf Berührung weh. Manchmal entsteht auch eine flächenhafte Ausbreitung, besonders wenn tiefere Lymphgefäße beteiligt sind.

Die im Einflußgebiet liegenden Lymphknoten schwellen an und sind ebenfalls druckschmerzhaft. Leicht fiebrige Temperaturen können sich dazugesellen, das Fieber kann aber auch sehr hoch werden! Die Blutsenkung und die weißen Blutkörperchen steigen steil an.

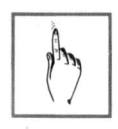

Achtung! Die geschwollenen Lymphknoten sind ein ernstzunehmender Hinweis, daß die Krankheit zum Ausgangspunkt einer echten Blutvergiftung (= »Sepsis«) werden kann.
Diagnostisch abzugrenzen von der »Lymphangitis« ist die oberflächliche Venenentzündung.

Behandlung

Ruhigstellung des Körperteils und Einnahme von Penicillin. Fortgeschrittene Fälle müssen chirurgisch behandelt werden.

Zu einer chronischen Lymphentzündung kann es bei einer Schwäche der lymphatischen Klappen kommen. Häufige akute Entzündungen bahnen dafür den Weg. Es gibt aber auch angeborene Erweiterungen und solche durch Verletzungen, Operationen und Tumoren.

Zeichen der chronischen Entzündung sind Schwellungen, Schwere und Spannungsgefühl in Armen bzw. Beinen. Bei einem Fortschreiten entstehen Ekzeme und Geschwüre.

Diagnose

Röntgen-Kontrastmittel-Darstellung der Lymphgefäße (= Lymphangiographie) und radioaktive Methoden (= Lymphoszintigraphie).

Behandlung

Wenn möglich, Sanierung der ursächlichen Krankheit. Bei infektionsbedingten Verschlechterungen Antibiotika.

Allgemein: Lymphdrainage, straffe Bandagierung, Laser, regelmäßiges Hochlagern von Armen bzw. Beinen.

Der kranke Stausee
Das Lymphödem

Die krankhafte Überschwemmung eines Körperteils mit Lymphe ist die Folge einer Abflußbehinderung aus verschiedenen Gründen.

Üblicherweise beginnt die Lymphwassersucht an den Finger- oder Zehenspitzen. Die Haut wird derb-geschwollen, und sie verliert ihre Faltbarkeit.
Zum Unterschied von »normalen« Wasseransammlungen am Unterschenkel, etwa bei Herzschwäche, läßt sich dieses »Ödem« schlecht eindrücken. Im betroffenen Körperteil kommt es zu Kribbeln und einem Spannungsgefühl.

Die Lymphwassersucht verläuft in vier Stadien:

1. Stadium: Es besteht nur eine Bereitschaft zur Lymphansammlung; stärkere Schwellungen sieht man nur nach Infektionen oder kleinen Verletzungen.

2. Stadium: Schwellungen sind besonders am Abend zu sehen, sie sind aber noch rückbildungsfähig, der Hautmantel ist unverändert.

3. Stadium: Das Ödem verschwindet nicht mehr, die Haut fühlt sich glatt, hart und verdickt an, das Ödem ist nicht eindrückbar.

4. Stadium: Es entstehen mächtige Anschwellungen, wegen der Ähnlichkeit mit Elefantenbeinen spricht man bei dieser Entstellung auch von »Elefantiasis«.

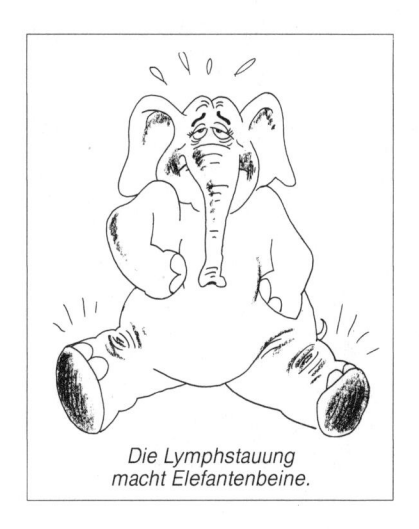

Die Lymphstauung macht Elefantenbeine.

Empfindliche, gesundheitliche Probleme können sich bei zusätzlichen Infektionen, Venenentzündungen, Pilzbefall und Knochenkrankheiten ergeben.

Die angeborenen Lymphödeme sind auf unterentwickelte Lymphgefäße zurückzuführen. Sie können ein- oder doppelseitig sein, sie sind häufiger bei Frauen und dann stärker während der Menstruation und in der warmen Jahreszeit.

Zur Diagnose führt die Lymphangiographie. Eine negative Beeinflussung der Lebenserwartung ergibt sich nicht.

Beim sporadischen Lymphödem beginnen die Symptome zwischen dem 15. und 20. Lebensjahr. Frauen überwiegen, die Hälfte der Fälle ist auf ein Bein beschränkt; nach Monaten oder Jahren kann das andere Bein betroffen sein. Für diese Form kennzeichnend ist die abendliche Schwellung des Fußrückens; dieses Ödem ist schwer oder gerade noch eindrückbar. Es verläuft in Schüben, aber fortschreitend und wird im Sommer und bei allen stärkeren Belastungen des Körpers stärker.

Die Diagnose erfolgt durch Lymphangiographie und Lymphoszintigraphie.

Ist ein Lymphödem nicht angeboren und nicht »sporadisch«, so ist es die Folge anderer Grundkrankheiten.

Die wichtigsten Leiden und Zustände, die ein Lymphödem nach sich ziehen können:

- Operationen (Brustamputation!)
- Verletzungen
- Bestrahlungen
- Narben
- chronische Venenkrankheit
- Parasiten
- bösartige Tumoren
- bösartige Lymphknotenerkrankungen
- Blutkrebs
- Tuberkulose
- Lymphgefäßentzündungen
- andere chronische Infektionen

Wichtig ist die frühzeitige Unterscheidung zwischen Lymphödem und Schwellung bei der chronischen Venenkrankheit.

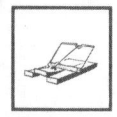

Daher sollen einige bedeutsame Unterscheidungsmerkmale aufgezeigt werden:

Chronische Venenkrankheit	Lymphödem
Schmerzen, nächtliche Muskelkrämpfe.	Keine Schmerzen.
Tiefblau, die frühzeitige Schwellung ist weich.	Normale Körperfarbe, die frühzeitige Schwellung ist hart.
Schwillt im Laufe von Stunden ab.	Schwillt auch im Laufe von Tagen nicht ab.
Körperwarm oder überwärmt.	Haut eher kühl.
Eher feucht.	Eher trocken.
Krampfadern.	Keine Krampfadern.
Blutsenkung erhöht.	Blutsenkung normal.

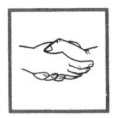

Behandlung

Sie soll schon im Stadium I — II beginnen. Straffe Verbände oder Bandagen müssen konsequent getragen werden. Den befallenen Körperteil soll man so oft wie möglich hochlagern.

Nichtmedikamentöse Verfahren sind die Behandlungsstütze:

- Gefäßmassage,
- Entstauungsgymnastik,
- manuelle Lymphdrainage.

Zwischenzeitig können kurzfristig Heparin oder Marcoumar bzw. Sintrom gegeben werden. Bei Entzündungsverdacht muß sofort mit Antibiotika behandelt werden. Sofern Entwässerungsmittel gebraucht werden, sollen langsam wirkende eingesetzt werden. Auch niedrig dosiertes Kortison, über einen längeren Zeitraum gegeben, kann mithelfen, der Ödemverhärtung entgegen zu wirken.

Nicht nur Venen und Lymphgefäße können zu Ausgangsorten von Ödemen werden; die »anderen« Möglichkeiten seien daher kurz vorgestellt.

Wo überall können Ödeme (= Wasseransammlungen) auftreten?

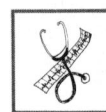

Der Ödem-Atlas

Krankhaftes »Wasser« im Körper entsteht bei:

- Venenschwäche, Krampfadern, chronischer Venenkrankheit, Tumordruck auf Venen.
- Herzschwäche.
- Eiweißmangel, Nierenkrankheit, Leberkrankheiten, Eiweißverlust über den Magen-Darm-Trakt, Hunger.
- Gefäßschädigung, Allergien und Entzündungen der Gefäße, Blutleere, Blutungen, Gefäßneurosen.

- Überfunktion und Tumoren der Nebenniere, Zuckerkrankheit, Überdosierung von Kortison.
- Mineralsalzstörung, Kaliummangel, Mißbrauch mit Abführmitteln und Entwässerern, Überwässerung, übermäßige Salzzufuhr.
- Gelenkerkrankungen, Zustand nach Gelenkverletzungen. Schilddrüsenunterfunktion.
- Medikamentös durch Blutdruckmittel, salzzurückhaltende Substanzen, Rheumamittel.
- Ungeklärtes Ödem bei Frauen.

*Mit den drei Musketieren
über die Brücke zur Gesundheit*

KUR · KNEIPP · SPORT

Mit »Kuren, Kneippen und Sporteln« sind chronische Herz- und Kreislaufleiden nicht zu heilen; auch akute Krankheiten scheiden aus.

Wo also liegt der besondere Stellenwert?

Kur, Kneipp und Sport dürfen nicht mit der Wirkung von Medikamenten gegen bestimmte Krankheiten verwechselt werden. Vielmehr sind sie eine allgemeine Behandlungsform mit

- besonderen Wirkungen,
- in genau abgegrenzten Krankheitsphasen.

Während im akuten Stadium einer Krankheit der Schwerpunkt der Behandlung — neben Pillen und Operation — auf einer größtmöglichen Schonung liegt, verschiebt sich bei Kur, Kneipp und Sport der Schwerpunkt auf

- Übung und Aktivierung,
- Besserung der körperlichen Abläufe und Funktionen und
- die Stabilisierung der Seele.

Die (kritische) Frage ist also nicht: »Was wirkt am besten?«, sondern: »Wann ist bei einer Erkrankung mit den nichtmedikamentösen Mitteln Kur, Kneipp und Sport am besten zu helfen?«

Somit werden diese Methoden auch nicht zu einer Konkurrenz von »Pille und Operation«, vielmehr sind sie ein hilfreiches Instrument im Ablauf eines optimalen Behandlungsplanes. Als am günstigsten erweist sich ihr Einsatz am »Anfang« und am »Ende«. Anfang bedeutet hier Vorbeugung und Ende heißt Wiederherstellung mit Anpassung an den Beruf, das »private« Leben und die Gesellschaft.

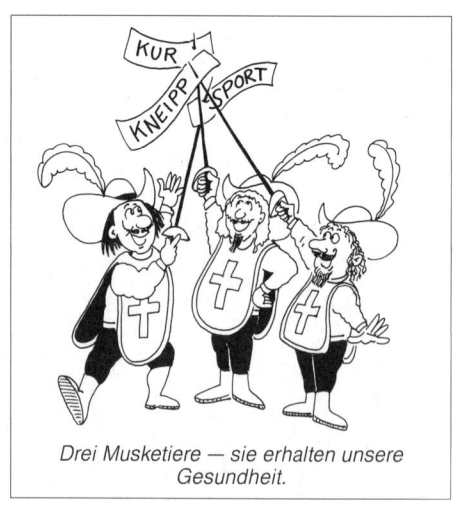

Drei Musketiere — sie erhalten unsere Gesundheit.

Kur, Kneipp und Sport nehmen auch Rücksicht auf den Gesundheitsbegriff unserer Tage. Danach ist Gesundheit kein einmaliges Geschenk, sondern in jedem Lebensabschnitt ein Gleichgewichtszustand zwischen körperlichem und seelischem Leistungsvermögen einerseits und den Forderungen der Umwelt andererseits. Die »drei Musketiere der Gesundheit« helfen uns, dieses Gleichgewicht auf die »Habenseite«

zu verschieben. Wenn man dies bedenkt, sind uns Kur, Kneipp und Sport verläßliche Begleiter auf unserem Weg der Gesundheit und fallweise bauen sie uns die Brücke zur Gesundheit.

> *Ins Bad ging gar Mancher auf Krücken,*
> *Der jetzo tanzt auf einem Seil,*
> *Gar Mancher spielt jetzt die Bratsche,*
> *Dem dort kein Finger war heil.*
>
> Heinrich Heine zum Thema »Kur«

Über den Nutzen der Kur bei Kreislaufkrankheiten

Übergewicht

Als »Mutter der Kreislaufleiden« gehört die Übergewichtigkeit hierher. Das Kurprogramm besteht aus Erziehung zum maßvollen, »mageren« Leben mit Diät und der Behandlung von Begleit- und Folgekrankheiten.

Die Bewegungstherapie wird zu einem harten Los, wenn man überlegt, daß man zum Abbau von einem Stück Kuchen von 300 Kalorien ca. 3 Stunden wandern muß.

So viel Energie pro Kilogramm Körpergewicht und Stunde verbraucht man beim

Schlafen	0,93 kcal
Gehen 3 km/h	2,50 kcal
Gehen 6 km/h	3,70 kcal
Laufen 9 km/h	9,35 kcal
Laufen 20 km/h	57,60 kcal
Radfahren 15 km/h	5,38 kcal
Radfahren 30 km/h	12,00 kcal

Die Krankheit der kleinen Gefäße

Dazu zählen kalte Hände und Füße, Frostbeulen und die Blauäderung der Unterschenkel. Bewährt haben sich Kohlensäurebäder, Fuß-Teilbäder, Lichtbäder und Sauna sowie Unterwassermassagen.

Auch Bindegewebsmassagen fördern die Durchblutung. Ebenso erfolgreich sind Kneipp-Anwendungen — sie sind teilweise sogar im häuslichen Bereich machbar.

Gefäßneurosen, die Raynaud'sche Krankheit

Solange »nur« die Funktion gestört ist, empfehlen sich Kohlensäurebäder und ansteigende Arm- und Fußbäder.

Massagen, Bindegewebsmassagen, Kurzwellen- und Mikrowellen-Bestrahlungen können die verkrampften Gefäße entspannen. Faustschlußübungen und Rollbewegungen der Füße sind als sinnvolle Übungsbehandlung anerkannt.

Sind allerdings bereits organische Veränderungen vorhanden, haben wegen der eingeschränkten Durchblutungsreserve Wärmebehandlungen keinen Platz mehr.

Arteriosklerose

Für eine Kurbehandlung eignet sich vor allem die Verschlußkrankheit der Beine in den Anfangsstadien.

In Frage kommen Kohlensäurebäder und Trockengasbäder. Sie sind deshalb so gut geeignet, weil die Mehrdurchblutung unabhängig von der Wärme ist.

Bloße Wärme in warmen Bädern verursacht bei eingeschränkter Durchblutung ein Mißverhaltnis zwischen Sauerstoff-Angebot und Sauerstoff-Verbrauch.

Bindegewebsmassagen und fallweise Unterwassermassagen passen gut zur Sklerosebehandlung, ebenso Rollübungen der Füße.

Jod- und Schwefelbäder sowie Wildwässer können im Einzelfall angezeigt sein.

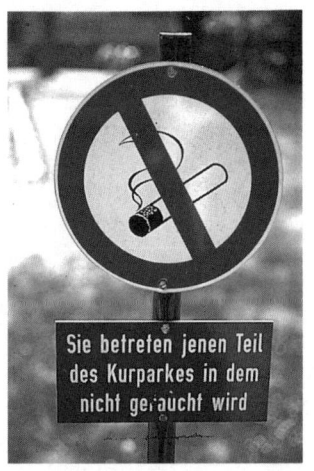

Beim fortgeschrittenen »Raucherbein« sind Kuranwendungen der geschilderten Art zu vermeiden. Soweit es geht, sind aktive Übungen mit Gehtraining allen passiven Behandlungsformen vorzuziehen.

Kur ist... gesund leben!

Erkrankung der Herzkranzgefäße

In leichten und mittelschweren Fällen sind Kohlensäurebäder ein erfolgreiches Kurmittel; zusätzlich Teilbäder mit ansteigenden Temperaturen. Schwere Angina pectoris, frischer Herzinfarkt, Herzklappenfehler und Lungenstauung sollten nicht »gebadet« werden.

Roemheld-Krankheit

Die »Luftstörung« kann gut behandelt werden mit Trinkkuren, geregelter Bewegung und Diät.

Herzschwäche

Ausgeprägte Formen sind nichts »fürs Bad«. Geringe Grade können unterstützend mit Kohlensäurebädern angegangen werden; kontrollierte Spaziergänge (»Terrainkur«) wirken unterstützend mit.

Zustand nach Herzoperation

Der gesamte Kreislauf ist nach der Operation noch recht matt. Krankengymnastische Übungen, Bindegewebsmassagen und Atemgymnastik verbessern die Kreislauffunktionen und erleichtern frühzeitig die Wiedereingliederung ins normale Leben.

Herz-Kreislaufstörungen

Darunter fallen sehr unterschiedliche Beschwerden und Leiden bei den verschiedensten Krankheiten. Das hauptsächliche Kurmittel ist das Kohlensäurebad. Die wesentliche Eigenschaft dieser »CO_2-Bäder« ist: Die Blutgefäße können trainiert werden, ohne daß das Herz mehr leisten muß. Die Herzarbeit wird dadurch wirtschaftlicher. Das Trockengasbad wirkt ähnlich, der behandlungsmäßig wertvolle »Wasserdruck« fehlt hier.

CO_2-Bäder sind angezeigt bei:
- leichter Kreislaufschwäche,
- leichter bis mittlerer Arteriosklerose,
- leichtem bis mittlerem Hochdruck,
- Durchblutungsstörungen,
- nervös bedingten Herzrhythmusstörungen,
- der Nachbehandlung von Herzoperationen.

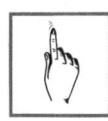

Kombiniert werden die Bäder mit Massagen, krankengymnastischen Übungen und körperlichem Training.

Keine Kohlensäurebäder sollten angewendet werden bei:
- ausgeprägter Herzschwäche,
- schwerer Arterienverkalkung, frischem Herzinfarkt, Schlaganfall, Herzwandausbuchtung (Aneurysma),
- schwerem Bluthochdruck,
- Herzmuskel- und Herzhautentzündung,
- Herzklappenfehlern,
- Infektionskrankheiten,
- Venenentzündungen und Thrombosen.

Herzrhythmusstörungen

Nur solche, die auf nervöser Grundlage entstanden sind, dürfen ins Bad. Günstig sind Sole- und Kohlensäurebäder.

Niedriger Blutdruck

Nur Blutdruckzustände, die auf ein schlechtes Funktionieren der Gefäße zurückzuführen sind, können durch Kurmittel gebessert werden. Eine Herzschwäche als Ursache des niedrigen Blutdruckes scheidet für das Bad aus. Vorteilhaft sind Solebäder, Massagen, Atemgymnastik und Muskeltraining; Kohlensäurebäder sind angezeigt bei niedrigem Blutdruck als Folge von Infektionen.

Fehlsteuerungen des Kreislaufes

Gut sind Anwendungen, die das innere Gleichgewicht im Nervensystem herstellen können.
Empfehlenswert sind Kohlensäure- und Solebäder, Mineralbäder, Terrainkuren mit Spazierengehen und Wandern, Gruppengymnastik und Schwimmen.

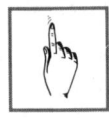

Herzinfarkt

Für eigentliche Kurmaßnahmen muß der Infarkt 6 Monate zurückliegen. Danach können Kohlensäure- und Solebäder und auch Teilbäder zur Anwendung kommen, ebenso wie Bindegewebsmassagen, Atemgymnastik und allgemeine Gymnastik.

Venenkrankheiten

Durch eine Bäderbehandlung werden die Venen zusammengedrückt und die Beine entstaut. Kohlensäurebäder regen durch die Mehrdurchblutung auch den Stoffwechsel der Haut an; im Trockengasbad entfällt zwar die Wasserwirkung, das Kohlendioxid als Wirkstoff ist aber immer noch ausreichend gut wirksam. Gymnastische Übungen und Spaziergänge fördern den Rückstrom des Blutes.

Bei frischen Gerinnseln muß mindestens 3 bis 6 Monate mit einer Kur zugewartet werden. Keine Erfolge sind nach Beckenvenenthrombosen zu erwarten.

Kurorte und Heilbäder
mit besonderen Einrichtungen für Herz-Kreislauferkrankungen

In Österreich

Als bodenständige Kurmittel gibt es Kohlensäurebäder, Kohlensäuregasbäder, Bäder mit Radonwässern und -thermen, Bäder mit Sole, Bäder mit Jodsole, Bäder mit Akratothermen (= mineralarme Quelle mit einer natürlichen Temperatur über 20 Grad C), Bäder mit Akratopegen (= mineralarme Quelle mit einer natürlichen Temperatur unter 20 Grad C) sowie Kuren im Heilklima und in Luftkurorten.

Bad Gleichenberg, Bad Schönau, Bad Tatzmannsdorf, Eisenkappel-Vellach, St. Margarethen-Thermalbad Weißenbach, Trebesing, Wildbad Einöd, Bad Radkersburg, Badgastein, Bad Hofgastein, Bad Zell, Bad Aussee, Bad Ischl, Heilbad Dürrnberg, Kleinzell/Salzerbad, Paracelsus-Kurmittelhaus in Salzburg, Bad Hall, Bad Bleiberg, Bad Kleinkirchheim, Bad Vöslau, Warmbad Villach, Kurzentrum Seefeld in Tirol, Aflenz Kurort, Bad Mitterndorf, Gröbming, Kötschach-Mauthen, Laßnitzhöhe, Mallnitz, Millstatt, Mönichkirchen, Puchberg am Schneeberg, Reichenau an der Rax, St. Radegund bei Graz, St. Veit, Semmering, Weißensee, Altaussee, Baden bei Wien, Fresach, Gasteiner Heilstollen in Böckstein, Loipersdorf, Vigaun.

Anfragen: Österreichischer Heilbäder- und Kurorteverband
Josefsplatz 6, 1010 Wien, ☎ 0222 / 521 19 04

oder:

Urlaubsinformation Österreich
Margaretenstraße 1, 1040 Wien, ☎ 0222 / 587 20 00

In Deutschland

Für Herz- und Gefäßerkrankungen:

Bad Alexandersbad, Baden-Baden, Badenweiler, Bad Bentheim, Berchtesgarden, Bad Bevensen, Bad Bocklet, Bodendorf, Bad Boll, Bad Breisig, Bad Brückenau, Daun, Bad Ditzenbach, Bad Driburg, Bad Dürrheim, Bad Eilsen, Bad Ems, Endorf, Bad Godesberg, Bad Gögging, Bad Heilbrunn, Bad Hermannsborn, Bad Homburg, Bad Honnef, Bad Imnau, Bad Kissingen, Bad Kreuznach, Bad Krozingen, Bad Laer, Lahnstein, Bad Liebenzell, Lüneburg, Bad Meinberg, Bad Münster, Bad Nauheim, Bad Neuenahr, Bad Neustadt, Bad Oeynhausen, Bad Orb, Bad Peterstal-Griesbach, Bad Pyrmont, Randringhausen, Bad Rippoldsau, Bad Rothenfelde, Bad Säckingen, Bad Salzhausen, Bad Salzschlirf, Bad Salzuflen, St. Peter-Ording, Bad Sassendorf, Bad Schönborn, Bad Schwalbach, Bad Schwartau, Bad Soden, Bad Soden-Salmünster, Bad Steben, Bad Cannstatt, Bad Teinach, Bad Tölz, Bad Vilbel, Bad Waldliesborn, Bad Westernkotten, Bad Wiessee, Bad Wildungen.

Für Nervenkrankheiten wie Schlaganfall:

Aachen, Bad Aibling, Baden-Baden, Bad Bellingen, Bad Bentheim, Bad Bocklet, Bad Bramstedt, Bad Eilsen, Bad Essen, Lahnstein, Bad Meinberg, Bad Mündee, Bad Oeynhausen, Bad Peterstal-Griesbach, Randringhausen, Bad Salzhausen, Bad Salzuflen, Schlangenbad, Stuttgart-Berg, Bad Cannstatt, Bad Waldliesborn.

Anfragen: Deutscher Bäderverband e. V.
Schumannstraße 111, 53113 Bonn 1, ☎ 0049-228 / 26 20 10
Postfach 190147, 53037 Bonn

Geeignete Orte in der Schweiz

Bad Scuol-Tarasp-Vulpera, Rheinfelden, St. Moritz-Bad

Anfragen: Verband Schweizer Badekurorte
Postfach 1456, CH-5400 Baden bei Zürich, ☎ 056 / 22 53 18

Bei Hochwürden vorbeugen
Kneipp-Kuren

Jede Kneipp-Kur basiert auf den Grundlagen »Wasser, Bewegung, Ernährung, Medikamente aus Pflanzen und Seelenhygiene mit Erziehung zur Gesundheit«. Erfunden wurde die Kneipp-Kur vom Pfarrer Sebastian Kneipp in Wörishofen. Dieser lebte von 1821 bis 1897.

Die Behandlung mit Wasser soll den Organismus dazu anregen, positiv und »gesundmachend« zu reagieren.

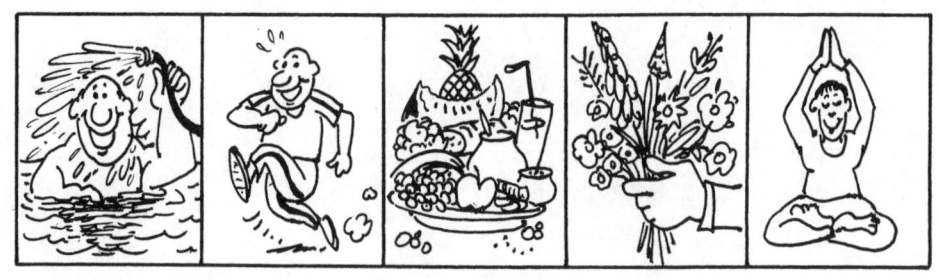

Die Grundlagen der Kneipp-Behandlung.

Bewegung wird in verschiedensten Formen angeboten, als Gymnastik, Heilgymnastik, Wandern, Terrainkuren, Sport, Radfahren, Schwimmen und Bewegungsbad.

Diät wird als naturgerechte Vollwert- oder Basiskost verabreicht.

Ausgangsstoffe für eine medikamentöse Behandlung sind Heilmittel auf pflanzlicher Basis.

Die Gesundheitserziehung hat eine natürliche Lebensordnung mit optimaler Gesundheit und Leistungsfähigkeit zum Ziel.

Noch mehr als die »normale« Kur strebt die Kneippkur die Vorbeugung von Krankheiten an. Für die Wiederherstellung (= Rehabilitation) kommen in erster Linie in Betracht: Nervöse Herz- und Gefäßerkrankungen, Nachbehandlung des Herzinfarktes, Blutdruckabweichungen, Arteriosklerose, Venenerkrankungen und Zustände nach Venenthrombosen. Gegenanzeigen sind akute Infektionen, Herzschwäche und alle Leiden, die auch für eine sonstige Kurbehandlung nicht geeignet sind.

Neben nervösen Beschwerden haben Durchblutungsstörungen im Stadium I und II in der Kneippbehandlung die größte Bedeutung. Die Kombination von Wasser und Bewegung wird dabei besonders groß geschrieben; dies wird am Beispiel eines Tagesplanes für einen durchblutungsgestörten Patienten im Stadium I — II deutlich:

6.30 — 7.00 Uhr	Hauttrockenbürstung, danach kalte Abreibung und 20 — 40 Minuten Ruhe im vorgewärmten Bett.
7.00 — 7.30 Uhr	Fuß- und Beingymnastik in der Gruppe, kombiniert mit allgemeiner Kreislauf- und Atemgymnastik.
8.00 — 9.00 Uhr	Terrainkur oder Übungen am Fahrradergometer.
10.00 — 11.00 Uhr	Wasseranwendung als Guß, »Blitz« oder Bad.
13.00 — 15.00 Uhr	Bettruhe, danach Fuß- und Beingymnastik je nach Krankheitstyp: Luftradeln, Treppensteigen, Rollübung, Zehenstand, Zehenkrabbeln.
15.00 — 16.00 Uhr	Trockenrudern, anschließend Elektrotherapie.
16.00 — 17.00 Uhr	Bewegungs- oder Soleschwimmbad 24 Grad C, anschließend eine Stunde Bettruhe.
19.00 — 20.00 Uhr	Medizinischer Vortrag.
22.00 Uhr	Fuß- und Beingymnastik als Einzelbehandlung.

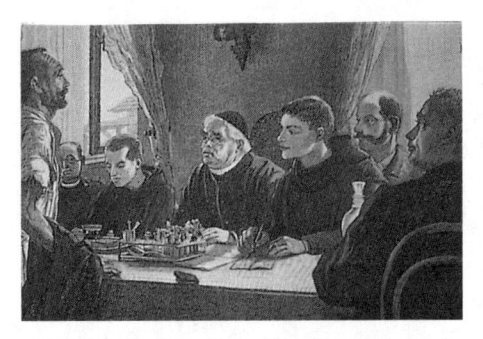

Sebastian Kneipp während der Sprechstunde im 1890 erbauten Badehaus von Wörishofen.

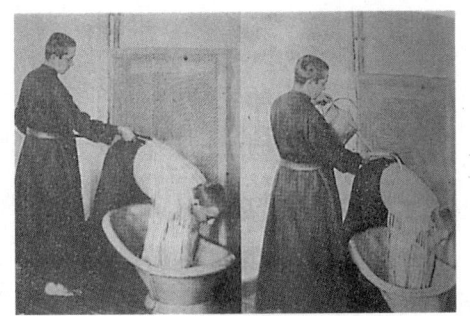

Kneippen ist immer modern.

Beim Gehtraining ist das persönliche Schrittmaß für den besten Bewegungsablauf und die damit verbundene Blutversorgung von größter Wichtigkeit. Die untere Grenze der idealen Schrittgeschwindigkeit auf einer ebenen Strecke liegt bei etwa 3,5 Kilometer pro Stunde.

Für die Bein- und Fußgymnastik bewähren sich je nach Verschlußort bestimmte Schwerpunktübungen.

Beim »Beckentyp« werden Rudern mit Rollsitz, Luftradeln, »Sitzmärsche«, Kniebeugen und Steigübungen bevorzugt; beim »Oberschenkeltyp« Fußroll- und Zehenstandsübungen und beim »Unterschenkeltyp« Zehenspreiz- und Krabbelübungen sowie zeitweiliges Tragen von Fußgymnastiksandalen.

Beim Beckentyp müssen die Oberschenkel-, beim Oberschenkeltyp die Unterschenkel- und beim Unterschenkeltyp die Fußmuskeln vorwiegend beansprucht werden. Im einzelnen empfehlen sich für den »Beckentyp«:

- Unterschenkel-Schleudern: Lockeres Knieheben, -beugen und -strecken, wobei die Fußspitzen des anderen Beines am Boden bleiben. Tempo wechseln zwischen langsam bis sehr schnell, abwechselnd links/rechts. Langsamer Übergang zu lockerem Traben.
- Beinschwingen: Lockeres Vor- und Rückwärtsschwingen aus dem Hüftgelenk, frei oder mit Unterstützung.
- Kniebeugen: Kniebeugen in der üblichen Art, mit Pausen, wenn die Nasenatmung nicht mehr ausreicht. Kein übertriebener Ehrgeiz bezüglich Häufigkeit und Schnelligkeit.

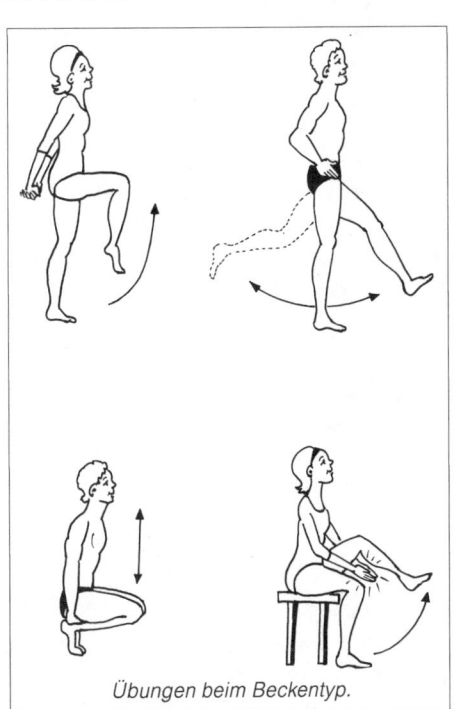

Übungen beim Beckentyp.

- Marschieren im Sitzen: Schnell aufeinanderfolgendes Anziehen des rechten und dann des linken Knies an den Oberkörper. Zwischendurch einmal auch beide Knie gleichzeitig anziehen. Hände unter dem hochgezogenen Knie zusammenklatschen.
- Rudern mit Rollsitz und Radfahren.
- Luftradeln im Sitzen: Oberkörper schräg nach hinten. Hände auf Bett oder hinteren Hockerrand stützen. Beim »Radeln« durch entsprechende Drehung und Beugung der Hüften sozusagen Rechts- und Linkskurven einlegen. Gegen Ende der Übung Oberkörper langsam aufrichten und Vorfüße beim »Radeln« mit den Sohlen locker auf den Fußboden klatschen und bei allmählich langsamerem »Radeln« den Fußboden streifen (»Bremsen«).
- »Luftradeln« im Liegen: Auch im Bett ausführbar. Hände auf das Bett stützen und Oberkörper etwas anheben. Beine wie beim Radfahren bewegen. Zusätzlich durch entsprechende Drehung und Bewegung der Hüften Rechts- und Linkskurven einlegen.

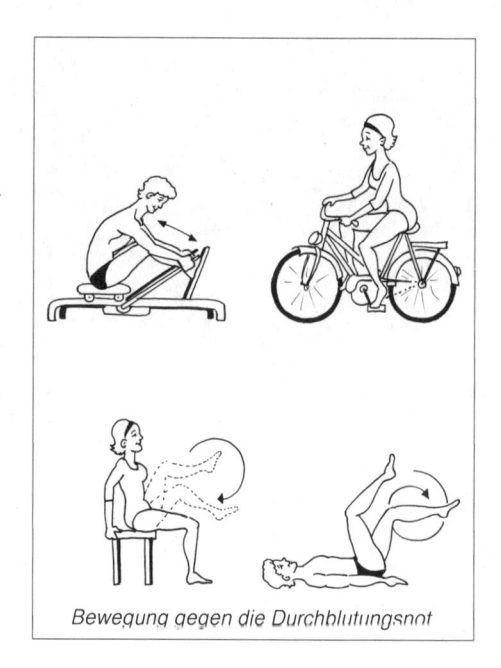

Bewegung gegen die Durchblutungsnot

Ideale Übungen für den Oberschenkeltyp sind:

- Zehenstandsübungen: Beine fest schließen. Knie strecken, dann federndes Fersenheben. 30- bis 40mal pro Minute.
- Fußrollen und -kippen: Aus dem Fußgelenk mit dem Vorderfuß möglichst große Kreise beschreiben. Lockere Bewegungen in beiden Richtungen. Zwischendurch Füße schnell beugen und strecken, dazu Greifbewegungen mit den Zehen.
- Knielockerungsübungen: Lockeres Knieheben und -strecken, wechselweise rechts/links. Tempo allmählich steigern, dann wieder verlangsamen. Fußspitzen bleiben am Boden. Bei sehr schnellem Wechsel erzeugt das Aufstoßen der Fersen auf den Fußboden den Eindruck eines Trommelwirbels (»Urwaldtrommel«).

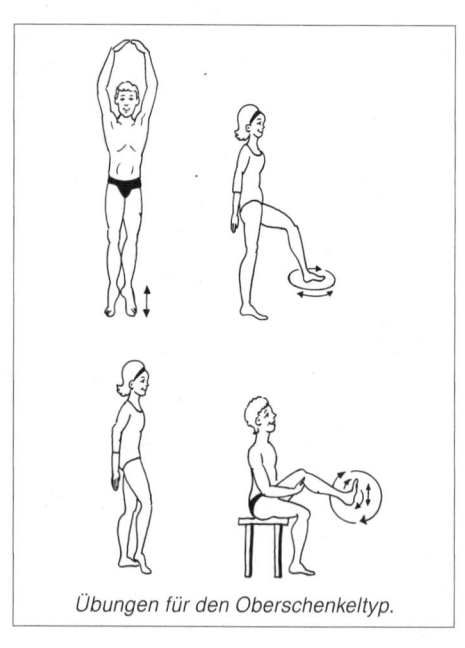

Übungen für den Oberschenkeltyp.

- Kreisen der Unterschenkel und Füße beim Sitzen: Oberschenkel mit verschränkten Händen anheben. Lockeres Kreisen und Pendeln der Unterschenkel aus dem Kniegelenk, dann Kreisen und Pendeln aus dem Fußgelenk.
- Fersenheben und -senken: Auf dem Stuhl oder der Bettkante ausführen. Zunächst eine, dann beide Fersen im schnellen Wechsel heben und senken. Dabei müssen die Fußspitzen am Boden bleiben. Anschließend den gesamten Fuß abwechselnd anheben, in wechselndem Tempo »trampeln«.
- »Stabrollen«: Mit den Fußsohlen werden Gymnastikstäbe oder Besenstiele mit möglichst ausgreifenden Bewegungen auf dem Fußboden hin- und hergerollt. Fuß-, Knie- und Hüftgelenke werden dabei — teils aktiv, teils passiv — locker bewegt. Zwischendurch können die Stäbe statt mit den Fußsohlen auch mit den Fußinnen- oder -außenkanten hin und her gerollt werden.
- Kreisen und Kippen der Füße im Liegen: Abwechselnd werden Fußrollübungen mit Kippübungen gemacht. Anschließend Beine liegen lassen.

Für Patienten mit dem »Unterschenkeltyp« sind Zehengreif- und Krabbelübungen das Beste, ebenso das stundenweise Tragen von Fußgymnastiksandalen.

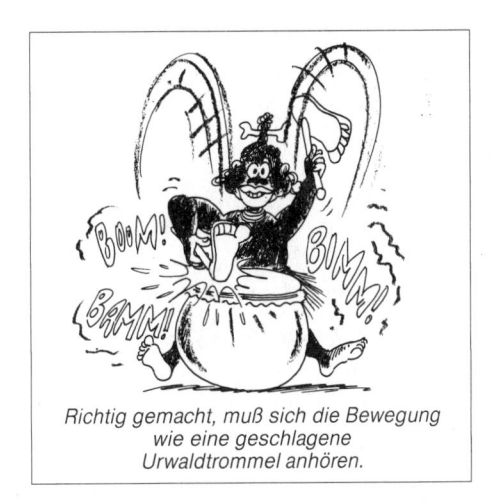

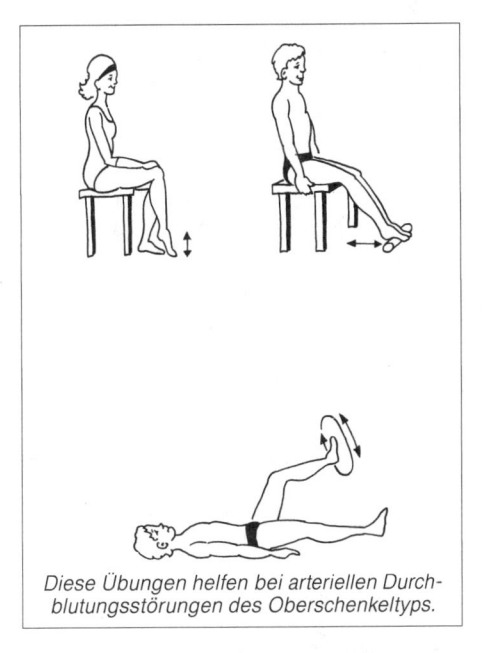

Richtig gemacht, muß sich die Bewegung wie eine geschlagene Urwaldtrommel anhören.

Diese Übungen helfen bei arteriellen Durchblutungsstörungen des Oberschenkeltyps.

Praktisch alle Übungen sind zu sinnvollen Kombinationen zusammenzufassen.

Auch in der Kneippbehandlung wird häufig die Sauna angewendet; fast immer ist sie gut verträglich, wenn richtig »sauniert« wird. Der ideale Temperaturbereich liegt bei 65 — 95 Grad C und einer Luftfeuchtigkeit von 10 — 15 Prozent. Eine »Sitzungsdauer« von 10 — 20 Minuten sollte nicht überschritten werden.

Die einzelnen »Saunaschritte«:

1. Besuch der Toilette und Vorreinigung.
2. Abtrocknung.

3. Ansteigendes Fußbad von 35 — 40 Grad C.
4. Liegen zuerst auf unterer Stufe, bei niedrigem Blutdruck Beine hochlagern oder anziehen.
5. Die letzten 2 Minuten aufsetzen.
6. Raus und Frischluft.
7. Kalter Schlauchguß oder kalt waschen.
8. Kaltes Tauchbad nur für Trainierte und wenn kein hoher Blutdruck besteht.
9. Warmes Fußbad oder Guß.
10. Locker zugedeckt 10 — 15 Minuten ruhen.

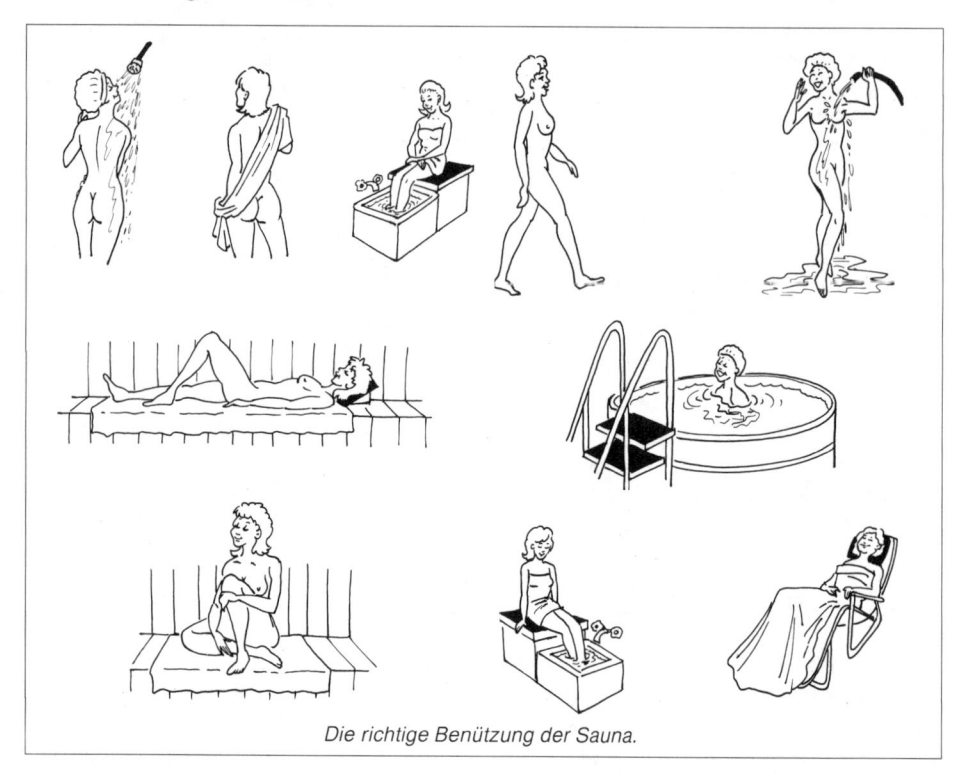

Die richtige Benützung der Sauna.

Geübte und Herzgesunde können zwischen dem 1. und 2. Saunagang auch etwas schwimmen gehen.

Gegen Durst nimmt man am besten Obst- oder Gemüsesäfte und Mineralwasser.
Auf einen dritten Saunagang sollten alle Menschen mit einer Kreislauferkrankung verzichten.

Vorsicht Massageschreck!

In der Kneippbehandlung erkrankter Venen bewähren sich vor allem Kaltanwendungen. Neben dem regelmäßigen Wassertreten bei 15 — 20 Grad C und »Taulaufen«

bewährt sich Barfußgehen auf kühlen Fließen. Den Schwerpunkt in der Behandlung nehmen Knie-, Schenkel- und Untergüsse sowie kalte Fuß-, Lenden-, Kreuz- und Wadenwickel ein. Für alle Kaltanwendungen ist ein — vor der Behandlung — warmer Fuß die Voraussetzung. Auch mit Hauttrockenbürstungen muß man bei vorgeschädigter »Venenhaut« sehr vorsichtig sein! Ist die Hautoberfläche aber in Ordnung, kann die Bürstung besonders bei »dicken Beinen« von Vorteil sein.

Wärmeanwendungen auch als wechselwarmes Fußbad oder »normales Vollbad« zuhause sollten unbedingt vermieden werden. Als Ersatz bieten sich warme Duschen oder rasche Vollgüsse an; das kurze Herabfließen von warmem Wasser ist nicht gefährlich. Anders ist es bei echten Überwärmungs- und Moorbädern mit einer Temperatur von 40 — 41 Grad C: Sie bewirken eine echte Mehrdurchblutung und keine Venenerschlaffung.

In der Nacht können Venenkranke sogenannte »Kneipp-Strümpfe« tragen. Diese naß gemachten Strümpfe zieht man bei nächtlichem Erwachen wieder aus. Diese Behandlungsform sollte jedoch zumindest am Anfang ärztlich überwacht werden. Werden sie gut vertragen, können Ein- und Durchschlafstörungen sehr gut damit beeinflußt werden.

Wie ist der Ablauf eines »Kneipp-Tages« für Venenkranke?

Morgens: Ober-, Unterkörper- oder Ganzwaschung.

Vormittags: Arm- und Gesichtsguß oder Brustguß oder Schenkelguß oder Unterguß.

Nachmittags: Ansteigendes Armbad oder Fußbad (Unterschenkel) oder Wechselarmbad oder Knieguß oder Luftbad und Schenkelguß.

Abends: Wassertreten oder Heusack im Kreuz.

Nachts: Lendenwickel oder Kurzwickel oder »Kneipp-Strümpfe«.

Man sieht daraus wiederum, daß die Kneipp-Behandlung um den ganzen Körper besorgt ist.

Durch das abendliche Wassertreten kann bei manchen Menschen der Nachtschlaf gestört werden, man muß es ausprobieren. Übrigens ist Wassertreten auch in der eigenen Badewanne möglich; Vorsicht vor dem Ausrutschen: Ein dickes, auf den Wannenboden gelegtes Tuch und ein Haltegriff schützen davor.

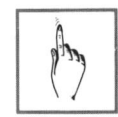

An Bädern kommen eigentlich nur Kohlensäurebäder in Frage.

Massagen sind für Venenkranke oft mehr ein Problem als eine echte Hilfe; nicht umsonst wird die Thrombose auch als »Massageschreck« bezeichnet. Eventuell können — von kundiger Hand — leichte Streichmassagen angewendet werden.

Bürstenmassagen und Unterwasserdruckstrahlmassagen sind gefährlich und abzulehnen. Bindegewebsmassagen im Kreuz- und Beckenbereich können günstig wirken.

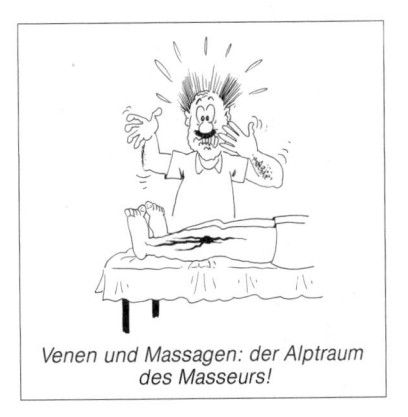

Venen und Massagen: der Alptraum des Masseurs!

In der Bewegungsbehandlung der Venen gilt der alte Grundsatz:

»Laufen ist lobenswert«, »Liegen lohnt«, »Sitzen und Stehen sind schlecht«.

Welche Bewegungen soll der kneippinteressierte Venenkranke bevorzugen?
- Schwimmen bei 18 — 28 Grad C,
- Spaziergänge und Wanderungen oder Waldläufe (Vorsicht Wurzelwerk!),
- Wassergymnastik und Atemübungen.

Der Venenkranke schläft am besten mit hochgelagerten Beinen. Dazu muß das ganze Bett am Fußende so hoch gestellt werden, daß eine schiefe Ebene mit einem Neigungswinkel von wenigstens 15 Grad entsteht; das Unterlegen von 10 — 15 Zentimeter hohen Klötzen unter das Fußende genügt dazu. Damit die Kniegelenke angewinkelt sind, legt man eine Knierolle unter die Kniekehlen.

Dem Infarkt »davonlaufen«!
Herz-Kreislauf und Sport[*]

Für Herzkranke — und solche, die herzgesund bleiben wollen — sind nur jene Sportarten zu wählen, bei denen Ausdauer gefordert wird.

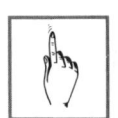

Eher nachteilig ist eine Sportausübung mit
- Kraft,
- Schnellkraft und
- Schnelligkeitsanteilen.

Eine Ausnahme davon macht der niedrige Blutdruck.

Mindestens 1/6 — 1/7 der Körpermuskulatur soll bewegt werden.

Die Belastungshöhe richtet sich nach der Pulszahl. Diese soll nicht höher als 180 minus Alter liegen. Ein Pulsschlag über 160 pro Minute bringt keine zusätzlich positiven Wirkungen auf das Herz.

Nimmt man einen Betablocker oder Digitalis ein, reduziert sich die maximale Höhe nochmals um 20. Die 180 minus Alter = Pulszahl soll täglich bei der Sportausübung über mindestens 10 Minuten lang erreicht und gehalten werden; wöchentlich ist dieser Wert an mindestens 2 Tagen jeweils 30 Minuten lang anzustreben. Die Überforderung ist genauso schädlich und unwirksam wie die Unterforderung. Jede Gesamtübungszeit, die kürzer als 1 Stunde pro Woche ist, zeigt keine Wirkungen. Auch das Zusammenlegen aller Trainingseinheiten auf einen einzigen Tag ist schlecht.

---

[*]siehe auch »Bewegungsarmut«, unter Vorbeugung.

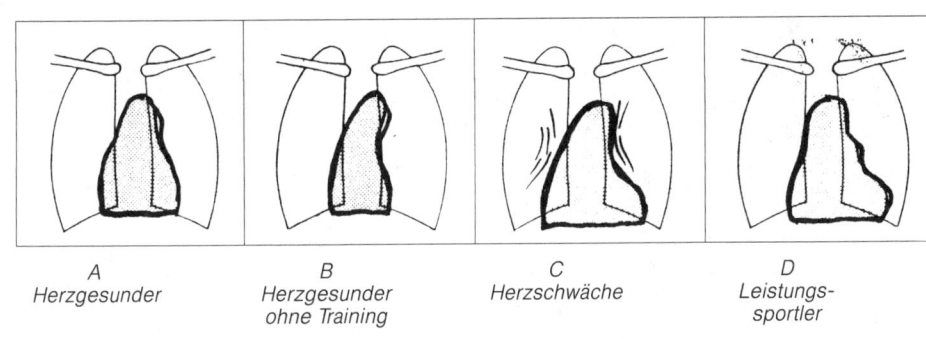

A	B	C	D
Herzgesunder	Herzgesunder ohne Training	Herzschwäche	Leistungs-sportler

Der Herzschatten unter verschiedenen Bedingungen.

Wer täglich 10 — 20 Minuten »trainiert«, kann erfolgreich seinen Kreislauf verbessern. Um Stoffwechselstörungen nachhaltig günstig zu beeinflussen, sind Einheiten von 30 — 40 Minuten täglich notwendig.

Ein Training, das länger als 45 Minuten dauert, nützt dem Untrainierten nicht: Der Organismus wird mit Milchsäure überschwemmt, er wird »sauer«.

Sport für Herzkranke

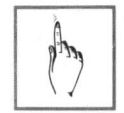

Nicht sporteln sollte man als Kreislaufkranker

- bei Außentemperaturen über 25 Grad C und
- unter 5 Grad C,
- in Höhen über 2.000 Meter,
- bei einer Luftfeuchtigkeit über 80 Prozent,
- bei vollem Magen und
- Schlafmangel.

Wandern und Gehen

Eine der besten Möglichkeiten für den Koronarkranken, sich zu trainieren.

Die Bewegungsform ist natürlich und leicht zu dosieren.

Bergsteigen

Nichts für Herzkranke. Mit der Höhe nimmt das Sauerstoffangebot ab, der Sauerstoffbedarf des Herzens jedoch durch die Anstrengung zu.

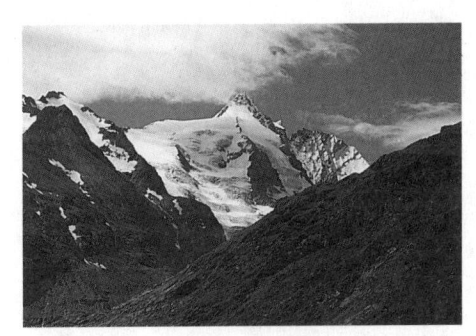

»Die Berge« bringen für den Herzkranken »erhöhte« Gefahren.

Streßsituationen »am Berg« führen zu akuter Adrenalinausschüttung; diese »Hormonpeitsche« ist eine der häufigsten Ursachen für den plötzlichen Bergtod.

Radfahren

Sehr gut geeignet zum Ausdauertraining. Durch den Wegfall der Schwerkraftarbeit (man sitzt ja) ist der Energieverbrauch auf die Hälfte reduziert. Die entstehende Belastung ist gut zu dosieren und wiederholbar.

Nachteilig sind die Verkehrsgefährdung und die Auspuffgase. Preßbelastungen an Steigungen sollten vermieden werden.

Waldlauf, Joggen

Die beste und billigste Art des Ausdauertrainings.

Vorsicht, Fehler vermeiden:

- Nicht zu schnell laufen, besonders am Anfang; man muß sich während des Laufens noch unterhalten können. Gefragt ist »Laufen ohne zu schnaufen«!
- Nicht zu lang laufen; Training über 45 Minuten vermeiden, keine Strecke über 10 Kilometer wählen.

Unter allen Sportarten kommt es beim Laufen zur geringsten Milchsäurebildung. Laufen ist für den Kranzgefäßgeschädigten ein wahrer Segen:

- Die Sauerstoffaufnahme wird gesteigert.
- Der 1. Blutdruck nimmt nur etwas zu.
- Der 2. Blutdruckwert steigt nicht an.

Beim Laufen entfallen auch die für das Herz schädlichen Druckleistungen.

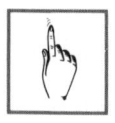

Aufpassen:

Nicht bei Kälte laufen. Die kalte Luft führt zu einer Drucksteigerung im kleinen Kreislauf und erhöht den Sauerstoffbedarf um bis zu 25 Prozent. Die verstärkte Herzarbeit in der Kälte kann einen Herzanfall auslösen.

Insgesamt kann durch regelmäßiges Laufen das »Sauerstoff-Budget« schon nach wenigen Wochen zugunsten des Läuferherzens verbessert werden.

Alpines Skifahren

Die Höhenanpassung und der psychische Streß machen das »Abfahren« zu keinem Herzsport.

Auch sind keinerlei positive Auswirkungen auf das Herz zu erwarten. Von der Absicht, Alpinskifahren nach dem 40. Lebensjahr erlernen zu wollen, muß abgeraten werden.

Skilanglauf

Für kranke Herzen die idealste Wintersportart. Man kann die Belastung leicht dosieren und über den Puls kontrollieren.

Es werden große Muskelgruppen bewegt und das Verhältnis Herzarbeit zu Pulszahl ist sehr günstig. Auch für ältere Herzkranke gut erlernbar. An einem Tag sollten keine Strecken von über 15 Kilometer Länge zurückgelegt werden.

Ballspiele

Dazu zählen etwa Fußball, Volleyball, Handball und Hockey. Der größte Nachteil dabei ist, daß die Belastungshöhe in rasch wechselnder Form vom Gegner bestimmt wird. Im engsten Freundeskreis kann man kleine Spielchen eventuell noch akzeptieren, als Wettkampf muß »Ballsport« für den Herzpatienten abgelehnt werden.

Schwimmen

Eine sehr wertvolle Ausdauersportart. Dosierung und Belastung sind leicht zu kontrollieren. Große Muskelmassen können bewegt werden, weil die Arbeit gegen die Schwerkraft im Wasser fast völlig wegfällt. Die wirtschaftlichste Art zu schwimmen ist das Kraulschwimmen, dann erst kommen Rücken-, Delphin- und Brustschwimmen.

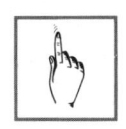

Achtung: Die Wassertemperatur sollte nicht unter 18 Grad C und nicht über 28 Grad C liegen.
Patienten mit Rhythmusstörungen dürfen nicht ins Wasser!

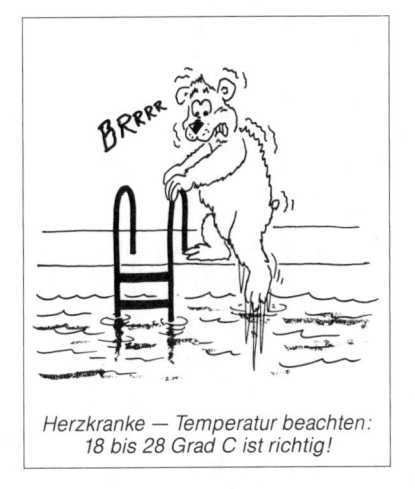

Herzkranke — Temperatur beachten: 18 bis 28 Grad C ist richtig!

Leichtathletik

Bei diesen Kraftsportarten werden Schnelligkeit und Schnellkraft gefordert. Beide Blutdruckwerte steigen an. Streß und Adrenalinausschüttung kommen dazu, vor allem beim »Intervalltraining«. Positive Wirkungen auf das Herz eines Kranken liegen nicht vor.

Tennis

Hier stehen kurzzeitige Belastungen im Vordergrund; gebraucht werden Schnelligkeit und Schnellkraft. Der psychologische Streß durch den Gegner, der das Spiel hinsichtlich Tempo und Belastung bestimmt, kann erheblich sein. Auch wird Tennis von den über Vierzigjährigen am häufigsten als Sportart gewählt. Dieser Jahrgang ist aber auch der, in dem schon öfter Herzschäden und Risikofaktoren vorhanden sind. Auch das Spielen »einmal pro Woche« trägt wenig zum Aufbau bei: 80 Prozent des Trainingsgewinns gehen im Laufe der Woche wieder verloren. Insgesamt steht das (beliebte) Tennisspiel für den Herzkranken in einem etwas trüben Licht.

Befürwortet werden kann Tennis nur, wenn folgende Voraussetzungen erfüllt sind:

- Tennis wurde von klein an gespielt.
- Die Technik wird beherrscht.
- Es werden andere Ausdauersportarten wie Laufen, Radfahren oder Schwimmen zusätzlich betrieben.
- Keine Teilnahme an Wettkämpfen.

Federball (Badminton) ist ähnlich wie Tennis zu beurteilen.

Tischtennis

Positive Auswirkungen für den Herzkranken ergeben sich nicht. Es kann aber zur seelischen Entspannung gespielt werden.

Achtung: Kein Wettkampf, das »harmlos« scheinende Tischtennis ist von seinem Charakter her ein äußerst aggressiver Sport (Adrenalin!).

Squash

An den Kreislauf und den Bewegungsapparat werden höchste Anforderungen gestellt. Gift für Herzkranke!

Golf

Günstige Auswirkungen auf die Organe sind nicht feststellbar. Gehen und die Unterhaltung an der frischen Luft können zur innerlichen Entspannung beitragen. Golf ist für Menschen, die etwas am Herzen haben, zwar nicht anzuraten, aber auch nicht abzulehnen.

»Herzturnen«: Gymnastik

Die meisten Übungen sind nur sehr kurzdauernd; sie führen zu einem unverhältnismäßigen Blutdruckanstieg und tragen nichts zur Ausdauer bei. Als empfehlenswerten »Haupt«sport kann man Gymnastik für den Herzkranken nicht ansehen. Abgeändert als »Laufgymnastik« kann es aber sehr wohl zu positiven Auswirkungen kommen. Dabei ist mehr an die Anfänger zu denken und an Patienten, die nach Bettlägerigkeit beginnen, sich wieder an ein sportliches Training heran zu wagen. Merken wir uns: Gymnastik ja, aber mehr als Vorbereitung zum eigentlichen Sport.

Die Übungen im Farbteil legen besonderen Wert auf »Dehnung« und sind praktisch für alle Herzkranken — und Gesunden! — geeignet. Das Programm sollte nach Möglichkeit täglich absolviert werden. Die Photos wurden freundlicherweise von Minden Pharma Service zur Verfügung gestellt.

Reiten

Beim Reiten sind zwar viele Muskeln beteiligt, aber mehr im Sinne einer Haltearbeit. Die eigentliche Herzgefahr liegt in der hohen Pulszahl. Der Puls steigt gleichmäßig mit der Geschwindigkeit, mit der das Pferd in Aktion ist, an. So werden im Trab 145 Schläge und im Galopp bis 180 Schläge pro Minute erreicht. Jederzeit mögliche Streßsituationen (Scheuen, Hindernisse etc.) wirken als zusätzliche »Adrenalinspritzen«.

Ein Herzkranker sollte nur dann reiten, wenn
- der Reitsport ein Leben lang ausgeübt wurde,
- ein sicheres Dressurviereck zur Verfügung steht,
- als Maximalgeschwindigkeit langsamer Trab gewählt wird,
- nicht länger als 1/2 Stunde geritten wird.

Merke: Auch beim erfahrenen Reiter ist der Puls nur geringfügig niedriger (also immer noch zu hoch).

Geräteturnen

Hier dominieren Schnellkraft und die Beanspruchung ganz bestimmter Muskelgruppen. Die meisten Übungen dauern höchstens 40 Sekunden, das ist für die gewünschte Ausdauer viel zu wenig. Geräteturnen führt nicht zu einer Verbesserung der Herzleistung. Beim einseitigen Üben mit einer Hantel von 5 Kilogramm steigt der Blutdruck um 50/20 an, beim »Expander-Trainieren« sogar um 80/30!

Herzleidende sollten alle »Geräte« in der Halle und im Freien meiden.

Eislaufen

Unter der Voraussetzung, daß nicht zu schnell gelaufen wird und man akrobatische Sprünge und Übungen vermeidet, besteht kein besonderer Einwand. Zu großer Kälte und Übermüdung muß man aus dem Weg gehen.

Eisstockschießen

Positive Wirkungen auf den Kreislauf sind nicht zu erwarten. Als negativ zu bewerten ist Streß durch Aufregung, ebenso wie das Herumstehen in winterlicher Kälte.

Rodeln

Es entspricht dem alpinen Skilauf. Die Haltearbeit und der Streß durch die Sturzgefahr sind beträchtlich; insgesamt ist dieser Sport ausgesprochen »herzfeindlich«. Natürlich ist gegen das langsame Herunterrutschen von einem flachen Hang nichts zu sagen, aber das stellt sich der Wintersportler unter »Rodeln« ja nicht vor.

Kegeln, Bowling

Positiv ist nur das gesellschaftliche Erleben. Negativ ist alles andere, nicht zuletzt die zigarettenrauchgeschwängerte Luft. Nichts für Koronarkranke!

Rudern

Fast 80 Prozent der Gesamtmuskulatur werden bewegt. Beim Rudern liegt das Schlagvolumen des Herzens sehr hoch, was eine unbedingte Empfehlung darstellt. Der Sport kann gut dosiert werden, die Leistungen sind gut wiederhol- und damit vergleichbar. Ob Wasser- oder Trockentraining — beides ist für Koronarleidende gleichermaßen geeignet. Trainiert werden die Ausdauer und das Zusammenspiel der Muskeln. Etwas nachteilig ist der Blutdruckanstieg um 20 bis 30; dadurch steigt der Sauerstoffverbrauch des Herzmuskels an und läßt das Rudern an die 6. Stelle der herzgesunden Sportarten abgleiten.

Paddeln

Es ist nur auf den ersten Blick dem Rudern sehr ähnlich. Der Paddler betätigt hauptsächlich den Oberkörper, die Beine werden fast nur zur Haltearbeit eingesetzt. Der deutliche Blutdruckanstieg belastet das Herz und verursacht eine negative Energiebilanz in der Zelle. Daher: nicht empfehlenswert.

Gegen ein gemächliches Wasserwandern besteht kein Einwand, allerdings ist dann auch nicht mit irgendwelchen positiven Wirkungen zu rechnen.

Segeln

Keine Verbesserung der Ausdauer. Die große Haltearbeit und der Streß durch die Gefahr des Kenterns machen Segeln unter sportlichen Bedingungen zu einem kraftbetonten Adrenalinsport. Nicht geeignet, vielmehr bedenklich.

Surfen

Noch ungünstiger als Segeln; für das »Herz« verboten!

Segelfliegen

Die Pulserhöhung, der Blutdruckanstieg durch den Adrenalinausstoß und der verminderte Sauerstoffgehalt in der Höhe machen das Sportfliegen zu einem herzgefährlichen Sport.

Tanzen

Wird Tanzen nicht als Wettkampfsport betrieben, sind die Bedenken nicht sehr groß. Verbessert werden die Ausdauer und das Zusammenspiel der Muskeln. Wegen zu hoher Pulszahlen sollten Wiener Walzer und lateinamerikanische Tänze gemieden werden. Besonders für Ältere kann Tanzen auch ein »Beginnsport« sein. Nicht vernachlässigen darf man beim Tanzen eine mögliche Streßbelastung durch plötzlich aufwallende Gefühle zum Tanzpartner.

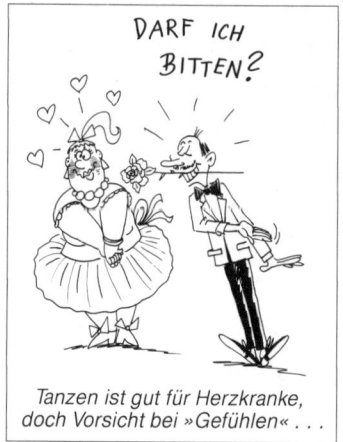

Tanzen ist gut für Herzkranke, doch Vorsicht bei »Gefühlen« . . .

Fechten

Kraft und Schnelligkeit sind bestimmend; ebenso werden Tempo und Belastung durchwegs vom Gegner vorgegeben. Die hohe Streßbelastung führt auch bei trainierten Fechtern zu beständigen Pulszahlen von über 150 pro Minute. Demnach ist Fechten für Herzkranke verboten.

Gewichtheben, Bodybuilding

Durch die hohen Halte- und Anspannungskräfte werden die Gefäße zusammengedrückt; beide Blutdruckwerte steigen erheblich an, ausgeprägt ist die Preßbelastung beim Atemanhalten. Streng verboten. In diese Gruppe fallen auch Boxen und Ringen.

Wenn man die herzgesunden Sportarten Revue passieren läßt und eine »Hitliste« erstellt, kommt man zu dieser Reihenfolge:

Die Hitparade für Herzsportler

1. Laufen, Joggen — die »Königsmedizin« für kranke Kranzgefäße!
2. Skilanglaufen, Bergwandern und Radfahren — ausgezeichnet, sehr wertvoll.
3. Schwimmen — eine vorzügliche und angenehme Trainingsmöglichkeit.
4. Ballspiele im Freien — fallweise empfehlenswert.
5. Tanzen — passend für Einsteiger.
6. Rudern — sehr gut geeignet.

Sport als Medizin bei Bluthochdruck

Die ideale Sportart muß ein Ausdauertraining ermöglichen und fördern.

Geeigneter Sport beim Hochdruckkranken

- senkt den Blutdruck, die Pulszahl und den Sauerstoffbedarf der Herzmuskelzelle,
- verbessert die Durchblutung der Kranzgefäße,
- vermindert die Adrenalinwirkung am Herzen,
- »beruhigt« den Herzmuskel,
- steigert die seelische Belastbarkeit, man wird »robuster«,
- erleichtert die Gewichtsnormalisierung,
- fördert den Abbau von Risikofaktoren einschließlich des Rauchens.

Für den Blutdruckpatienten nicht geeignet sind:
Leistungssport, Wettkampf, Streßsport, Kraftsport und zu betontes Intervalltraining (nur jüngeren Hochdruckpatienten zuträglich).

Verboten ist Sport bei einem Blutdruck von über 200/120, bei gleichzeitiger Herzmiterkrankung, bei Rhythmusstörungen und einer Belastbarkeit von weniger als 50 Watt.

Wieviel ist gut?

Nur so stark belasten, daß man einen Satz ohne Pause sprechen kann. Am besten täglich und das ganze Jahr trainieren. Am günstigsten wären 45 bis 60 Minuten, das Minimum sind 20 bis 30 Minuten, Änderungen des Stoffwechsels sind aber erst nach 30 bis 40 Minuten zu erwarten. Wenn's täglich nicht geht, ist die Untergrenze 2- bis 3mal in der Woche. Falls es sich machen läßt, sollte immer um die gleiche Uhrzeit gesportelt werden. Nicht zu vergessen: Die Gewohnheit und das Gesetz der Regelmäßigkeit sparen Willenskraft!

Wandern: Ausgezeichnet; wenn möglich eine Stunde täglich, an Wochenenden mehrere Stunden. Bei extremen Temperaturen pausieren.

Bergwandern: In größeren Höhen soll eine Gewöhnungsphase von 3 Tagen eingehalten werden. Ist das Herz nicht miterkrankt, spielt die Höhe keine entscheidende Rolle. Empfehlenswert.

Radfahren: Besonders günstig bei Übergewicht, da der Sattel den Körper trägt. Lokker und leicht treten ist besser als langsam und schwer. Pro Minute sollten 60 bis 120 Pedalumdrehungen erreicht werden. Günstig sind 1 bis 2 Stunden täglich mit einem Tempo von 15 bis 30 Kilometer pro Stunde. Am Wochenende können auch größere Touren absolviert werden.

Joggen: Sehr günstig; große Einschränkungen gibt es für Übergewichtige, bei denen Wirbelsäule und Gelenke zu stark strapaziert werden. Eine Stunde täglich ist empfehlenswert mit einem Tempo von 6 bis 12 Kilometer pro Stunde. Bei höhergradigem Blutdruck reduzieren auf 30 bis 60 Minuten pro Tag. Um Wirkungen zu erzielen, muß mindestens 2- bis 3mal pro Woche gelaufen werden.

Ist der Trainingszustand schon als sehr fortgeschritten zu bezeichnen, kann man einmal pro Woche auch — mit kurzen Pausen — bis zu 3 Stunden laufen.

Alpinski: Kein Ausdauersport, hohe Streßbelastung. Unter besonderen Gegebenheiten kann der seelische Erholungsfaktor günstig sein.

Skilanglauf: Sehr günstig; 1 bis 2 Stunden sollte man schon laufen. Bei höherem Blutdruck muß man sich 3 Tage zur Höhenanpassung Zeit lassen. Der Krafteinsatz beim Stockschub muß sehr vorsichtig sein, da dies den Blutdruck stark erhöhen kann. Gesunde Müdigkeit anstreben, aber Erschöpfung vermeiden. Großer Höhe und starker Sonneneinstrahlung aus dem Weg gehen.

Ballspiele: Ein bißchen zum Spaß kann gespielt werden, keine Wettkämpfe! Blutdruckpatienten setzen sich als »Sonntagsspieler« bei den beliebten fußballerischen Juxveranstaltungen nicht geringen Gefahren aus!

Schwimmen: Schwimmen, besonders Langstreckenschwimmen, ist ein guter Ausgleichs- und Ausdauersport. Schwimmen stärkt über die Atmung den (beruhigenden) Vagusnerv und besänftigt den (aufreizenden) Sympathikusnerv.
Kaltes Wasser meiden, es erhöht den Blutdruck.

Leichtathletik: Ungeeignet, da es ohne blutdruckerhöhendes Krafttraining nicht geht.

Tennis: Kein Sport für Hochdruckpatienten. Wer »immer« schon gespielt hat, kann — zur Entspannung — in der Freizeit locker (!) weiterspielen; Wettkämpfe sind streng untersagt!

Squash: Diese überschnelle Sportart mit dem Tempodiktat durch den Gegner ist verboten. Der Blutdruck erreicht bedenkliche Spitzen, ebenso verhält es sich beim Tischtennis.

Gymnastik: Nur zur Auflockerung und zum Einstieg in andere Sportarten. Sogenanntes »Intervalltraining«, Skigymnastik, Jazzgymnastik und Aerobic sind beim älteren Hochdruckpatienten untersagt.

Reiten: Nur für den geübten Reiter hat die entspannende Wirkung einen günstigen Einfluß auf den erhöhten Blutdruck. Mit dem Reitsport beginnen sollten Hochdruckkranke nicht!

Geräteturnen: Blutdruckanstieg, einseitige und rasche Kraftentwicklung, Preßatmung und Streßbelastung sind blutdruckschädlich. Verboten.

Eislaufen: Die Entspannung ist positiv, körperliche Effekte sind nicht zu erwarten. Ähnlich ist es auch beim Eisstockschießen und Rodeln: Kein Ausdauersport.

Kegeln, Bowling: Der »gesellige Teil« trägt zur Entspannung bei. Ein sportlicher Trainingseffekt ist nicht nachweisbar.
Nachteilig sind die umweltunfreundliche Luft (Rauch) und die mögliche Anstiftung zum Selbstrauchen und risikoreichen Verhalten (Alkohol und Essen).

*Kegeln ist **kein** Sport für Hochdruckkranke!*

Rudern, Kanu, Paddeln: Der erholsame Effekt ist gut; nachteilige Wirkungen sind durch einen hohen, weil blutdrucksteigernden Krafteinsatz möglich. Langsames Dahingleiten ist unschädlich.

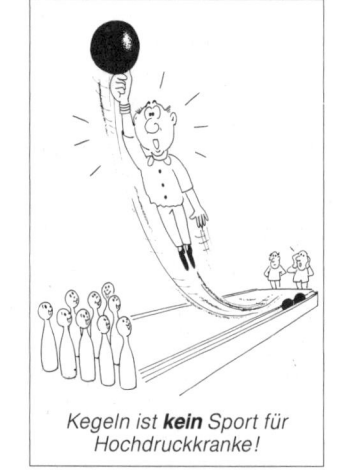

Segeln: Hat keine körperlich günstige Wirkung, wirkt auf viele aber entspannend und befreiend.

Surfen: Zu große blutdrucksteigernde Haltearbeit; kein Ausdauertraining, eher stressig. Äußerst ungeeignet für Blutdruckpatienten.

Tanzen: Positiv und empfehlenswert. Tanzen entspannt und hat auch eine Ausdauerwirkung. Gefährlich kann nur die blutdrucksteigernde Wirkung des/der Partner/in werden.

Fechten: Es kommt regelmäßig zu sehr hohen Blutdruckspitzen mit hoher Streßbelastung. Gefährlich.

Kraftsport, Bodybuilding: Preßatmung und Blutdruckspitzen sprechen dagegen. Sehr ungeeignet.

Kampfsport (Judo, Karate, Boxen, Taekwondo, Ringen): Für Blutdruckpatienten gänzlich abzulehnen. Es überwiegen Phasen mit Preßatmung, hohem Blutdruck und Adrenalinstößen durch Kampfstreß.

Gut bei hohem Blutdruck.

»Blutdruckgeprüfte« Sportarten sind also:

- rasches Gehen und sportliches Wandern,
- Joggen und Waldlauf,
- Radfahren,
- Skilanglauf,
- Schwimmen,
- Tanzen und Reiten.

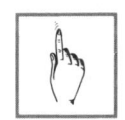

Nicht geeignet bei Bluthochdruck sind:

- Gewichtheben und Kampfsport,
- Fechten,
- Geräteturnen,
- Tischtennis,
- Squash und Tennis,
- Alpinskifahren.

Ungünstig bei hohem Blutdruck.

Der bösartige Bluthochdruck (»maligne Hypertonie«) ist für jeglichen Sport tabu. Hier hat die medikamentöse Behandlung absoluten Vorrang, während man beim milden Bluthochdruck durch Sport und gesunde Lebensführung in fast einem Drittel der Fälle eine Blutdrucknormalisierung erzielen kann.

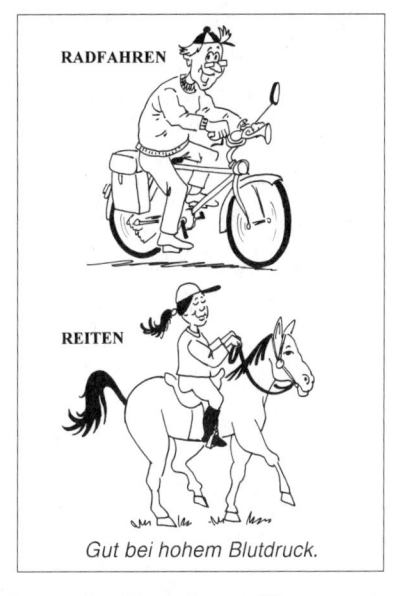

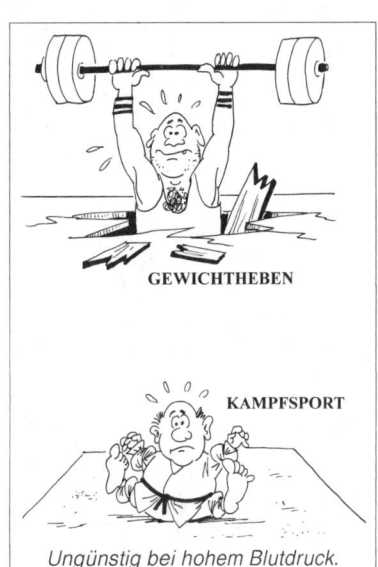

In den Bereich »Sport« fällt für viele hochdruckkranke Menschen auch noch das Thema »Urlaub«.

Urlaub und Bluthochdruck

Ideal ist es, wenn der Hochdruckpatient zweimal im Jahr Urlaub im Ausmaß von 2 bis 4 Wochen machen kann. Kuraufenthalte bedeuten für viele Patienten auch oft einen ersehnten Urlaub von Blutdruckpillen.

Achtung: Der Blutdruck steigt nach der Rückkehr in den »Alltag« wieder an!

Der richtige Urlaubsort für Leute, die es »mit dem Blutdruck haben«, läßt sich mit zwei Worten charakterisieren:

- beruhigend und
- entspannend.

Ungünstig sind Aufenthaltsorte, wo etwas »los« ist: Beim Hochdruckkranken ist innerlich und an den Gefäßen sowieso schon so viel los, daß er wenigstens im Urlaub zur Ruhe kommen sollte.

Für den »milden« Hochdruck ist es unerheblich, welche Höhenlage gewählt wird. Beim mittelschweren Hochdruck muß man in Höhen von 300 bis 1.200 Meter bleiben. Meeresklima oder Flachland sind genauso geeignet.
Wenn große Höhenunterschiede überwunden werden müssen, soll dies langsam geschehen. Für den »Jet-Urlauber« ist zu beachten, daß die druckausgeglichene Höhe in der Flugzeugkabine einer Seehöhe von 1.500 bis 2.000 Metern entspricht. Patienten mit bösartigem Hochdruck ist von Flugreisen unbedingt abzuraten, alle anderen dürfen fliegen.

Achtung:

Man soll beim Fliegen immer einen doppelten Medikamentenvorrat mitführen. Die eine Ration gehört in den Koffer, die andere in die Hosentasche oder in das Handgepäck. Gehen nämlich die Koffer »verloren«, steht man sonst ohne lebenswichtige Medikamente da; bis ein passender Ersatz zur Verfügung steht, können wertvolle Tage vergehen: Inzwischen erreicht der Blutdruck lichte Höhen.

Sport und niedriger Blutdruck

Erfahrungsgemäß ist der (ungefährliche) Niederdruck für den Betroffenen durch viele Jahre des Lebens viel unangenehmer und mit einem wesentlich höheren Leidensdruck behaftet als der Bluthochdruck. Dessen ungeachtet ist die positive Beeinflussung des niedrigen Blutdruckes durch Sport viel schwieriger. Der Behandlungssport ruht auf drei Säulen:

1. Wadenmuskelpumpe

Ziehen sich die Muskeln des Unterschenkels zusammen, werden größere Blutmengen in den Körper gepumpt; mehr Blut steigert den Druck. Wesentlich gebessert werden Beschwerden schon bei einer Blutvermehrung von 10 — 15 Prozent.

Die Auspressung der Venen ist gleichzeitig die beste Vorbeugung vor Krampfadern. Nochmals gesteigert wird der Rückfluß aus den Venen durch die vertiefte Atmung.

2. Ausdauertraining

Wichtig ist, ganzjährig und nach Möglichkeit täglich zu trainieren; auch sehr kleine Sporteinheiten sind — regelmäßig absolviert — aufbauend. Bei niedrigem Blutdruck muß darauf geachtet werden, jede Form des Übertrainings zu vermeiden. Im Gegensatz zum Hochdruck ist hier die Abwechslung gefragt. Intervalltraining, Kurzstreckenläufe und Ballspiele sollen sich abwechseln. Keine langen, eintönigen Strecken!

3. Krafttraining

Durch Haltearbeit und Krafttraining wird der Widerstand der in den Muskeln liegenden Venen erhöht; einer Versackung des Blutes in die Venenschläuche der unteren Körperhälfte wird so vorgebeugt.

Wandern: Wichtig ist rasches, kraftvolles Gehen, um die Wadenmuskeln durchzukneten. Gut wäre eine Stunde täglich, am Wochenende 3 — 4 Stunden. Wohlige Ermüdung ist gut, Erschöpfung muß vermieden werden.

Bergwandern, Bergsteigen: Niederdruckpatienten, die zu Schwindel neigen, sollten das »Steigen« links liegen lassen und sich aufs Wandern konzentrieren. Der Blutrückstrom wird durch die vertiefte Atmung und den kräftigen Einsatz der Beine gefördert. Ein Reizklima, wie es im Hochgebirge herrscht, ist empfehlenswert.

Radfahren: Sehr günstiger Kompromiß zwischen Ausdauertraining und Krafteinsatz. Die Zahl der Umdrehungen pro Minute kann mit 60 — 70 ruhig etwas geringer sein, dafür sollte mit höherem Krafteinsatz geradelt werden. Je nach Trainingsphase liegt das Tempo bei 15 — 30 Kilometer pro Stunde; insgesamt 1 — 2 Stunden täglich fahren, am Wochenende 3 — 4 Stunden.

Joggen, Waldlauf: Laufen unterstützt den venösen Rückfluß des Blutes und verbessert die (richtige) Steuerung des Kreislaufes. Günstig sind häufige Tempowechsel und kurze Sprints. Anzustreben sind 1/2 — 1 Stunde täglich, am Wochenende 1 — 3 Stunden. Das Tempo richtet sich danach, wie gut man schon »beisammen« ist.

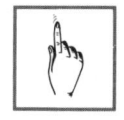

Achtung: Übertraining und Erschöpfung vermeiden.

Der Ausgleich von Salzverlusten geht am besten mit

- Mineralwasser,
- Obst- und Gemüsesäften sowie
- lauwarmer klarer Rindsuppe (auch Brühwürfel von Maggi und Knorr sind gut geeignet).

Spezialmenü gegen Salzverlust:

Vorspeise: 1 Glas zimmertemperiertes Mineralwasser schluckweise trinken.

Hauptspeise: 1 Glas frischen Orangensaft trinken, dazu 2 Bananen langsam essen.

Nachspeise: 1 Tasse lauwarme Rindsuppe langsam auslöffeln. Die (in der Werbung) vielfach gepriesenen Elektrolytgetränke sind völlig entbehrlich!

Alpinskifahren: Die Haltearbeit, die notwendige Konzentration, Muskelanspannung und Adrenalinstöße steigern den Blutdruck und das Wohlbefinden; zusätzlich anreizend wirkt große Höhe. Empfehlenswert.

Skilanglauf: Dieser Ausdauersport kann mit hohem Krafteinsatz kombiniert werden und ist daher günstig. Lieber kraftvoll eine Stunde lang intensiv laufen, als mehrere Stunden lässig und beschaulich durch die Gegend wandern. Günstig sind das Reizklima in großer Höhe und die Kälte als Blutdrucktreiber.

Ballspiele: Alle sind günstig. Je mehr »Intervalle« vorkommen, umso besser. Auch führt die kampfbetonte Spielweise über den Streßfaktor »seelische Erregung« zur Blutdrucksteigerung.

Schwimmen: Bis zu einer gewissen Grenze ist beim niedrigen Blutdruck kaltes Wasser von Vorteil: Kälter als 15 Grad sollte es aber nicht sein, da bei Temperaturen unter 15 Grad eine Lähmung der Haargefäße droht. Je kräftiger der Schwimmstil und je besser die Atemtechnik sind, umso besser wird der Rückstrom aus den Venen. Die Folge ist: Der Blutdruck steigt.

Leichtathletik: Im wesentlich bewähren sich alle Arten. Am besten schneiden jene Disziplinen ab, die auf »Intervall«-Training, Sprints und Krafteinsatz beruhen. Im Einzelfall ungünstig können Langstrecken wie Marathon sein; es gibt unter den Marathonläufern und 50 Kilometer-Gehern nicht viele (erfolgreiche) Sportler mit niedrigem Blutdruck.

Tennis, Badminton: Intervallartige Belastungen stehen hier im Vordergrund. Die Pegel für Reaktion und Konzentration werden erhöht, was den Blutdruck verbessert. Wettkämpfe und Turniere sollten aufgesucht werden!

Squash, Tischtennis: Als schnelle, aggressive Sportarten sind sie blutdrucktreibend. Noch günstiger als Tennis!

Gymnastik: Der günstige Effekt einer morgendlichen »Aufwach«gymnastik kann durch kaltes Duschen noch gesteigert werden. Sehr positive Wirkungen haben auch Skigymnastik, alle Arten von Intervalltraining, Krafttraining, Aerobic, Jazz Dance usw.

Reiten: Bei niedrigem Blutdruck sind keine sicheren Auswirkungen vorhersehbar.

Geräteturnen: Gefördert werden das Zusammenspiel der Muskulatur und die Ausbildung einzelner Muskelgruppen. Kein nachhaltiger Effekt auf den niedrigen Blutdruck.

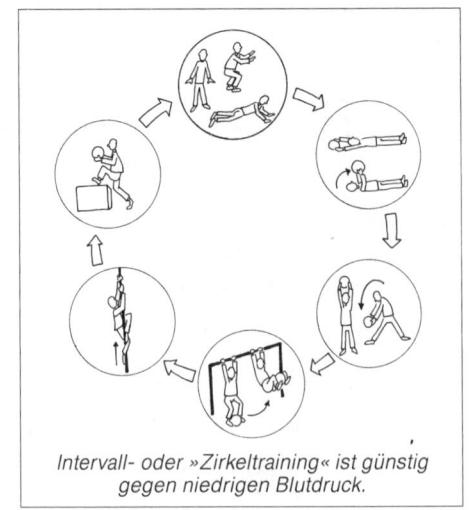

Intervall- oder »Zirkeltraining« ist günstig gegen niedrigen Blutdruck.

Eislaufen, Eisstockschießen, Rodeln und Kegeln: Bei Niederdruck ohne langfristige Folgen.

Rudern, Kanu: Der hohe Krafteinsatz wirkt blutdrucksteigernd; günstig.

Segeln: Bleibt ohne Auswirkungen.

Surfen: Der Krafteinsatz wird für die hohen Haltekräfte benötigt; die Muskeln werden »isometrisch« beansprucht. Zusätzlich blutdrucksteigernd wirkt der Kontakt mit kaltem Wasser.

Tanzen: Am besten unter Wettkampfbedingungen; alle schnellen Tänze sind zu bevorzugen. Wer regelmäßig und viel tanzt, kann davon ein sportliches Training erwarten.

Fechten: Eine wahre »Pille« für Niederdruckmenschen. Die Adrenalinstöße sind hier ungefährlich und werden als angenehm empfunden.

Schwerathletik, Gewichtheben: Günstig; von der ungünstigen Wirkung auf die Bandscheiben und Gelenke geht allerdings ein gewichtiges Minus aus.

Kampfsport: Sehr günstig. Am besten ist dabei das vorbereitende Training, in dem Kraft trainiert wird und intervallartige Belastungen vorherrschen.

Urlaub und niedriger Blutdruck

Der »Niederdruckler« braucht Aktivität. Durch zuviel Ruhe wird die Neigung zu Müdigkeit noch verstärkt. Im Urlaub kann also ruhig etwas »los« sein.

Aufgesucht werden sollen alle Reizzonen:

Nordsee, Ostsee, Atlantik, Hochgebirge.

Der Urlaubstag soll mit Gymnastik, kalten Duschen und Trockenbürsten beginnen. Bei niedrigem Blutdruck ist wichtig: Nach starken Anstrengungen nicht abrupt aufhören, sondern langsam ausklingen lassen. Nach sportlichen Belastungen den Salz- und Flüssigkeitsausgleich nicht vergessen und 1/2 Stunde hinlegen; das »Ruhen« soll nicht im Stehen oder Sitzen vor sich gehen.

Nikotin als Gefäßgift ist für »Niedrige« sehr schlecht, Alkohol führt zur Gefäßlähmung und bewährt sich ebenfalls nicht. Auch aufs Wetter muß der Mensch mit dem »Keller«-Blutdruck achten: Er reagiert viel empfindlicher auf Wetterumschläge.

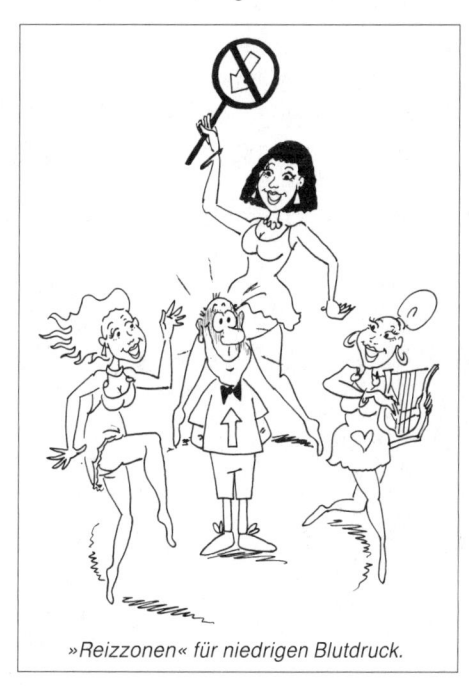

»Reizzonen« für niedrigen Blutdruck.

Sport und Durchblutungsstörungen

Gemeint ist hier die chronische, langsam fortschreitende Verschlußkrankheit. Daher muß auch die Bewegungsbehandlung langfristig und lebensbegleitend erfolgen. Sport für die Schlagadern hat mehrere Ziele im Auge:
- Die Gefäßerweiterung im »bewegten« Muskel erhöht das Druckgefälle.
- Dadurch kommt es zur Steigerung der Strömungsgeschwindigkeit im Umgehungskreislauf.
- Die gesteigerte Geschwindigkeit regt diese Gefäße zum Wachstum an.

Um eine maximale Wirkung zu erreichen, müssen möglichst viele Muskelfasern hinter dem Verschluß beschäftigt werden. Welche Erfolge dabei erzielt werden, hängt auch vom Ort des Verschlusses ab. Bei Verschlüssen unterhalb des Leistenbandes werden durchschnittlich größere Erfolge erzielt, als wenn der Verschluß oberhalb des Leistenbandes liegt.

Schmerzen dürfen während der sportlichen Betätigung keine auftreten. Trotzdem muß für den Beginn des »sportlichen Lebens« herausgefunden werden, wann Schmerzen beginnen; man soll dann nur 2/3 der Gesamtübung machen, also deutlich unter der Schmerzgrenze bleiben. Wiederholte starke Belastungen mit Pausen von 2 — 5 Minuten dazwischen sind günstig.

Die gewünschte Mehrdurchblutung entsteht immer erst nach der sportlichen Tätigkeit. Man soll täglich 30 — 120 Minuten trainieren; noch besser ist es, wenn das Sportpensum aufgeteilt wird, z. B. so:

Morgens . . . . 30 — 60 Minuten
Nachmittags . . . . 30 Minuten
Abends . . . . 30 Minuten

Die Bewegungstherapie bei der Verschlußkrankheit hat drei Eigentümlichkeiten:
1. Sie ist die wirkungsvollste Behandlungsform überhaupt (mit Ausnahme operativer Maßnahmen).
2. Sie muß als Dauertherapie aufgefaßt werden, da ihre positive Wirkung nach Aufhören der Belastung schlagartig wieder endet.
3. Der Erfolg der Übungen tritt unabhängig vom Alter ein! Dies ist der beste Beweis für die Sinnhaftigkeit des Seniorensportes.

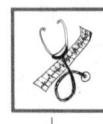

Wir sollten uns an Hand der nachstehenden Tabelle an die »Stadien« der Verschlußkrankheit erinnern.

Stadium	I	II	III	IV
Beschwerden	Nein	Ja	Ja	Ja
Pulsausfall	Ja	Ja	Ja	Ja
Schaufensterkrankheit	Nein	Ja	Ja	Ja
Ruheschmerz	Nein	Nein	Ja	Ja
Gewebstod	Nein	Nein	Nein	Ja
Ist Bewegung sinnvoll?	Ja	Ja	Nein	Nein

Wir sehen dabei zweierlei: Die sportlichen Angriffspunkte sind einerseits die Stadien I und II; andererseits geht daraus hervor, daß die Vorbeugung mittels Bewegungsbehandlung nicht groß genug geschrieben werden kann, zumal man ja im Stadium I (nur durch gezielte Untersuchung erfaßbar) nichts spürt.

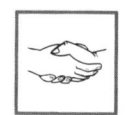

Welcher Sport ist für welchen Verschluß geeignet?

Verschlußkrankheit des Armes

Schwimmen: Die Bedeutung liegt im Ausgleichssport zu den laufend vorzunehmenden Liegestützen und Faustschlußübungen.

Tischtennis: Dann sinnvoll, wenn der kranke Arm zugleich auch der »Spielarm« ist. Vor und nach dem Tischtennis wiederum Faustschlußübungen und Liegestützen. Wichtig ist der langsame Beginn und die erst allmähliche Steigerung, weil es sonst bei gleichzeitig bestehendem Bluthochdruck und einer vorhandenen Kranzgefäßverkalkung zu Anfällen und Blutdruckkrisen kommen kann.

Gymnastik: Hauptsächlich Faustschließen und Liegestütze. 90mal Schließen und Öffnen der Faust, danach 2 — 3 Minuten Pause.

Merke: Es muß täglich mehrmals geübt werden, alles, was unter 5mal pro Woche liegt, ist ohne Nutzen.

Verschluß oberhalb des Leistenbandes

Es gibt im Stadium I keine Begrenzung der Übungsstärke und der Zeitdauer. Je öfter, je länger, je stärker — umso besser!

Wandern: Keine besondere Wirkung, da die Oberschenkelmuskulatur nicht die Hauptbelastung trägt. Im Stadium II sind vor dem Schmerzbeginn Pausen von 5 Minuten einzulegen.

Bergwandern, Bergsteigen: Ausgezeichnet, da die Oberschenkel die Hauptlast tragen. Für das Stadium I gibt es keine Beschränkungen.

Im Stadium II muß man langsam gehen, um die Schmerzgrenze spät zu erreichen. Wer »am Berg« allzu oft stehen bleibt (weil er muß), verliert bald die Freude an der luftigen Höhe. Am besten ist es, wenn man ein Tempo wählen kann, das man wenigstens eine Viertelstunde ohne Schmerzen durchgehen kann.

Radfahren: Bestens. Wer lieber »zuhause« bleiben möchte, sollte das Heimfahrrad benützen. Es bietet die Vorteile der Wetterunabhängigkeit und die Störungsfreiheit von den Einflüssen des Straßenverkehrs. Das Argument von der »frischen Luft« ist ja für viele von uns schon lange nicht mehr stichhaltig.

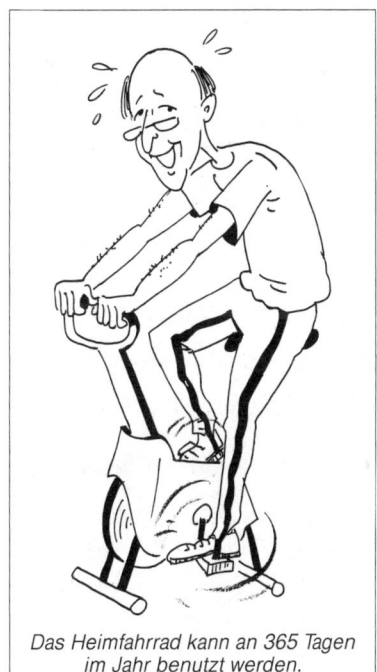

Das Heimfahrrad kann an 365 Tagen im Jahr benutzt werden.

Joggen, Waldlauf: Keine Wirkung, da die Oberschenkel nicht gezielt belastet werden. Abzuraten beim Stadium II.

Alpinski: Keine große Wirkung. Das gleiche gilt für das Skilanglaufen.

Ballspiele: Gut sind Volleyball, Basketball und Handball.

Ungünstig sind lange Pausen im Spiel und notwendige Sprints. Empfehlenswert ist ein »Seniorentempo« mit 10 Minuten Spiel und jeweils 5 Minuten Pause.

Schwimmen: Jeder Schwimmstil mit Grätschbewegungen der Oberschenkel ist günstig, also vorwiegend Rückenschwimmen.

Leichtathletik: Kein Vorteil, eher schädlich.

Tennis: Zur seelischen Entspannung ja, als »Behandlung« nein.

Golf: Umso wirkungsvoller, je hügeliger das Gelände ist. Es muß »marschiert« werden. Mäßiger Trainingseffekt.

Squash, Tischtennis und Badminton sind nutzlos.

Gymnastik: Alle Übungen, die den Oberschenkel belasten, sind zu bevorzugen. Die beste »Hausgymnastik« ist Treppensteigen!

Reiten: Sehr vorteilhaft. Anzustreben ist der Wechsel von Leichttraben mit Aussitzen, jeweils 3 Minuten, dann 3 Minuten Schritt usw.

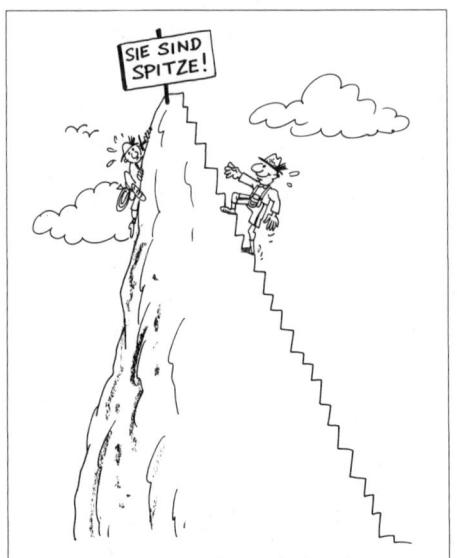

Treppensteigen ist eine einfache, aber wertvolle Hausgymnastik.

Geräteturnen: Ohne Wirkung.

Eislaufen: Schlecht; in kalter Winterumgebung treten Schmerzen viel schneller auf.

Kegeln und Eisstockschießen haben keine Wirkung, Stehen auf dem Eis ist nachteilig (gilt nicht für »Asphaltschießen«). Beim Rodeln ergibt nur der Aufstieg einen Nutzen.

Ohne Sinn sind Paddeln, Kanu, Rudern, Segeln, Surfen, Fechten und Segelfliegen.

Sehr bedenklich sind Schwerathletik, Ringen, Boxen und andere Kampfsportarten.

Verschluß unterhalb des Leistenbandes

Im Stadium I sind der Belastung der Beinmuskulatur keine Grenzen gesetzt. Im Stadium II muß vor der Schmerzgrenze eine Pause von 5 Minuten eingelegt werden.

Wandern: Die beste Sportart; alle Muskelgruppen, die es »notwendig« haben, werden beansprucht.
Wer etwas Schwierigkeiten mit dem Gehen in unebenem Gelände hat, soll 2 Skistöcke zur Unterstützung benützen.

Bergwandern, Bergsteigen: Nicht so gut. Unter 1500 Meter bleiben.

Radfahren: Mit Einschränkung zu empfehlen. Ungeeignet bei gleichzeitiger Herzkrankheit und hohem Blutdruck.

Joggen, Waldlauf: Ausgezeichnet; gut ist lange, aber langsam laufen. Wenn Schaufensterbeschwerden dabei sind, müssen 1 — 2 Kilometer Laufen von 5-minütigen Pausen unterbrochen werden.

Alpinski: Schlecht, es muß davon abgeraten werden.

Skilanglauf: Gut, aber — wegen der Kälte — nicht so geeignet wie Wandern oder Laufen.

Ballspiele: Sie sind empfehlenswert, wenn nach Art der »grauen Panther«, also im Seniorentempo gespielt wird.

Schwimmen: Vor allem Übergewichtige können sich gefahrlos trainieren. Die Wirkung ist aber viel geringer als beim Wandern und Laufen.

Leichtathletik: Ohne Sinn und Nutzen.

Tennis: Nur dann zu befürworten, wenn fleißig gelaufen wird. »Standspiel« ist nutzlos.

Golf: Sehr gut, wenn viel marschiert wird.

Squash, Tischtennis und Badminton sind abzulehnen.

Gymnastik: Alles ist gut, was die Beinmuskeln bewegt. Auch Aerobic und Jazz Dance können sehr gut geeignet sein.

Tanzen: Erfolgversprechend ist sportliches Tanzen. Geeignet auch als Einstiegssportart und für ältere Menschen.

Ohne Sinn und ungeeignet sind Reiten, Geräteturnen, Eislaufen, Eisstockschießen, Kegeln, Segeln, Rudern, Paddeln, Kanu, Fechten, Schwerathletik und Kampfsport.

Urlaub und Verschlußkrankheit der Arme oder Beine

Das Bewegungsprogramm darf nicht unterbrochen werden; die Hälfte des Urlaubes muß den »Gefäßen« gewidmet werden. Die wichtigste Lektüre im Urlaub soll die Wanderkarte sein. Lift und alle Verkehrsmittel stehen lassen, alle Strecken zu Fuß gehen. Bei der Wahl des Ortes sind zwei Dinge beachtenswert:

- Die Bewegung darf durch die örtlichen Gegebenheiten nicht beschränkt sein.
- »Kalte Orte« meiden!

Insgesamt soll das Urlaubstraining ein Alltagstraining in angenehmer Umgebung sein. Faulenzen ist streng verboten!

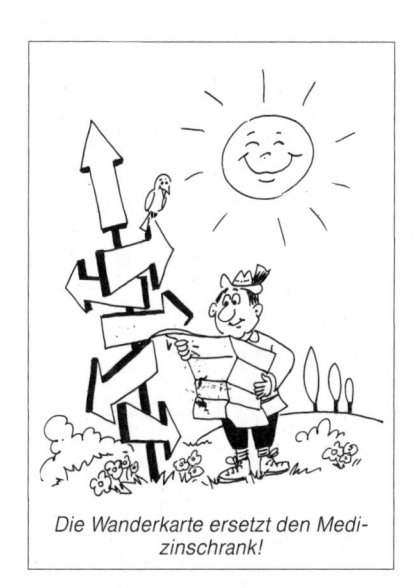

Die Wanderkarte ersetzt den Medizinschrank!

Sport nach Schlaganfall

Im Vordergrund steht hier — im Gegensatz zu allen anderen Verschlußleiden — nicht die Verbesserung der »Kondition«, sondern das Üben der Sinne und des Zusammenspiels aller Körperteile.

Wandern: Nur in der Ebene mit einer Geschwindigkeit von 4 — 5 Kilometer pro Stunde. Nach Möglichkeit 1/2 bis 1 Stunde täglich, auch am Wochenende nicht länger.

Golf: Bedenkenlos empfehlenswert, Golf ist der Schlaganfallsport.

Gymnastik: Im Sinne einer Krankengymnastik sind vor allem Übungen angezeigt, die alle Gelenke durchbewegen, ohne einzelne Muskelgruppen zu bevorzugen. Auch Dehnungen sind sehr wertvoll.

Tanzen: Sehr empfehlenswert; keine schnellen Tänze.

Kegeln, Eisstockschießen: Günstig wegen der sozialen Kontakte und möglicher Geselligkeit.

Fechten: Wer es schon (gut) kann und immer gemacht hat, sollte nach Möglichkeit dabei bleiben. Das Fechten ist eine ausgezeichnete Schule, um den ganzen Körper »auf Draht« zu halten.

Alle anderen Sportarten einschließlich Joggen, Schwimmen und Tennis sind ungeeignet. Auch scheiden alle Sportarten wie Radfahren, Ballspiele, Squash usw. aus, bei denen es zu Verletzungen kommen könnte.

Urlaub und Schlaganfall

Hinsichtlich der Belastung sollen sich Alltag und Urlaub nicht unterscheiden. Gefährlich und abzulehnen ist jeglicher »Aktivurlaub«. Die körperliche Tätigkeit soll im Urlaub nicht gesteigert werden.

Ungünstig sind Gebirge, Meer und exotische Plätze, weil die Anforderungen an die notwendige geistig-seelische Umstellung zu groß sein können.

Für den, der eine Hirngefäßkrankheit mitgemacht hat, kann es auch Urlaub bedeuten, mit alten Bekannten alte Erlebnisse und Erfahrungen zu bereden.

»Motorenpflege«
Venen und Sport

Dem Sport kommt die Aufgabe zu, die zwei Hilfsmotoren des Venenkreislaufes zu unterstützen. Diese »Motoren« sind die Muskelpumpe an der Wade und die Atmung. Die vertiefte Atmung beschleunigt den

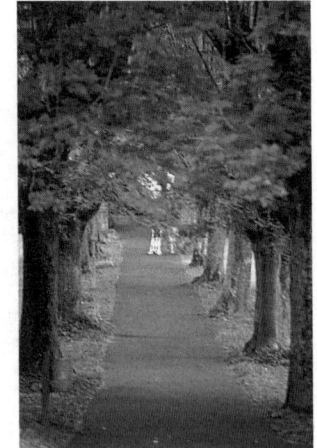

Spazierengehen im Park — Medizin für Schlaganfallpatienten.

den Blutrückstrom um 20 Prozent! Günstig sind daher alle Sportarten, die eine Unterstützung dieser beiden Motoren darstellen. Nachteilig sind alle Sportarten, die kurze, harte Druckwellen in den Venen erzeugen.

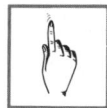

Gut zu achten ist auf die Temperatur: Kälte erhöht die Wirkung der Muskelpumpe um bis zu 30 Prozent, Hitze vermindert sie um bis zu 45 Prozent.

Wandern, Bergsteigen: Umso günstiger, je kühler die Witterung ist.

Radfahren: Nicht schlecht, der gute Einfluß auf die Venen wird aber überschätzt. Viel besser wäre das Bettfahrrad: »Liegenradeln« mit hochgelagerten Beinen wird dadurch möglich.

Joggen, Waldlauf: Gut, noch besser ist Barfußgehen: Bei jedem Schritt wird der Venenschwamm an der Fußsohle ausgepreßt.

Alpinski: Korrekte Untersuchungen haben ergeben, daß der sportelnde Skiamateur, wenn er »den ganzen Tag« Alpinski fährt, in Wirklichkeit nur 35 (!) Minuten lang »fährt«. Der Wert des Skifahrens ist sportlich für den Venenkranken ohne Belang.

Skilanglauf: Hier werden alle »Hilfsmotoren« angeworfen und bei richtiger »Drehzahl« bewegt.

Ballspiele: Alle sind geeignet, eine Venenkrankheit zu bessern.

Schwimmen: Als ideal zu bezeichnen sind Brust- und Rückenschwimmen. Der Auftrieb durch das Wasser begünstigt noch zusätzlich den Blutrückstrom.

Leichtathletik: Beim Hüpfen und Springen sowie bei Sprints wird ein starker, ruckartiger Druck auf die Venenklappen erzeugt, der diese weiter »ausleiert«.

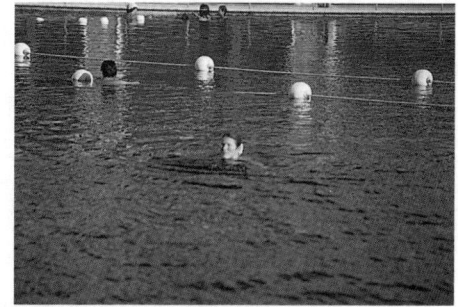

Schwimmen entspannt den Kreislauf und kräftigt die Venen.

Tennis: Günstig, genauso wie alle anderen »Schlägersportarten« (Badminton, Golf, Squash, Tischtennis).

Gymnastik: Alle jene Übungen sind günstig, bei denen die Beine »in der Luft« sind, z. B. Bodenturnen.

Reiten: Nicht besonders gut. Etwas gestaute Beine nach dem Reiten sind regelmäßig vorhanden. Lange Distanz- oder Wanderritte bekommen den Venen nicht gut.

Geräteturnen: Durchwegs positiv zu beurteilen.

Eislaufen: Als günstig anzusehen.

Eisstockschießen, Rodeln und Kegeln haben für die Venen keinen Nutzen.

Rudern, Paddeln, Kanu und Segeln: Diese »Sitzsportarten« sind eher ungünstig; abzuraten. Ganz besonders negativ schneidet auch Surfen ab.

Tanzen: Günstige »Sport«art. In die gleich gute Kategorie gehört Fechten.

Schwerathletik, Gewichtheben: Die für die Venen absolut schädlichste Sportart überhaupt. Bei jeder sportlichen Aktion kommt es zu einem massiven Venenstau. Auch Bodybuilding und Kampfsport wie Ringen sind gleichermaßen nachteilig für die Venen.

Sind bei einer Venenkrankheit die tiefen Venen geschädigt und die Klappen zerstört, kann die Muskelpumpe ihre Wirkung nicht mehr entfalten. Man muß dann beim Sport einen sehr festen, nicht nachgebenden Verband tragen, der den Wadenmuskeln den notwendigen Gegendruck bietet.

Liegen starke Krampfadern vor, engt sich die Wahl des Sportlers sehr stark ein. Eigentlich kommen dann nur Übungen mit hochgelagerten Beinen und Schwimmen im kühlen Wasser in Frage. Die für Krampfadern schädlichsten Sportarten sind Gewichtheben, Rudern, Bodybuilding und Kampfsport wegen der starken Preßatmung.

Wer trotzdem eine dieser Sportarten beginnen will, sollte sich vorher die Krampfadern operieren lassen; man muß aber daran denken, daß vermutlich sehr bald neue Krampfadern entstehen, welche das Problem des gestörten Venenkreislaufes verschärfen. Jeder, der aus einer »Krampfadernfamilie« kommt, muß sich daher tunlichst davor hüten, überhaupt mit einer venenfeindlichen Sportart zu beginnen.

Venen und Urlaub

Zu meiden sind vor allem

- »warme« Orte, südliche Strände und Badeaufenthalte an heißen See- und Meeresküsten,
- »Faulenzerurlaube«, auch dann, wenn die Beine immer hochgelagert werden.

Es sollen in den ersten Tagen keine ungewohnten Anstrengungen unternommen werden. Oft entstehen die größten Venenprobleme schon während der Anreise zum Urlaubsort: Stundenlanges Sitzen im Auto, Bus oder Flugzeug erzeugen nicht selten einen massiven Venenstau, der sich entzündet; der »erste Urlaubstag« beginnt dann mit einer akuten Thrombose.

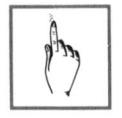

Wie beuge ich im Urlaub einer Venenentzündung vor?

1. Anreise: Kurze Reisewege oder Unterbrechungen wählen mit Herumgehen und Hochlagern der Beine.
2. Täglich morgens kalt duschen.
3. Täglich 2mal einen kräftigen Spaziergang von je einer Stunde machen.
4. Venenfreundlichen Sport betreiben.
5. Alkohol, Nikotin und fettes Essen meiden.
6. Auf regelmäßigen Stuhlgang achten.
7. Beine niemals der prallen Sonne aussetzen.
8. Nie länger als maximal eine Stunde sitzen (Essen, Konzert etc.).

9. Wer trotzdem warme Bäder aufsucht, soll nicht länger als 15 Minuten im Wasser bleiben und danach die Beine gleich lang mit kaltem Wasser abspülen; darauf sofort mit hochgelagerten Beinen hinlegen.
10. Die Venenprophylaxe auch bei der Heimreise nicht vernachlässigen.

Mit Fingerhut und Weißdorn
KREISLAUF UND NATURSTOFFE

Einige wenige Naturstoffe haben in der Behandlung von Kreislaufstörungen eine gewisse Bedeutung und Verbreitung gefunden; die wichtigsten »natürlichen« Mittel sollen hier kurz vorgestellt werden.

Ginkgo

Verwendet werden Extrakte aus dem Ginkgo-Baum; im Handel sind sie als Tebonin und Tebofortan. Eine gesicherte Wirkung besteht im II. Stadium der Verschlußkrankheit der Gliedmaßen. Andere Gefäßstörungen, z. B. im Gehirn, sprechen nicht sicher günstig darauf an.

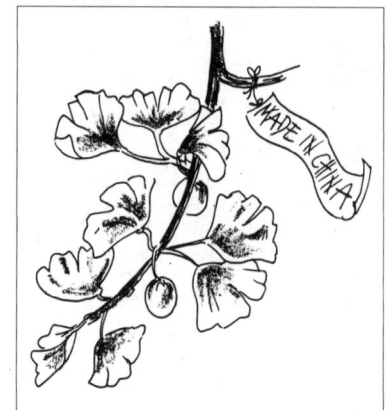

Der Ginkgo stammt aus China und ist eines der ältesten Gewächse überhaupt.

Weißdorn, Crataegus

Zur Anwendung kommen Weißdornblüten, -blätter und -früchte. Der Wirkungsmechanismus von Weißdornpräparaten ist bisher nicht eindeutig geklärt, auch ist der sichere Dosierungsbereich noch nicht bekannt; vieles spricht dafür, daß die firmenseitig angegebenen Dosierungen viel zu niedrig sind. Sinnvoll anzuwenden ist Weißdorn in Form von Tropfen oder Tabletten bei leichter Herzschwäche, Druck- und Beklemmungsgefühl in der Herzgegend und bei leichten Fällen von langsamer Herzrhythmusstörung. Bisher bekannte Nebenwirkungen sind so gering, daß man sie praktisch vernachlässigen kann. Im Handel sind Corodyn, Crataegan, Crataegutt, Esbericard, Neo-Cratylen, Coroverlan, Omega.

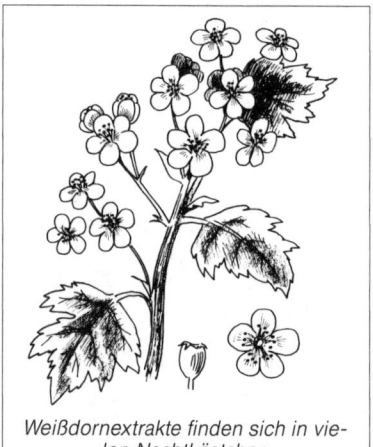

Weißdornextrakte finden sich in vielen Nachtkästchen.

Fingerhut, Digitalis

Diese blühende Pflanze kommt in mehreren bekannten Erscheinungsformen in ganz Europa vor. Die häufigsten Vertreter sind der rostbraune, der wollene, der gelbe und der purpurrote Fingerhut; in vielen halbwilden Bauerngärten ist der Fingerhut zuhause. Angewendet wird Digitalis als Samen, Blattdroge und Pulver. Die Inhaltsstoffe, die »Digitalisglykoside«, sind höchst (!) wirksam, vor allem bei der Herzschwäche mit schnellem Puls und bei der Überfunktion der

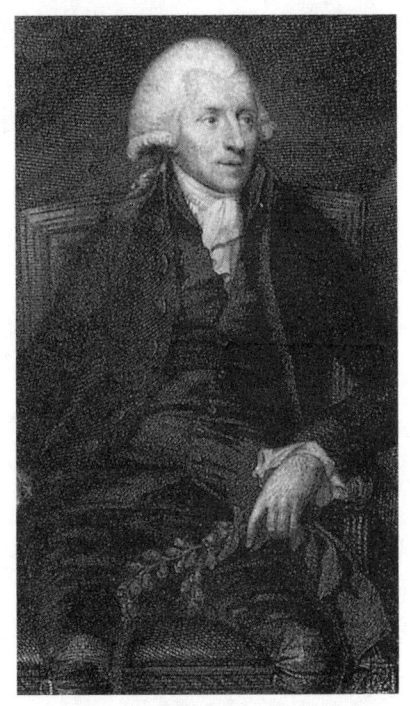

*William Withering (1741–1799).
Der Entdecker der Fingerhutwirkung.*

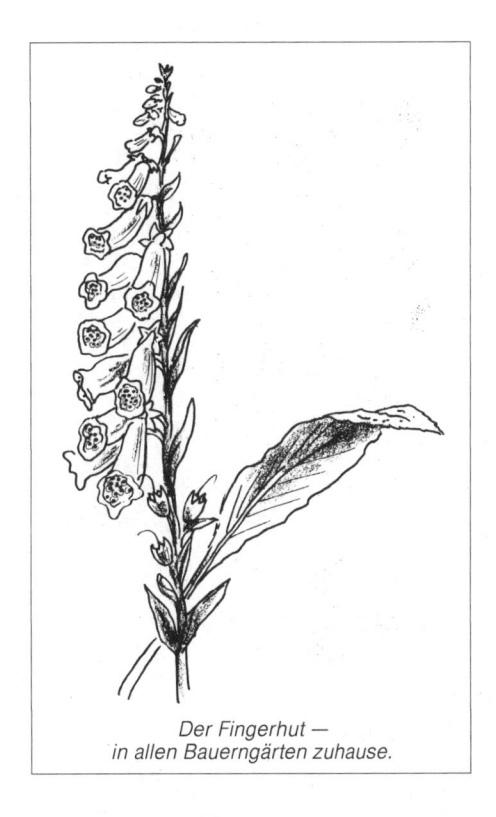

*Der Fingerhut —
in allen Bauerngärten zuhause.*

Schilddrüse. Der Bereich zwischen verläßlicher Wirksamkeit und Giftigkeit, die sogenannte »therapeutische Breite«, ist bei Digitalis extrem schmal. Wird die Dosierung nur verdoppelt, werden also statt zwei Tabletten vier genommen, entstehen in kurzer Zeit lebensbedrohende Nebenwirkungen bis zum Herzstillstand. Digitalis ist ein klassisches Beispiel für:

1. »Natur« kann sehr wirksam sein.
2. Nicht alles, was »Natur« ist, muß deswegen auch harmlos sein.
3. Digitalis ist eine dringende Mahnung, viele zehntausende in der Natur wachsende Kräuter und Pflanzen auf ihren möglichen gesundheitlichen Wert zu untersuchen!

Entdeckt wurde die Wirkung des Fingerhutes 1775 vom englischen Arzt William Withering; er beobachtete, daß die Bauern Zubereitungen aus Kräutern gegen Wassersucht zur Anwendung brachten.

Roßkastanie

Im deutschen Sprachraum sind Präparate, die Extrakte daraus enthalten, außerordentlich stark vertreten. In

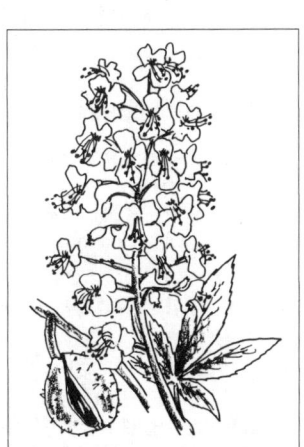

Der Roßkastanie werden teilweise günstige Wirkungen auf die Venen nachgesagt.

ausführlichen Untersuchungen und Studien konnte man eine sichere Wirksamkeit für die von den Herstellerfirmen angegebenen Krankheitsgründe und Heilerfolge bisher nicht nachvollziehen. Verschreibbar sind Aesrutan, Alpha-Apoplectal, Dilaescol, Opino, Phlebiven, Reparil, Sandoven, Venoplant, Venostasin.

Pflanzliche Wassertreiber

Alle nachstehend genannten Pflanzen besitzen harntreibende Wirkungen: Birkenblätter, Schachtelhalmkraut, Wacholderbeeren, Brennesselkraut, Löwenzahnkraut, Löwenzahnwurzel, Goldrutenkraut, Hauhechelwurzel, Selleriefrüchte, Maisgriffel. Die spezielle Anwendung und Dosierung sollten nicht ohne Befragung von Arzt und Apotheker vorgenommen werden.

Die pflanzlichen »Treiber« können beträchtliche Wirkungen entfalten...

»Beruhiger«

Folgende Pflanzen können als Teeaufguß getrunken werden, wenn Kreislaufstörungen der Ausdruck einer gesteigerten Nervosität sind:

- Hopfen (Strobuli lupuli),
- Lavendelblüten (Flores Lavendulae),
- Melissenblätter (Folia Melissae),
- Orangenblüten (Flores Aurantii),
- Passionsblumenkraut (Herba Passiflora),
- Rosmarinblätter (Folia Rosmarini).

Die Dosierung beträgt jeweils 1 — 2 — 3 Teelöffel pro Schale. Der Tee kann mehrmals täglich getrunken werden. Die einzelnen Teesorten sind untereinander beliebig zu mischen.

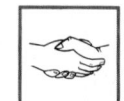

Knoblauch

Er galt bereits in alten Hochkulturen wie in Ägypten vor 3500 Jahren als ein Heilmittel und wurde auch im Mittelalter bei uns eingesetzt. Am häufigsten wird der im Knoblauch enthaltene Hauptstoff Allicin mit einer Verminderung der Arteriosklerose in Verbindung gebracht. Knoblauch wirkt leicht blutdrucksenkend, vermindernd auf Cholesterin und Blutfette, und er schwächt die Blutgerinnung ab sowie die Neigung der Blutplättchen, sich zusammenzuballen.

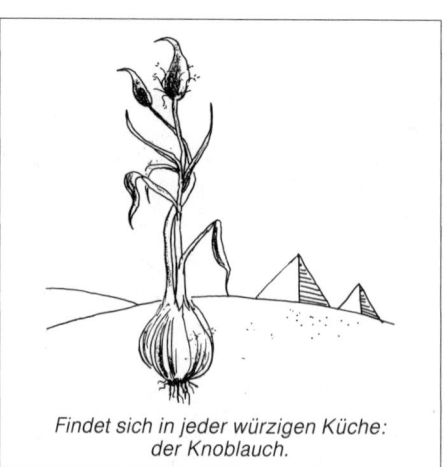

Findet sich in jeder würzigen Küche: der Knoblauch.

Immer war das Untersuchungsergebnis mit frischem Knoblauch besser und eindeutiger. Der Verzehr von frischem Knoblauch muß demnach befürwortet werden, die Einnahme von (teuren) Knoblauchpillen kann man nicht bejahen.

Maiglöckchen, Convallaria majalis

Erzeugt wird der Wirkstoff »Convallatoxin« aus den langstieligen Blättern und der Blütentraube. Verwendet wird Maiglöckchenkraut zur Behandlung der Herzschwäche; die Wirkung ist ähnlich der des Fingerhutes. Eingesetzt werden darf es nur vom Arzt. Mischpräparate mit Convallaria sind Cardiofrik und Omega.

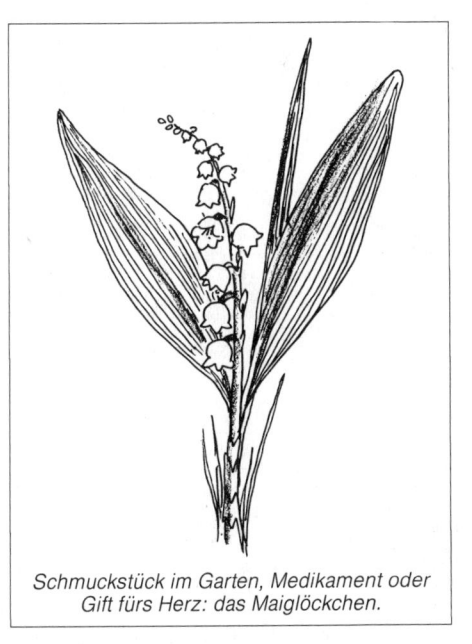

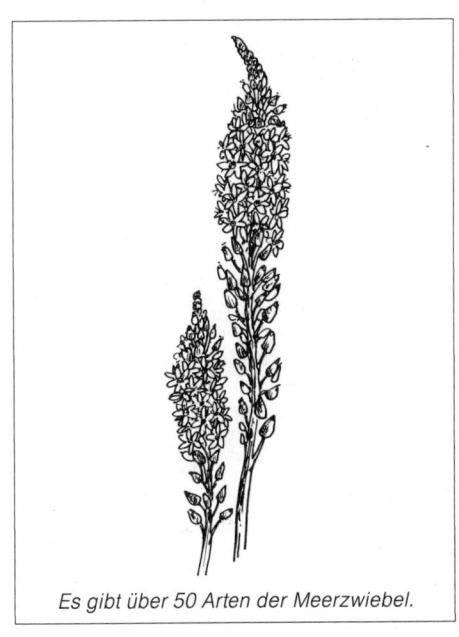

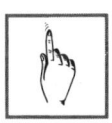

Schmuckstück im Garten, Medikament oder Gift fürs Herz: das Maiglöckchen.

Es gibt über 50 Arten der Meerzwiebel.

Meerzwiebel, Scilla maritima

Die Meerzwiebel gehört zu den am längsten bekannten Arzneipflanzen. Ihr wichtigster Wirkstoff heißt Scillaren, er wird gegen Herzschwäche eingesetzt.

Nebenwirkungen und Vorsichtsmaßnahmen entsprechen denen von Digitalis. Anwendung von Caradrin, Taluvian und Theocaradrin nur durch den Arzt!

Fernsehen, Pillen und Sex

FEHLER, FALLEN, TIPS UND TRICKS

Ein Kompaß soll nicht nur die »normale« Richtung angeben, sondern auch Gefahren aufzeigen und zur Vorsicht mahnen. Diese Aufgabe übernimmt am Ende des Bandes das »Kreislauf-Kaleidoskop«.

In kurz gefaßter Form finden Sie hier Tips und Anregungen, wie man mit dem Kreislauf besser zurecht kommt.

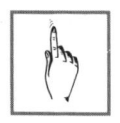

Absetzen von Blutdruckmitteln

Besonders oft geschieht dies während einer Kur. Im Kurort sinkt der Blutdruck wegen der körperlichen und geistigen Entspannung. Die Medikamente werden dann reduziert oder gar abgesetzt. 2 — 3 Tage nach der Rückkehr in den Alltag werden gefährliche Werte, z. B. von 230/120, gemessen.

Daher: Blutdruck weiter messen und Tabletten (eventuell reduziert) weiter nehmen und nicht ganz absetzen.

Anfangsdosierung

Die zu hoch gewählte Anfangsdosierung von Blutdruckmitteln ist ein häufiger Fehler. Es kommt schnell zu Müdigkeit, Schlappheit und Konzentrationsstörungen. Also auf geringe Dosierung am Behandlungsbeginn achten.

Alkohol

Bei fast allen Formen von Kreislaufstörungen wirkt Alkohol nachteilig. Er ist ein Gefäß-, Nerven- und Muskelgift und erhöht das Blutfett.

Tip: Verzichten Sie darauf.

Aspirin

Der Wirkstoff »Acetylsalicylsäure« wird fast weltweit als Wunderdroge gegen Gefäßverstopfung gepriesen. Die bisherigen Ergebnisse sind so positiv, daß die Einnahme zu befürworten ist.

In den verwendeten niedrigen Dosen (1/10 — 1/2 Tablette Aspirin pro Tag) ist mit Nebenwirkungen nicht zu rechnen. Nur bei »Aspirinasthma« ist Vorsicht geboten: Einnahme streng verboten!

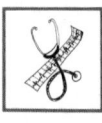

Atemnot

Denken Sie nicht nur an eine »Lungensache«: Oft ist das Herz der Urheber von Luftmangel!

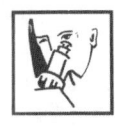

Bauchweh

Unklare Schmerzen im Oberbauch müssen nicht immer ihre Ursache in den Bauchorganen selbst haben; als Auslöser der Schmerzen ist an einen Hinterwandinfarkt zu denken! Labor und EKG sind schleunigst zu veranlassen.

Belastungs-EKG

Es prüft die Herzkraft und die Durchgängigkeit der Kranzgefäße. Achtung, es gibt viele Gegengründe zu dieser Untersuchung.

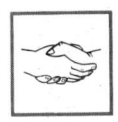

Betablocker

Sie sind äußerst hilfreiche Mittel in der Kreislaufbehandlung. Gefährlich und nicht einzunehmen sind sie, wenn gleichzeitig ein Bronchialasthma besteht. Betablocker verkrampfen die Bronchien!

Bett

Bettruhe kann eine Schiene zur Gesundheit sein; länger eingehaltene »strenge« Bettruhe aber ist gefährlich: Es drohen Lungenentzündung und Gerinnselbildung; daher auch im Bett immer alle Gliedmaßen durchstrecken, Lockerungsübungen und Atemgymnastik machen.

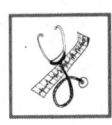

Bewußtlosigkeit

Kurzdauernde, plötzlich aufgetretene Bewußtlosigkeit hat öfter eine Störung im Herzen zur Ursache als im Gehirn. Bei Bewußtlosigkeit immer Herz und Hirn untersuchen lassen!

Blutdruckabfall

Beim alten Menschen ist ein plötzlicher Blutdruckabfall — auch ohne jegliche Herzsymptome oder Schmerzen — immer verdächtig auf einen Herzinfarkt!

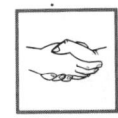

Blutdruckkrise

Gefährliche, akute Blutdrucksteigerung auf 200/100 und darüber. Muß sofort behandelt werden mit Buconif-Spray, Majolat oder Adalat Kapseln; 2 Spraystöße in den Mund oder die Kapsel zerbeißen bzw. unter der Zunge zergehen lassen.

Blutdruckmessen

Die laufende Kontrolle sollte zuhause mit dem eigenen Apparat geschehen. Auch der »Weißer-Mantel-Bluthochdruck« oder »Ordinations-Hochdruck« verliert dann seinen Schrecken. Gemessen wird ein- bis zweimal wöchentlich, in schwierigen Fällen mehrmals täglich sowie überhaupt bei Symptomen wie etwa Kopfweh.

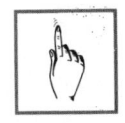

Bodybuilding

Gefährlich und verboten für Herz- und Hochdruckkranke. Die Muskelanspannung bei Preßatmung steigert den Blutdruck und belastet das Herz. Anzuraten nur für ausgesprochene Niederdruckpatienten.

Brechreiz

Ist der Bauch sonst in Ordnung, könnten Medikamente dahinter stecken. Dosierung und Anzahl der Pillen überprüfen lassen.

Diagnosen

1. Sie sind nichts »Ewiges«; durch körperliche Veränderungen, Alter und andere Umstände, die zur Beurteilung beitragen, werden Diagnosen wandelbar.

Achtung: Viele Einzeldiagnosen von verschiedenen Ärzten führen nicht immer zu einer besser zutreffenden Beurteilung.

2. Bei einer Hauptdiagnose nicht auf den Rest des Körpers vergessen.

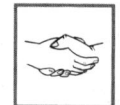

Doppel- und Mehrfachtherapie

Die Behandlung durch zwei oder mehrere Ärzte kann fatale Folgen haben. Jeder einzelne Arzt verschreibt z. B. ein Herzmittel. Der Patient hat nun drei Präparate mit den Namen Gewadilat, Plendil und Adalat. In jedem der genannten ist aber derselbe Wirkstoff; eine gefährliche Überdosierung droht.

»Mehr Pillen« bedeuten oft mehr — fatale — Mißverständnisse.

Schutz dagegen: Jedem Arzt immer alle derzeit einzunehmenden Medikamente zeigen!

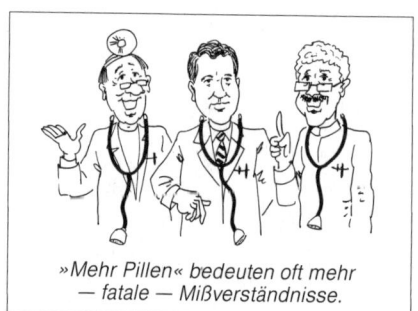

Durchfall

Fällt das Essen »durch«, so fallen auch eingenommene Medikamente durch, sind also unwirksam. Durchfall führt zu Müdigkeit und Kaliumverarmung. Jeder Durchfall bei Kreislaufkranken ist bedenklich; nicht »anstehen« lassen.

EKG

Es prüft den Herzrhythmus und ob der Erregungsablauf normal ist. Es ist keine Aussage über die Herzkraft möglich!

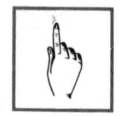

Elixiere

Vorsicht bei »herz-kreislaufsteigernden« Elixieren aus der Apotheke oder Drogerie. Die »wirksamen« Inhaltsstoffe sind meist nur konzentrierter Alkohol und Zuckersirup. Lassen Sie sich von umfangreichen, »gelehrt« erscheinenden Beipackzetteln nicht täuschen.

Fernsehen

Inaktives Sitzen schadet dem ganzen Kreislauf und lähmt das Gehirn. Auch der Fernsehfraß von Zuckerln, fettigen Keksen und anderen Knabbereien treibt die Risikofaktoren in die Höhe; ebenso sind Alkohol und Nikotin eine ungesunde Gesellschaft vor der Flimmerkiste. Schauen Sie nie länger in die Röhre, als Sie die gleiche Zeitdauer

Gymnastik oder Sport betreiben. Wenn Sie vor dem »elektronischen Altar« unbedingt etwas essen »müssen«, nehmen Sie Obst und Gemüserohkost.

Fliegen

Für den Kreislauf Schwerarbeit. Lassen Sie sich ausführlich beraten.

Fernsehen ist für den Kreislauf reinste Quälerei!

Frauenarzt

Werden kleine operative Eingriffe vorgenommen, daran denken, daß eine Vorbeugung mit Penicillin notwendig sein könnte; dies ist besonders wichtig für Patientinnen mit Problemen der Herzklappen.

Fettsenker

Mittel gegen Blutfette werden zu frühzeitig eingenommen. Besser: Die Wirkung einer fettarmen Kost ein halbes Jahr lang abwarten.

Achtung: Fettsenker haben umfangreiche Nebenwirkungen.

Gewicht

Gewichtskontrolle bei den Herzkranken, die zur Einlagerung von Gewebswasser neigen, bedeutet Kontrolle der Behandlung und des Salzhaushaltes. Steigen Sie daher jeden Tag auf die Waage.

Gichttabletten

Sie werden zu frühzeitig eingenommen. Besser: Warten Sie auf den Erfolg einer »purinarmen« Kost; die zwar gut verträglichen Tabletten gegen die Harnsäure sind dann meist überflüssig.

Gürtelrose

Wenn eine Gürtelrose auf der linken Brustkorbseite beginnt, aber noch keine Bläschen sichtbar sind, können starke Schmerzen in der »Herzgegend« auftreten. Nicht zu selten erfolgt dann die Einweisung ins Krankenhaus unter der Verdachtsdiagnose »Herzinfarkt«. Die Handlungsweise des Arztes ist dabei durchaus korrekt!

Gynäkomastie

Verweiblichung der männlichen Brust. Kommt vor nach Einnahme gewisser wassertreibender Mittel, die »Spironolakton« enthalten: Aldactone, Aldopur, Deverol, Osiren, Spirohexal, Spiro-Tablinen. Die Nebenwirkung ist ungefährlich, aber kosmetisch störend.

HNO

Eingriffe im HNO-Bereich, bei denen Blut fließt, müssen von einer Penicillin-Behandlung begleitet werden; ganz streng gilt dies für Patienten mit vorgeschädigten oder künstlichen Herzklappen.

Hoch — Nieder

Damit ist die Blutdruckhöhe gemeint. Öfter hat man es mit Patienten zu tun, die Mittel gegen hohen Blutdruck und gleichzeitig Mittel gegen niedrigen Blutdruck einnehmen. Je nach Schwankung des Blutdruckes nach oben oder unten wurde jeweils eine Arzneiverordnung getroffen. Diese Menschen haben aber meist einen durchschnittlich normalen Blutdruck, und Pillen sind entbehrlich.

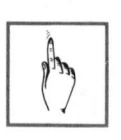

Impotenz

Ist sie nach einer Tablettenbehandlung aufgetreten, könnten beispielsweise »Betablocker« daran schuld sein. Sprechen Sie mit Ihrem Arzt; eine Änderung der Behandlung bringt oft alles wieder ins rechte Lot.

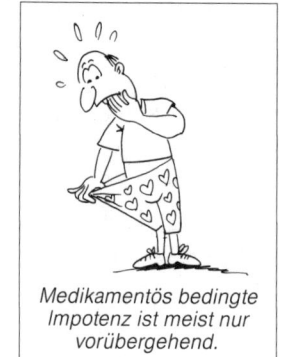

Medikamentös bedingte Impotenz ist meist nur vorübergehend.

Kälte

Als einzige Störung reagiert der niedrige Blutdruck günstig auf Kälte. Alle anderen Kreislaufstörungen mögen weder kalte Luft noch kaltes Wasser.
Für alle abträglich ist der Aufenthalt in kaltem Wasser unter 15 Grad C: Es führt zur Lähmung der Haargefäße (= Kapillaren).

Kaffee

Eine Tasse Kaffee enthält 100 Milligramm Coffein. Coffein wirkt geistig anregend und beschleunigt die Herztätigkeit.
Gegen bis zu 2 Tassen nicht zu starken Kaffee bestehen auch beim behandelten Hochdruckkranken keine Bedenken. Für Magenempfindliche bietet sich als Ausweg koffeinfreier Kaffee an, dem natürlich die typischen Kaffeewirkungen fehlen.

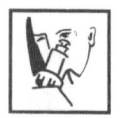

Kalium

Dieses Mineralsalz ist für das Herz und die Gefäße von höchster Bedeutung. Kalium spielt bei allen Vorgängen der Herzmuskelarbeit, der Durchblutung und Blutdruckregulierung die Rolle des »Chefs«.
Alle Blutdruck- und Herzpatienten müssen regelmäßig den Kaliumgehalt im Blut (normal: 3,5 — 5,5) bestimmen lassen.

Kreatinin

Dieser Nierenwert hat Vorrang beim hohen Blutdruck. Er gibt Auskunft darüber, wie gut die Filterung in der Niere ist. Bei einem Wert von über 2 (normal: 0,6 — 1,1) werden viele Blutdrucksenker unwirksam.

Künstlicher Bluter

Wer ein gerinnungshemmendes Medikament nimmt, darf keine Spritzen in den Muskel bekommen! Der Bluter-Ausweis muß immer mitgeführt werden; bei ärztlichen Eingriffen, z. B. vor dem Zahnziehen, ist der Arzt im vorhinein davon zu verständigen, daß man »Bluter« ist.

Magnesium

Meistens günstig für Herz und Gefäße. Enthalten ist es in guten Mineralwässern wie Rogaska, Radkersburger und Gleichenberger; weiters in Gemüse, Vollkornprodukten, Kakao und Nüssen.

Medikamenteneinnahme

Wer mehr als fünf verschiedene Arzneien hat, ist durch zunehmende Nachlässigkeit gefährdet; im Wunsch, »Pillen wegzulassen«, werden oft gerade die wichtigsten eliminiert. Zum Weglassen neigen Patienten mit Medikamenten von verschiedenen Ärzten: 15 — 20 Tabletten pro Tag sind dann keine Seltenheit. Es muß daher zumindest monatlich immer wieder überprüft werden, ob Art und Anzahl der chemischen Helfer noch stimmen.

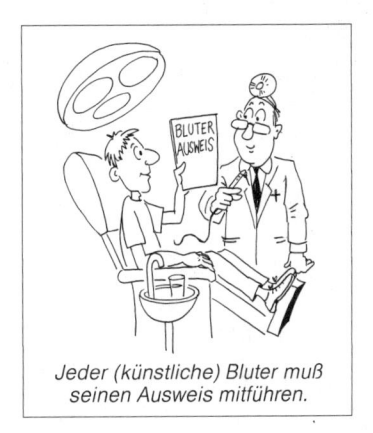

Jeder (künstliche) Bluter muß seinen Ausweis mitführen.

Meeresklima

Wird gut von Patienten mit niedrigem Blutdruck vertragen. Für Herzkranke ist das »Meer« nicht immer der beste Aufenthaltsort; Arzt fragen!

Mineralwasser

Als übliches Getränk gegen den Durst zu empfehlen. Auf den Kalium- und Magnesiumgehalt achten; bezüglich Natrium hängt die Güte vom Chloridgehalt ab. Nebenbei: »Tafelwasser« ist nur besonders reines Leitungswasser; Sie sollten Mineral- und Heilwässer bevorzugen. Das regelmäßige Trinken von gut mineralisierten Wässern ist eine solide »Elektrolyt«-Vorbeugung.

Mittagsschlaf

Bei allen Herzkrankheiten und bei Hochdruck zu empfehlen. Günstig ist: Immer um dieselbe Zeit, die gleichbleibende Zeitdauer, im gleichen Raum usw. Wie lange? Als Minimum gelten 15 Minuten, das Maximum sind zwei Stunden. Es muß dabei nicht geschlafen werden, »dösen« genügt. Das »Mittagsschlaferl« sollte zu einem Ritual werden. Wenn allerdings abendliche Einschlafprobleme daraus resultieren, muß darauf verzichtet werden.

Obst

Wer es roh nicht verträgt, soll es geschält und in Kompottform essen. Viele Obstsorten sind kleine »Kaliumbomben«. Wertvolle Kaliumträger sind Bananen, Marillen, Äpfel, Zwetschken und Birnen. Auf den Zuckergehalt muß geachtet werden.

Pfeifenrauchen

Für den Kreislauf besser verträglich. Pfeifenrauchen steht allerdings in einem kritischen Zusammenhang mit Lippen- und Mundhöhlenkrebs.

Pille

Es ist immer daran zu denken, daß die Pille die Blutgerinnung verstärkt. Wenn eine erhöhte Gefahr für eine Gerinnselbildung droht — z. B. nach Operationen — sollte die »Pille« rechtzeitig abgesetzt werden.

Rheuma

Jeder »rheumatische Schub« kann sich aufs Herz schlagen. Bei bazillenbedingtem Rheuma droht unbehandelt die Infektion und Zerstörung der Herzklappen!

Salz

Überall einschränken; der Zivilisationsmensch ist total »versalzen«, was mit ein Grund für die hohe Zahl von Hochdruckkranken ist. Ausweichen auf Gewürze, heißt die Devise.

Sauna

Wer »selbst« in die Sauna gehen kann, darf auch meistens. Einschränkungen sind Venenentzündung, schwere Herz- und Gefäßleiden, sehr hoher Blutdruck. Im Zweifel das Kaltbad meiden, denn es führt zu starker Blutdruckerhöhung.

Seehöhe

Normalerweise sind Lagen bis zu 1200 Meter Höhe auch für Patienten kein Problem. Ob man »die Höhe« generell verträgt, kann im Einzelfall nie vorausgesagt werden; man muß es selbst ausprobieren. Das gleiche gilt übrigens für das Meeresklima (siehe Seite 395).

Schlafmittel

Leider kann nicht immer ganz darauf verzichtet werden.

Dazu einige Tips:

1. Kurz vor dem gewünschten Einschlafen nehmen, wenn möglich auf leeren Magen. Vorteil: Man kommt mit ganz kleinen Dosen aus, z. B. einer Viertel Tablette.
2. Schlafmittel nie nach Mitternacht nehmen, sonst besteht die Gefahr der Dösigkeit tagsüber.
3. Immer wieder die Art des Präparates wechseln; dadurch tritt eine Gewöhnung langsamer ein.
4. An Alternativen denken: Tees mit Baldrian, Hopfen, Zitronenmelisse und Malve.
5. Nicht vergessen: Mit zunehmendem Alter nimmt das Schlafbedürfnis ab; mit zwei Lesepausen in der Nacht verkürzt man sich die Zeit bis zum Morgengrauen.

Schwimmen

Nur im Temperaturbereich von 18 bis 28 Grad C. Kranke sollten im Wasser stehen können. Schwimmen darf, wer vom Parterre, ohne Luftnot zu bekommen, in den ersten Stock gehen kann.

Sex

Geschlechtsverkehr fördert positiv alle Kreislauffunktionen. Wenn man sich nicht sicher ist, ob man sich das »leisten« kann, ein Hinweis: Wer ohne Anstrengung im normalen Tempo vom 1. in den 2. Stock gehen kann, braucht keine Bedenken zu haben. Oder andersherum: Wer beim Ergometertest problemlos 75 Watt leistet, »darf« ebenfalls! Dies gilt für alle Herz- und Gefäßpatienten, für durchgemachten Herzinfarkt, nach Herzoperationen wie Klappenprothese, Bypass und Schrittmacher.

Nach einem Schlaganfall ist Sex erlaubt und erwünscht; es darf nur nicht zu einem bedrohlichen Blutdruckanstieg kommen. Die Vornahme einer 24-Stunden-Blutdruckmessung gibt Gewißheit.

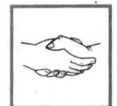

Sport

Er soll nicht zum Selbstzweck werden.
Die »Verschreibung« von Turnschuhen hat aber schon mehr Gefäße gerettet als manches Medikament.

Sprechstunde

Kommen Sie mit großen Problemen nicht am Ende der Sprechstunde: Der Arzt ist müde!

Tanzen

Bei fast allen Kreislaufstörungen günstig, trotzdem vorher untersuchen und beraten lassen über Tanzart und Geschwindigkeit.

Tee

Empfehlenswert sind alle Teesorten. Schwarzen Tee sollte man ab Mittag meiden, wenn man davon Einschlafstörungen bekommt. »Einschlaftees« enthalten Hopfen, Melisse und Malve.

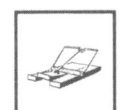

Therapieversagen

Hilft eine Behandlung nicht, so gibt es drei Möglichkeiten:

a) Die Behandlung ist zuwenig intensiv.

b) Die Diagnose ist zwar richtig, doch die Behandlung ist falsch.

c) Die Behandlung für die angenommene Diagnose »wäre« zwar richtig, aber die tatsächlich bestehende Diagnose ist falsch.

Tip: Verschwinden die Krankheitszeichen unter der eingeschlagenen Behandlung nicht, unbedingt nochmals zum Arzt gehen.

Tietze

Die Tietze-Krankheit kann manchmal Symptome der Herzenge nachahmen.
Siehe unter »Herz-Atlas«.

Übelkeit

Besonders wenn sie sich langsam entwickelt hat, kann sie ein Zeichen für eine Unverträglichkeit oder Überdosierung von Medikamenten sein. Besonders zu denken ist an Digitalis und Blutdrucksenker.
Tip: Sofort Arzt informieren.

Urologe

Nach Eingriffen (z. B. Spiegelungen) in die Harnblase müssen Träger von künstlichen Herzklappen und Patienten mit durchgemachter Klappenentzündung Penicillin einnehmen; durch den Eingriff könnten Bazillen eingeschleppt worden sein.

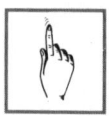

Venenbehandlung

Ein altes Übel in der Behandlung ist das allzu freudige Verschmieren von Venensalben: Es hilft nicht viel — oder gar nichts —, schlimmer ist aber, daß es vom Wesentlichen ablenkt. Das Wesentliche besteht aus aktiver Betätigung der Muskelpumpe durch Sport, Gehen und Wandern, Hochlagern der Beine, Kneipp'schen Anwendungen und gesundem Leben.

Vererbung

Wenn in Ihrer Familie auffällig viele Herz-Kreislauferkrankungen vorkommen, dann heißt es, vorsichtig sein: Die Macht der Gene ist gewaltig, lassen Sie frühzeitig und regelmäßig Ihre Kreislauforgane überprüfen.

Vergeßlichkeit

Nicht immer nur auf das »Alter« schieben! Könnte nicht ein durchgemachtes »Schlagerl« dahinterstecken?
Tip: Hirngefäße untersuchen lassen!

Verstopfung

Eigentliche Abführmittel nur als »Feuerwehr« verwenden; essen Sie lieber Ballaststoffe wie geschroteten Leinsamen, Weizenkleie und Dörrobst; auf die ausreichende Flüssigkeitsmenge nicht vergessen.

Verweigern

Verweigern Sie eine Untersuchung oder Behandlung nicht deshalb, weil Sie vom Nachbarn darüber so Schreckliches gehört haben; sprechen Sie zuerst mit Ihrem Arzt.

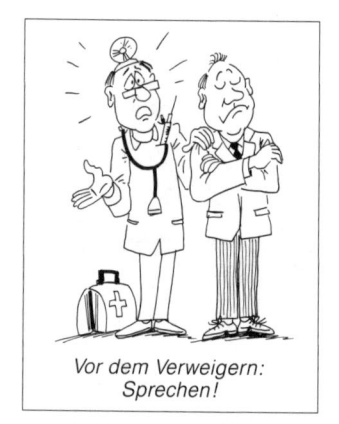

Vor dem Verweigern: Sprechen!

Urlaub

Kreislaufkranke sollten die Drittellösung anstreben: Ein Drittel Freude, ein Drittel Gesundheit und ein Drittel Sport.

Verwirrtheit

Ein Gefäßverschluß im Gehirn, zu hoher oder zu niedriger Blutdruck könnten dahinterstecken; untersuchen lassen, Blutdruck messen.

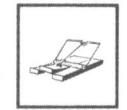

Vertrauen

Es ist gut, wenn Sie Vertrauen zu Ihrem Arzt haben; denken Sie aber daran, daß auch Ihr Arzt zu Ihnen gerne Vertrauen hat! Halten Sie daher Termine und Vereinbarungen ein; ein gestörtes Vertrauensverhältnis — egal aus welchen Gründen — ist meistens nicht mehr zu reparieren.

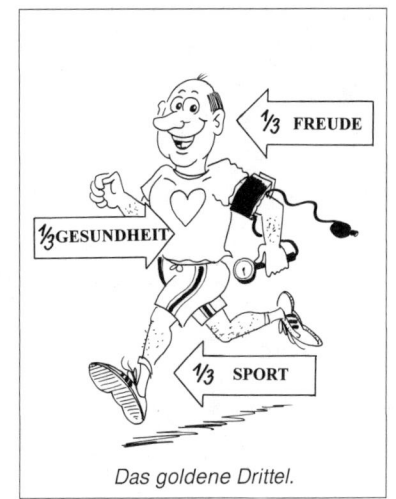

Das goldene Drittel.

Waage

Sie muß so wie das Fieberthermometer zur Hausapotheke gehören. Herzkranke neigen dazu, Wasser im Körper zurückzuhalten; von einem Tag zum anderen kann das leicht 1 bis 3 Kilogramm ausmachen! Stellen Sie sich täglich auf die Waage.

Wassersucht

Medikamente müssen ganz genau eingenommen werden; die Wasserausschwemmung sollte pro Tag nicht mehr als 1/2 Kilogramm ausmachen. Wichtig ist die regelmäßige Kontrolle der Mineralsalze, besonders von Kalium. Beim Essen auf kalium- und magnesiumreiche Kost achten! Dies bedeutet: Obst und Gemüse essen.

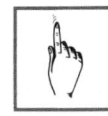

Zahnarzt

Bei operativen Eingriffen nicht das Penicillin vergessen; dies betrifft besonders Patienten mit geschädigten oder künstlichen Herzklappen.

Zigarren

Ebenso schlecht wie Zigaretten; Hände weg!

Zimmertemperatur

Im Schlafzimmer darf es nicht zu kalt und nicht zu warm sein. Ein für die meisten passender Temperaturbereich liegt zwischen 16 Grad C und 20 Grad C. Zu große Kälte vermehrt die Herzarbeit genauso wie zu große Wärme.

Zucker

Ein erfahrener Internist meinte einmal: »Ab 40 sollte man den Geschmack von süß vergessen«! Der wahre Kern darin lautet: Meiden Sie Extra-Zucker; in vielen Lebensmitteln ist genug »süß«. Verwenden Sie Süßstoff zum Süßen. Vergessen Sie nicht: Die Zuckerkrankheit ist ein berüchtigter Gefäßmörder!

Zuviele Tabletten

Sind Ihnen die Tabletten »zuviel«, nicht irgend etwas oder die »größten« Pillen weglassen, sondern vorher den Arzt fragen.

Soviel wie notwendig und so wenig wie möglich einnehmen.

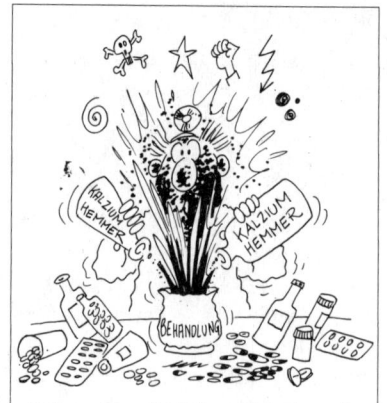

Bei zuvielen Tabletten: Ruhe bewahren und mit dem Arzt sprechen.

DAS KREISLAUFLEXIKON

Abdomen	Bauch
Abusus	Mißbrauch
ACE-Hemmer	bestimmte blutdrucksenkende Mittel
Adipositas	Übergewichtigkeit, Fettsucht
Adrenalin	Hormon der Nebenniere
akut	plötzlich auftretend, Gegenteil: chronisch
Albumin	Eiweiß
Anästhesie	Narkose
Analgetika	Schmerzmittel
Anamnese	Krankengeschichte
Anämie	Blutarmut
Aneurysma	Ausbuchtung des Herzens oder einer Arterie
Angina pectoris	Herzenge, Herzschmerzen
Angiographie	Gefäßuntersuchung mittels Röntgen
Angioplastik	Gefäßerweiterung mit Hilfe von Kathetern
Angiotensin	körpereigener, blutdruckwirksamer Stoff
Anomalie	Abweichung vom Normalen
Anoxie	Fehlen von Sauerstoff
Antagonist	Gegenspieler, Gegenteil: Synergist
Antiarrhythmika	Mittel gegen Herzstolpern
Antidot	Gegengift
Antihypertensiva	Mittel gegen hohen Blutdruck
Antikoagulation	Hemmung der Blutgerinnung, »künstlicher Bluter«
Aorta	Körperhauptschlagader
Aortenisthmusstenose	angeborene Verengung der Körperschlagader
Aphasie	Unvermögen, zu sprechen
Apoplexie	Schlaganfall
apoplektischer Insult	Schlaganfall
Apraxie	Unfähigkeit, Körperteile richtig zu bewegen
Arrhythmie	unregelmäßiger Herzschlag
Arteria carotis	Halsschlagader, »Carotis«
Arteria femoralis	Beinschlagader
Arterie	sauerstoffreiches Blut führendes Gefäß
Arteriitis	Entzündung der Arterie
Arteriographie	Röntgen-Kontrastmitteluntersuchung der Schlagadern
Arteriosklerose	Gefäßverkalkung
artefiziell	künstlich
Arthritis	Gelenksentzündung
Asthma bronchiale	Atemnot durch Bronchialverengung
Asthma kardiale	Atemnot durch Herzschwäche
Aszites	Bauchwassersucht
Atheromatose	Fettablagerung im Blutgefäß
Ätiologie	Entstehungsgeschichte
Atrium	Herzvorhof

Atropin	Stoff aus der Tollkirsche, Medikament
Auskultation	Abhören mit dem Stethoskop
Autogenes Training	Möglichkeit der Selbstentspannung
AV-Block	Blockierung der Reizleitung zwischen Vorhof und Kammer
Acetylsalicylsäure	Aspirin, Aspro
Azidose	Übersäuerung des Blutes
Basedow-Herz	Herzschädigung durch Schilddrüsenüberfunktion
benigne	gutartig, Gegenteil: maligne
Benzodiazepine	bestimmte Beruhigungsmittel
Betablocker	Medikamente gegen Angina pectoris und Bluthochdruck
Bigeminus	jeweils ein Extraschlag nach einem Normalschlag, »Zwillingspuls«
Biopsie	Gewebsentnahme
Blutdruck	Druck im Gefäßsystem
Bradykardie	langsamer Herzschlag
Burn-out	seelisches Ausgebranntsein
Bypass	Umgehung
Cerebellum	Kleinhirn
cerebral	→ zerebral
Cerebrum	Gehirn
CK	Creatinkinase, wichtiger Herzwert, steigt bei Herzinfarkt an
Compliance	Disziplin, mit der ein Patient ärztliche Anordnungen befolgt
Computertomographie	computergestütztes Schichtröntgen, »CT«
Cor	lat., Herz
Cor pulmonale	chronische Schwäche des rechten Herzens
Cushing-Krankheit	Hormonstörung mit Fettsucht und Bluthochdruck
Defibrillation	Wiederherstellung der normalen elektrischen Reizleitung im Herzen durch einen Stromstoß
Dekubitus	Wundliegen
Diarrhoe	Durchfall
Diabetes mellitus	Zuckerkrankheit
Diagnose	Krankheitsbezeichnung
Dialyse	künstliche Niere
Diastole	Erschlaffungsphase des Herzens, Gegenteil: → Systole
Digitalis	herzstärkender Stoff aus dem → Fingerhut
Dilatation	Dehnung von Blutgefäßen
Diurese	Harnproduktion
Diuretika	wassertreibende Medikamente
Doppleruntersuchung	spezielle Ultraschalluntersuchung der Blutgefäße
Ductus Botalli	im Mutterleib und kurz nach der Geburt noch bestehende Verbindung zwischen Aortenbogen und Lungenschlagader
Dyspnoe	Atemnot

Echokardiographie	Ultraschalluntersuchung des Herzens
Eisenmenger-Syndrom	Mißbildung des Herzens
Elektrokardiogramm	Aufzeichnung der elektrischen Ströme im Herzen, »EKG«
Elektrolyte	wichtige Stoffe im Blut: Natrium, Kalium, Kalzium, Magnesium u. a.
Embolie	Verschleppung von Blutgerinnseln
Emphysem	Lungenblähung
Endangitis	Entzündung der Gefäßinnenhaut
Endokard	Herzinnenhaut
Endokarditis	Entzündung der Herzinnenhaut
Endokarditis lenta	Entzündung der Herzklappen mit vergrünenden Streptokokken
endokrin	hormonell
Epistaxis	Nasenbluten
Ergometrie	Belastungsprüfung von Herz und Kreislauf
Erythrozyten	rote Blutkörperchen
Exposition	Aussetzung
Exsikkose	Austrocknung
extra	zusätzlich, außerhalb; Gegenteil: intra
Extrasystolen	Herzschläge außerhalb der Reihe
Extremitäten	Arme und Beine
Fallot'sche Krankheit	Mißbildung des Herzens
Fibrinogen	wichtiger Eiweißkörper für die Blutgerinnung
Fingerhut	herzstärkende Pflanze
Foetor	übler Geruch
Foramen ovale	Loch in der Herzscheidewand
Fruktose	Fruchtzucker
Fundus	Augenhintergrund
Glukagon	blutzuckersteigerndes Hormon
Glukose	Traubenzucker
Gynäkomastie	Verweiblichung der männlichen Brust
Hämatokrit	Maß für die Blutdicke
Hämatom	Bluterguß
Hämodilution	Blutverdünnung
Hämoglobin	Farbstoff der roten Blutkörperchen
Hämolyse	Blutauflösung
Hämophilie	erbliche Bluterkrankheit
HDL	»**H**igh **D**ensity **L**ipoprotein«, das »gute Cholesterin«
Heparin	Mittel, das die Blutgerinnung hemmt
Herzinsuffizienz	Herzschwäche
Herzwandruptur	Durchbruch der Herzwand
His'sches Bündel	Teil des Reizleitungssystems im Herzen
HIV	AIDS-Erreger

hyper	griech. Vorsilbe für »über«, »übermäßig«, Gegenteil: hypo
hyperkinetisches Herzsyndrom	Anfälle von Pulsjagen
Hyperplasie	Organvergrößerung durch Zellvermehrung
Hypertension	Hochdruck
Hyperthyreose	Schilddrüsenüberfunktion
Hypertonie	Bluthochdruck
Hypertrophie	Organvergrößerung durch Vergrößerung der Zellen
hypo	griech. Vorsilbe für »unter«, zuwenig, Gegenteil: hyper
Hypoglykämie	Unterzuckerung des Blutes
Hypothermie	künstliche Unterkühlung
Hypotonie	niedriger Blutdruck, Gegenteil: Hypertonie
Hypoxie	Untersättigung mit Sauerstoff
Ikterus	Gelbsucht
Ileus	Darmverschluß
immobil	unbeweglich, bettlägerig, Gegenteil: mobil
Inaktivität	Untätigkeit, Gegenteil: Aktivität
Indikation	Heilanzeige, positive Aufforderung, etwas Bestimmtes zu tun, Gegenteil: Kontraindikation
Infarkt	durch Verschluß einer Schlagader abgestorbener Gewebsbezirk
Insuffizienz	Schwäche, Gegenteil: Suffizienz
Insulin	blutzuckersenkendes Hormon
Interkostalneuralgie	Nervenschmerz zwischen den Rippen
intramuskulär	Einspritzung in den Muskel, »im«
intravenös	Einspritzung in die Vene, »iv«
irreversibel	nicht rückgängig zu machen, nicht wiederholbar, Gegenteil: reversibel
Insult	Schlaganfall
Ischämie	fehlende Durchblutung
Isotope	radioaktive Strahler, für: → Szintigraphie
Kachexie	Auszehrung
Kalium	wichtiges Blutsalz
Kalziumhemmer	Mittel gegen Angina pectoris und Bluthochdruck
Kapillaren	kleinste Blutgefäße
Kardiomegalie	Riesenherz
Kardiomyopathie	Erkrankung des Herzmuskels
Kardioversion	Herzschlagnormalisierung mittels elektrischem Strom
Karotis	Halsschlagader, »Carotis«
Karotissinus	Nerven- und Gefäßknäuel in der Gabelung der Halsschlagadern
Karzinoid	hormonproduzierender Tumor
Katecholamine	Hormone des Nebennierenmarkes, Adrenalin und Noradrenalin
Klistier	Darmeinlauf

Koagulopathie	Blutgerinnungsstörung
Kollaps	Zusammenfallen, Zusammenbruch
Kollateralen	Gefäßverbindungen
Koma	tiefste Form der Bewußtlosigkeit
kontra	griech. Vorsilbe für: nicht, dagegen, Gegenteil: pro
Kontraindikation	Gegenanzeige, etwas in Diagnose oder Therapie nicht zu machen, Gegenteil: Indikation
Kontrazeptivum	die »Pille«
koronar	zu den Herzkranzgefäßen gehörig
Koronarien	Herzkranzgefäße
Koronarangiographie	Darstellung der Herzkranzgefäße mittels Herzkatheter, Kontrastmittel und Röntgen
Koronarinsuffizienz	mangelnde Durchgängigkeit der Herzkranzgefäße
Korotkow	typische Geräusche beim Blutdruckmessen
Laxantien	Abführmittel
Läsion	Verletzung
LDL	»Low Density Lipoprotein«, das ungünstige Cholesterin
Leukämie	Blutkrebs
Leukozyten	weiße Blutkörperchen
Lidocain	Mittel gegen Herzrhythmusstörung
Lown	Einteilung der Herzrhythmusstörung
Lymphe	Flüssigkeit in den Lymphgefäßen
Lymphödem	Ansammlung von Lymphe
maligne	bösartig, Gegenteil: benigne
Manometer	Druckmesser
Marasmus	Abgezehrtheit
Meerzwiebel	herzstärkender Stoff
Metabolismus	Stoffwechsel
Metastase	Tumorabsiedelung
Mikroinfarkt	nur im Mikroskop sichtbarer Infarkt, Gegenteil von mikro: makro
Mitralklappe	Herzklappe zwischen linker Vorkammer und Kammer des Herzens
Morbus	Krankheit
Morgagni-Adam-Stokes-Anfall	Anfälle kurzdauernder Bewußtlosikeit bei schwerer Reizleitungsstörung im Herzen
Myofibrillen	Muskelfasern
Myokard	Herzmuskel
Myokarditis	Herzmuskelentzündung
Nekrose	Absterben von Gewebe
Nephrektomie	operative Nierenentfernung
Nephritis	Nierenentzündung
Nitrate	Nitroglyzerin, wichtiges Medikament gegen Herzschmerzen

Nitroglyzerin	→ Nitrate
Noradrenalin	Hormon des Nebennierenmarkes, ähnlich wie Adrenalin
Noxe	Gift
NYHA	**N**ew **Y**ork **H**eart **A**ssociation, danach erfolgt die Einteilung einer Herzschwäche
Obesitas	Fettsucht, gleich: Adipositas
Obstipation	Verstopfung
Ödeme	Wasseransammlung
Onkologie	Tumorlehre
oral	über den Mund
Ösophagus	Speiseröhre
Ösophagitis	Entzündung der Speiseröhre
Ostium	Öffnung
Ovulationshemmer	Hemmer des Eisprunges, die »Pille«
Pankreas	Bauchspeicheldrüse
Pankreatitis	Entzündung der Bauchspeicheldrüse
paroxysmal	anfallsartig
passager	vorübergehend
pathologisch	krankhaft
Perikard	Herzbeutel
Perikarditis	Entzündung des Herzbeutels
peripher	in entfernteren Körperbereichen, Gegenteil: zentral
Perkussion	»Abklopfen«
perkutan	durch die Haut hindurch
permanent	dauernd
Pharmaka	Medikamente
Phlebographie	Venenröntgen mit Kontrastmittel
Phonokardiogramm	graphische Aufzeichnung der Herzgeräusche
physiologisch	normale Körperabläufe betreffend
Pickwick-Syndrom	Übergewichtigkeit und Schlafsucht
Plasma	Blutflüssigkeit ohne Blutkörperchen
Pleura	Lungenfell
Pneumonie	Lungenentzündung
Polyglobulie	krankhafte Überproduktion von roten Blutkörperchen
präventiv	vorbeugend
Prävention	Vorbeugung
Prinzmetal-Angina	besondere Form der → Angina pectoris
Prognose	Vorhersage des Heilverlaufes
Prophylaxe	Vorbeugung
psychisch	seelisch
Psychose	Nervenkrankheit
PTCA	Dehnung der Herzkranzgefäße
Pulmo	Lunge
Pulmonalis	Lungenvene
Pulmonalklappe	Klappen in der Hauptlungenarterie
Quick-Wert	Blutgerinnungswert

Ratschow-Übungen	Beinübungen zur Verbesserung der Durchblutung
Raynaud-Syndrom	anfallsweise, schwere Form einer Durchblutungsstörung
Reanimation	Wiederbelebung
Reflux	Zurückfließen
Rehabilitation	Wiederherstellung
Retention	Zurückhaltung, Stauung
reversibel	rückgängig, wiederholbar; Gegenteil: irreversibel
Rezidiv	Krankheitswiederholung
Riva-Rocci	»RR«, Prinzip der Blutdruckmessung
Roemheld-Syndrom	Herzbeschwerden durch Zwerchfellhochstand
Rotablator	Fräsgerät zum »Ausputzen« verstopfter Kranzgefäße
Saluretika	wassertreibende Mittel
Schenkelblock	Leitungsunterbrechung in den elektrisch leitenden Muskelfasern einer Herzhälfte
Sedativa	Beruhigungsmittel
Septum	Scheidewand
Serotonin	körpereigenes Hormon
Shunt	engl., normalerweise nicht bestehende Verbindung zwischen zwei Blutgefäßen
Singultus	Schluckauf
Sinusknoten	körpereigener Schrittmacher im Herzen
Situs inversus	seitenverkehrte Lage der Eingeweide
Sklerose	Verhärtung, Verkalkung
Sonographie	Ultraschall
Spasmus	Krampf
Spirometrie	Lungenfunktionsmessung
Stenokardie	Herzenge, Herzschmerzen
Stenose	Verengung
Stent	Gefäßstütze, um verengte Kranzgefäße offen zu halten
Stethoskop	Hör»rohr« des Arztes
Streptokinase	Mittel zur Verflüssigung eines Blutgerinnsels
stroke	engl., Schlaganfall
Strophantin	herzstärkendes Mittel aus dem Fingerhut
subkutan	Einspritzung in die Haut
supraventrikulär	aus dem Herzvorhof kommend
Sympathektomie	operative Entfernung eines Teiles des sympathischen Nervensystems
Sympathikus	großes Nervengeflecht des inneren Nervensystems, Gegenspieler: → Vagus
Symptom	Krankheitszeichen
Syndrom	Sammlung von Symptomen
Systole	Phase der Zusammenziehung des Herzens, Gegenteil: → Diastole
Szintigraphie	Untersuchung mit radioaktiven → Isotopen

Tachykardie	rascher Herzschlag, über 100 pro Minute, Gegenteil: Bradykardie
temporär	vorübergehend, Gegenteil: permanent
Therapie	Behandlung
Thrombolyse	Gerinnselauflösung
Thrombose	Gerinnselbildung im Blutgefäß
Thrombozyten	Blutplättchen
Thrombus	Blutgerinnsel
Toleranz	Verträglichkeit, z. B. von Medikamenten
Tonsillektomie	operative Mandelentfernung
Transfusion	Blutübertragung
transient	vorübergehend
transitorisch	vorübergehend
Transplantation	Organverpflanzung
Transposition	angeborene Vertauschung der großen Herzblutgefäße
Trauma	Verletzung
Tremor	Zittern
Triglyceride	Blutfette
Trikuspidalklappe	Herzklappe zwischen rechter Vorkammer und rechter Kammer des Herzens
Ulkus	Geschwür
Urämie	Harnvergiftung
Urogramm	Röntgen der ableitenden Harnwege
Vagus	der eine große Hauptnerv des inneren Nervensystems, Gegenspieler: Sympathikus
Varizen	Krampfadern
Vasokonstriktion	Gefäßverengung
Vena cava	Hohlvene
Ventrikel	Herzkammer
ventrikulär	aus der Herzkammer kommend
Ventrikelseptumdefekt	angeborener Herzfehler, Loch in der Herzscheidewand
Ventrikulographie	Röntgendarstellung der Herzkammern durch Katheter und Kontrastmittel
Vivisektion	Sezieren am lebenden Menschen
Vitium cordis	Herzfehler
Vorhofflimmern	Rhythmusstörung mit völlig unregelmäßigem Herzschlag
white-coat-Hypertonie	hoher Blutdruck beim Anblick des weißen Arztmantels
WPW-Syndrom	Reizleitungsstörung mit anfallsartigem Herzjagen
Xylocain	wichtiges Mittel gegen Herzrhythmusstörung
zerebellär	zum Kleinhirn gehörend
zerebral	→ cerebral, zum Gehirn gehörig
Zirkulation	Kreislauf
Zyanose	Blausucht

Nützliche Adressen

Österreichischer Herzfonds
Währinger Straße 15/16
1090 Wien
☎ 0222/4089566

Selbsthilfegruppen:
Coronar-Verband
Obere Augartenstraße 26/26
1020 Wien
☎ 0222/3307445

Österreichischer Herzverband
Radetzkystraße 1/1
8010 Graz
☎ 0316/816719

Österreichische Ärzteflugambulanz
Albertgasse 1a
1080 Wien
Ärztlich betreute Flugtransporte
☎ 0222/401440

IFRA-Internationaler Flugrettungsdienst Austria
3500 Krems/Donau
Postfach 160, Mitterauerstraße 7
☎ 02732/82561-0
Fax 02732/85101
Telex 712 39
Notruf-Emergency call 02732/70007

Tyrolean Air Ambulance
Notruf 0043/512/22422

Literaturverzeichnis

Boyadjian N., Das Herz, Esco Books Antwerpen, 1980
Braunwald, Heart Disease, Saunders, Philadelphia, 1988
Claasen, Innere Medizin, Urban & Schwarzenberg, 1991
Collier, Oxford Handbuch der klinischen Medizin, Huber, 1991
Delius, Psychovegetative Syndrome, Thieme, 1966
Dorndorf, Schlaganfälle, Thieme, 1983
Epstein, Bild-Lehrbuch der klinischen Untersuchung, Thieme, 1994
Feneis, Anatomisches Bildwörterbuch, Thieme, 1993
Ferlinz, Internistische Differentialdiagnostik, Thieme, 1990
Fischer/Haid, Venenerkrankungen, Thieme, 1985
Fischer, Dopplersonographie, Urban & Schwarzenberg, 1990
Genest, Hypertension, McGraw-Hill, New York, 1983
Gesundheitsberatung und Prävention, Thieme, 1993
Goerke, Arzt und Heilkunde, Callwey, 1984
Großner, Krankheit und Sport, Thieme, 1983
Gutheil, Kinder-EKG, Thieme, 1989
Gutheil, Herz-Kreislauf-Erkrankungen im Kindes-und Erwachsenenalter, Thieme, 1990
Heipertz, Sportmedizin, Thieme, 1980
Heisig, Innere Medizin in der ärztlichen Praxis, Thieme, 1985
Hennerici, Gefäßdiagnostik mit Ultraschall, Thieme, 1988
Hochrein, Checkliste Kardiologie, Thieme, 1993
Holzner-Mathes, Atlas der Herzerkrankungen, Pharmazeutische Verlagsgesellschaft, 1982
Horstkotte, Erworbene Herzklappenfehler, Urban & Schwarzenberg, 1987
Jipp, Differentialdiagnose: Internistische Erkrankungen, Enke, 1993
Kaspar, Ernährungsmedizin und Diätetik, Urban & Schwarzenberg, 1991
Kerck, Kardiologie, Urban & Schwarzenberg, 1989
Klepzig, Herzkrankheiten, Thieme, 1992
Kunze, Cholesterin, Kneipp-Verlag, 1990
Lippert, Lehrbuch der Anatomie, Urban & Schwarzenberg, 1991
Lüderitz, Herzrhythmusstörungen, Springer, 1983
Meier-Ruge, Die vaskuläre Hirnerkrankung im Alter, Karger, 1990
Mumenthaler, Neurologie, Thieme, 1990
Poeck, Neurologie, Springer, 1992
Richter, Herzneurose, Thieme, 1994

Rosenthal, Arterielle Hypertonie, Springer, 1986
Roskamm, Herzkrankheiten, Springer, 1989
Saller, Beiträge zur Phytotherapie, Marseille Verlag, 1993
Schirmer, Der Schlaganfall, Perimed, Erlangen, 1982
Schmidt, Kompendium der Balneologie, Steinkopff, 1989
Schoop, Praktische Angiologie, Thieme, 1988
Siegenthaler, Differentialdiagnose innerer Krankheiten, Thieme, 1980
Siegenthaler, Lehrbuch der inneren Medizin, Thieme, 1992
Streeten, Orthostatic disorders of the circulation, Plen.med.book, New York, 1987
Stauch, Kreislaufstillstand und Wiederbelebung, Thieme, 1985
Sturm, Gefäßsystem-Hypertonie, Thieme, 1988
Uexküll von, Lehrbuch der psychosomatischen Medizin, Urban & Schwarzenberg, 1979
Viamonte, Atlas of Lymphography, Thieme, 1980
Wagner, Arteriographie der Hand, Thieme, 1992
Zöllner, Innere Medizin, Springer, 1991

Bildquellennachweis

Astra GmbH Linz, Herr Riepler
Bender Wien, Dr. Sieger
Hoffmann La Roche, Wien
Diagnostikzentrum für CT und MR, Graz, Mariatroster Straße, Doz. Dr. Kulnigg, Doz. Dr. Kopp
Ebewe Heilmittel Wien
Maier, Dr. Karl F., Bad Gleichenberg
Merck, Wien, Dr. Kalenda
Minden Pharma Service
Siemens Austria, Ing. Winkler
Zeneca Wien

Lektorat

Fabian Maria, MTA, Bad Gleichenberg

Zeichnungen und Cartoons

Reinhard Habeck, Wien

VERLAG DES ÖSTERREICHISCHEN KNEIPPBUNDES

KUNIGUNDENWEG 10 · A-8700 LEOBEN · TEL. 0 [043] 38 42 / 24 094 · FAX 0 [043] 38 42 / 21 718-32

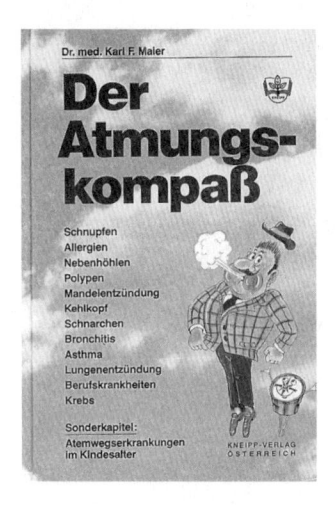

Dr. med. Karl F. Maier

Der Atmungskompaß

Mehr als 40 Prozent aller Menschen haben Atemwegserkrankungen — vom harmlosen Schnupfen bis zur schweren Lungenerkrankung oder Asthma.

Organfunktionen, Erkrankungen, Selbsthilfe und Vorsorge werden systematisch beschrieben.

Eigenes Kapitel: Atemwegserkrankungen im Kindesalter.

Viele Zeichnungen und Bilder.
Fest gebunden, 320 Seiten.

ISBN 3-900696-56-X
öS 298,— / DM 39,80 / sfr 34.50

VERLAG DES ÖSTERREICHISCHEN KNEIPPBUNDES

KUNIGUNDENWEG 10 • A-8700 LEOBEN • TEL. 0 [043] 38 42 / 24 0 94 • FAX 0 [043] 38 42 / 21 718-32

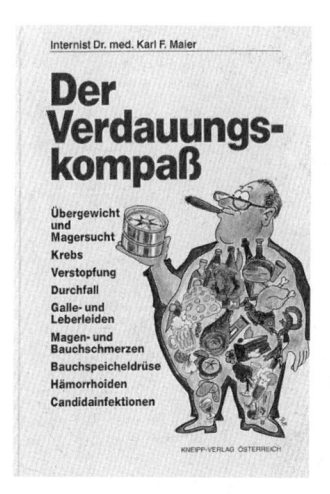

Dr. med. Karl F. Maier

Der Verdauungskompaß

»Tod und Krankheit sitzen im Darm«, haben Naturheiler Jahrhunderte hindurch behauptet und bis heute recht behalten.

Der Autor erklärt sehr einfühlsam das Zusammenspiel der Verdauungsorgane und die Probleme, die bei Überlastung, schlechten Ernährungsgewohnheiten oder Infektionen auftreten.

Zweite Auflage!

Fest gebunden, 16 Farbtafeln, 200 Bilder und Zeichnungen, 304 Seiten.

ISBN 3-900696-46-2

öS 298,— / DM 39,80 / sfr 34.50

VERLAG DES ÖSTERREICHISCHEN KNEIPPBUNDES

KUNIGUNDENWEG 10 · A-8700 LEOBEN · TEL. 0 [043] 38 42 / 24 094 · FAX 0 [043] 38 42 / 21 718-32

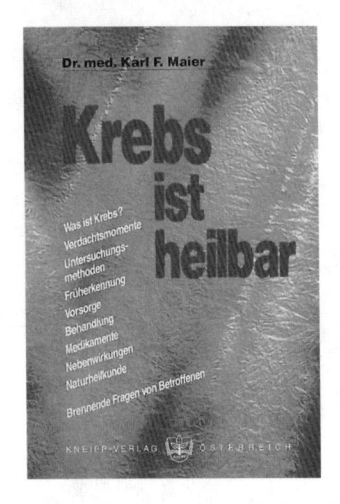

Dr. med. Karl F. Maier

Krebs ist heilbar

Mit 222 Antikrebstips

»KREBS« bedeutet für den Betroffenen immer eine existentielle Bedrohung. Schuld daran ist nicht so sehr die Schwere der Krankheit (auch andere Krankheiten sind gefährlich), sondern viele Tabus und Vorurteile. Es geht darum, das »Gruselkabinett Krebs« zu entrümpeln.

Früherkennung und gewissenhafte Diagnose verbessern die Heilungschancen.

Der Krebspatient der 90er Jahre findet eine präzise Stufendiagnostik und international wissenschaftlich abgestimmte Behandlungspläne vor. Kombinierte Verfahren — Chirurgie, Chemo-, Strahlen- und Immuntherapie — werden erklärt.

Es gilt auch, die Selbstheilungskräfte zu mobilisieren — denn Seelenkraft ist Abwehrkraft!

Für Krebs gilt besonders: Vorbeugen ist leichter als Heilen ...

Der Autor beantwortet auch die brennendsten Fragen Krebskranker:

Welche Beschwerden sollen den Verdacht auf Krebs lenken? · Welche Tumornachweise sind sicher? · Welche Krebse sind heilbar / unheilbar? · Wie kann man Tumorschmerzen lindern? · Helfen Naturheilmittel? · Ist Krebs ansteckend? · Gibt es Zusammenhänge zwischen Krebs und Alter, Schwangerschaft, Sexualleben, Lebensstil, Ernährung? · Gibt es eine Krebs-Diät?

Sehr wichtig ist die systematische Information — Ursachen, Symptome und Diagnose der einzelnen Krebse, Behandlungen, Medikamente und ihre Nebenwirkungen, Krankheitsverlauf und Nachkontrollen. Das »Krebstelegramm« und ein umfassendes »Krebslexikon« runden dieses Standardwerk ab.

Ein optimistisches und ehrliches Buch für alle, die in irgendeiner Form mit Krebs zu tun haben, ob als Betroffene, Betreuer, Angehörige oder Freunde.

Fest gebunden, 300 Bilder und Zeichnungen, 330 Seiten.

ISBN 3-900696-57-8
öS 348,— / DM 49,80 / sfr 41.50

VERLAG DES ÖSTERREICHISCHEN KNEIPPBUNDES

KUNIGUNDENWEG 10 · A-8700 LEOBEN · TEL. 0 [043] 38 42 / 24 0 94 · FAX 0 [043] 38 42 / 21 718-32

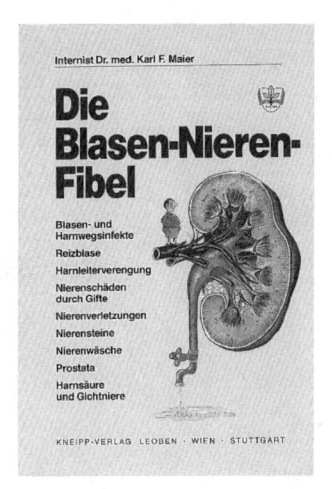

Dr. med. Karl F. Maier

Die Blasen-Nieren-Fibel

Die normale Bildung des Harns und dessen ungehinderter Abfluß nach außen gehören zum Gesundheitsverständnis des Menschen. Die für diese Funktionen notwendigen Organe bekommen bei Unpäßlichkeiten und Krankheiten einen wesentlich höheren Stellenwert, als wir dies bei »anderen« Organleiden feststellen. Versagen die Nieren — die wir in gesunden Tagen niemals wahrnehmen —, vergiftet sich der Körper selbst. Können wir den Harn nicht »lassen«, entstehen binnen Stunden Ohnmachtsgefühle, Schmerzen und Panik. Wenn wir den Harn nicht halten können, ist unsere Stellung in der Gesellschaft bedroht. Durch eine Behinderung der Zeugungsfähigkeit oder durch Impotenz wird jeder Mann in eine tiefe Krise gestürzt.

Alle Organe im Nieren-Harn-Bereich sind, mit Ausnahme der Nieren, klein und nicht lebensnotwendig. Dennoch erhalten sie im Störfall eine Bedeutung, die über diejenige der großen, wie Herz, Lunge oder Leber, weit hinausgeht. Mißbildungen, Verletzungen, Entzündungen, Tumoren und verstümmelnde Operationen treffen den Menschen daher an seiner empfindlichsten Stelle. Sogar schon eine bloß nervös gereizte Blase kann das Befinden so stark beeinträchtigen, daß das allgemeine Lebensgefühl schwer und nachhaltig darunter leidet.

360 Seiten, Hartdeckel.

ISBN 3-900696-77-2
öS 348,— / DM 49,80 / sfr 41,50